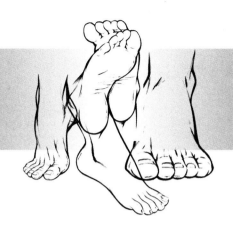

Whole-process Management
and Nursing Care for

Diabetic Foot

糖尿病足全程管理与护理

主　　编　施秉银　阮瑞霞

副 主 编　马现仓　吕　军　辛　霞

编　　者（以姓氏笔画为序）

马现仓　王　悦　冯俊芹　吕　军　朱春影　乔莉娜
伍丽萍　汤婧婧　阮瑞霞　孙玉石　李　亚　李　豹
李　蒙　李晨陆　杨　飞　杨丽红　杨益民　吴　谦
吴永红　何明倩　辛　霞　宋美利　张　萌　张晓霞
陈　谱　范雅娟　金鲜珍　赵凤仪　赵心蕊　赵艳茹
柏宏亮　侯　鹏　施秉银　贺海蓉　高　凡　郭　辉
崔　巍　禄韶英

作者单位　西安交通大学第一附属医院

U0391812

人民卫生出版社

图书在版编目(CIP)数据

糖尿病足全程管理与护理/施秉银,阮瑞霞主编.—北京:
人民卫生出版社,2017

ISBN 978-7-117-24275-2

Ⅰ.①糖… Ⅱ.①施…②阮… Ⅲ.①糖尿病足-
诊疗②糖尿病足-护理 Ⅳ.①R587.2②R473.58

中国版本图书馆 CIP 数据核字(2017)第 050245 号

人卫智网	www. ipmph. com	医学教育、学术、考试、健康,
		购书智慧智能综合服务平台
人卫官网	www. pmph. com	人卫官方资讯发布平台

糖尿病足全程管理与护理

主   编:施秉银   阮瑞霞
出版发行:人民卫生出版社(中继线 010-59780011)
地   址:北京市朝阳区潘家园南里 19 号
邮   编:100021
E - mail:pmph @ pmph. com
购书热线:010-59787592   010-59787584   010-65264830
印   刷:北京画中画印刷有限公司
经   销:新华书店
开   本:787×1092   1/16   印张:19.5
字   数:439 千字
版   次:2017 年 4 月第 1 版   2018 年 12 月第 1 版第 3 次印刷
标准书号:ISBN 978-7-117-24275-2/R · 24276
定   价:118.00 元

打击盗版举报电话:010-59787491   E-mail:WQ @ pmph. com
(凡属印装质量问题请与本社市场营销中心联系退换)

主 编 简 介

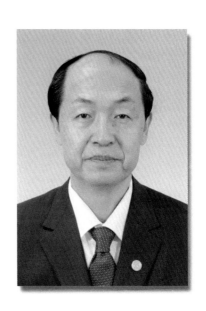

施秉银,甘肃省兰州市人。1983 年毕业于北京医科大学,毕业后一直在西安交通大学(原西安医科大学)第一附属医院工作。

现任西安交通大学第一附属医院院长,教授、博士研究生导师;卫生部有突出贡献中青年专家,陕西省三五人才。现为中国老年医学会内分泌代谢分会副会长、中华医疗保健国际交流促进会甲状腺分会副主任委员、中华医学会内分泌学分会常委暨甲状腺专业学组副组长、中国医师协会内分泌代谢科医师分会副会长、陕西省内分泌疾病质量控制中心主任。Thyroid、《中华内科杂志》《中华内分泌代谢杂志》《中国糖尿病杂志》《中国实用内科杂志》《国际内分泌代谢杂志》编委。

主持的甲状腺穿刺活检、细胞病理诊断及甲亢、甲状腺结节和肿瘤的综合防治研究工作在国内处于领先地位。主持完成了包括国家自然科学基金资助项目及省攻关项目在内的多项科研课题。在国内首次成功制备 Graves 甲亢动物模型,在国际上首次成功诱导了对甲亢的免疫耐受、首次成功制备恒河猴甲亢模型。

先后荣获吴阶平医学研究奖、中国医师奖、全国医德标兵、陕西省教学名师、西安交通大学师德标兵、教学名师等称号;荣获"全国五一劳动奖章",入选"陕西十年十大影响力人物"卫生人物榜,荣获"三秦优秀院长"称号。

主 编 简 介

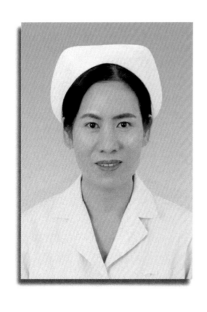

　　阮瑞霞,本科学历,副主任护理师,就职于西安交通大学第一附属医院门诊换药中心。西北地区首位国际造口治疗师(ET),专职从事伤口护理13年,专科特长:糖尿病足及各种复杂伤口护理,为糖尿病足患者成功保足超过600人。参编《糖尿病规范化教育——足部护理》一书,发表伤口专科论文11篇,获得院内新医疗新技术成果奖3项。任陕西省造口、伤口、失禁委员会常务委员、西安国际造口治疗师学校特聘讲师、保定市伤口治疗师学校特聘讲师、中国医疗保健国际交流促进会糖足分会护理学组副组长。

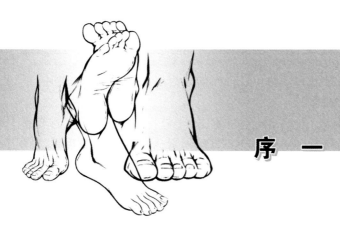

序　一

　　较近的糖尿病流行病学调查显示,我国 20 岁以上人群的糖尿病患病率高达 9.7% ,30 年来的患病率增加了 14 倍。糖尿病足是糖尿病的主要慢性并发症之一,常见于糖尿病病程长、病情长期未得到控制的老年患者,治疗困难,医疗花费巨大,预后差,所造成的社会经济负担沉重。根据我国多中心调查,糖尿病足的人均住院费用为 2.4 万元,截肢的费用为 3.4 万元。糖尿病患者的截肢不仅仅是患者个人的痛苦,还是患者家庭及其社会的沉重的负担。

　　尽管我国的一部分医院已经设立了糖尿病足中心或专病诊室,在糖尿病足的诊治方面形成了自己的特色技术和方法,但对于有 13 亿人口、近 1 亿糖尿病患者而言,目前有限的糖尿病足中心远远不能满足患者需要。更严重的是,在许多地区,糖尿病足患者还难以找到一个合适的科室去就诊,这些患者往往转诊于内科、外科、内分泌科、烧伤科、骨科、血管外科和皮肤科多个科室。更有甚者,一些患者在从基层医院到城市综合性医院专科就诊的过程中足病病情加重,乃至于丧失保肢的机会,甚至于发生支付巨额的医疗费用后却丢失了肢体或生命的悲剧。

　　对于基层医生而言,面对糖尿病足患者,一个首要的问题就是全面科学地做出评估和明确该患者应该就诊哪个科室或专业。其次是明确本人及其医院有否诊治该患者的能力和条件。如果限于基层或本院有限的医疗条件,无法或难以诊治这类患者,那么应该将该患者转诊到哪家医院哪个科室,将关系到患者的肢体保存、医疗安全和医疗费用的合理性以及患者将来的生活质量。

　　造成糖尿病足的最基本因素是糖尿病神经病变、周围血管病变和足的感染。足溃疡是最常见的糖尿病足形式,也是造成糖尿病截肢的最主要原因。超过 80% 以上的糖尿病截肢是由于足溃疡引起的。预防和治愈足溃疡是降低糖尿病截肢率的关键。糖尿病足的基本评估包括血管(V)、感染(I)和压力(P)。在没有充分改善周围组织供血之前,严重的糖尿病足溃疡(尤其是缺血性溃疡或缺血-神经性溃疡)难以愈合;同样,对于感染的处治不力和对于压力性溃疡不能有效减压都会导致足溃疡难以愈合,以致截肢。还有一个问题,在正常人不易发生的但在糖尿病患者则容易发生,如修剪趾甲过深乃至发生甲沟炎、穿鞋过紧造成皮肤受损、洗脚水过热造成足皮肤烫伤等看似小问题,实则可引起大灾难,即足溃疡,发展严重或处理不当、不及时者甚至导致截肢(趾)。因此,对于糖尿病患者进行足部保护和护理的教育并及时识别足病危险因素十分重要。根据我们的临床体会,大约 70% ~ 80% 的糖尿病足溃疡是可以避免的,如上所述,有关糖尿病足危险因素的识别与纠正至关重要。在发达国家,这项任务一般由足病师和糖尿病教育护士共同承担。但在国内,由于我国没有专业的足病师,这项任务则通常由糖尿病教育护士或由包括造口师在内的创面护士承担。《糖尿病足全程管理与护理》对于糖尿病足的评估、护理和预防以及创面的处治都有较为详细的阐述,正如该书书名所示,强调了"全程管理和护理"。

糖尿病足是涉及代谢内分泌科、骨科、血管外科、感染科、矫形外科、烧伤科、皮肤科和放射科等多个临床专业的病变,其处治和预后取决于基本的发病因素、病变的严重程度以及患者能否得到及时的科学的规范的治疗。没有一个专科能够包揽糖尿病足的防治,也没有一个专业能够完全独立治愈严重的复杂的糖尿病足。多学科合作是正确处治糖尿病足的关键。《糖尿病足全程管理与护理》就是多学科专家合作的结果,编写者是多学科合作的团队,包括内分泌、血管外科、骨科、创面外科、血管介入科等多专科的资深医生和护理人员。本书主编施秉银教授是享誉全国的内分泌专家,从事代谢内分泌专业 30 余年,积累了丰富的临床经验。第二主编阮瑞霞副主任护理师是西北地区首位造口治疗师,专职的创面治疗师,从事创面处理和护理 13 年,在糖尿病足溃疡及各种复杂伤口护理方面积累了丰富的经验,挽救了大量的复杂难愈性糖尿病足患者的肢体。编写团队均在糖尿病足及其相关学科有着非常丰富的临床经验和教学经验。

由于时间关系,我只能将全书匆匆浏览,但精读了第一章和第六章。通读一遍后,深感本书内容丰富,既有糖尿病诊治的基本内容,更有创面处理的临床诊治经验及其治疗进展,还有关于糖尿病足随访及其数据库建立与管理方面的内容。所有这些内容都适合糖尿病足及其相关专业人员阅读。尤其是创面处治方面,作者不仅仅介绍了理论,更总结了自己的丰富的临床经验,字里行间,体现了作者对于本职工作的热爱、对于患者的无限关爱以及愿意让读者分享自己经验的热切心情。该书的实际内容并不仅仅限于糖尿病足,既适合糖尿病医生护士阅读,也适合从事创面处理的医生护士阅读。国内与此书相似内容的参考书不多,该书有自己的风格和特点,更有编者的临床经验和病例及其图片说明,值得糖尿病专业、创面处治和护理专业以及相关的骨科、血管外科、烧伤科专业的医护人员阅读参考。

我相信,该书的出版必定会促进糖尿病足临床处治进一步规范化,必定促进糖尿病足的防治结合和多学科合作,从而有助于降低糖尿病截肢率,造福于广大的糖尿病患者及其家庭,有利于提高他们的生活质量,有很好的社会效益和经济效益。

中国人民解放军第 306 医院全军糖尿病诊治中心　主任、主任医师、教授
中华医学会糖尿病学分会糖尿病足与周围血管病学组顾问
国际糖尿病足工作组顾问、国际糖尿病联盟糖尿病足学组成员
国家卫生计生委慢性疾病预防与控制专家委员会委员
国家心血管病专家委员会委员

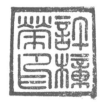

2016 年 10 月 31 日

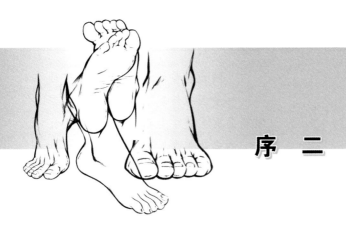

序　二

　　糖尿病已经成为国人面临的最常见疾病之一,随着国人饮食习惯的改变,这种由于生活富裕而伴发的"富贵病"开始折磨越来越多的中国人。节制饮食和长期用药物治疗给患者生活造成不便,影响生活质量,由于高血糖而引发的各种并发症带来的伤害更加令患者痛苦。其中由于周围血管病变导致肢体末端组织坏死而引发的糖尿病足等慢性创面给患者健康造成很大的伤害,也是临床中十分棘手的问题。

　　由糖尿病引发的创面常常迁延不愈,形成慢性难愈性创面,处理不好不但有可能加重组织的损伤,而且有可能危及患者生命。虽然在糖尿病药物治疗中医生扮演重要角色,但创面处理中护士的角色有时候更加重要,应伤口处理之需要,近些年发展起来的伤口专科护士越来越受到欢迎和重视。本书第一主编施秉银教授是享誉全国的内分泌专家,在内分泌疾病治疗方面具有很高的造诣。第二主编阮瑞霞老师是一位从事伤口护理的资深国际造口治疗师,具有极其丰富的创面处理临床经验。处于护理一线的很多伤口专科护士都有丰富的临床经验,但能够在伤口处理中不断创新,并把创新的技术上升到理论高度,再整理成册,刊印成书者则屈指可数。阮瑞霞老师作为一位护理工作者,在繁忙的工作之余,不忘学习,更注重思考和创新,并将所思所想和工作体会总结经验撰写成一部专著,非常令人尊敬,值得我们学习。这本书中的很多经验方法都是经过多年临床实践,证明是行之有效的。

　　我认真阅读了书稿,觉得书中所有的经验都是实实在在的,值得推广。对于从事相同工作的同行,包括医生和护士均有很好的借鉴意义。对于初入糖尿病创面处理之门的年轻医务工作者不失为一本好的学习读物。

　　我近期从西京医院调入西安交通大学第一附属医院工作,工作中有幸认识了阮老师,为她的敬业精神所感动,应她之约为本书作序,希望阮老师的这本书能帮助从事相似工作的同行们,通过他们再帮助更多的患者。

西安交通大学第一附属医院整形美容颌面外科学科带头人、主任医师、教授

中华整形外科学会常委

中国修复重建外科学会常委

中国人民解放军整形外科专业委员会副主任委员兼秘书长

陕西省整形烧伤学会主任委员

陕西省修复重建外科学会常委

陕西省医学美学美容学会副主任委员

西安市整形外科学会副主任委员

2016 年 10 月 15 日

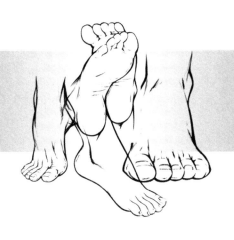

前　言

　　糖尿病是多病因引起的以慢性高血糖为特征的终身性代谢疾病。根据国际糖尿病联盟（International Diabetes Federation，IDF）2015 年糖尿病地图报道，全球糖尿病患者人数为 4.15 亿，2040 年将达到 6.42 亿；2015 年我国糖尿病患者人数是 1.096 亿，2040 年将达到 1.507 亿。2010 年中国慢病调查显示成人糖尿病患病率为 11.6%，糖尿病前期患病率为 50.1%。糖尿病具有并发症发生率高、危害大的特点，糖尿病足是糖尿病的一种常见并发症，也是糖尿病患者截肢的主要原因。

　　足部是糖尿病的一个复杂的靶器官，足部神经病变与血流量减少结合在一起，增加了患足部溃疡、感染以及最终需要截肢的可能，该病治疗困难，医疗花费巨大、预后差，因此糖尿病足病是最严重、治疗费最高的糖尿病并发症之一。糖尿病患者中 15% 的患者并发糖尿病足，其中 10%～14.5% 患者因此而截肢，截肢后 30 天死亡率为 10%，糖尿病足截肢患者 5 年死亡率达到 70%。早期识别糖尿病足高危患者，加强足部护理教育、对危险因素早期管理，对预防糖尿病足的发生十分重要。但 50% 以上的糖尿病患者不能正确认识糖尿病足，存在足部护理知识缺乏且有不良行为。

　　随着中国老龄化加剧，糖尿病人数逐年增加，糖尿病足、压疮引起的慢性难愈合创面已成为中老年人群面临的重要危害之一，严重影响患者的生活与工作，更给社会带来沉重负担。与 2000 年相比，近年来中国糖尿病足的发病率已上升了 7 倍。糖尿病足诊断容易、治疗困难，但预防有较好效果。在欧美国家，预防措施已使糖尿病足的截肢率下降了 50%，糖尿病足预防措施中及早发现和纠正危险因素十分重要，大约 85% 的下肢坏疽起始于足溃疡。降低足溃疡的发生，及时处理足溃疡，就能降低截肢率。因此，糖尿病足的防控已成为近年来国内外创面治疗的重点、热点和难点。本书从这个焦点入手，规范糖尿病足诊断、治疗过程，希望本书的出版能为基层从事糖尿病足防控的医务人员及患者提供有价值的参考信息。

　　《糖尿病足全程管理与护理》全书共 13 章，分为 4 部分。一、二章概述糖尿病及糖尿病足，说明糖尿病足的危险因素；三至五章系统地阐述了糖尿病足的筛查、诊断、分级、分类；六至十一章介绍糖尿病足的清创、治疗及各种护理方法；十二、十三章论述了糖尿病足的健康教育，通过加强糖尿病患者的个人防护知识教育，预防糖尿病足的发生。编者有着丰富的临床实践经验，本书内容通俗易懂、图文并茂，实用性强，可供基层医务人员参考，也是广大患者的良师益友。

由于编者水平有限,编写中的差错和不妥之处在所难免,欢迎同行专家、广大师生和读者批评指正。

施秉银　陈璐璐

2016 年 7 月 12 日

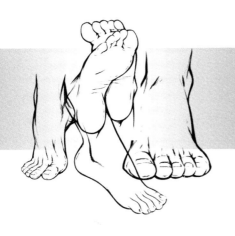

目 录

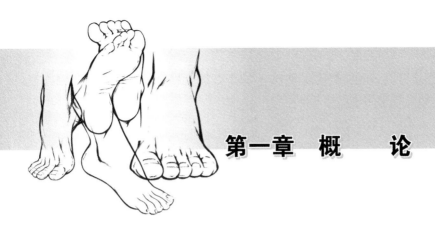

第一章 概　　论

第一节　糖尿病概述

一、定义及分类

糖尿病是由于胰岛细胞分泌功能受损和(或)胰岛素对抗所致的一种以高血糖为主要特征,同时伴发血脂,蛋白,电解质等代谢紊乱的一组代谢性疾病。多尿,多饮,多食,体重下降,乏力为其主要临床表现。在血糖未得到有效控制情况下,感染、创伤、手术等应急状态可诱发糖尿病酮症酸中毒,糖尿病高血糖高渗状态,糖尿病乳酸酸中毒等危及生命的急性并发症。长期的慢性高血糖可造成心血管、肾脏、视网膜、神经等组织器官的病变,严重影响患者的预后。

根据发病机制及起病形式不同,可将其分为 1 型糖尿病,2 型糖尿病,特殊类型糖尿病及妊娠期糖尿病四种类型。1 型糖尿病是一类无明确病因,以胰岛 β 细胞受损和胰岛素绝对缺乏为主要特征的糖尿病。2 型糖尿病是指由胰岛素抵抗和胰岛素缺乏共同作用而导致血糖升高的一类病因不明的糖尿病。特殊类型糖尿病是一类病因明确的糖尿病,包括由基因突变导致胰岛分泌障碍的青年发病型糖尿病(MODY)、胰岛素作用缺陷的 A 型胰岛素抵抗、妖精貌综合征、脂肪萎缩型糖尿病等,以及继发或伴发其他疾病如胰腺炎、胰腺肿瘤、甲状腺功能亢进症、Cushing 综合征的糖尿病。妊娠糖尿病则专指妊娠期间发生的糖代谢异常。

二、流行病学

随着经济的发展,生活质量的提高,糖尿病患者也在逐年增加,2015 年全世界糖尿病患者已达 4.15 亿。同世界上糖尿病患病率逐年增加一致,我国糖尿病患病率也在逐年上升。流行病学调查显示,1980 年我国糖尿病发病率为 0.67%,而到了 1995 年已上升至 2.28%;而 2007—2008 年全国 14 个省市糖尿病调查结果显示 20 岁以上成年人糖尿病患病率已达到了 9.7%。目前中国已经成为世界上糖尿病患者最多的国家。除了患病率逐年上升外,中国糖尿病的发病呈现出年轻化的趋势,20 岁以下的糖尿病患者也在逐年增多。从发病类型来看,目前仍以 2 型糖尿病为主,约占总发病人数的 90%,1 型糖尿病仅占糖尿病患病总人数的 5%,远低于 2 型糖尿病。相较于其他国家,虽然中国的 1 型糖尿病发病率较低,但近年来也呈现出明显的上升趋势。2000 年 Diamond 调查统计,中国儿童 1 型糖尿病标化发病率约为 0.57/(10 万·年)。2007—2013 年对浙江省 0～19 岁儿童调查发现儿童 1 型糖尿病标化发病率约为 2.2/(10 万·年)。随着生活质量的改善及孕前检查的完善,妊娠期糖尿病的发病率及检出率也在逐年升高,2008 年对全国 18 个城市妊娠女性糖尿病发病情况调查显示,我国城市妊娠糖尿病患者发病率已达 4.3%。

三、发病机制

(一) 1 型糖尿病发病机制

1 型糖尿病是胰岛 β 细胞受损和胰岛素绝对缺乏的结果。对于引起胰岛 β 细胞受损的原因尚未明了,目前认为是环境因素作用于易感个体打破了免疫系统对胰岛 β 细胞的免疫耐受,进而对其进行免疫攻击所致。1 型糖尿病患者在发病前,体内即可检出多种胰岛素或胰岛 β 细胞相关抗体,而随着 1 型糖尿病的进展,抗体的逐渐消失也说明自身抗体的存在及滴度与 β 细胞的损伤程度并无明显关联,这也提示在对胰岛 β 细胞的免疫攻击中细胞免疫占据主导作用。

遗传方面,目前已经发现至少 17 个与 1 型糖尿病发病相关的基因位点,其中关系最为密切的是人主要组织相容性抗原(HLA)基因。现已明确的 1 型糖尿病的致病基因有 HLA-DR3/4、HLA-DQ8,此外 HLA-DQA1＊52 精氨酸和 HLA-DQB1＊非门冬氨酸的特殊组合方式与 1 型糖尿病的发病也具有极强的相关性。除了上述致病位点外,研究也发现了一些 1 型糖尿病的保护性基因,其中作用较为明确的有 HLA-DR2。除了遗传因素外,环境因素在 1 型糖尿病的发病中也起到重要的作用。其中较明确的与 1 型糖尿病发病相关的因素包括病毒感染,致糖尿病化学物质及饮食因素。其中以病毒感染最为重要,腮腺炎病毒、柯萨奇 B4 病毒、风疹病毒、肝炎病毒等感染机体后可通过直接损伤 β 细胞并释放自身抗原或者通过抗原模拟,激活 β 细胞特异性的免疫细胞对其进行攻击导致 β 细胞受损。化学物质多通过直接损伤 β 细胞来启动 1 型糖尿病的发病。有报道指出,3 个月内接受牛奶喂养的婴儿,1 型糖尿病发病风险明显增加,其可能原因为牛奶中的某些蛋白质通过抗原模拟,交叉免疫反应,打破了机体对 β 细胞的免疫耐受。

(二) 2 型糖尿病发病机制

2 型糖尿病的病因及发病机制目前也尚未完全阐明。遗传因素和环境因素通过不同的途径干预胰岛素的作用和(或)胰岛 β 细胞的分泌功能,最终导致胰岛素的绝对不足,引起血糖的升高。

2 型糖尿病的发病具有明显的家族聚集性,且 2 型糖尿病在同卵双胞胎的共患率明显高于异卵双胞胎,此外在遗传背景不同的各种族间 2 型糖尿病的发病率明显不同。这些都提示遗传因素在 2 型糖尿病的发生及发展中起到了重要作用。此外随着 2 型糖尿病基因学研究的进展,越来越多与 2 型糖尿病发病相关基因被揭示。其中包括:①HNF1α、IPF1、CLUT2、GCK 等调控胰岛素合成、转化及分泌相关的基因;②IRS-1、IRS-2、GLUT4、UCP 等介导胰岛素与受体结合及后续效应的传递的基因;③肥胖相关基因如下丘脑中枢神经递质相关基因、瘦素及其受体基因、脂肪因子相关基因等。上述基因的突变都与 2 型糖尿病的发生存在很强的关联性。然而 2 型糖尿病并不是简单的单基因遗传病,其发生发展涉及多个基因,各基因对疾病发生发展的影响程度并不相同,且在不同个体间存在明显的遗传异质性。随着 2 型糖尿病相关基因的逐渐被揭示,遗传因素在 2 型糖尿病的发病中的作用越来越多地受到人们的重视。然而即使是基因完全相同的同卵双胞胎共患率也未达到 100%,这也提示在 2 型糖尿病的发病中除了遗传因素之外,环境因素也起到了不可或缺的作用。目前已经明确肥胖和年龄为 2 型糖尿病发病的危险因素。而高热量,不均衡的饮食结构,久坐少动的生活习惯等也与 2 型糖尿病的发病密切相关。长期的精神紧张等应激状态也可大大增加 2 型糖尿病的发病风险。

与 1 型糖尿病不同的是,在 2 型糖尿病的发病过程中除了胰岛 β 细胞分泌缺陷外,胰岛素抵抗在 2 型糖尿病的发病尤其是起病初期也起到了重要作用。遗传因素,基因突变导致的胰岛素结构改变,受体相关基因突变导致的受体数量及功能的改变,受体后信号转导相关基因的突变等均可导致胰岛素作用效力下降,出现胰岛素抵抗。肥胖,脂肪细胞一方面通过下调自身胰岛素受体降低自身对胰岛素反应性,另一方面通过分泌瘦素、脂连素、炎性因子等增加其他细胞的胰岛素抵抗。除了基因突变直接导致的胰岛 β 细胞分泌缺陷外,胰岛素抵抗导致的胰岛 β 细胞的超负荷运作,高糖高脂毒性,年龄增加,化学毒物等也可造成 β 细胞的凋亡增加并且降低其对葡萄糖等刺激物的敏感性,引起 β 细胞分泌功能缺陷。

胰岛素抵抗和胰岛 β 细胞功能受损在 2 型糖尿病发病中均起到重要作用。然而对于二者的发生的先后顺序及对疾病发生的重要程度仍存在争议。目前较普遍的观点认为在 2 型糖尿病患者体内均存在两者遗传易感性,在环境因素的触发下可先后或同时发生胰岛素抵抗和(或)胰岛 β 细胞功能受损。在早期,胰岛 β 细胞动用其储备功能可代偿性分泌较多的胰岛素来满足机体维持糖代谢平衡的需要。随着胰岛素抵抗和胰岛 β 细胞受损加重,胰岛 β 细胞储备功能逐渐不能代偿胰岛素抵抗,糖代谢平衡被打破,继而出现糖尿病相关表现。

四、临床表现

糖尿病的临床表现主要分为两个方面,一方面是以三多一少(多尿、多饮、多食、体重下降)为代表的代谢紊乱的表现,另一方面为糖尿病相关并发症的临床表现。此外,特殊类型糖尿病多有其特征性表现。

多尿,起病时糖尿病患者多存在尿量增多的现象,每日尿量可达 5000 ~ 10 000ml。尿量增多与高血糖渗透性利尿作用密切相关。当血糖升高超过肾糖阈时,通过肾小球滤过的葡萄糖不能被肾小管完全重吸收,滞留在原尿中的葡萄糖增加原尿渗透压,导致水及电解质重吸收减少,尿量增多。如无肾脏受损,在血糖得到控制后,尿量多可恢复正常。多饮,与糖尿病患者血浆渗透压增高直接相关。一方面血糖升高可直接升高血浆渗透压,另一方面,高血糖的渗透性利尿作用,导致大量的水分从尿液丢失,进而进一步升高血浆渗透压。升高的血浆渗透压刺激位于下丘脑的渴觉中枢,饮水增多。多食,机制目前尚不清楚,但考虑与糖尿病患者体内动静脉间血糖浓度差缩小及细胞对葡萄糖利用缺陷相关。体重减轻,由于胰岛素的缺乏及作用缺陷,机体不能有效利用葡萄糖产能,故而会代偿性通过分解脂肪和蛋白质来提供机体所需能量。因此,糖尿病患者在食量增加的同时体重并不会相应增加,且在疾病初期多出现体重下降。乏力,也是糖尿病起病时的常见症状,多由于机体不能有效利用葡萄糖进行供能以及高血糖导致的脱水所致。视物模糊,疾病早期出现的视力下降及视力模糊多无眼底器质性病变,由于高血糖导致的晶状体渗透压改变所致,在血糖恢复正常后视力也多可恢复。

此外长期的高血糖可造成全身多个器官受累并出现相应临床表现,累及眼底时可出现视力下降、视物不清甚至失明,累及肾脏可表现为尿蛋白增加、水肿,晚期出现肾衰竭的临床表现,累及周围神经可表现为四肢的麻木、疼痛,累及下肢血管可出现间歇性跛行,严重者可出现足坏疽等。

除了上述常见临床表现,不同类型糖尿病由于各自不同的病因及发病机制各有其特异的表现。1型糖尿病起病急,起病早,好发于青少年,发病高峰为 12~14 岁,三多一少症状典型,糖尿病酮症酸中毒起病多见。2型糖尿病则好发于中老年,发病高峰在 60~65 岁,起病多较隐匿,可由于累及相应器官出现并发症而被发现,约一半以上2型糖尿病患者三多一少症状并不典型。妊娠期糖尿病专指妊娠期出现的以高血糖为代表的代谢紊乱。特殊类型糖尿病由于其病因不同多有其特征性表现,如 A 型胰岛素抵抗多伴有黑棘皮病及高雄激素血症的表现,脂肪萎缩性糖尿病则表现为伴有皮下脂肪缺如及高脂血症的糖代谢紊乱等。

五、诊断

目前有两种被普遍接受的糖尿病诊断标准及糖代谢分类标准:WHO 在 1999 年推出的糖尿病诊疗指南和 ADA 在 2003 年制订的糖尿病诊疗指南。结合我国糖尿病发病特点,在2013 年制订的《中国2型糖尿病防治指南》中采用了 WHO(1999)糖尿病诊断标准(表1-1)。2010 年和 2011 年,ADA 和 WHO 先后将 $HbA1c \geq 6.5\%$ 纳入到糖尿病诊断标准中,但考虑到我国 HbA1c 的检测方法尚未标准化,故并未将其纳入到诊断标准中,而仅作为诊断参考。

表 1-1　糖代谢状态分类(WHO,1999)

糖代谢分类	静脉血浆葡萄糖(mmol/L)	
	空腹血糖	糖负荷后2小时血糖
正常血糖	<6.1	<7.8
空腹血糖受损	6.1~7.0	<7.8
糖耐量减低	<7.0	7.8~11.1
糖尿病	≥7.0	≥11.1

我国糖尿病的诊断仍然主要依据静脉血浆血糖(表1-2)。在测定静脉血浆血糖时,要求机体应处于相对稳定状态,急性感染、严重创伤、重大手术等应激情况下机体会适应性地升高血糖,此时测定的静脉血浆血糖值多较真实水平偏高,故并不能作为诊断糖尿病的标准。为明确机体糖代谢状态,应待应激消除,机体相对稳定后复测静脉血浆血糖。

表 1-2　糖尿病的诊断标准

诊 断 标 准	静脉血浆葡萄糖水平(mmol/L)
典型的糖尿病症状(多饮、多尿、多食、体重下降)加上随机血糖检测	≥11.1
或加上	
空腹血糖检测	≥7.0
或加上	
葡萄糖负荷后2小时血糖检测	≥11.1
无糖尿病症状者,需改日复查	

糖尿病根据其发病原因分为1型糖尿病,2型糖尿病,特殊类型糖尿病和妊娠期糖尿病。根据分型不同,治疗各有侧重。故对于糖尿病诊断明确的患者应该对其进行进一步的分型以更好地指导治疗。妊娠期糖尿病和特殊类型糖尿病因其特殊的发病时期和特征性的表现与其他两型糖尿病鉴别相对简单。2型糖尿病发病有逐渐年轻化的趋势,其与1型糖尿病的鉴别诊断尤其重要(表1-3)。

表1-3 1型和2型糖尿病鉴别要点

鉴别点	1型糖尿病	2型糖尿病
好发人群	青少年	中老年多见,多>40岁
发病高峰	12～14岁	≥65岁
起病形式	较急,部分为酮症酸中毒	相对缓慢
起病时体重	正常或偏瘦	多肥胖
临床表现	三多一少症状典型	三多一少症状可不典型
急性并发症	酮症易发	非酮症高渗综合征易发
慢性并发症	微血管病变为主的肾病	大血管病变
家族史	可有家族史	较强的家族史
胰岛素及C肽水平	低或缺乏	早期正常或升高,后期降低
糖尿病自身抗体	阳性	阴性
其他自身免疫性疾病	共存几率高	共存几率低

妊娠期糖尿病特指妊娠期间发生的糖代谢异常。妊娠前已经诊断为糖尿病或糖尿病前期的患者并不包括在其中。由于妊娠期间特有的代谢特点,妊娠期糖尿病诊断标准与1型和2型糖尿病诊断标准并不相同。妊娠24～28周或28周后产前检查测空腹血糖(FPG),若大于5.1mmol/L者即可诊断为妊娠期糖尿病;大于4.4mmol/L,小于5.1mmol/L,应行75g口服葡萄糖耐量试验(OGTT),服用葡萄糖后1小时、2小时测定血糖值应分别低于10.0mmol/L、8.5mmol/L,若有一项超过上述标准即可诊断为妊娠期糖尿病。

特殊类型糖尿病的诊断,其血糖切点同1型糖尿病和2型糖尿病标准一致。由于其特有的伴发症状和明确的病因一般容易和其他类型糖尿病区别。对于基因突变引起的特殊类型糖尿病如MODY、妖精貌综合征、A型胰岛素抵抗等基因检查是诊断的金指标。对于甲状腺功能亢进、Cushing综合征等引起的糖尿病也由于其明显的基础疾病而诊断明确。而胰腺外伤或手术引起的糖尿病由于明确的既往史诊断明确。虽说特殊类型糖尿病病因明确,定型诊断相对容易,但由于其发生率明显低于其他类型糖尿病,所以有时容易被忽视,故在临床中应提高对其重视程度。

六、治疗

(一) 糖尿病治疗方法

糖尿病是一组发病不明,以血糖升高为主要特点的代谢性疾病。目前尚无根治办法,治疗以控制血糖,预防并发症为主。在糖尿病治疗过程中,生活方式的干预是治疗的基础,并应该贯穿到整个治疗过程之中。除了生活方式的干预外,口服降糖药,胰岛素皮下注射是目前常用的降糖手段,此外减重手术、胰腺移植及胰岛移植也逐渐应用到糖尿病治疗之中。诱导免疫耐受治疗 1 型糖尿病在动物实验中也取得了不错的效果。

1. 生活方式的干预 生活方式的干预在糖尿病的治疗过程中起到了至关重要的作用，生活方式的干预可降低对降糖药物的需求量，提高血糖达标率，延缓糖尿病并发症的发生。而部分 2 型糖尿病患者在发病初期，仅通过生活方式的干预就可将血糖控制在正常水平。

饮食，糖尿病患者尤其是体型肥胖的 2 型糖尿病患者应严格控制每日摄入热量，总热量依据患者自身身体状况，活动强度来制订，最终目的是维持患者的合理体重。糖尿病患者除了控制每日摄入的总热量外，还应该保证营养的均衡。碳水化合物提供的能量应占总能量的 50% ~60%，并且应优先从蔬菜、水果、全谷食物、大豆和奶制品等低血糖指数的食物中摄取。肾脏功能正常的糖尿病个体，推荐蛋白质摄入量占总热量的 10% ~15%，并且优先摄入优质蛋白。脂肪提供的能量不超过饮食总能量的 30%，控制饱和脂肪酸和反式脂肪酸的摄入，增加富含长链 n-3 脂肪酸和 n-3 亚麻酸的食物的摄入。膳食纤维的摄入有助于血糖的控制，膳食纤维每日推荐量为 14g/1000kcal。不推荐常规补充抗氧化剂和微量元素铬，镁，维生素 D 等。成年糖尿病患者每天饮酒量应适度（成年女性每天≤1 份，成年男性≤2 份）。

适度运动有助于减少体重，增加胰岛素敏感性，增加血糖达标率，减少心血管并发症的发生，对于无禁忌证的糖尿病患者建议均应进行适度的运动锻炼。指南中推荐成年糖尿病患者应该每周至少进行 150 分钟（如每周运动 5 天，每次 30 分钟）的中等强度（50% ~70% 最大心率，运动时有点用力、心跳和呼吸加快但不急促）有氧运动。无运动的强度及时间应该循序渐进，并且根据自身状况进行调整。运动时间最好在餐后进行，避免空腹运动，避免运动过程中出现低血糖。有糖尿病严重并发症和心血管高危人群不建议剧烈运动。

此外，戒烟，良好的睡眠，避免大量饮用浓茶，形成良好的人际关系，保持良好的心态对于糖尿病患者的血糖控制及降低并发症等也有所裨益。

2. 糖尿病药物治疗 经典的降糖药有六类包括磺脲类、双胍类、格列奈类、噻唑烷二酮类、α-糖苷酶抑制剂、胰岛素。此外近几年二肽基肽酶 4（DDP-4）抑制剂和胰高糖素样多肽-1（GLP-1）受体激动剂在临床上的应用也在逐渐增加，成为 2 型糖尿病治疗的常用药物。近期美国食品药品监督管理局批准葡萄糖协同转运蛋白 2（SGLT-2）抑制剂用于 2 型糖尿病治疗。每种降糖药作用机制和适用症不尽相同，有必要对各种降糖药进行了解，结合患者情况选择合适的降糖方案。

磺脲类：是应用最久的口服降糖药，主要通过与 β 细胞表面的磺酰脲受体相互作用，触发 ATP 依赖的 K 通道和电压依赖的钙通道，增加胰岛素的释放，起到降糖的作用。除了促进胰岛素分泌外，磺脲类还可通过增加胰岛素受体对胰岛素的亲和力，促进葡萄糖向脂肪和糖原转化发挥降糖作用。单独使用磺脲类药物可使糖化血红蛋白降低 1.0% ~1.5%。常见不良反应为低血糖及胃肠道不适，少数患者可出现肝功损害。老年糖尿病及肾衰竭者磺脲类慎用。

双胍类：二甲双胍是治疗 2 型糖尿病的首选口服降糖药。它可通过多种机制发挥降糖作用：如减少肠道葡萄糖的吸收、肝脏肝糖原的分解，促进脂肪细胞对葡萄糖的利用，抑制胰高血糖素分泌，此外二甲双胍还具有降低体重的作用。其中减少肝脏葡萄糖的输出是双胍类发挥降糖作用的主要途径。单独应用二甲双胍可使糖化血红蛋白降低 1.0% ~1.5%。二甲双胍不降低血糖正常者的血糖，故很少引起低血糖。主要不良反应为胃肠道副作用，此外极少数患者可发生乳酸酸中毒等严重不良反应。对于肾衰竭、肝功能不全、严重感染、缺氧的糖尿病患者禁用此类药物。

格列奈类为非磺脲类胰岛素促泌剂,通过对胰岛 β 细胞的直接刺激,促进进食后第一时相胰岛素的分泌,作用迅速,以降低餐后血糖为主。单独应用可使糖化血红蛋白降低 0.5% ~1%。常见副作用为低血糖和体重增加。在 2 型糖尿病中的应用无明显禁忌,但对于大于 75 岁的老人,小于 12 岁的儿童及妊娠糖尿病患者身上因缺乏相应的研究资料,目前在上述特殊人群此类降糖药禁用。

噻唑烷二酮类:属于胰岛素增敏剂,通过增加靶细胞对胰岛素的敏感性来改善胰岛素抵抗,从而达到降低血糖的目的。单独应用时,此类药物并不导致低血糖。单独应用噻唑烷二酮类可使糖化血红蛋白降低 1.0% ~1.5%。常见不良反应包括体重增加、水肿及呼吸道感染。此外尚有应用此类药物导致骨折及心力衰竭发生率增高的报道。故对于 NYHA 心功能分级 Ⅱ级以上者,骨折病史者此类药物禁用。此外此类药物也禁用于严重肝功能不全、肾衰竭的 2 型糖尿病患者。

α-糖苷酶抑制剂:主要通过抑制寡糖分解成单糖从而抑制小肠对碳水化合物的吸收来达到降糖的目的。以降低餐后血糖为主,单独应用不增加低血糖发生风险。单用此类药物可使糖化血红蛋白降低 0.5%。常见的不良反应为消化道反应。禁用于有明显消化吸收障碍的胃肠功能紊乱者,肠梗阻、肠溃疡患者亦禁用,此外严重肾衰竭也属于其应用禁忌证。

胰岛素:根据其来源不同可分为动物胰岛素、人胰岛素和胰岛素类似物。根据其作用特点又可分为速效、短效、中效、长效胰岛素。速效及短效胰岛素起效迅速,作用时间短,主要用于调节餐后血糖。中长效胰岛素起效较慢,但作用时间持久,多用于补充基础胰岛素分泌的不足。胰岛素常见不良反应为低血糖及体重增加。胰岛素应用无绝对禁忌证。

GLP-1 受体激动剂:通过作用于 GLP-1 受体,发挥降糖作用。GLP-1 通过增加胰岛素分泌,抑制胰高血糖素分泌,增加食物在胃内停留时间,抑制食欲,减少食物摄入等多种机制参与血糖的代谢与调节。其促进胰岛素分泌的作用具有血糖浓度依赖性,故单独应用 GLP-1 受体激动剂不增加糖尿病患者低血糖发生风险。单独使用可使糖化血红蛋白降低 1.0% ~1.5%。GLP-1 受体激动剂常见不良反应为恶心、呕吐等胃肠道副作用。有报道指出,GLP-1 可增加胰腺炎的发病风险。对于有胰腺炎病史者此类药物慎用。

DDP-4 抑制剂:通过抑制 DDP-4 对 GLP-1 的分解作用,延长 GLP-1 在体内的半衰期,提高 GLP-1 浓度来发挥调节血糖代谢的作用。降糖作用依赖于血糖浓度,单独应用不增加低血糖风险,单用可使糖化血红蛋白降低 0.5% ~1.0%。肾衰竭者不属于应用禁忌证,但需要根据肾功能情况调整药物用量。

SGLT-2 抑制剂是美国 FDA 新批准的用于 2 型糖尿病的降糖药。通过作用于近曲小管,抑制葡萄糖重吸收,发挥降低血糖的作用。泌尿系及生殖系统的感染为最常见并发症;在使用过程中偶尔会出现血糖并无明显升高的酮症酸中毒。目前其应用主要对象主要为 2 型糖尿病患者。

3. 糖尿病非药物治疗　减重手术:在经过生活方式或药物治疗难以控制体重,BMI>32 的成人 2 型糖尿病患者,在无明显禁忌证的情况下可考虑进行减重手术。BMI 在 28 ~32 的 2 型糖尿病患者,若同时存在其他心血管危险因素的,在常规治疗效果不好时可慎重选择减重手术。对于 BMI<28 目前不推荐进行减重手术。减重手术仅适用于胰岛功能尚存的 2 型糖尿病患者,对于胰岛功能已经明显衰退的 2 型糖尿病患者以及 1 型糖尿病、妊娠期糖尿病、特殊类型糖尿病患者,减重手术均为禁忌证。减重手术除了切口出血、吻合口瘘、消化道梗阻等术后并发症外,远期还有可能会出现营养缺乏、体重反弹等不良反应,故应加强减重手术患者术后的随访、饮食及运动的指导,减少不良后果的发生。

胰腺移植:自从 1966 年开始第一例胰腺移植以来,到现在全世界有超过 15 000 例 1 型糖尿病患者接受了胰腺移植。胰腺移植术后移植物 1 年存活率为 85%,5 年存活率大于 60%。胰腺移植可以使患者从根本上纠正糖代谢紊乱,而不再依赖降糖药物。但是由于胰腺移植手术的相关并发症,术后免疫抑制剂的长期应用以及胰腺供体来源的缺乏,故目前胰腺移植还主要应用于糖尿病肾病末期,与肾脏移植同时进行。在超过 15 000 例胰腺移植病例中有 70% 与肾脏同时进行移植,22% 是在肾脏移植后进行的胰腺移植,仅有 8% 的病例是单独进行的胰腺移植。

胰岛移植:与胰腺移植相比,胰岛移植创伤小,但与胰腺移植术相比,胰岛移植的有效率低且复发率高。胰岛细胞移植 1 年内治愈率仅为 66%,3 年后 50% 的移植患者需要外源性胰岛素来控制血糖。并且一例移植需要一个以上的胰腺供体。目前提高胰岛细胞在体内的存活时间,以及体外对胰岛细胞的扩增成为目前胰岛移植的研究热点。

(二)糖尿病治疗目标

1 型糖尿病血糖控制目标是在避免低血糖的情况下尽量控制血糖接近正常水平。1 型糖尿病患者不同年龄段血糖控制目标不同。在儿童期及青春期糖化血红蛋白<7.5%;成人糖化血红蛋白<7.0%;老年人糖化血红蛋白<7.5%。

2 型糖尿病患者血糖控制目标,糖化血红蛋白<7%;对于病程短,胰岛功能尚可,无明显并发症,预期寿命较长的患者建议糖化血红蛋白<6.5%;对于有严重低血糖病史,预期寿命有限,并发症较重患者以及血糖控制难以达标患者,糖化血红蛋白可放宽至<8%。

妊娠期糖尿病血糖控制目标:妊娠糖尿病血糖控制目标较 1 型及 2 型糖尿病要更加严格,糖化血红蛋白<5.5%,对应的餐前血糖应≤5.3mmol/L,餐后 2 小时血糖应≤6.7mmol/L,夜间血糖≥3.3mmol/L。

(三)不同类型糖尿病治疗方案的选择

1 型糖尿病,早期启用胰岛素强化血糖控制方案,可促进血糖达标,并且延缓糖尿病并发症的发生。为了减少低血糖发生的风险,应优先选用胰岛素类似物。对于 1 型糖尿病患者,口服降糖药多为禁忌。

2 型糖尿病患者若通过调节饮食,改变生活习惯未能使血糖达标时,在无禁忌证的情况下首选二甲双胍。单药治疗 3 个月不达标者加用第二种口服药,GLP-1 受体激动剂或基础胰岛素。若起病时血糖或糖化血红蛋白明显升高,或伴有明显急慢性并发症时,选用胰岛素治疗。

妊娠期糖尿病:对于生活方式干预血糖不能达标的妊娠期糖尿病患者首选胰岛素控制血糖。目前我国国家食品药品监督管理局尚未批准任何一种口服药用于妊娠期糖尿病。

七、预防及保健

糖尿病的发生是遗传和环境共同作用的结果。研究表明通过对环境因素的干预可有效减低糖尿病发病率,延缓已发生糖代谢异常的人由糖尿病前期进展为糖尿病的进程。而对于已发生糖尿病的患者而言,有效地控制血糖,并对高危人群进行糖尿病并发症的预防,可明显改善患者生活质量,延缓并发症的发生及发展。对于已经发生并发症的糖尿病患者而言,早期积极地治疗,对于延缓并发症的进程,降低死亡率具有重要意义。对于 1 型糖尿病而言目前尚缺乏有效的 1 级预防和 2 级预防措施,但是对于已发病的 1 型糖尿病患者进行早期的胰岛素治疗,将血糖控制在正常范围,对于减缓 1 型糖尿病并发症的发生具有重要作用。而对于 1 型糖尿病患者进行并发症的筛查和降血脂及抗凝等治疗也可预防和延缓并发症的发生。加强糖尿病高危人群的筛查,改变多食少动的生活方式,将体重控制在正常范围。对于糖尿病患者而言,加强血糖控制,纠正伴随的血压血脂异常,定期进行并发症的筛查及并发症的早期干预,是改善糖尿病患者预后,提高其生活质量的重要手段。

八、预后

糖尿病是一种慢性逐渐进展的疾病,胰岛 β 细胞的损伤不可逆转,随着病程的进展,胰岛功能受损也会逐渐加重,对外源性胰岛素的依赖也越来越明显。2 型糖尿病前期,通过改善生活方式和应用二甲双胍有可能将其由糖尿病前期逆转为糖代谢正常,但对于已发病的糖尿病患者而言,糖代谢平衡的维持依赖于降糖措施的应用。随着病程的进展,疾病也将累及全身各个器官,导致心脑血管意外的发生、肾脏功能衰竭、失明、截肢等严重并发,并最终导致死亡。目前糖尿病慢性并发症为导致糖尿病患者死亡的主要原因。而由于血糖未得到有效控制导致的糖尿病酮症酸中毒、糖尿病高渗高血糖状态、乳酸酸中毒等急性并发症,若未得到及时有效处理也将严重危及患者生命。虽然糖尿病及其并发症属于进展性疾病,且不可逆转,但早期的诊断,严格的血糖控制,对于并发症的定期筛查和早期干预可明显延缓疾病进展,改善预后,提高患者生活质量。

第二节　糖尿病相关疾病

以高血糖为代表的代谢紊乱虽然为糖尿病的主要表现,但糖尿病对机体的影响可涉及全身各个组织及器官。一般来讲血糖未得到有效控制的糖尿病患者 10 年后都会出现不同程度的脏器受累。累及的器官及病变严重程度除了与血糖控制程度相关外也受遗传和环境等因素的影响。糖尿病的慢性并发症属于进展性疾病,具有不可逆转性,一旦发生,临床治疗只能延缓其进展,不能将其根除。

糖尿病相关疾病根据其起病急缓可分为糖尿病急性并发症和糖尿病慢性并发症。糖尿病急性并发症是以血糖突然急剧升高、水电解质及酸碱平衡失调为特征严重危及生命的一种急性代谢紊乱状态。糖尿病慢性并发症是因为长期的高血糖和(或)高胰岛素血症引起机体大血管及微血管病变,主要表现为心脑血管疾病发病率及病死率增加,肾功能受损,眼底病变以及神经病变等。

一、糖尿病急性并发症

糖尿病急性并发症的发生是由于胰岛素的绝对缺乏以及升糖激素的增加导致血糖的急

剧升高,进而引起水、电解质代谢紊乱和(或)酸碱失衡的一种急性代谢紊乱状态。常见的糖尿病急性并发症包括糖尿病酮症酸中毒、糖尿病高血糖高渗综合征、糖尿病乳酸酸中毒三种。

(一) 糖尿病酮症酸中毒

糖尿病酮症酸中毒(DKA)以高血糖、高血酮、酸中毒为主要特征,伴有不同程度的脱水及电解质紊乱。胰岛素缺乏伴随着胰高血糖素分泌的增加是 DKA 发病的主要原因。升高的胰高血糖素一方面通过增加肝糖原的分解,减少外周组织对葡萄糖的利用增加血糖浓度。另一方面通过促进脂肪分解代谢,使得酮体生成增加。DKA 多见于 1 型糖尿病患者,也可见于无明显诱因,血糖未得到有效控制的 2 型糖尿病患者。急性感染、降糖药物的突然中断、心脑血管急症、严重创伤、重大手术及精神刺激等都可成为诱发 DKA 的原因。DKA 的诊断并不困难,对于尿糖、尿酮阳性,伴有血糖升高及酸中毒的患者,无论是否有糖尿病病史都可诊断为酮症酸中毒。对于糖尿病酮症酸中毒的治疗主要是去除诱因,降糖,纠正被打破的水电解质平衡和酸碱平衡。通过早期的发现和积极的抢救,DKA 患者死亡率已降至 5% 以下。

(二) 糖尿病高血糖高渗综合征

糖尿病高血糖高渗综合征(HHS)与糖尿病酮症酸中毒相似,也是由于胰岛素的绝对缺乏和胰高血糖素分泌的增加所导致的以血糖急剧升高为特征的一种糖尿病急性并发症。与DKA 不同的是,HHS 并无血酮体的升高,多不伴有酸中毒,而意识障碍和脱水在 HHS 中多有出现。HHS 与 DKA 的不同表现可能与胰岛素缺乏程度不同及胰高血糖素对酮体生成的作用不同相关。此外不同于 DKA 的是,HHS 好发于 2 型糖尿病患者,且以老年患者多见。对于血糖≥33.3mmol/L,血浆渗透压≥320mOsm/L 者即可诊断为 HHS。HHS 治疗原则与DKA 相同,以补液、降糖、纠正代谢紊乱为主。HHS 虽然发生率较 DKA 低,但其病死率是DKA 的 10 倍。所以 DKA 的早期识别及积极治疗是改善其预后的重要手段。

(三) 糖尿病乳酸酸中毒

糖尿病乳酸酸中毒较 DKA 和 HHS 少见,但在三者中却是病死率最高的。其发生是由于缺氧情况下葡萄糖的无氧糖酵解增加,产生的乳酸超过肝肾代谢能力,在血液中堆积并导致血 pH 降低的一种危及生命的急性糖尿病并发症。糖尿病乳酸酸中毒多发生在肝肾功能不全、伴有心衰或 COPD 等缺氧性疾病患者,双胍类降糖药有增加乳酸酸中毒发病的风险。其治疗原则为补碱纠正酸中毒,纠正水电解质平衡,补液扩容。必要时可进行透析治疗。

二、糖尿病慢性并发症

糖尿病急性并发症起病急促,病死率高,但是在代谢紊乱得到纠正后多不会对机体造成器质性损伤。而长期慢性高血糖所导致的多脏器的损害,严重降低了糖尿病患者的生活质量,增加了患者的医疗负担,并且成为造成糖尿病患者死亡的主要原因。

(一) 糖尿病慢性并发症发病机制

糖尿病慢性并发症的发生与高糖毒性及胰岛素抵抗密切相关。蛋白的糖基化,终末糖基化产物(AGEs)的生成,多元醇通路和己糖激酶通路增强,PKC 的激活都参与了高血糖对微血管、神经及全身其他组织的损害。蛋白糖基化改变蛋白的原有结构和功能,AGE 通过与AGER 的相互作用增加炎症因子的释放。增强的多元醇通路产生的大量山梨醇和果糖通过增加细胞内渗透压,抑制肌醇的摄入造成细胞内肌醇的耗竭,最终导致细胞的损伤。己糖激酶通路的激活也可导致大量炎症因子的释放,进一步加重细胞及组织损伤。激活的 PKC 通过抑制 NO 舒张血管的作用、增加 TXA_2 收缩血管的功能,使血管处于收缩状态。此外 PKC 还可增加 PAI-I 的浓度和活性,使血液呈现高凝状态。在不同器官及组织中上述机制相互作用,最终对组织造成损伤导致其正常功能的下降。

胰岛素抵抗和高胰岛素血症常见于 2 型糖尿病。过量的胰岛素一方面可增加心脏和血管对缩血管物质的反应性,另一方面可通过促进肾脏对钠水的重吸收增加循环血量。此外胰岛素还可通过促进血管平滑肌细胞的增生,中膜和内膜的增厚介导血管壁的重构,造成血管顺应性的下降。通过上述机制共同作用,增加高血压和心脏病的发病风险。此外胰岛素抵抗伴有的肥胖和血脂代谢紊乱,作为心血管疾病的独立高危因素,增加大血管病变的发生率。

在糖尿病相关并发症中,大血管病变多由高血糖、胰岛素抵抗、高胰岛素血症共同作用所引起。而在微血管病变和神经病变中,高血糖起到了主导作用。故对 1 型糖尿病患者来讲,以微血管损伤为主的糖尿病肾病最为常见。而对于 2 型糖尿病来说,以大血管病变为主的心脑血管疾病为其首要并发症。

（二）糖尿病与心脑血管疾病

大血管是糖尿病最常累及的组织之一,尤其是在 2 型糖尿病患者中。2 型糖尿病患者 60%～80% 死于大血管病变。CDS 在对三甲医院住院的 2 型糖尿病患者进行调查时发现 2 型糖尿病并发高血压、脑血管疾病、心血管疾病、下肢血管病变的概率分别为 34.2%、12.6%、17.1%、5.2%。高血糖,胰岛素抵抗,高胰岛素血症在心脑血管疾病发病中起着重要作用。高血糖通过对蛋白的非酶促糖基化修饰,大量炎性因子的释放造成血管内皮的损伤;糖基化修饰的 LDL-C 更易被巨噬细胞捕捉形成泡沫细胞,沉积于血管壁,使血管发生粥样硬化;过多的胰岛素可促进血管壁平滑肌细胞增生,血管壁增厚,还可增加血管对缩血管物质的反应,此外胰岛素抵抗多半有肥胖,高血压及血脂代谢紊乱等心脑血管高危因素。通过上述机制的共同作用,糖尿病患者心脑血管疾病的发病风险及病死率都明显增加,是非糖尿病患者的 2～4 倍,而心脑血管疾病也成为 2 型糖尿病患者死亡的主要原因。糖尿病心血管疾病的治疗重在预防,早期的诊断和早期的干预对改善其预后,减少死亡率至关重要。降糖、降压、调脂、抗血小板聚集既是心血管疾病的治疗方法也是预防心血管疾病发生的重要措施。

（三）糖尿病肾脏病变

糖尿病肾病是由于长期的高血糖导致的以持续尿蛋白为主要临床特征的最常见的糖尿病慢性并发症之一。糖尿病肾病属于糖尿病慢性并发症中的微血管病变,是高血糖通过氧化应激,对结构蛋白的糖基化修饰,触发大量炎症因子释放,以及增加肾小球滤过率等,最终造成的以肾小球系膜区增宽和肾小球毛细血管基底膜增厚为主要病理特征的肾脏损害。除了高血糖之外,糖尿病患者伴发的高血压,高血脂也对糖尿病肾病的发生及发展起到了重要的作用。糖尿病肾病是最常见的糖尿病慢性并发症之一,病程 10 年以上的 1 型糖尿病患者糖尿病肾病累积发生率达 30%～40%,而在 2 型糖尿病患者之中也约有 20% 发生糖尿病肾病。随着糖尿病发病率的逐年增加,糖尿病肾病的发生也在逐步上升,在欧美,糖尿病肾病已经成为慢性肾衰竭的首位病因。在我国终末期肾病的病因排位中,糖尿病肾病也仅次于慢性肾炎排在了第二位。

糖尿病肾病根据其病理改变及临床表现可分为 5 期。Ⅰ期,主要表现为肾小球的高滤过状态;Ⅱ期主要表现为运动及应激后的微量白蛋白尿;Ⅲ期以持续微量白蛋白尿为主要表现;Ⅳ期表现为尿中蛋白量的增加,可伴有肾病综合征的表现;Ⅴ期为终末期肾病期。糖尿病肾病早期即Ⅰ期、Ⅱ期肾脏病理改变尚可逆转,若不进行有效干预,20 年后约 75% 的Ⅰ期、Ⅱ期患者会最终进展到终末肾病期。糖尿病肾病的诊断相对来说比较简单,对于糖尿病病史多年,尿蛋白阳性,在除外其他原因引起的尿蛋白阳性后即可诊断为糖尿病肾病。对于不典型病例,或不能除外其他肾脏疾病时,肾脏活检是明确诊断的重要手段。

早期的诊断及有效干预可明显改善糖尿病肾病的预后,因此对于糖尿病肾病的筛查尤为重要。对于糖尿病病史>2 年,且>12 岁的患者建议每年进行尿微量白蛋白的筛查。对于 2 型糖尿病患者,在确诊后即应进行糖尿病肾病的筛查。对于糖尿病肾病的触发因素高血糖、高血压、高血脂及抽烟、肥胖等的控制也可明显降低糖尿病肾病的发生率。对于已发生糖尿病肾病的患者,控制上述因素也可明显延缓糖尿病肾病的进展。在糖尿病肾病的治疗方面,除了上述危险因素的清除之外,主要以控制蛋白尿为主。在糖尿病肾病进入终末期阶段时,应该早期开始肾脏的替代治疗,有条件可行肾脏移植治疗。

(四) 糖尿病视网膜病变

糖尿病视网膜病变的发生是由于长期高血糖造成的眼底微循环障碍,导致以微血管瘤形成、出血斑、渗出增多、新生血管形成为主要病理改变的眼底病变。主要临床表现为视力下降,视物模糊及视物变形。糖尿病性视网膜病变是糖尿病相关眼病中最常见也是最严重,预后最差的。目前糖尿病性视网膜病变已经成为成年人后天失明的主要原因。糖尿病视网膜病变的发生除了与血糖控制不良、血压过高、血脂代谢异常有关外,还与糖尿病的类型及病史有关。1 型糖尿病患者视网膜病变发生率明显高于 2 型糖尿病,且随着糖尿病病程的延长,糖尿病视网膜病的发病率明显升高。5 年病程的 1 型糖尿病患者,视网膜累及率为 13%,2 型糖尿病患者累及率为 24% ~40%,而 15 年的 1 型及 2 型糖尿病患者视网膜病变发生率分别为 98% 和 78%。此外在妊娠期,糖尿病视网膜病变的发生率也明显提高。

结合糖尿病病史、临床表现以及眼底的特异性改变,糖尿病视网膜病变的诊断相对简单。根据有无新生血管形成,视网膜病变分为非增殖期病变和增殖期病变,其中根据病变程度又各自分为 3 期,其中Ⅰ期病变以微血管瘤的形成为主要特征;Ⅱ期病变以硬性渗出为代表;Ⅲ期以软性渗出为特征;Ⅳ期以新生血管的形成或合并玻璃体积血为特点;Ⅴ期以纤维增殖为特征性表现;Ⅵ期以视网膜剥脱为特征性表现。

糖尿病视网膜病变亦属于进展性疾病,所以早期的诊断和早期的干预是改善其预后最重要的手段。加强对糖尿病视网膜病变的筛查,将血糖、血压、血脂控制在正常范围之内对于延缓其发生,改善其预后具有重要意义。对于已经发生糖尿病视网膜病变的患者,除了控制好血糖、血压、血脂外,营养神经,改善眼底微循环,醛糖激酶的应用以及激光光凝,玻璃体切割对于改善糖尿病视网膜病变的预后都具有重要的意义。

除了视网膜外,糖尿病还可累及眼部其他各个部位,引起相关并发症,其中包括糖尿病性视神经病变,糖尿病性虹膜病变,糖尿病新生血管性青光眼,糖尿病性白内障,糖尿病性眼肌麻痹,糖尿病性角膜病变。而对于这些并发症的预防要明显重于并发症的治疗。而对血糖、血压、血脂的良好控制也将减少糖尿病相关眼病的发生。

（五）糖尿病神经病变

糖尿病神经病变是指糖尿病累及神经系统的一类疾病的总称。由于糖尿病神经病变的诊断欠缺统一的诊断标准,故流行病学调查其患病率结果有较大差异,在 10% ~96% 之间。糖尿病神经病变的发生机制目前尚不明了,但多考虑与高糖毒性导致的神经细胞的代谢异常以及微循环障碍所致的缺血缺氧相关。根据受累的神经不同,可将其可分为糖尿病中枢性神经病变和周围性神经病变,其中以周围性神经病变多见。糖尿病中枢性病变是指病变累及大脑、小脑、脊髓等中枢神经系统,发生率较周围神经病变少见。糖尿病周围神经病变多累及外周的神经纤维,根据受累神经纤维,糖尿病周围神经病变可分为远端对称性多发性神经病变,近段运动神经病变,局灶性单神经病变,非对称性的多发局灶性神经病变,多发性神经病变,自主神经病变。其中以多发性神经病变及自主神经病变多见。根据累及的神经不同,糖尿病神经病变表现各异。多发性神经病变多以末梢对称性的感觉障碍为主要表现。累及心血管系统的自主神经以心率固定加快和直立位低血压为主要表现;累及消化系统可表现为胃食管反流,胃轻瘫,腹泻便秘交替等;累及泌尿生殖系统可有排尿障碍,尿潴留,性欲减退,月经紊乱等表现。糖尿病神经病变的诊断目前欠缺统一的标准,根据糖尿病病史、神经系统受损的临床表现可初步做出诊断。对于糖尿病神经病变的治疗目前尚欠缺特异性治疗手段。治疗上以控制血糖、血压,调节血脂,营养神经,改善微循环以及对症支持治疗为主。

（六）糖尿病足

是指糖尿病累及患者足部出现以足病溃疡、坏疽或坏死为特征性表现的一种糖尿病慢性并发症。1999 年 WHO 将糖尿病足定义为:由于合并下肢远端神经异常和下肢远端外周血管病变而导致的足部感染、溃疡和(或)深层组织破坏。糖尿病足具有发病率高,危害大,预后差等特点。流行病学调查显示糖尿病患者糖尿病足的发病率高达 15%。糖尿病足预后差,糖尿病患者的截肢率是非糖尿病患者的 40 倍,糖尿病足在许多国家已经成为截肢的首要原因。而在我国,非创伤性截肢的原因中,糖尿病足亦排在首位。如定义所述,糖尿病下肢远端神经病变,下肢外周血管病变,足部感染是造成糖尿病足发病的主要原因。而老年、独居、视力严重减退、足部溃疡史、足畸形等都是糖尿病足发病的高危因素。糖尿病足的治疗是一个多学科共同协作的过程,其中包括内科的控制原发病、改善微循环、营养神经、抗感染等治疗,外科的清创、换药等治疗,周围血管科下肢血管的重建治疗,以及专业护理人员的足部护理等多个临床科室的参与。

糖尿病相关疾病是一种进展性疾病,目前而言一旦发生,尚无逆转的治疗方法。所以对于糖尿病相关疾病而言筛查优于诊断,预防重于治疗。结合糖尿病相关并发症的发病原因及发病机制不难发现,延缓糖尿病并发症发生,改善其预后的关键在于严格的血糖控制,以及纠正伴发的血脂、血压异常。不良生活习惯的纠正,尽量减少并发症发生的诱因,定期的筛查,根据检查结果及时调整治疗方案等,可明显延缓糖尿病并发症的发生。概括而言,高血糖为代表的代谢紊乱是糖尿病相关疾病的基础,而对其进行干预、纠正也是预防糖尿病相关疾病发病,改善其预后的基石。

（孙玉石　施秉银）

第三节　糖尿病足概述

一、定义

糖尿病足(diabetic foot)的概念是 1956 年由 Oakley 首先提出的,1972 年 Catterall 将其定义为"已因神经病变而失去感觉和因缺氧而失去活力,合并感染的足,称为糖尿病足"。在国际上一直沿用 40 余年。1999 年,世界卫生组织(WHO)将其定义为:糖尿病患者由于合并神经病变及各种不同程度末梢血管病变而导致下肢感染、溃疡形成和(或)深部组织的破坏。而 IWGDF(国际糖尿病足工作组,International Working Group on the Diabetic Foot)将糖尿病足溃疡定义为:糖尿病患者踝以下的累及全层皮肤的创面,而与这种创面的病程无关。在临床上,由于糖尿病患者长期受到高血糖的影响,下肢血管硬化、血管壁增厚、弹性下降,血管容易形成血栓,并集结成斑块,而造成下肢血管闭塞、肢端神经损伤,从而造成下肢组织病变。而"足"离心脏最远,闭塞现象最严重,从而引发水肿、发黑、腐烂、坏死,形成局部或全足坏疽,甚至需要截肢,严重地威胁着糖尿病患者的健康。

二、流行病学

随着生活方式的改变和寿命的延长,糖尿病已经成为危及人们健康的重大疾病。据国际糖尿病联盟(IDF)公布的资料显示,2015 年世界糖尿病患者数量达到 4.15 亿,预计在 2040 年增加至 6.42 亿人,中国是全球糖尿病患者最多的国家,2007 年中国成年人糖尿病患病率为 9.7%,人数为 9240 万人,2010 年中国的流行病学调查数据显示,糖尿病总患病率是 11.6%,其中男性 12.10%,女性 11.0%,约有 1.139 亿糖尿病患者。

糖尿病足作为糖尿病常见的并发症,在 1 型和 2 型糖尿病患者中均可出现。国外研究报道显示,发达国家 5% ~10% 的糖尿病患者中曾发生或目前存在足溃疡,1% 进行过截肢手术。在美国,非创伤性下肢截肢手术的最常见原因是糖尿病,其发生率是非糖尿病人群的 15 倍。其中超过 80% 的截肢是由糖尿病足溃疡进展所致的。国内最近的糖尿病足流行病学调查显示,非创伤性截肢患者中约有 1/3 合并有糖尿病。大约 85% 以上糖尿病截肢患者是因为足部严重感染、骨髓炎或肢体坏疽,最后不得不截肢。英国一项大型社区研究显示,溃疡的年发生率为 2%,在出现糖尿病神经病变的患者中升至 7%,在有溃疡病史者中高达 50%。此外,糖尿病患者中,5 个足溃疡中有 4 个是因为外伤而诱发或恶化的。同时,随着糖尿病病程的进展,其发病风险逐年增加。国内有研究显示,糖尿病足的累积发病率从确诊糖尿病第一年的 27.3% 增加至确诊后第五年的 76.4%,而截肢率由 12.5% 增加到 47.1%。在我国糖尿病足患病率占糖尿病患者的 14%,其中老年人是糖尿病足的危险人群,多发生于糖尿病起病后 10 年。国内多中心资料为 50 岁以上糖尿病人群下肢动脉血管病变的比例为 19.47%,60 岁以上糖尿病人群下肢动脉血管病变的比例为 35.36%,其中北京地区研究结果显示 2 型糖尿病下肢动脉血管病变发生率高达 90.8%,重度以上者占 43.3%,并且糖尿病患者的双下肢病变呈对称发展。糖尿病足致残率高,需行截肢手术者约占 5% ~10%,占所有非创伤性截肢的 50% 以上。截肢后三十天内死亡率约有 10% ~14%,其生存期中位数为 22 个月,对患者危害极大。

糖尿病足是糖尿病一种严重的并发症,是糖尿病患者致残,甚至致死的重要原因之一,不但给患者造成痛苦,而且使其增添了巨大的经济负担。在美国,此项费用几乎相当于其余糖尿病并发症医疗费用的总和。美国每年糖尿病的医疗费用约为 1000 亿美元,其中糖尿病足的处置花费了 1/3。2010 年的多中心调查证实,我国三甲医院的糖尿病足截肢患者的平均住院费用为 3.4 万元。糖尿病足溃疡和截肢所带来的医疗耗费巨大。

三、病理生理学

糖尿病足部溃疡的发病机制十分复杂,病理生理基础包括高血糖、高血脂、高糖基化产物、代谢紊乱、氧化应激、细胞外基质形成异常、基质金属蛋白酶的增高及多种炎症因子的相互作用,使机体持续处于高血糖与蛋白质的非酶糖化状态,血脂代谢紊乱,高血液黏稠度、高凝状态,从而导致糖尿病患者神经病变及血管损伤。蛋白质的非酶糖化状态使动脉壁中的胶原蛋白、弹性蛋白结构的稳定性破坏,血管壁弹性降低,致使管壁增厚、管腔狭窄,血流阻力增加,微血管和微循环不同程度的血流障碍,局部血液循环不良,组织缺血、缺氧、代谢障碍,导致下肢供血逐渐减少;而糖尿病性神经病变引起肢体末梢的保护性感觉减弱或丧失及足部生物力学的改变,进而导致机体对足部缺乏保护措施,极易引起机械的或温度的损伤,一旦受损后,上述的病理生理改变又使其不易修复,感染难以控制,最后发展成为足坏疽。由于糖尿病患者抗感染能力差,在肢体缺血缺氧的情况下,细菌等致病因子极易入侵,破坏了血浆胶体状态,改变了红细胞理化特性,导致纤维蛋白增加,纤溶活性下降,红细胞聚集力增强,变形能力下降,白细胞贴壁游出,血小板黏附及微小血栓形成,导致严重的微循环障碍,严重影响血液与组织细胞之间的物质交换,使组织细胞营养物质不能吸收,代谢产物不能排出,肢端缺血水肿,细菌易于感染而出现肢端坏疽。目前在糖尿病足发病机制上普遍被接受的观点是糖尿病足的三元学说:糖尿病神经病变、糖尿病血管病变和局部感染,但基础研究和临床实践证实,神经、血管、免疫、代谢等糖尿病内源性改变和感染、创伤、压力等外源性因素共同导致了糖尿病足创面难以愈合的发生,各致病因素之间的彼此关联和相互作用,构成了糖尿病足创面复杂的病理生理事件。

(一) 血管病变

血管病变主要包括大血管病变和微血管病变,是糖尿病多种慢性并发症的病理基础。其中,大血管病变以动脉粥样硬化为主要改变,微血管病变则表现为微血管基底膜增厚和内皮细胞损伤。

糖尿病患者心、脑血管并发症的病理基础主要是动脉粥样硬化,也有微血管病变,伴长期高血压者尚有小动脉硬化。动脉粥样硬化的发生机制是:内皮细胞损伤,血小板黏附与聚集,平滑肌细胞增生,脂质沉着,斑块形成及最后血栓形成。微血管病变的发生机制包括:微循环功能性改变,内皮细胞损伤,基底膜增厚,血液黏度增高,红细胞聚集,血小板黏附与聚集(尤其在基膜暴露处),最终微血栓形成和(或)微血管阻塞。

1. 糖尿病大血管病变 大血管病变的主要病理改变是粥样硬化。动脉硬化发生的病理生理顺序为:内皮细胞损伤,血小板黏附与聚集,平滑肌细胞增生,脂质沉着,斑块形成及最后血栓形成。通过与非糖尿病人群比较发现,糖尿病人群中动脉硬化的患病率较高,发病年龄较轻,病情进展较快,表现为冠状动脉、脑血管、肾血管和肢体血管的狭窄和(或)栓塞形成,而且肢体外周动脉粥样硬化主要发生在双侧下肢从股动脉到足弓的浅层动脉。糖尿病患者的大血管病变可引起皮肤缺血性改变及导致溃疡发生和感染,临床表现为下肢疼痛、感觉异常和间歇性跛行,如果出现严重供血不足可导致肢体坏疽。糖尿病并发的神经病变可掩盖患者下肢感觉异常的症状。同时大血管病变常引起特征性的环状血管中膜钙化,致下肢远端动脉影像上呈现出铅管样变。糖尿病大血管病变不仅是导致创面形成的重要原因,而且常常对糖尿病创面的诊断带来不利的影响,如糖尿病血管中膜的钙化会影响踝肱指数对患者血管状态的评估价值。

2. 糖尿病微血管病变　过去认为,糖尿病微血管病变的形成包括:微循环功能性改变,内皮细胞损伤,基底膜增厚,血液黏度增高,红细胞聚集,血小板黏附与聚集(尤其在基膜暴露处),最后形成微血栓和(或)微血管阻塞。但近几十年的实验研究证实了糖尿病微血管壁病变存在内皮细胞损伤、基底膜增厚的特征,但对于某些致病环节的发生尚存在争议。

糖尿病性微血管病变是全身性的,其病理生理改变为:PAS 阳性物质沉积于血管内皮下,引起毛细血管基底膜增厚和小动脉透明变性,致血管舒张受限、自我调节能力异常和局部组织最大充血能力减弱,从而改变了白细胞的移行,影响组织和血液间的物质交换和氧弥散。研究显示,糖尿病皮肤和神经组织的微血管基底膜增厚,但管腔直径并无减小,因此微血管病变是否引起阻塞性病理及其在糖尿病足中的作用存在争议。迄今为止,大量组织学及血管阻力研究结果显示,没有明确的证据表明糖尿病性微血管病变存在小动脉或微循环的阻塞。

目前一致认为,糖尿病患者持续的病理性高血糖状态引起的结缔组织交联导致动脉血管弹性和顺应性的降低,引起异常的应切力和内皮细胞损伤。内膜损伤最早表现为血管舒张障碍伴一氧化氮(NO)活性降低,内皮细胞功能障碍致一氧化氮合成酶的减少。体内外实验证实胶原氧化糖基化产物可使内皮舒张因子灭活,从而引起血管内膜舒张障碍,血管张力改变进而影响血流动力和组织灌注。前列腺素、血栓素 A_2、内皮素-1 和细胞黏附分子等的变化参与调节了糖尿病血管张力和舒张收缩平衡改变。内膜损伤引起的血浆成分外渗至血管壁,与糖基化结缔组织非共价结合,促进循环中的单核-吞噬细胞的趋化和滞留,出现血管动脉粥样硬化改变。Brownlee 等证实糖尿病个体中低密度脂蛋白(LDL)不仅转运增加,其与胶原交联亦明显增加,LDL 一旦处于高糖组织环境中,则历经糖基化、脂质过氧化反应和氧化应激的级联效应而损伤邻近组织的结构蛋白和细胞。

(二) 神经病变

神经病变是糖尿病早期最常见的病理改变,糖尿病神经病变的发生率为 60% ~ 70%。其中,导致糖尿病足发生的最常见危险因素是糖尿病周围神经病变。近 10 年,美国糖尿病协会(ADA)一直建议所有诊断为糖尿病的患者必须进行神经检查,在 2010 版的 ADA 糖尿病诊疗指南中提出,建议所有糖尿病患者均应在诊断时及诊断后至少每年使用简单的临床检测手段筛查远端对称性多发性神经病变(DPN)。

糖尿病神经病变以周围神经最为常见,通常表现为对称性、下肢较上肢严重、病情进展缓慢,其累及神经病变包括结构和功能的改变。神经病变的结构改变主要表现为有髓神经髓鞘水肿、变性、溶解,轴突被挤压,神经膜(施万)细胞变性,纤维裸露;而无髓神经表现为水肿、空泡化,微丝、微管排列不整齐。神经病变的功能改变主要包括感觉、运动、自主神经功能的受损和神经递质分泌异常。另外,感觉神经障碍多呈袜子或手套状分布的感觉异常,甚至出现感觉缺失,导致机体对外界刺激的保护性知觉能力减退;而运动神经病变常导致足部肌肉萎缩和足部畸形。感觉减退和运动神经所致的足部畸形可诱导糖尿病足部创面的形成。自主神经功能受损也在糖尿病神经病变的早期出现,使血流调节障碍,导致动静脉血管短路,组织灌注率降低,同时脱发、皮脂腺和汗腺功能丧失等表现易导致皮肤干燥、鳞屑和容易皲裂。

多种伤害性刺激均可诱导皮肤神经末梢释放神经肽并在局部形成神经源性炎症反应,通过神经末梢分泌各种递质,如神经肽P物质、生长抑素、神经肽Y(NPY)等,这些递质引起创面细胞和细胞因子行为变化,如促进细胞趋化、生长因子产生、细胞增殖等,其结果影响创面愈合过程。在糖尿病动物模型中,创面局部应用P物质或抑制神经肽降解的酶(神经内肽酶)后可以促进创面愈合,进一步佐证了神经肽在创面愈合进程中的重要作用。另外有证据表明感觉神经可影响白细胞浸润而参与局部创面的免疫调控。

糖尿病血管病变也与神经病变有关。糖尿病并发的交感和自主神经病变可影响血管张力和血管舒张能力,从而导致糖尿病血管壁病变和血流动力学改变;在创伤和(或)压力应激下,糖尿病神经血管反应障碍引起的P物质、降钙素基因相关多肽(CGRP)和组胺分泌缺陷可导致血管舒张异常。

目前大多数的观点是,导致糖尿病神经病变的病理基础是糖尿病代谢紊乱。持续病理性高血糖引起多条代谢通路改变,脂肪酸代谢异常,导致代谢产物异常蓄积,从而引起神经细胞水肿、变性,轴索变性,继而发生节段性脱髓鞘和轴突坏死,一系列代谢紊乱影响神经细胞结构的完整性,干扰了神经组织的能量代谢。同时神经生长因子(NGF)、IGF-Ⅰ、IGF-Ⅱ等神经营养因子的分泌减少可致神经损伤后修复障碍,提示代谢紊乱不仅可以直接导致神经损伤,还可影响神经的自身修复能力而加剧神经病变。同时糖尿病微血管病变引起的神经滋养血管异常可加重神经组织的缺血缺氧。研究证实,1型和2型糖尿病患者血清中存在抗神经组织的抗体,如β-微球蛋白抗体、抗微球相关蛋白抗体等自身抗体,或许这些抗体仅是机体对受损神经的免疫应答反应,但是这些自身抗体一旦产生了,势必会对神经组织产生自身免疫损伤。

(三) 免疫功能障碍

创面感染是影响糖尿病创面预后的重要因素,机体的免疫状态异常是糖尿病创面易并发感染的重要原因。糖尿病的免疫缺陷主要表现在细胞水平,譬如中性粒细胞移行、吞噬、胞内杀菌和趋化功能障碍;也有研究表明糖尿病患者细胞免疫反应和单核细胞功能下降;糖尿病创面标本监测CD4/CD8 T淋巴细胞比例未增加,提示糖尿病创面淋巴细胞应答缺陷。Loots等研究显示糖尿病创面中CD4/CD8 T淋巴细胞比例明显减小,并以CD4 T淋巴细胞的减少较为显著,相对而言CD8 T淋巴细胞的高比例可阻碍愈合进程。在神经血管病变、代谢紊乱、免疫缺陷等多种因素作用下,局部创面环境的微生物负荷超过机体的免疫防御能力,则继发创面感染,根据局部创面的解剖结构,可形成脓肿、蜂窝织炎、骨髓炎等。糖尿病患者皮肤中金黄色葡萄球菌携带量明显多于非糖尿病者,也常见真菌性皮肤疾病,故皮肤破溃后,金黄色葡萄球菌和真菌感染多见。

糖尿病患者宿主防御机制缺陷与机体的糖代谢紊乱相关。体内试验结果显示糖尿病患者中性粒细胞趋化、吞噬和杀菌能力的缺陷与高血糖有关。血糖浓度升高还可以明显损害细胞介导的免疫反应,与健康人群和血糖控制良好的糖尿病患者相比,高血糖的糖尿病患者植物血凝素导致的淋巴细胞转化现状降低。但也有研究表明,无论血糖控制程度如何,糖尿病患者中淋巴细胞对葡萄球菌抗原的反应均降低。

(四) 糖尿病皮肤组织隐性损害中的病理生理

糖尿病创面愈合是一个从无创-有创-修复的生物学过程。因此,糖尿病皮肤在外源性创伤前的状态对整个创伤修复过程的"失控"具有重要意义。

糖尿病是一种以持续病理性高血糖为基本生化特征的代谢性疾病,研究表明糖尿病创面难愈与糖尿病代谢紊乱有关,而局部高糖和糖基化终末产物(advanced glycated products, AGEs)蓄积是糖尿病皮肤环境生化改变的重要特征。

糖尿病皮肤通常具有外观菲薄,表皮、真皮厚度变薄,表皮层次欠清,真皮胶原纤维伴炎性细胞局部浸润;皮肤组织羟脯氨酸含量及胶原溶解度均显著下降,胶原合成和分解出现动态失衡。

在维持皮肤组织代谢及创面修复过程中,组织修复细胞起着极为重要的作用。糖尿病患者中凋亡细胞增加,相关调控蛋白如 Bcl-2、Bax、p53 表达改变;表皮角质形成细胞的细胞活力、黏附能力下降、细胞增殖受抑制并呈现细胞周期 S 期滞留现象,伴相关的细胞周期调控因子 cdk4、Ki67 和 MPF 活性改变。

生长因子参与维持皮肤组织代谢及调控创面修复的各个阶段。在糖尿病大鼠模型的研究上,EGF、FGF-2 的表达并未降低,FGFR 的表达甚至多于正常皮肤,但部分组织修复细胞却呈现对生长因子的低反应性。应用免疫荧光双标记技术可观察到 FGF-2 与 AGEs 在同一部位共表达。从而推测:高糖环境可能诱发生长因子蛋白质的糖基化改变,导致糖尿病皮肤中具有正常功能活性的生长因子缺乏。

炎性细胞通常在创面形成后进入创缘周边发挥作用,但在无创伤糖尿病皮肤中,可观察到胶原变性区域的炎性细胞局部浸润,蛋白酶表达改变,结合 Vimentin 抗原的阳性表达,提示糖尿病皮肤组织有过量的炎症细胞浸润和一定程度的组织受损,存在亚临床炎症状态。

上述研究表明糖尿病皮肤组织在未受到外源性创伤的情况下已经存在细胞、细胞外基质、生长因子等环节的改变,各环节具有各自的行为特征,又相互关联,故推测这一系列的生物学行为异常可能具有共同的始动机制。局部高糖和 AGEs 蓄积作为糖尿病代谢紊乱的直接产物,通过改变皮肤微环境,始动性地介导了糖尿病皮肤的生物学异常。这些表象上不同的生物学行为改变本质上具有代谢异常的共同始动因素,因而是整体的、相互关联的一组综合征,即糖尿病皮肤"隐性损害"。

(五) 异常代谢因素

如前所述,糖尿病各病理生理改变均与高血糖有关。目前所知持续高血糖引起的代谢紊乱主要通过 4 条途径:①高血糖促进三酰甘油的形成和代谢,由此激活蛋白肌酶 C(protein kinase, PKC)途径,活化 PKC 参与产生活性氧(reactive oxygen species, ROS)发挥后续效应。由于 PKC 通路参与血管一系列功能的调节,因此 PKC 的激活被认为是糖尿病血管功能异常的普遍机制,包括血管舒缩反应、通透性、基膜更新、内皮细胞生长与增殖、新生血管形成、血液流变学和凝血机制等。②高血糖状态下多元醇通路活性增强,细胞内果糖和山梨醇堆积,造成细胞内环境和代谢紊乱,同时在醛糖还原酶的作用下,多元醇通路活化,使大量 NADPH 变成 NADP,在此过程中消耗大量还原型谷胱甘肽,使氧化型谷胱甘肽明显减少,导致细胞易受氧化应激损伤。③高糖环境促进了糖类和蛋白质之间非酶促糖基化反应的终末产物——糖基化终末产物的(AGEs)产生,一方面通过蛋白三维构象的交联变化影响蛋白质功能,另一方面与受体结合对细胞因子分泌、氧化应激和细胞存活、分化、增殖等细胞效应产生影响。同时,AGEs 的形成过程伴随着葡萄糖氧化酶、过氧化氢等活性中间产物的产生,氧化应激和 AGEs 之间形成恶性循环。④己糖胺途径激活,细胞内某些蛋白被修饰,功能发生改变。己糖胺即氨基己糖,细胞内己糖胺通路(HBP)是细胞糖代谢途径之一。高糖状态下葡萄糖 HBP 激活,可促进纤溶酶原激活物 l(PA-1)和 $TGF-B_1$ 转录。研究证实,PA-1 和 $TGF-B_1$ 在糖尿病微血管病变及神经病变的发生发展中均具有重要作用。

上述 4 条途径似乎均与高血糖引起的过氧化物过量产生有关,Brownlee 提出:糖尿病并发症发病的统一机制,即氧化应激学说,认为高糖环境下线粒体呼吸链中氧自由基生成过多是导致糖尿病慢性并发症的原因。由此解释了 EDIC 试验中提到的"代谢记忆"现象,即慢性高血糖数年后控制血糖仍无法阻断糖尿病慢性并发症发展。有学者比较了糖尿病和糖耐量异常并发周围神经病变以及腓骨肌萎缩症的腓肠神经标本,发现糖耐量异常患者腓肠神经束、神经外膜血管和部分神经内膜血管可见 AGEs 受体表达,说明在慢性高血糖发生以前,AGEs 受体途径的激活是糖尿病多发神经病变早期重要的一步。

糖尿病患者在活性氧产生增加的同时,谷胱甘肽和半胱氨酸等抗氧化因子减弱。过量的活性氧与蛋白、脂肪和 DNA 的相互作用导致细胞功能受损,影响血小板聚集,生长因子释放,并可直接或通过蛋白酶表达增加降解细胞外基质。活性氧与 NO 作用可降低 NO 的生物利用度,并衍生更具有氧化活性的过氧亚硝酸,引起血管舒张和内皮细胞功能异常;过量的活性氧与糖尿病创面的持续炎症反应和修复细胞的过度凋亡密切相关,是糖尿病创面炎症修复障碍的重要原因。

四、发病原因与诱发因素

糖尿病足是一种以慢性、进行性肢端缺血,手足麻木及溃烂为临床表现的疾病。主要病因是大、小、微血管病变,周围神经病变及机械性损伤合并感染。它的病理生理基础是代谢紊乱、高血糖、血脂异常、高糖蛋白及其他致病因子等多种因素共同作用所致。上述病因导致糖尿病患者周围神经损伤及动脉粥样硬化,血管腔狭窄或阻塞,毛细血管内皮细胞损伤与增生,基底膜增厚可达正常人的 10 余倍,并且下肢较上肢血管基底膜增厚更明显。通过 527 例住院糖尿病坏疽患者的临床研究显示,胫前动脉、胫后动脉及足背动脉血管壁胶原纤维和弹力纤维明显增生,管壁增厚,粥样硬化斑导致股动脉下端血管腔阻塞约 80%,胫前、胫后及足背动脉完全阻塞。另有研究显示,对 20 例糖尿病病故患者做了尸检,在电镜下发现,微血管基底膜增厚的超微结构有两种形式:一种是局部增厚,另一种是全层增厚。内皮下组织细胞增生呈驼峰状、乳头状突起增生或搭桥样增生横过血管腔,使微血管内膜粗糙不光滑,管腔狭窄或阻塞,检出率达 60%,并在内皮细胞损伤处可见到血小板黏附、红细胞聚集及微血管栓塞。另外,糖尿病坏疽致病因子作用,使微动脉痉挛性收缩,导致管腔缩小阻碍微血流,加重微循环障碍。由于糖尿病代谢紊乱、微血管病变及坏疽感染、炎症、细菌毒素等致病因子的作用破坏了血浆胶体状态,改变了细菌的理化特性,致使纤维蛋白原增加,纤溶活性下降。红细胞聚集能力增强,变形能力下降。白细胞贴壁游出,血小板黏附及微小血栓形成,进一步加重内皮细胞损伤,管壁通透性增加、出血与渗出。由于微血管病变及血液理化特性改变,导致严重的微循环障碍,加重影响血液与组织细胞之间的物质交换,使组织细胞营养物质不能吸收,代谢产物不能排出,肢端缺血、缺氧、水肿,细菌容易感染而发生坏疽,创面不愈合。同时由于糖尿病代谢紊乱、微循环障碍及其他致病因子共同作用,使周围神经鞘膜,轴突及细胞变性。运动神经、感觉神经和自主神经损伤及功能障碍,导致肌肉萎缩,肌腱、韧带失去张力平衡,当机体姿势改变、重心移位、新的压力点容易损伤,而产生足的变形及夏科关节。由于患者感觉丧失,对外界刺激损伤不敏感,导致严重的溃疡或足坏疽。通过大量临床观察发现大血管病变,动脉粥样硬化、血栓形成、血管腔阻塞者多导致严重的缺血性干性坏疽或坏死;小血管病变、微循环障碍、周围神经病变合并感染者多导致湿性坏疽或神经溃疡。

(一) 全身因素

1. 糖尿病本身因素　由于糖尿病代谢紊乱,血糖升高可使白细胞、吞噬细胞的能力下降,细菌在高血糖环境中容易繁殖生长。尤其糖尿病坏疽患者长期卧床机体免疫能力下降,抵抗力差,加之神经病变及血管病变等因素,很容易发生各种感染,所造成的溃疡、坏疽创面难以愈合。

2. 年龄因素　衰老是导致坏疽创面延迟甚至不愈合的重要因素,其可能原因:①老年糖尿病患者病程长,动脉硬化发生率增高;②老年人组织代谢率、修复能力下降,损伤后愈合时间延长;③糖尿病神经病变随年龄增加而增加。

3. 性别因素　糖尿病足的发生与性别有一定关系。研究表明,男性糖尿病患者发生足溃疡的危险性是女性的1.6倍,发生截肢的危险性是女性的2.8~6.5倍。纵观国内文献提示,糖尿病足的发病男多于女,分析其原因可能是糖尿病足变主要侵及肢体大小血管,而雌激素有保护血管的作用,因而女性发病少于男性。

4. 物理性损伤　任何足部的微小伤害都可引起糖尿病足溃疡或感染,有时甚至需要截肢。糖尿病足患者多数都有不同形式的组织损伤,如烫伤、冻伤、抓伤、擦伤、磨损伤、修脚伤、碰伤、修甲伤,损伤后感染无疑是导致糖尿病足不可忽视的危险因素。

5. 动脉粥样硬化及微循环障碍　组织的再生需要充足的血液供应和良好的代谢环境。由于血管病变、管腔狭窄或阻塞、肢端缺血缺氧,常导致缺血性坏死,如果不进行大血管再疏通,创面难以愈合。动脉粥样硬化及微循环病变也造成了局部营养物质无法吸收,代谢产物无法排出,细菌容易生长繁殖,肉芽组织不易再生,也导致创面不易愈合。

6. 神经内分泌和免疫功能对创面的影响　糖尿病坏疽作为一种致病因子,作用于机体达到一定时间和强度,均可激发全身非特异性反应或应激改变。如糖皮质激素的增加,导致那些依赖胰岛素的组织(骨骼肌)糖利用障碍,蛋白质分解增强。交感神经兴奋能明显抑制全身免疫反应,如糖尿病患坏疽患者,多存在担忧坏疽能否愈合、是否截肢残疾而失去工作、生活不能自理、生命有否危险等问题。焦虑不安、精神高度紧张、心理处于应激状态,导致各种应激激素增加,血糖难以控制,其他并发症难以纠正。上述因素通过对神经内分泌免疫功能的影响,导致创面不易愈合。

7. 营养状况对创面的影响　营养低下,严重贫血,低蛋白血症等严重的蛋白质缺乏可使组织细胞再生不良或迟缓。尤其是蛋氨酸缺乏时,常使成纤维细胞无法成熟为纤维细胞,胶原纤维的合成减少,致使创面组织细胞生长障碍,肉芽组织形成不良。维生素缺乏,也影响创面愈合。如维生素 C 缺乏虽不影响成纤维细胞增生,但使其合成胶原的功能发生障碍,从而影响其转化为纤维细胞,使瘢痕形成减少,抗拉力强度减弱。如维生素 A_1、维生素 B_2 和维生素 B_6 缺乏,则出现纤维化不良。全身和局部微量元素含量减少也可导致创面愈合延迟。有些患者出现血容量不足时,机体为了保证心、肾、脑等重要脏器功能,首先代偿性减少皮肤和四肢软组织的供血量,造成肢端缺血,影响创面愈合。由于糖尿病坏疽,需长期卧床,食欲不佳,营养不良,造成严重贫血。同时,由于坏疽创面或肾病大量丢失蛋白质造成低蛋白血症,影响创面愈合。

8. 治疗时机掌握不当对创面的影响　在基础治疗阶段不成熟时,急于彻底清创,导致坏疽创面蔓延扩大;相反基础治疗阶段已成熟,清创却不及时,影响肉芽组织生长,可延长愈合时间。六项治疗措施和三个治疗阶段结合得不好,可影响到整个治疗过程,延迟创面愈合。因此,要根据糖尿病坏疽的特殊性,分级分阶段掌握时机治疗非常重要。

9. 相关急慢性并发症对坏疽愈合的影响　糖尿病酮症酸中毒、非酮症高渗性昏迷、乳酸性酸中毒、心、脑、肾并发症及呼吸道感染等,都导致患者机体免疫功能和抵抗力下降,促使坏疽恶化,创面难以愈合。而坏疽又促使急慢性并发症的发生,并难以控制。两者互为因果,互相影响,出现恶性循环。因此,在基础治疗阶段,必须控制相关急慢性并发症,坏疽创面才容易愈合。

(二) 局部因素

1. 局部细菌感染　关于糖尿病患者更容易发生感染早已明确。尤其是坏疽创面在治疗前,不可避免地受到各种细菌的污染。少量细菌或毒性较小的细菌造成的轻度感染,对坏疽创面影响不大。但感染毒性较强的细菌,在伤口内繁殖生长过程中会分泌大量外毒素或内毒素,可导致全身毒血症及局部急性化脓性炎症等,最常见的细菌有:

(1) 金黄色葡萄球菌:它分泌的 A 毒素,不仅破坏红细胞及血小板,而且还促进小动脉平滑肌痉挛性收缩,导致微血管病变及微循环障碍,致使局部组织缺血性坏死。如果感染得不到有效控制,微循环障碍不能纠正,则严重影响创面愈合。

(2) 葡萄球菌:它分泌一种白细胞素,通过作用于靶细胞膜上的特异性受体,实现对中性粒细胞及巨噬细胞的溶细胞效应,使之溶解死亡,从而使其丧失吞噬细菌的能力。因而造成坏疽局部反复感染,影响坏疽创面修复,延迟愈合。

(3) 铜绿假单胞菌:其分泌的外毒素 A 对巨噬细胞的吞噬功能有明显抑制作用,并阻止易感细胞蛋白质合成;铜绿假单胞菌分泌的溶解弹性蛋白酶,可使动脉血管弹性蛋白层发生溶解,可导致坏死性血管炎,也可引起皮肤溶解和出血性坏死,影响创面愈合。

(4) 大肠埃希菌:研究发现从人体内分离出来的大肠埃希菌的部分纯化制品,能溶解红细胞导致细胞内铁离子释放,铁离子一方面可助长大肠埃希菌生长而加重感染,另一方面在体外对人类白细胞及成纤维细胞具有细胞毒性作用,减缓组织修复,坏疽不易愈合。

糖尿病性坏疽不可避免地感染各种细菌,由于大量细菌产生的内毒素或外毒素及蛋白水解酶的综合作用,以及通过它们的细胞毒性作用引起细胞因子的生物效应和自由基损伤,致使组织水肿,脓性分泌物增多,创面大量丢失蛋白质,肉芽组织中的蛋白质大量水解。同时,大量细菌侵入周围组织,导致肉芽组织生长缓慢,严重影响上皮细胞生长而使坏疽创面不易愈合。

2. 局部血液循环障碍 糖尿病性坏疽创面修复,首先要有充足的血液供应,一方面向坏疽创面区提供充分的氧和必要的营养物质,另一方面通过血液循环将局部产生的代谢物质和细菌毒素排出体外。因此,坏疽局部血液循环的优劣,对创面肉芽组织生长非常重要。坏疽创面供血障碍,既有全身性因素,又有局部因素。在局部因素中,既有血管本身因素,也有血管外因素。血管本身因素主要是大、小血管粥样硬化,微血管病变及微循环障碍,导致肢端缺血。无论坏疽轻重,创面深浅和大小,细菌感染和组织细胞损伤均作为一种致病因子,使局部处于应激状态,致使微动脉出现一过性痉挛收缩,由于微动脉痉挛,导致微循环障碍,血流动力学发生改变,微血流瘀滞,造成坏疽区周围组织缺血。如果致病因子不能解除,微循环障碍不能恢复,继而加重微血管壁损伤及血管通透性增强,血浆外渗增多,血液黏稠度增加,白细胞由管壁游出,白细胞对细菌和坏死组织吞噬能力下降,细菌繁殖生长,组织炎症、水肿、坏死加重,严重影响坏疽创面愈合。血管外因素,常见细菌感染后,坏疽周围组织急性炎症、红肿、热痛及脓肿形成。局部组织张力增加,直接压迫微血管血流,造成坏疽周围组织缺血、创面缺乏营养,代谢产物瘀滞,肉芽组织难以生长,创面不易愈合。

3. 坏疽深部存留异物 最常见的是坏死组织、血块、死骨碎片、木刺、金属、陶瓷、硬塑料、泥土、缝线等。一是有些异物带有大量细菌造成局部感染,二是有些异物本身是毒性物质,对坏疽周围组织损害,同时异物在伤口内刺激其周围组织,加重急性炎症反应过程。在炎症反应过程中,巨噬细胞可吞噬较小的异物,但较大的异物在愈合过程中往往在其外面形成一层纤维结缔组织膜而被包裹,异物存留在坏疽深部是造成创口难以愈合的原因。一般来说发现异物存留在伤口内,必须尽早清除,否则坏疽很难愈合。

4. 坏疽窦道引流不畅或死腔 临床上经常发现糖尿病坏疽窦道不通畅而形成死腔,除增加感染外,直接或间接影响坏疽愈合。由于深部窦道或死腔是一种缺氧的环境,细菌容易繁殖生长,尤其是口小腔大脓肿或腱鞘内多发性脓肿,引流不畅,坏死组织及脓性分泌物不易清除,严重影响坏疽创面愈合。

5. 坏疽部位胶质层过厚、足趾或足畸形 如溃疡、坏疽发生在足跟、足底、足掌、鸡眼或胼胝处由于生理解剖上的特点,足底皮肤浅筋膜,特别是足跟下面及跖骨头下面的皮肤厚而坚韧,浅筋膜附于脂肪。足跟下面及跖骨下面的浅筋膜有纵横排列的成纤维束,将皮肤与深部肌腱相连,并将膜中脂肪分成颗粒状,由纤维与脂肪混合成垫,其内供血较少,溃烂后很难再生。足底深筋膜颇为特殊,在脚掌部及趾部各不相同。而且肌腱鞘、韧带较多,一旦感染多为鞘内或腱鞘间多发性脓肿,不易引流,影响愈合。溃疡发生在鸡眼或胼胝处,由于其角质层增厚,底质坚硬,几乎无供血而失去生机,影响溃疡及坏疽愈合。足趾或足的畸形、鸡爪趾、高弓足、拇指外翻、夏科足等,由于足的力学改变,血管神经、肌腱韧带及关节损伤,当患者行走活动,新的压力点反复受损,坏疽创面很难愈合。

6. 局部制动不严 在糖尿病肢端坏疽中,常发现坏疽发生在手足关节处或附近,由于关节活动,局部炎症、水肿、渗出反应不易消除,而且影响血流供应,同时肉芽组织非常脆弱,当关节活动时影响成纤维细胞的分化和肉芽组织生长,创面不易愈合。

五、预防与护理

研究表明,糖尿病足的发病率会随着糖尿病病程的延长而呈逐年增长的趋势,严重影响了患者的生活质量,给社会、家庭造成巨大的经济负担,因此对于糖尿病患者,预防糖尿病足发生非常重要。临床中不能仅依赖症状识别高危患者,有数据显示,50%足感觉功能减退的患者既往并无糖尿病神经病变的症状,而糖尿病周围血管病变引起的下肢缺血患者在诊断之前无间歇性跛行的发作史。目前已知糖尿病足高危因素包括:糖尿病周围神经病变;糖尿病周围血管病变导致的肢体缺血性改变;足部畸形(如爪形趾、夏科关节改变);压力部位胼胝的形成;足部溃疡病史;视力下降;高龄独居老人;并发肾功能不全者等。然而,糖尿病周围神经病变作为糖尿病足最重要的危险因素,目前尚缺乏有效的预防和治疗手段,因此对糖尿病足高危患者的足部护理显得尤为重要。

(一) 糖尿病足的预防

1. 预见性健康教育对防治糖尿病足的作用　预见性健康教育是根据患者的个体差异、病情进展进行评估,及时针对患者的健康问题,制订预防性健康教育计划,有针对地实施教育,对重点、难点的健康问题进行形式多样的、系统的指导、随时评价教育效果。预防教育应该从低危者着手,中、高危者列为重点预防对象,早期采取针对性护理措施是有效预防糖尿病足的关键。据调查,大多数患者早期对糖尿病足的防护重视不够,缺少足部护理的有关知识。因糖尿病患者大部分在院外治疗,对足部的防护知识严重缺乏,盲目错误的足部护理不但不能起到积极的作用,反而有可能引起足部组织抵抗力减弱、损伤、感染。因此,抓住患者在院的机会,系统有效地灌输预防、诊断、治疗糖尿病足的有关知识很有必要。研究结果表明,采取积极的预防措施,可以降低4%~8%的糖尿病足溃疡所致的截肢。

2. 通过提高糖尿病患者的自我管理能力　预防糖尿病足注重糖尿病患者自我关怀的七个行为是预防糖尿病足的首要任务。①合理膳食是控制糖尿病的核心。②坚持运动:适当的运动对健身、控制体重和血糖非常重要。③监测病情:每日自我血糖监测将为患者调整治疗方案提供依据。④药物治疗:有效的药物治疗与健康的生活方式相配合,可降低血糖水平,减少糖尿病并发症的风险。⑤解决问题:糖尿病患者自己必须有一套明确的解决问题的方法,高血糖或低血糖疾病都要求患者对食物、运动和药物作出明智的判断与选择。⑥健康心态:有利于疾病的恢复。⑦减少风险:例如通过戒烟、定期体检或足检查等来减少糖尿病足发生的风险。只有具备这些积极的自我保健知识,并掌握了自我管理技能,才能有效地控制糖尿病病情的发展,从而预防糖尿病足的发生。

3. 强化足部保健措施,消除诱发因素　由于足部皮肤疾病是糖尿病足的常见诱发因素,因此,积极预防和治疗足部真菌感染及其他皮肤病显得尤为重要。当糖尿病足部病变出现时,血管壁的结构损伤已不可逆,治疗相当困难。因而平时要向患者宣传足保健知识。穿鞋不当是导致糖尿病足溃疡的主要原因之一,应指导患者保持足卫生,鞋袜要合脚,袜口宽松,以棉质、透气性好的面料为佳;购买鞋子最好选择下午,双足试穿;穿新鞋时要逐渐延长试穿时间;每次穿鞋前均要检查鞋内有无杂物及碎屑,不要穿有破损的鞋子;养成穿袜的习惯,袜子应每日换洗,保持清洁。冬天注意足部保暖,预防足冻伤。对有鸡眼、胼胝的患者,禁止乱用中药外涂或手撕死皮,可将足浸泡在温肥皂水中,用砂纸、浮石磨掉死皮,有脚癣及其他足病要及时治疗。每天要检查足跟、足底、趾缝,有无溃破、裂口、擦伤和水疱等,如果发现足部病变应及时求医,妥善处理,切不可等闲视之,贻误了治疗时机。患者每年至少到医院全面检查足部1~2次,包括感觉的改变、血管搏动情况,尤其要重视提高患者对周围神经病变和血管病变危害性的认识,学会识别糖尿病足的危险因素,早期发现病情变化是糖尿病足预防的关键。

4. 局部皮肤护理　由于糖尿病的病理生理改变、皮肤循环障碍致使皮肤屏障防御能力下降,因此足部的皮肤护理很重要。注意保持足部清洁干燥,每晚用温水泡脚5~10分钟,水温在40℃左右,用柔软毛巾轻轻擦干足部皮肤;查看足趾之间的部位,可用一些柔软的棉物保持足趾之间的干燥;对那些过于干燥的足,可用护肤油脂轻轻涂抹于足部皮肤表面(不能涂于脚趾间)。经常观察足部颜色,了解足部皮肤对外界刺激的敏感度;皮肤瘙痒或脚癣切忌挠抓;剪趾甲时应沿着足趾甲平行修剪,不能剪向趾甲边角的深部。冬天禁用热水袋,防止因周围神经感觉迟钝而烫伤;夏天禁止赤脚行走,防止坚硬物碰伤或锐器刺伤,诱发溃疡。不宜穿尖头鞋、高跟鞋、暴露足趾露足跟的凉鞋,切忌赤足走路或穿拖鞋外出,而使足部受伤。尽量减少足部小静脉的穿刺机会,以保持皮肤的完整性。

5. 促进足部血液循环　虽然人体的每一个部位是相对独立的,但生物全息学原理认为,其在不同程度上都反映着整个机体的生理病理信息,因此,全面按摩足部反射区和穴位,可有效激活脑干网状系统,通过神经反射启动人体的调节机制调节代谢、调节血糖;另外,足部在血液循环中相当于人的"第二心脏",刺激足部反射区和穴位,能使血管扩张,全身血流量增多,血液循环加速,血液黏稠度降低,改善组织缺血缺氧,使神经得到充分营养,从而可有效预防糖尿病足溃疡的发生。

(二) 糖尿病足的护理

1. 积极控制血糖　长期的高血糖是糖尿病并发神经和血管病变的重要原因,因此,应积极配合医生控制血糖,有效、平稳地控制血糖,使其达标,最好使空腹血糖<6.1mmol/L;餐后两小时血糖<9.0mmol/L;糖化血红蛋白<6.5%。遵从医嘱指导患者按时按剂量服药降糖,不可随意增量或减量,更不允许私自停药;对使用胰岛素的患者,须掌握注射时间、注射技术、注射部位;注射部位经常轮换,以免产生皮下硬结影响吸收;了解胰岛素不良反应及注意事项,每日监测血糖,根据血糖变化及时调整治疗方案,将血糖控制在理想范围,同时又要避免低血糖的发生,如果出现了低血糖,一定要教会患者处理低血糖的方法。

2. 足部护理　每日评估四肢感觉、知觉,注意观察局部皮肤有无红肿,皮肤色泽及温度,足背动脉的搏动和弹性。如果皮肤温度低、肢端变凉、皮肤逐渐变白或由暗红色转为暗紫色,甚至紫黑色,足背动脉的搏动逐渐减弱,提示局部缺血缺氧,容易出现溃疡并形成坏疽,应引起高度重视。

3. 皮肤大疱的护理　糖尿病性大疱病多发生于糖尿病病程长、病情控制差及全身营养状况差的患者,且和年龄、有无并发症等有关,是糖尿病趾端坏疽、截肢的诱发因素,好发于四肢末端及循环不良的部位,一般为圆形或椭圆形,大小不一,处理不当易合并感染。保持大疱部清洁,对紧张性大疱避免切开,可在无菌操作下抽取渗液,预防继发感染;对于小水疱一般不需抽液,可给予无菌纱布包扎,微循环改善后可自行吸收。大疱干枯后形成的痂皮,利用其保护作用可预防感染,任其自然脱落,切勿剥脱。

4. 创面护理

(1)感染伤口的护理:对已经发生感染的患者,可采取局部渗液作细菌培养或药敏试验,根据结果选用抗生素,一般全身静脉滴注抗生素,局部用生理盐水1ml浸湿敷料敷于创面,每日用注射器抽生理盐水,将纱布滴湿2~3次,在肉芽组织生长并有治愈倾向时停止使用。对有感染的伤口首先进行清创处理,清除坏死组织应以不损伤正常组织或少出血为宜,其次,可使用血小板凝胶、银离子敷料等促进伤口愈合。对于合并有化脓性感染的创面,可用封闭式全创面持续负压引流,此方法效果好,创面愈合快。此外,应给予患者营养丰富易于消化的膳食,以增强抵抗力和组织修复能力。

(2)皮肤溃疡的护理:对皮肤溃疡者的局部护理应保持创面清洁,必要时盖无菌纱布。如溃疡面较大,用生理盐水均匀滴于创面,每日2次,1天1个疗程。溃疡面明显缩小后改为每日1次,以加速溃疡的愈合。

5. 心理护理 糖尿病为慢性终身性疾病,到目前为止还没有治愈的方法,患者长期受疾病折磨,容易丧失治疗信心。随着对糖尿病的进一步了解及并发症的出现,患者易过度紧张焦虑,表现为苦闷、抑郁、焦躁不安。糖尿病足溃疡及形成的恶臭气味,使患者自尊心下降,依赖程度增加,社会支持减少,生活满意度下降,因此医务人员要关心体贴患者,深入了解患者的心理状态,介绍类似患者康复的实例,指导患者建立有规律的生活,宣传自我防护对控制病情的意义,尽量让患者参与治疗方案的确立,以调动患者的主观能动性,使患者能够平静、乐意地接受治疗,使治疗效果达到最佳状态。

六、小结

通过对糖尿病足的合理预防、有效护理及定期健康教育,可以预防并减少糖尿病足的发生,延缓糖尿病足的进展,从而降低截肢率。临床护士或专科护士不仅要做好健康教育工作,而且要进行跟踪随访,了解患者对糖尿病足知识的掌握程度,对不合格患者要反复讲解、多次指导、重新评价,直到正确掌握为止。只有患者在充分掌握了正确足护理的基础上,才能有效预防糖尿病足的发生,提高患者的生活质量。

(李亚 施秉银)

参 考 文 献

1. 迟家敏. 实用糖尿病学. 第3版. 北京:人民卫生出版社,2009.
2. 张力辉. 糖尿病及其并发症的临床用药. 北京:人民卫生出版社,2010.
3. 宁光. 内分泌学高级教程. 北京:人民军医出版社,2011.
4. 中华医学会糖尿病分会. 中国2型糖尿病防治指南(2013版). 中国糖尿病杂志,2014,22(8):2-41.
5. 中华医学会糖尿病分会. 中国1型糖尿病诊治指南要点摘录. 糖尿病天地,2012,6(11):488-493.
6. 中华医学会妇产科学分会产科学组,中华医学会围产医学分会妊娠合并糖尿病协作组. 妊娠合并糖尿病诊治指南(2014版),中华妇产科杂志,2014,49(8):561-569.
7. D. M. Nathan. Diabetes:Advances in Diagnosis and Treatment,Jama,2015,314(10):1052-1062.
8. R. W. Gruessner, A. C. Gruessner. The current state of pancreas transplantation,Nature reviews. Endocrinology,

2013,9(9):555-562.

9. Canadian Diabetes Association Clinical Practice Guidelines Expert,Committee. Policies,Guidelines and Consensus Statements:Pharmacologic Management of Type 2 Diabetes-2015 Interim Update,Canadian journal of diabetes, 2015,39(4):250-252.

10. Kyi M. Recent advances in type 1 diabetes. Medical Journal of Australia,2015,203(7):290-293.

11. International Diabetes Federation. IDF DIABETES ATLAS. Sixth edition,2013.

12. Svensson H,Apelqvist J,Larsson. Minor amputation in patients with diabetes mellitus and severe foot ulcers achieves good outcomes. J Wound Care,2011,20:261-262.

13. Kimball Z,Patil S,Mansour H,et al. Clinical outcomes of isolated lower extremity or foot burns in diabetic versus non-diabetic patients:a 10-year retrospective analysis. Burns,2013,39(2):279-284.

14. Tonyobyo-taisaku-suishin-kaigi. Report on abnormal foot aspect and diabetic neuropathy of patients with diabetes in Japan,2008. http://dl. med. orjp/dl. med/tounyoubyou/diabetes 080312. pdf. Accessed 29 Dec 2012(In Japanese).

15. Nabuurs-Franssen MH,Huijberts MS,NieuwenhuijzenKruseman AC,et al. Health-related quality of life of diabetic foot ulcer patients and their caregivers. Diabetologia,2005,9:1906-1910.

16. Oyibo SO,Jude EB,Tarawneh I,et al. The effects of ulcersize and site,patient's age,sex and type and duration of diabeteson the outcome of diabetic foot ulcers. Diabetic Medicine,2001,18:133-138.

17. Chu Y J,Li X W,Wang P H,et al. Clinical outcomes of toe amputation in patients with type 2 diabetes in Tianjin,China. [J]. International Wound Journal,2016,13(2):175.

18. 管珩,刘志民,李光伟,等.50岁以上糖尿病人群周围动脉闭塞性疾病相关因素分析. 中华医学杂志, 2007,87:23-27.

19. 王爱红,许樟荣,纪立农. 中国城市医院糖尿病截肢的临床特点及医疗费用分析. 中华医学杂志,2012, 92(4):224-227.

20. 王爱红,许樟荣,王玉,等. 有心血管危险因素的老年糖尿病患者有更高的下肢动脉病变患病率. 老年医学与保健,2005,11:147-149.

21. 谷涌泉,张建,赵峰,等. 老年人糖尿病下肢动脉粥样硬化临床特点及相关因素的研究. 中华老年多器官疾病杂志,2007,6:266-268.

22. 国际血管联盟中国分会糖尿病足专业委员会. 糖尿病足诊治指南. 介入放射学杂志,2013,22(9): 705-708.

23. Deshatty DD,Shubha R:Study of external diameter of crural arteries and their clinical significance. J Evol Med Dent Sci,2013,49:9539-9547.

24. Jude EB,Eleftheriadou I,Tentolouris N. Peripheral arterial disease indiabetes:a review. Diabet Med,2010,27: 4-14.

25. Prompers L,Huijberts M,Apelqvist J,et al. High prevalence ofischaemia,infection and serious comorbidity in patients with diabeticfoot disease in Europe. Diabetologia,2007,50:18-25.

26. Met R,Bipat S,Legemate DA,et al. Diagnostic performance of computed tomography angiography in peripheral arterial disease:a systematic review and meta-analysis. The Journal of the American Medical Association,2009, 301(4):415-424.

27. Nather A,Siok Bee C,Keng Lin W. Value of team approach combined with clinical pathway for diabetic foot problems:a clinical evaluation. Diabet Foot Ankle,2010,1:5731.

28. Yang Y,Ostbye T,Tan SB,et al. Risk factors for lower extremity amputation among patients with diabetes in singapore. J Diabetes Complications,2011,25:382-386.

29. Chiu CC, Huang CL, Weng SF, et al. A multidisciplinary diabetic foot ulcer treatment programme significantly improved the outcome in patients with infected diabetic foot ulcers. J Plast ReconstrAesthetSurg, 2011, 64: 867-872.

30. Schirmer S, Ritter RG, Fansa H. Vascular surgery, microsurgery and supramicrosurgery for treatment of chronic diabetic foot ulcers to prevent amputations. PLoS One, 2013, 8(9): e74704.

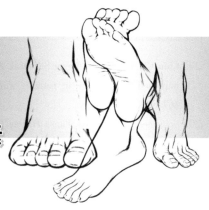

第二章 糖尿病足危险因素评估

第一节 溃疡的危险因素

糖尿病足(diabetic foot,DF)定义为(1999 年 WHO)与下肢远端神经异常和不同程度的周围血管病变相关的足部感染、溃疡和(或)深层组织破坏,患者从皮肤到骨与关节的各层组织均可受累,严重者可以发生局部的或全足的坏疽,需要截肢。据国际糖尿病联盟(International Diabetes Federation,IDF)统计,2007 年全球糖尿病患者达到约 2.46 亿人,预计至 2025 年,该数字将增长至 3.80 亿。根据最新研究,超过九千万的中国成年人患有糖尿病,还有近 1.5 亿人可能成为糖尿病患者,这意味着每 10 个中国人中即可出现 1 个糖尿病患者(10%)。国外资料显示约 15% 的糖尿病患者在其一生中会发生足部溃疡,照此发病比例推测,中国将会出现一千多万的糖尿病足溃疡患者。随着糖尿病发病率迅速增长,糖尿病足的防治工作已成为我国广大临床医生面临的一个巨大挑战。国外有多项研究表明,糖尿病患者约 15% ~ 20% 在其病程中出现足部溃疡,40% ~ 80% 的溃疡合并糖尿病足感染(diabetic foot infection,DFI),非创伤性截肢患者中,糖尿病患者大约占 50% 以上。糖尿病足部溃疡病程长,愈合慢,为细菌入侵提供门户,导致感染发生率高,截肢率高,严重影响患者生活质量,对患者造成极大的身心痛苦及经济压力,随着中国社会和经济的快速发展,人口老龄化加剧,生活模式的改变及与之伴随的疾病谱的改变,糖尿病已成为造成体表慢性难愈性创面的首要原因,其治疗困难、花费巨大、严重占用医疗资源,已成为国家、社会和家庭的重要负担。据估计,美国治疗糖尿病足并发症的总花费接近 11 亿美元,在英国接近 4.56 亿美元,约占糖尿病总花费的 24.4%。

足溃疡是可以通过减少相关危险因素等简单的干预预防的,准确及时识别出其严重程度及危险因素,有助于医务工作者制订出更好的预防措施,从而显著提高患者的生活质量,减少患者及卫生保健系统的经济负担。国内外已有很多研究证明,糖尿病足溃疡的发生是由多因素交互作用引起的,其发生及发展并非由某种单因素导致。研究分析显示,周围神经病变(peripheral neuropathy,DPN)、周围血管病变(peripheral vascular disease,PVD)、夏科关节(charcot joints)、糖尿病病程超过 10 年、使用胰岛素、视网膜病变(retinopathy)、肾病(nephropathy)、年龄超过 45 岁、脑血管疾病(vascular disease,CVD)、冠状动脉疾病(coronary artery disease,CAD)、血糖控制不佳、男性、吸烟、高血压是重要的危险因素。

一、周围神经病变

糖尿病足溃疡患者中,有 45% ~ 60% 的足溃疡是神经病变型,该种溃疡神经病变在病因上起主要作用,血液循环良好,足通常温暖、麻木、干燥,痛觉不明显,足背动脉搏动良好,溃疡主要发生在足底压力增高处,如出现胼胝部位。45%的足溃疡同时具有缺血和神经病变两种因素,足是凉的,可伴有休息时疼痛,好发于足边缘处。糖尿病患者中50%～60%有神经病变,糖尿病足患者70%～80%有神经病变,其中以周围神经病变最常见,通常为对称性,下肢较上肢严重,病情进展缓慢,累及神经包括结构和功能改变:结构改变主要是神经细胞水肿、变性,轴索变性,继而发生阶段性脱髓鞘和轴突坏死;功能改变包括感觉、运动、自主神经功能受损和神经递质分泌异常。糖尿病代谢紊乱是导致神经病变的基础,并且影响神经的自身修复能力而加剧神经病变。

(一) 感觉神经病变

感觉神经病变包括下肢的痛性神经病变(神经敏感性增高)及保护性痛觉消失(感觉麻木或感觉缺失)。痛性神经病变患者常因不能忍受的疼痛痛苦不堪,疼痛性质可以是锐痛、刺痛或灼痛,也可表现为感觉异常、深部肌肉疼痛、痛性痉挛或感觉寒冷,疼痛常从双足延伸至小腿,呈袜套样分布,双侧可不对称。半个多世纪前,人们已经注意到:"在临床检查中,糖尿病患者无髓神经纤维变性的检出率很高,这些神经纤维病变导致功能紊乱解释了双足持续性冰冷和溃疡倾向的原因"。事实上,糖尿病神经病变的基本特征是小纤维变性,双足对伤害性刺激感觉功能缺陷是这种病变的重要标志。根据一项前瞻性多中心研究结果表明:感觉性神经病变导致的保护性痛觉消失,对外伤无法察觉,导致伤害性感觉功能缺陷,成为糖尿病足溃疡诸多原因中的首要原因。糖尿病足的特点是无痛性溃疡和(或)关节病。约60年前,它就作为糖尿病神经病变的晚期并发症而被熟知,这种病变主要原因是神经的伤害性功能缺陷而不是神经的敏感性增强。相比之下,神经病变导致痛性神经病变是继发的、次要的因素,并且只影响15%～30%这一小部分患者。自发神经性疼痛、足部针刺样痛等由神经高敏性所产生的症状,有可能通过药物治疗达到缓解,也可能随着神经病变减轻而缓解或消失。然而,伤害性感觉功能缺陷的症状并不能因此而减轻,药物也无法使其缓解。伤害性感觉功能缺陷的发病率和患病率仍不清楚,然而,作为糖尿病神经病变终末期、且能反映病变严重性的指标,糖尿病足高敏神经症状的患病率只有约10%,而发病率大约仅为每年5%～7%。

这种神经的基本病变常被称为"保护性感觉缺陷",事实上,可以称之为"疼痛"的感觉缺陷。溃疡和关节受伤开始于单处损伤(机械,热力或化学性因素造成的皮肤伤口或骨骼创伤),这些创伤遭受长期持续重复的压力(因为这些伤口感觉不到疼痛,故即使受伤仍承载步行带来的负担),使伤口逐渐扩大,直到表现出来被察觉。最开始的损伤也可能由于不间断的重复的机械磨损造成(过度使用导致疲劳,因为伤害性功能缺陷这种疲劳无法被察觉),溃疡导致感染,感染继而扩散到邻近的皮下组织。由于持续的无保护性的行走导致骨与关节损伤加重,若能及时且正确地处理(就像处理像任何痛觉敏感的急性足部损伤)初始损伤,他们将会完全愈合。人体试验表明,已经愈合的伤口不会因为伤害性功能缺陷而受到损伤。如果完全解除足部的负担,贯穿的神经性足溃疡将会愈合,如果动脉血流量足够,感染即可治愈。当走路应力再次重复出现时,溃疡经常也会再次复发,"由于溃疡区域长期过度且不恰当的负重",因此,整体截肢风险增加:在工业化国家,糖尿病足是最常见的截肢原因。

大多数糖尿病神经病变导致伤害性感觉功能缺陷的患者,直到发生自身察觉不到的足部意外伤害后,才意识到此种病变的存在。再次引用 Catterall 等人的话:"糖尿病神经病变导致的皮肤损伤常开始于脚趾尖有水疱的地方,或者因为总是穿不合脚的鞋长期造成伤害性刺激,导致足部产生硬结或者老茧的地方。糖尿病神经病变导致伤害性感觉功能缺陷,皮肤缺乏正常应有的感觉,特别是对疼痛的感觉,使患者忽略足部损伤而延误治疗,直到损伤的病灶组织继发感染"。伤害性感觉功能缺陷与糖尿病病程长短相关,并与长时期血糖较高(或胰岛素功能缺陷)的累积效应相关。它呈双侧对称性,年龄和距离依赖性(早期影响人体内最长的轴突的末梢,即脚趾端的皮肤)。因此,伤害性感觉功能缺陷在足前部先发生,再逐渐发展到足跟,最后到脚踝和小腿。更有甚者,可影响至双上肢。

在糖尿病神经病变导致的伤害性感觉功能缺陷中,伤害性刺激感受器的逐步退化是由某种未知的分子机制导致的。目前尚不清楚这个潜在的轴突末梢病变过程在糖尿病前期阶段是否已经开始发生。然而,伤害性感觉功能缺陷可能与 50 岁之后年龄相关性生理性感官功能下降症状出现重叠,并可能因为其他一些神经病变而导致症状加重,如维生素 B_{12} 缺乏症、酒精中毒、终末期肾衰竭、接触神经毒性物质或环境。临床上,只有在大部分痛觉感受器都失去功能,意外出现让患者及医生都无比震惊的足部无痛性损伤时,伤害性感觉功能缺陷这种糖尿病神经病变才会被检查出来。可以通过形态学量化消失的表皮内游离神经末梢,这些游离神经末梢不仅与糖尿病神经病变严重程度有关,还与温度觉与痛觉的感知阈值升高有关。

δ 和 C 纤维伤害感受器和温度感受器的"枯萎"不仅发生在皮肤,也可能发生在糖尿病足邻近皮下组织(相当于肌肉,筋膜,韧带和关节等的Ⅲ组和Ⅳ组纤维感受器)。δ 纤维(Ⅲ组)似乎更容易受到神经病变的影响,他们的功能会比 C(Ⅳ组)纤维恶化得早一些。

(二) 运动神经病变

运动神经病变,造成下肢胫前肌群及足部肌群萎缩,运动协调功能发生障碍,最终导致足畸形,如爪型趾、锤状趾、马蹄足及跖骨头突出等(图 2-3)。胫前肌群萎缩,导致足部背伸功能受限,从而造成马蹄足畸形,使踝关节活动受限,导致前部足跖压力异常增高,局部压力增高,若合并上述伤害性感觉功能缺陷时,患者发生足部创伤,不易被察觉,从而延误治疗,而局部压力依然存在,形成恶性循环,导致足部创伤加重,继发严重感染,甚至截肢。故运动神经病变被认为是导致溃疡发生、反复发作和顽固不愈的原因之一。

为高危神经病变糖尿病足患者定制的治疗鞋可以有效地优化其泄压能力,鞋足底压力分析也可作为一种工具来指导鞋的改良。这为临床工作者提供了一个宝贵的、客观的、高效的评估和改善治疗鞋质量的方法,针对不同的患者病情制订不同的泄压鞋。这样的优化,可减少糖尿病患者足底溃疡的风险,降低足部压力,打破恶性循环,防止足部溃疡发生或反复发作,治愈顽固性溃疡。

(三) 自主神经病变

自主神经病变,可造成多器官功能紊乱,如心血管功能紊乱、胃肠功能紊乱、泌尿生殖系统紊乱、无症状性低血糖等,大量的动-静脉短路存在于足底和足趾指腹皮肤最下方的网状层中,参与体温调节,自主神经发生病变时,动-静脉短路功能不全,持续扩张,引发皮肤血流障碍,组织通透性增加,组织水肿,氧分压降低,皮肤代谢率下降。若自主神经病变累及汗腺时,可导致发汗异常,甚至造成无汗,足部皮肤干燥并产生裂纹和龟裂,为细菌的入侵提供了通道(图 2-1)。血液中升高的血糖则成为细菌的天然培养基,为细菌的生长繁殖提供条件,最终导致溃疡、坏疽及截肢。汗腺的小纤维去神经造成足部无法排汗及皮肤干燥,皮肤随之

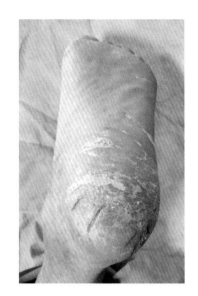

图2-1 自主神经病变引起足部皮肤干燥产生裂纹和龟裂

出现裂缝,容易发展成为溃疡。这种"去交感神经状态"和随之而来的交感神经功能障碍、动静脉分流及毛细血管温度调节机制障碍损坏了正常组织血供和毛细血管对感染的反应,被认为与溃疡发生的病因学机制有关。据此,要格外注意对于下肢端排汗紊乱的人群进行足部护理。糖尿病自主神经病变最重要的诱发因素是血糖控制较差,患糖尿病时间长,年龄增长,女性以及体重指数增高。

加强血糖控制对预防糖尿病自主神经病变和延缓病情发展很关键。

(四) 神经性骨关节病

神经性骨关节病定义为与神经病变相关的骨关节的非感染性破坏,可发生于外周感觉缺失和自主功能神经紊乱的患者。患者可出现自主神经症状如胃肠道局部麻痹、糖尿病性腹泻、味觉异常、出汗或体位性低血压。做过肾移植的糖尿病患者发生神经性骨关节病的危险性更高。该病可分为三个阶段:

1. 急性发作期 患者常有微小外伤史,如足跟部扭伤或走路时被坚硬物所伤的经历。表现为单侧的红斑或水肿,患足比对侧足温至少高2℃,可有疼痛,但通常不破坏皮肤,这时不易与蜂窝织炎鉴别,注意防止因误诊导致治疗措施不当而截肢。此时X线表现可能正常,骨扫描可发现早期的骨损伤,这一阶段如果不能减轻足部负荷,骨破坏将进一步发展至第2期。

2. 骨质破坏/畸形期 发生足畸形或出现X线改变,就预示进入了第2期,X线检查早期改变是1、2跖骨的间隙变窄,后期可出现骨破碎、骨折、新骨形成,病变发展非常迅速,在发作后几周甚至几天即出现。

3. 放射学巩固或稳定期 足不再发热、发红,可能仍有肿胀,X线显示骨折愈合、硬化和骨重建。

约有0.1%~0.4%的糖尿病患者合并有骨关节病,各年龄段均可发生,50~59岁高发,该年龄段的患者占全部的1/3。糖尿病骨关节病的发生率随糖尿病病程延长而增加,并无性别差异,大多数患者属1型糖尿病,只有10%左右的患者为2型糖尿病。骨关节病更容易发生于长期口服降糖药而病情控制不好的患者。跗跖关节最易受累,多关节同时受累也较常见。有时双足同时受累,但是病情严重程度不一致。

神经性骨关节病的病因多样,主要有以下几点:

1. 骨代谢紊乱糖尿病 患者由于胰岛素缺乏,多种微量元素如钙、磷、镁代谢障碍。糖尿病控制较差时,常伴肝性营养不良和肾脏病变,羟化酶活性降低,致使活性维生素D减少,钙吸收不良,导致糖尿病骨量丢失,易发生骨质疏松症。

2. 周围神经病变糖尿病 骨关节病者几乎全部或部分有周围神经病变,而糖尿病神经病变患者中82%~100%有糖尿病骨关节病。糖尿病神经病变引起保护性痛觉丧失,关节运动控制障碍,对疼痛感觉减弱或完全消失,表现为足、踝软组织肿胀,活动范围增大时有声响、跛行。

3. 血管病变糖尿病　患者极易发生周围血管病变。糖尿病性微血管病变影响骨关节营养供给,造成骨关节营养障碍,使其易受损伤及感染,由此而造成关节面、关节囊破坏和骨质病变。逐渐出现无症状的活动受限,局部皮肤增厚,此为糖尿病微血管病变的一个重要标志。

治疗取决于控制基础的致病因素。首选保守治疗,血糖控制良好是治疗的前提,患者常需应用胰岛素治疗。卧床休息和减轻足受到的压力也是基本治疗。用全接触支具和限制活动进行治疗,目的预防严重畸形。如有炎症,需要做微生物培养和选用广谱抗生素抗感染治疗。采用二磷酸盐治疗夏科关节病正在进一步观察之中。即使有较广泛的骨组织破坏,仍然有可能愈合。预后较好,通常不需用外科治疗。

二、周围血管病变

糖尿病周围血管病变定义为有足动脉搏动消失、间歇性跛行、静止性疼痛等临床症状和(或)通过非侵入性血管检查评估有异常,提示有血液循环不良或损害。糖尿病患者中发生糖尿病周围血管病变的几率很高,且常合并有周围神经病变,糖尿病足的发生常常是一系列因素相互作用相互影响的结果。糖尿病周围神经病变导致伤害性感觉功能缺陷,患者保护性痛觉感觉丧失,足部易发生创伤及感染,而糖尿病患者外周血管病变则使上述创伤部位血供不良,导致溃疡难以愈合,在血糖控制不佳的情况下更易发生感染。外周血管病变主要损伤下肢和足部的动脉,下肢皮肤温度变凉,血管搏动微弱或消失。PVD 很少直接引起足部溃疡,当溃疡发生后,缺血导致溃疡不易愈合,末梢小动脉闭塞导致足趾干性坏疽(图 2-2)。典型症状:间歇性跛行(足部、大腿或小腿疼痛,因走路而加重,休息而缓解),静息痛(足的严重和持续性疼痛,常通过足部下垂而使疼痛缓解),运动时疼痛加剧,下肢抬高时皮肤变苍白。先前有报道称,有三分之一的糖尿病足部溃疡是由于周围血管病变所致,血管病变也导致 50% 以上的患者截肢。

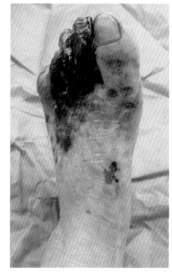

图 2-2　末梢小动脉闭塞导致足趾干性坏疽

三、关节活动受限

糖尿病患者血糖控制不佳,由于长期高血糖状态导致胶原纤维糖基化,造成关节囊结构和韧带僵硬,也被认为是足部溃疡潜在风险因素之一,随后产生踝关节、第 1 跖趾关节等活动度减低,足的结构异常,如槌头趾、鹰爪趾、踇外翻等神经关节病变后状态,造成足跖部局部压力过高,长期高压力负载使溃疡容易发生。

糖尿病患者足部软组织的改变也能通过改变压力分布,从而影响溃疡的发生,这样的变化包括足跖部筋膜增厚,使踇趾背伸受限,足跖部软组织层变薄,容易形成胼胝体,这些改变叠加增加了行走中足跖的压力,进而导致溃疡发生(图 2-3)。

四、小的创伤

有研究结果显示,57.1%的糖尿病足溃疡是因为日常生活中的一些细节原因致足部小损伤而诱发,若患者合并有伤害性刺激缺陷时,可能出现洗脚烫伤、碰伤、擦伤、剪指(趾)甲剪伤、鞋袜不适损伤、自行挑开水疱、脚气感染等损伤。

鞋源性创伤、保护性痛觉消失和足畸形,是导致足溃疡的首要事件,足跖部高压区域和足畸形相关联。当异常压力点和保护性感觉缺失同时存在,就容易形成胼胝、水疱和溃疡等病变(图2-4)。可见足溃疡的发生有相当一部分是因为患者丧失保护性感觉而导致的。因此,对糖尿病患者尤其是伴有严重周围神经病变的人群进行针对性的防护教育,防止日常生活导致足部小损伤,可避免足溃疡的发生。

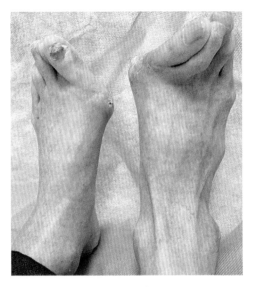

图2-3　足畸形发生胼胝

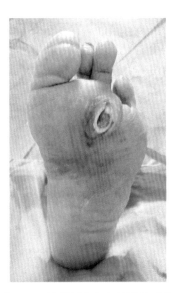

图2-4　异常压力点和保护性感觉缺失同时存在,形成胼胝和溃疡

五、微环境平衡的丧失

(一) 溃疡微环境巨噬细胞功能改变

中性粒细胞数量减少且活性下降是糖尿病肢端溃疡和难愈性伤口中的一个重要特点。正常组织于创伤后几分钟至数小时,释放化学趋化物质,促进单核细胞向巨噬细胞转变,巨噬细胞是创伤愈合过程中重要的细胞成分,能抑制细菌生长,清除坏死组织,是创伤修复过程中主要细胞因子来源。近年发现,在糖尿病足溃疡局部,巨噬细胞发生异常变化,如移行、吞噬、胞内杀菌和趋化功能障碍。

(二) 溃疡微环境中生长因子缺乏

伤口的愈合包括炎症反应期、肉芽组织增生期、瘢痕形成期、组织改建期四个步骤。此四阶段都有复杂的细胞因子或生长因子相互调节,且每阶段由不同类型的细胞完成。不同细胞因子间相互作用,组成复杂的调节网络,促进伤口愈合。而在糖尿病足溃疡中,细胞因子匮乏,若予以补充适当的生长因子并提供利于伤口愈合的环境,慢性伤口的恢复速度加快。在顽固不愈性伤口中,局部细胞因子匮乏和细胞成分改变的因果关系尚不清楚,但两者在糖尿病足溃疡中共存,共同阻碍了伤口修复。在临床工作中,调节糖尿病足溃疡局部细胞成分及细胞因子失衡的状态,应引起足够重视。

(三) 基质金属蛋白酶和组织金属蛋白酶抑制剂比例失衡

有研究发现,基质金属蛋白酶(MMP)及组织金属蛋白酶抑制剂(TIMP)对维持皮肤的结构完整和正常功能起着重要作用。在糖尿病足伤口的不同阶段,细胞因子会发挥精细的调节作用,MMP 和 TIMP 水平则呈不同程度波动。溃疡的早期炎症阶段,为利于炎症细胞浸润,从而清除伤口坏死组织,MMP 表达水平上调。随后的增生期,为利于细胞迁移和新生血管形成,MMP 表达水平仍上调。而在最后的重塑期,MMP 的表达水平影响胶原分解与合成的动态平衡,二者共同决定伤口的转归。在糖尿病足溃疡不同阶段,MMP 均有升高,而 TIMP 呈不同程度下降。在伤口修复阶段,过高的 MMP 表达,会主导胶原降解,影响胶原合成,因此不利于伤口愈合。糖尿病足不只反映了糖尿病状态下机体的整体病理生理改变,也充分体现了溃疡微环境在创面修复中的特殊作用。除全身因素外,局部因素也参与溃疡的发病并影响伤口修复。在溃疡局部,细胞成分及细胞因子相互影响,制约了伤口的修复,可能作为血管病变、神经病变以外的一个独立影响因素。糖尿病足发病中,内因和外因、整体和局部多环节多因素参与,相互影响,使该并发症的临床表现形式复杂多变,其恢复过程也不尽相同。

基于上述三点溃疡微环境在糖尿病足发生及发展中的重要作用,进一步揭示溃疡局部微环境因素在疾病不同阶段的参与方式与作用特点,以及所涉及的病理生理改变变得十分必要。在充分控制血糖的基础上,根据溃疡微环境的病理特点,合理清创、适时调整细胞成分、补充细胞因子,重建溃疡微环境平衡,提供一个近似于生理状况的全身及局部环境,可能提高相当一部分难治性糖尿病足的疗效,成为现有治疗手段的一个有益补充。

六、其他因素

(一) 糖尿病类型及血糖控制情况

有研究报道,2 型糖尿病中足病患者发病率应该高于 1 型,但现有研究证实,1 型糖尿病患者中糖尿病足的发病率为 4.53%,而 2 型糖尿病患者为 3.55%。这可能是因为 1 型糖尿病病程长,慢性并发症,尤其是神经病变发生率较高,故溃疡的发病率亦较高。糖尿病足和血糖控制程度有明确和显著的关系,血糖控制不佳的糖尿病患者足部病变的风险增加 2 倍,可想而知,由于血糖控制不良,足部病变较重,需用胰岛素降糖,故有足部病变的患者使用胰岛素的几率更高。

(二) 年龄和性别效应

有研究发现,无论是何种类型的糖尿病,随着年龄增长和病程的延长,糖尿病足溃疡和截肢的风险均增长了两到四倍。平均年龄在足部溃疡及坏疽中发挥着重要的作用,约 50% 的足部溃疡患者年龄超过 65 岁。也有研究报道,年轻患者中足溃疡发病率为 1.7% ~ 3.3%,老年患者为 5% ~ 10%,且老年患者的创伤较年轻人愈合缓慢,这可能与多种因素相关,如皮肤成纤维细胞的增殖能力、胰岛素样生长因子系统功能、细胞免疫功能下降等。Katsilambros 等人报道过,糖尿病截肢率也随着年龄的增长而增加,18 ~ 44 岁截肢率为 1.6%,45 ~ 64 岁为 3.4%,65 岁以上为 3.6%。

Moss 等人分析,男性糖尿病患者足部溃疡、坏疽和截肢的患病率明显高于女性。首先,男性平均体重高于女性,故足部承受的压力更大,平均身高较女性高,神经轴突长度较长,故周围神经病变也较多见;其次,男性面对疾病时多表现为恐惧和消极的态度,而女性则会以更加积极的态度关照自身健康;再次,根据我们的传统观念与习惯,男性更倾向于暴露在易受创伤的工作环境中,较女性也更容易穿不合脚的鞋,使其在生活中发生创伤的几率升高。然而,在年龄相关性坏疽患病的情况下,两性之间无显著性差异,随着年龄的增长,男女足部并发症的患病率均上升。

(三) 糖尿病视网膜病变及肾病

研究表明,糖尿病视网膜病变及肾脏病变均可增加足部并发症的发生率,其病因可能与微血管病变有关,糖尿病视网膜病变可导致视力下降,从而可能增加足部外伤的机会。

(四) 高血压

有研究报道,50%以上的足部溃疡、坏疽及截肢发生于高血压患者身上。相反,这些足部病变中患有高脂血症的并不常见,这也可能是在分析时,大多数高脂血症的患者的血脂都被降脂药物所控制。

(五) 既往溃疡史及截肢史

研究报道,既往有溃疡史或截肢史的患者,34%溃疡一年内复发,5 年内新发溃疡几率为70% ,由于疾病进展和无法愈合伤口再次截肢,截肢术后 5 年生存率28% ~31% ,2 年内对侧截肢几率40% ~50% 。

(六) 吸烟

有研究报道,吸烟与足部溃疡及坏疽发病率有关,但与截肢发病率无关,这个结论与以往许多其他研究结论相悖,以往研究认为截肢的患者中吸烟的比例很高。这可能是因为很多患者被确诊为足部溃疡或坏疽后,在病情进展为截肢之前都戒烟了。另外,女性吸烟者数量较少,导致糖尿病足患病率总体中吸烟者的比例明显下降。

(七) 另外,BMI 指数、经济条件、文化程度、是否得到教育、从医性及独居是很重要的原因

总之,糖尿病足溃疡的发生是由多因素交互作用引起的,感觉性神经病变导致的保护性痛觉消失,伤害性感觉功能缺陷,鞋源性损伤伴随足部畸形,成为糖尿病足溃疡诸多原因中的首要原因。

第二节　感染的危险因素

感染是指人体组织内有微生物入侵或大量繁殖,临床上表现为局部细胞组织损伤,全身症状由代谢增强、毒素作用、细胞内复制反应及免疫反应引起(图 2-5)。感染是糖尿病的严重并发症之一,分为浅表感染(未扩散到肌肉、肌腱、骨和关节的皮肤感染)、深部感染(脓肿、化脓性关节炎、化脓性腱鞘滑膜炎)、骨炎(感染位于骨而未涉及骨髓)、骨髓炎(感染到骨并涉及骨髓)。有资料表明住院糖尿病患者的感染率为 9.68% ~11.25% ,是影响溃疡愈合的重要因素,主要原因是感染后中性粒细胞吞噬细菌,释放的蛋白酶和氧自由基可破坏组织,

使胶原溶解与沉积失去平衡,引起创面延迟愈合;其次,细菌和炎症细胞增加了氧和其

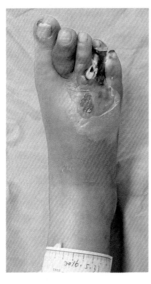

图 2-5　糖尿病足溃疡感染

他养料的消耗;再次,感染后增多的渗出物增加了局部创面的张力,使伤口易裂开,同时大量内外毒素及蛋白水解酶致使组织水肿出血,脓性分泌物增多及蛋白水解,使肉芽组织生长变慢,或过度增生,均可影响创伤修复速度。糖尿病足感染是非创伤性下肢截肢的首要原因,在美国每年大约66 000人截肢,造成直接医疗费用1760亿美元。因为该病发病率持续增长,控制糖尿病终末期并发症的努力一直没有中断。根据美国一项1996—2010年之间住院成人糖尿病患者中糖尿病足感染发生率的大型回顾性研究调查显示,高血糖(粒细胞消灭病菌能力受损、免疫应答机制受损)、糖尿病周围血管病变(缺氧、输送抗生素能力受损)、周围神经病变(不易及时发现感染)、男性、来自于中西部地区、肾衰需要透析为糖尿病足感染的主要独立危险因素。

(一) 足解剖结构和功能

足是人类自由行走的器官,其特殊的解剖学上的结构,是实现足的站立、行走和跳跃等功能的基础,故人类的足比其他动物的发达的多,足在解剖结构上的特点:

1. 足以骨骼为框架,共计26块骨,包括7块跗骨、5块跖骨和14块趾骨,形成三个弓,即内侧、外侧纵弓和横弓,第1、5跖骨与跟骨为足的三个负重点,是人体最大的身体承重部位;

2. 足部是多关节部位,多达30余个关节,且存在数目众多的肌腱和肌肉,肌肉体积极小,是足运动的动力肌,并维护足弓的正常结构;足部具有众多坚强复杂的韧带,纵横交错,加固诸关节,是维持足弓的要素之一;

3. 足是距离人体心脏最远的部位,为这些部位提供血液供应的是小动脉,即胫前动脉、胫后动脉、腓动脉及其分支以及微小动脉,糖尿病外周血管病变主要累及小动脉及微小动脉,故最易影响足部血液循环,使其发生病变;

4. 有严密的足底组织结构,纤维隔膜较多,足背部缺乏皮下组织,易受创伤,足底部皮肤厚实耐压、耐磨、不易移动,足部创伤,常造成上述结构破坏和缺损,严重影响了足功能。

总之,足作为距离心脏最远的支撑部位,且为身体最大承重部位,存在数目众多的肌腱、关节、骨和肌肉,纤维隔膜较多且足背部缺乏皮下组织,上述众多特点决定了其为全身最易受伤部位,若合并周围神经病变,导致保护性功能缺陷,感染不易及时发现,奠定了糖尿病足创伤后继发感染的基础。

(二) 全身因素

1. 高血糖状态

(1) 高血糖可致神经血管并发症发生:持续的高血糖可导致糖尿病其他并发症发生,尤其是周围血管病变、周围神经病变及糖尿病肾病,长期高血糖致糖化血红蛋白增加,还可引起微循环缺氧及血流灌注不足,使患者的血液处于高凝状态,造成神经、血管损害。糖尿病周围血管病变及周围神经病变与下肢溃疡、感染、截肢率增加有关,这两者均可导致下肢感觉功能缺陷,早期伤害不易被察觉,从而引起继发性感染同样不易被察觉。缺血可以引起氧气及营养物质在体内运输及组织间交换发生障碍,使各种机体防御性因子在足部溃疡中含量降低,导致白细胞对溃疡面坏死组织清理能力降低,使溃疡难以愈合,在神经病变的基础上,溃疡及感染加重,顽固性不愈,最终形成坏疽(图2-6),无法挽救,只能截肢。作为糖尿病的另外一个常见的并发症,严重肾脏病变需要透析导致长期制动,血糖控制不佳,再加上漫长的糖尿病病史,同样大大增加足部溃疡及感染的风险。因此,加强对糖尿病患者神经病变、血管病变及糖尿病肾病的筛查,对预防足溃疡继发感染的发生意义重大。

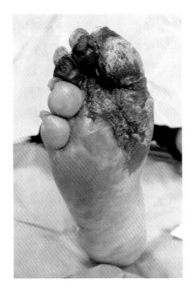

图2-6　神经缺血病变造成溃疡感染加重形成坏疽

(2) 高血糖可导致粒细胞灭菌能力受损:高血糖使血浆渗透压升高,抑制白细胞的吞噬能力,导致机体抵抗力下降,感染不易控制。高血糖的改善可使吞噬细胞功能得到一定程度的恢复,其机制是这种细胞中含有大量的糖原,通过糖酵解产生大量的超氧离子及过氧化氢,作为细胞的代谢能源,为其提供充足的能量来吞噬、杀死细菌及病毒,所以糖尿病患者血糖未得到有效控制,可致吞噬细胞中的糖原合成与酵解能力降低,以致能量产生减少,吞噬细胞出现功能障碍,导致其灭菌能力受损。

(3) 高血糖可致免疫应答功能受损:糖尿病患者宿主防御机制缺陷与机体的糖代谢紊乱相关。体内外实验证据提示糖尿病患者中性粒细胞趋化、吞噬和杀菌能力缺陷与高血糖有关。血糖浓度升高可明显损害细胞介导免疫反应。糖尿病患者在高血糖的状态下细胞免疫功能低下,是易发生感染的重要因素。机体的免疫状态异常是糖尿病创面易并发感染的重要基础。糖尿病并发免疫缺陷主要表现在细胞水平。有研究表明,高血糖致微环境渗透压增高,可能改变中性粒细胞游走性、趋化性以及对病原菌吞噬功能,进而影响白细胞防御作用,导致糖尿病足溃疡感染难以控制。糖尿病患者糖代谢紊乱易合并血脂代谢紊乱,高脂血症可影响巨噬细胞表型和功能,巨噬细胞数量和吞噬功能显著降低,可能是糖尿病创伤难愈并易发生感染的细胞与分子机制。也有证据表明,糖尿病患者细胞免疫反应和单核细胞功能下降有关。在神经血管病变、代谢紊乱、免疫缺陷等多重因素作用下,局部创面环境的微生物负荷超过机体免疫防御能力则继发创面感染。

2. 机体防御功能减弱　糖尿病患者高血糖使机体处于消耗状态,尤其是伴糖尿病酮症酸中毒等并发症时,体内代谢紊乱严重,机体对微生物入侵防御功能缺陷,包括中和化学毒素、吞噬功能、细胞内杀菌作用、血清调理素和细胞免疫功能,从而使患者极易感染,且感染严重,已发生的溃疡也不易愈合。

3. 年龄因素　衰老是导致感染的另一主要全身因素。老年人由于各种组织细胞本身的修复与再生能力减弱,加之血管老化导致血供减少,溃疡难以愈合,且糖尿病病程较长,神经血管等并发症多且较严重,患者自身管理欠缺,因此,易发生感染。相比之下,儿童及青少年代谢旺盛,组织再生能力强,伤口愈合所需时间较老年人短,感染几率也随之下降。

4. 神经内分泌反应　任何致伤因子作用于机体达足够长的时间及足够的强度,均可引起神经内分泌及免疫功能的改变,如手术。手术是糖尿病患者易合并感染的危险因素之一。有文献报道,约有半数糖尿病患者一生至少有1次机会需外科手术治疗。糖尿病可产生或加重外科疾病,外科疾病又可使糖尿病加重,手术时患者处于应激状态、肾上腺皮质激素分泌增多,导致依赖胰岛素的组织糖利用障碍,蛋白质分解增强,且交感神经兴奋可明显抑制全身免疫反应。非致伤因子如社会因素及精神情绪焦虑,均可通过对神经内分泌免疫功能的影响,减缓创伤的愈合,增加感染的几率。

(三) 局部因素

1. 皮肤损伤　人体皮肤是保护机体防御外界刺激和预防细菌微生物感染的天然屏障。由于各种原因出现的皮肤损伤,即使是微小损伤,也会使皮肤的屏障功能失去防御能力,给细菌侵入机体进而引发感染提供机会。糖尿病患者足部皮肤损伤溃疡面的存在,致使局部组织失去了皮肤的屏障保护作用,内环境失去了相对独立性,机体内外、血管内外、细胞内外相通,水、电解质、营养物质平衡被打破,内环境失衡进一步可引起机体营养障碍,免疫功能减退,从而导致感染难以控制,从而制约了创面的修复,由此形成的恶性循环,影响创面向愈合的转归。皮肤损伤的原因很多,如人们在生活劳动中的机械性创伤、物理化学性损伤、热力、光、电、烧伤等。由于患者出现糖尿病神经病变,肢端怕冷、发凉,麻木刺痛,常采用热水袋、火炉取暖、热水洗脚等而被烫伤,若合并保护性功能缺陷,则可能导致损伤及继发性感染不被及时发现,导致严重的溃疡及感染。另一个常见损伤原因为由于鞋袜不合摩擦起疱感染,或足部局部压力升高形成鸡眼,修脚、剪趾甲损伤,各种刺伤、外伤及手术等均可造成皮肤损伤而被感染,使细菌侵入机体繁殖生长,并逐渐蔓延扩大发展为坏疽,最终不得不截肢。

2. 高危足　高危足容易造成局部感染并成为足坏疽的重要原因之一,高危足原因很多,①由于糖尿病下肢血管病变,肢端发凉、怕冷,足背动脉搏动减弱或消失,导致足部缺血、缺氧,细菌容易感染。②糖尿病患者并发周围神经病变,感觉神经、运动神经和自主神经同时受损,导致肢端麻木,感觉迟钝或丧失,并常导致骨关节病及足畸形,如爪形趾、锤状趾、第一跖骨头突出、夏科关节等。当行走时,足的负重点改变,导致局部压力升高,新的压力点容易形成胼胝等损伤,细菌容易感染。

3. 伤口内异物　伤口内异物是糖尿病患者局部感染的重要原因。伤口内异物一般包括两大类:一类是体外异物,另一类是体内或伤口内本身异物。体外异物指糖尿病患者在日常生活劳动过程中,双手完成各项工作时与外界的物体接触较多,双足在行走和劳动中负荷较重,很容易发生异物损伤。异物损伤多样,如木刺、铁钉、泥土、砖瓦碎片等,所携带的大量细菌存留在伤口内,甚至有些肉眼看不见的微小异物存留在伤口内,局部均可发生细菌感染,有些异物本身就具有一定的组织毒性,可对周围组织造成直接损伤,也可通过刺激周围组织,加重急性炎症期的反应过程,均应予以及时摘除。伤口本身异物多见于受伤后,创口大量坏死组织、凝血块、游离死骨碎片等,其已脱离机体组织,失去活力,在伤口内形成异物,局部坏死组织是细菌生存和繁殖的理想场所,是引起全身菌血症、毒血症、败血症的重要基础。局部坏死组织的降解吸收,可作为较强的应激源,使机体内环境出现基于应激的一系列病理生理改变,神经-内分泌系统持久强烈应答,有利于创伤的修复,但是,在糖尿病血管、神经病变基础理论上,强度过大、时间过久的强刺激,可致血压、血糖大幅波动,从而导致器官、组织营养障碍,机体内环境及局部微环境平衡受破坏,抑制了创面修复。创面修复延缓,进一步导致或加重感染的发生。所以,凡是失活组织在清创时均应尽可能清除,是预防伤口感染的必要措施。

4. 伤口内死腔和引流不畅　各种较深的刺伤、腱鞘、韧带或肌间隙损伤、手术切口缝合留有死腔,坏死组织不易清除等均可导致伤口内死腔和引流不畅,易发生深部感染,引流不畅,分泌物不易排出。死腔深部缺氧细菌容易繁殖生长,造成局部感染,而且创面不易愈合。对死腔伤口应手术扩大伤口,使腔内坏死组织容易清除,并放置引流,以便分泌物排出。

(四) 其他危险因素

在一项大型回顾性研究中,男性及来自于中西部地区(美国)医院的调查患者为糖尿病足感染的另外两个独立高危因素,然而这些联系存在的内在原因尚不清楚,之前也有研究发现,男性较女性更易发生糖尿病足感染,原因可能是男性糖尿病神经病变更加严重,且受其他导致足病的高危因素影响,如限制关节的灵活性,一旦男女糖尿病神经病变等危险因素都存在,男女发生糖尿病足感染的比例就近似相同了。另外,综合环境及社会经济等多方面的因素,可以推论得到来自中西部的医院的患者糖尿病足发病率更高。之前有相关研究表明,对于糖尿病的管理水平中西部与南部是有差异的,但是,这项研究并未涉及健康管理水平差异原因的探讨。住院天数长、抗生素使用不当、侵袭性诊疗措施等也是较为关键的危险因素。其他一些影响糖尿病足感染率及下肢截肢率的因素,如药物使用情况、文化水平及糖尿病病程等仍有待研究。

DFI之所以难以治疗的主因,一方面是由于感染情况较为复杂,多由多种微生物侵袭,受累部位除了浅表皮肤外还包括深层次组织(如筋膜、肌肉、骨关节等);另一方面,糖代谢紊乱使粒细胞灭菌能力及免疫应答功能受损,因糖尿病血管并发症存在,机体的微血管循环已经被破坏,组织缺血缺氧,使得抗生素在感染组织中不容易形成有效的抗感染浓度。因糖尿病患者的机体防御功能减弱,故其对感染的易感性高,感染程度较严重。因此,糖尿病足治疗中,抗菌药物的使用对控制病情至关重要,而早期发现糖尿病足感染的高危因素,对预防糖尿病足感染具有相当大的意义。DFI的临床表现多样化,典型的感染有局部红、肿、热、痛、功能障碍及全身不适。但部分患者即使在严重感染的情况下,也不一定出现典型感染征象。因此,应该将临床症状、体征及实验室指标结合起来综合判断是否感染,并予以及时有效的抗感染治疗。

(汤婧婧　吕军)

第三节　夏科关节病的危险因素

夏科关节病(Charcot joint)是一种少见的关节病,由英国马斯格雷夫爵士于1703年首次发现,并由法国医生夏科于1868年在研究共济失调性关节病变时首次描述并命名。因其是由于神经系统疾病引起的关节损害,并以无痛性为主要临床特点,该疾病又被称为神经性关节病或无痛性关节病。多种引起周围神经病变的疾病,如中枢神经系统梅毒、脊髓空洞症、糖尿病性神经病、脊髓膜膨出、麻风、先天性痛觉缺如等均可引起夏科关节病。该病常出现于 40~60 岁人群,男女比例为 3:1。

1936 年,乔丹医生发现他的 1 名 56 岁女患者踝关节存在典型的无痛性夏科关节病,该患者有糖尿病病史 14 年并合并有严重的糖尿病周围神经病变,于是他全面研究并报道了夏科关节病与糖尿病的关系,并考虑到病变部位,将此类由糖尿病周围神经病变所致的夏科关节病称为糖尿病性夏科足(diabetic Charcot foot)。这是糖尿病首次成为夏科关节病的病因之一,此后夏科关节病作为糖尿病的慢性并发症逐渐步入历史舞台。

1936 年后至今的数十年内,随着全球范围内 Ⅲ 期梅毒、麻风等疾病的发病率骤减,取而代之的是糖尿病发病率的持续大幅上升且维持于较高水平,后者也逐渐成为夏科关节病的首要病因。在 1947 年,贝利和鲁特即报道了约 1100 名糖尿病患者中就会出现 1 例夏科关节病。而在后续各国的报道中,糖尿病患者的夏科关节病的发病率从 0.3% 到 6% 不等,但是考虑到该病误诊、延误诊断的情况较为常见,其真实发病率应该会更高。

一、糖尿病相关性夏科关节病的病理机制

糖尿病相关性夏科关节病是糖尿病患者的一种慢性、进行性、非感染性的单或多骨关节疾病,临床特征为与周围神经病变有关的关节骨质损害、关节脱位、病理性骨折以及足底结构的严重破坏。其中 50~60 岁的人群是高发人群,其中 80% 患者有 10 年以上糖尿病病史,严重的患者中 9% 有双侧病变,一般患病率在性别上并没有什么差异性,但是有报道称在 1 型和 2 型糖尿病之间是不同的。根据是否伴有炎症反应,可以将最常见的糖尿病夏科足分为急性夏科足(acute Charcot foot,ACF)和非活动性夏科足(inactive Charcot foot)。

目前糖尿病相关性夏科关节病的发病机制还不是很清晰,较为常见的假说有神经创伤理论和神经血管理论等,但是目前学术界较公认的是一种综合性的假说,即糖尿病相关性夏科关节病的发生是由于以下三点因素的共同作用:①运动神经的病变导致了肌肉力量的不平衡,因此产生的不正常的应力作用于骨关节系统后产生不必要的磨损和破坏,使骨关节系统的损伤增多;②感觉神经的病变导致了关节深部感觉的障碍,使机体对于关节的振荡、挤压、磨损等不能及时察觉,因此也做不到及时保护和避免;③自主神经病变的发展导致了下肢局部血管扩张,血流量增大,局部充血,破骨细胞功能增强,从而加速骨的溶解吸收破坏,进而导致骨质疏松;再加上神经营养的障碍又可使骨关节系统的修复能力下降,因而导致患者在无感觉的情况下导致关节软骨的磨损和破坏,关节囊和关节韧带的松弛,最终导致骨关节系统的完全性破坏,从而产生正常或不正常的应力作用下出现的关节脱位,最后出现病理性骨折,足底结构破坏等典型临床表现。

二、糖尿病相关性夏科关节病的危险因素分析

目前研究糖尿病相关性夏科关节病的危险因素的相关的资料和报道较少,笔者通过归纳分析,将所有的危险因素归结于患者的个体因素、疾病状态、社会情况以及伴发其他系统疾病等四个方面进行阐述。

(一) 患者的个体因素

如果把糖尿病相关性夏科关节病比做一朵罪恶的花,那么患者的个体因素就是这朵花生长的土地。常见的个体因素包括年龄、性别、遗传因素、BMI 指数等。

1. 年龄　年龄作为疾病谱常用的流行病学变量基准,也是众多疾病常见的不可控危险因素,研究疾病的高发年龄段也能给我们对于这个疾病的预防筛查以诸多启示。在众多的病例报道中,50~60岁这一年龄段是糖尿病相关性夏科关节病的高发年龄。最近的来自巴西联邦大学的4名研究者的一项研究中,再次确认了这一点,而且在年龄段更加细化的数据处理中发现,年龄小于55岁极有可能是ACF的危险因素。他们在收集了从2000年2月到2012年9月这一期间的786名2型糖尿病患者的资料后,选取了其中47例患有ACF的患者作为病例,并挑选了188例非ACF患者进行了1∶4的匹配对照。这47例患有ACF的患者平均年龄为53.7岁,而在以年龄小于55岁为暴露情况,对病例组和对照组进行处理后得到的 OR 值和其95%置信区间分别为4.57(95% CI =2.29~9.10)>1,表明在其他条件相同的情况下,年龄小于55岁更容易出现ACF。由于夏科关节病这一大类疾病的临床流行病学特征就是高发于50~60岁人群,上述众多研究情况表明,糖尿病这一病因并没有对其临床的流行病学特征产生巨大的改变,而若在50~60岁的人群中更加细致区分,糖尿病导致的急性夏科足更易出现于年龄在55岁以下的人群中。

2. 性别　同年龄因素一样,性别因素也常常作为流行病学的常用基准和疾病的不可控的危险因素,对于疾病在人群中的一级预防和二级预防有着重要的意义。同样是来自于巴西联邦大学的研究,在以男性作为暴露情况进行研究时,对病例组和对照组进行处理后得到的 OR 值和其95%置信区间为2.00(95% CI =1.04~3.85),表明男性糖尿病患者相较于女性患者更易出现夏科足并发症。在另外一项关于1型糖尿病在肾和胰岛移植后关于夏科足的危险因素的研究却发现性别间并没有显著性差异(OR 的95%置信区间为0.063~2.08)。造成这种差异的可能性有两点,第一可能是因为后者的样本数较小,造成难以获得有意义的阳性数据;第二点也是更有说服力的一点,对于1型糖尿病患者和2型糖尿病患者,性别这一因素在夏科关节病的发病上起到的作用不同。同年龄因素的影响一样,性别这一流行病学因素在2型糖尿病导致的夏科关节病与整个夏科骨关节疾病中保持一致,男性糖尿病患者更易出现夏科足。但是若需证明性别因素对于1型糖尿病患者有同样或者相反的作用还待更有力的研究数据来说明。

3. BMI指数　众所周知,肥胖是2型糖尿病患者重要的危险因素,但是BMI指数是否同样在糖尿病相关性夏科关节病这一糖尿病少见并发症的影响因素中占有一席之位呢?一些关于肥胖与夏科关节病的病例报道中,研究者认为答案是肯定的。其主要原因是因为肥胖者给予下肢关节的负重较大,更易导致骨关节系统的挤压、磨损和关节病的病情发展。另外一篇来自德国医院的夏科关节病患者的随访报道也认为,肥胖是导致糖尿病相关性关节病预后较差的一个重要因素。但是也有报道称肥胖与夏科关节病无明显直接联系,上述的巴西联邦大学的调查中,在对235位研究对象的BMI指数进行研究时,研究者采取了两个不同的BMI数值作为分段标准,分别是BMI≥25和BMI≥30,但是令研究者惊讶的是不论是标准较为严苛的一组还是标准较为宽松的一组,都没有得到BMI指数与这一并发症的相关关系。

（二）患者的疾病状态

对于糖尿病相关性关节病来说,糖尿病的疾病状态就像它的土壤和养料,它在土壤中吸取营养不断成长、壮大。得了多长时间的糖尿病?平时血糖控制得怎么样?有没有其他的糖尿病足表现(如足部溃疡)？这些都可以拿来当做广谱筛选糖尿病夏科足的时候需要考虑的问题。

1. 糖尿病病程　作为与糖尿病周围神经病变关系密切的糖尿病并发症,夏科关节病也是糖尿病的慢性并发症之一。所以显而易见,长期的糖尿病病程是 CF 的重要危险因素,在多项夏科关节病病例报道中,患者的糖尿病病程均在十年左右。这并不难理解,对于同一个患者来说,病程越长,高血糖对于神经组织的损害越大,周围神经并发症越重,导致夏科足的可能性也大大增加。但是也有研究在进行对照研究时发现病例组和对照组的病程并没有明显差异,说明足够长的病程并不是夏科关节病的充分条件。而对于病程并不长的年轻 2 型糖尿病患者来说,相比于单纯的糖尿病病程,周围神经病变的严重程度是更需要重视的危险因素。

2. 血糖控制情况　在一般研究中,代表血糖控制水平的一般有糖化血红蛋白(HbA1c)、糖化血清蛋白(GA)等,其中糖化血红蛋白(HbA1c)是指血红蛋白糖基化,即葡萄糖通过非酶促反应结合到蛋白质的氨基上,一旦形成不可逆转,它作为较为公认指标,可以反映患者近 $8 \sim 12$ 周的血糖控制情况,而且目前 HbA1c 水平升高已经被认为是增加糖尿病微血管甚至大血管并发症的危险因素。有研究发现,长期的高血糖可以导致神经-血管屏障的破坏,产生神经组织的自身免疫性损伤;另外有研究证明,高血糖条件下氧自由基的生成增加而超氧化物歧化酶生成减少,从而导致机体的抗氧化能力下降。过多的氧自由基可以直接损伤神经组织的蛋白质、核酸以及脂质,干扰线粒体的呼吸链,造成神经细胞结构与功能的损害。因此控制血糖水平在一定范围内,尤其是糖化血红蛋白控制在合适范围内可以大大降低糖尿病周围神经病变以及糖尿病夏科足的发病。

3. 其他的糖尿病并发症病史　对于已经有了其他的糖尿病并发症病史的患者,得夏科足的可能性会不会增大？答案是肯定的。有实验证明糖尿病夏科足患者中,有糖尿病足部溃疡的患者占到80%,而作为对比的没有糖尿病夏科足患者中,有糖尿病足部溃疡的患者仅占50%。作为糖尿病足的不同分类,糖尿病夏科足与其他的糖尿病足有着类似的发病机制和背景,在其他的糖尿病足前提上叠加糖尿病夏科足的可能性大大增加。对于已经有其他糖尿病足表现,尤其是足溃疡的患者,要警惕夏科足的出现。不仅糖尿病足病史,糖尿病视网膜病变也与夏科关节病的出现有关。一项关于德国 111 名糖尿病患者的 15 年随访实验发现,有无糖尿病视网膜病变与糖尿病夏科关节病的出现在统计学上有显著性差异($P = 0.024$)。这说明这几种糖尿病并发症在发生上有着相关关系。

(三) 患者的社会情况

对于糖尿病相关性夏科关节病这朵罪恶的花来说,一些特殊的社会因素像是它的阳光和雨露,浇灌它的不断壮大和成长。最近的一些研究中,研究者甚至提出社会因素可能是导致糖尿病患者出现夏科关节病的最重要因素。目前有明确研究报道的社会因素有受教育程度和居住情况。

1. 受教育程度　在最近的一项关于 2 型糖尿病患者继发急性夏科足的调查结果中,较高的教育程度可以降低糖尿病患者继发夏科关节病的风险。研究者猜测这可能是由于接受较好的教育可能会选择更健康的生活方式,并且对自身健康状况和既得疾病较为重视,且与医生交流沟通较顺畅,对治疗的依从性较好从而减少其他可控的危险因素如血糖控制不佳的产生。但是这项研究同样也指出,虽然文盲可以是直接导致健康状况恶化和疾病发展的因素,但是较高的受教育程度并不是确定的糖尿病夏科关节病的保护因素,尤其是在现在文盲和较低教育程度人群的比率越来越少,人群越来越关注自身健康状况的社会背景下,这项社会因素对于疾病的影响的意义在不断弱化。由此可见,文盲和较低的受教育程度的确是糖尿病夏科足的危险因素,但是随着糖尿病知识的普及及大量社会宣传工作的努力,这项危险因素发生的可能性已经被大大降低。

2. 居住情况　在众多的研究者眼里,与受教育程度相比,老年糖尿病患者的居住情况可能更需要受到关注。最近的一项研究中,几位研究者发现独居与糖尿病患者出现急性夏科足有一定相关性($OR=5.33,95\% CI=1.93\sim14.75$)。虽然研究者并没有对此作出解释,但是另有专注于老年糖尿病患者的研究发现独居这项社会因素可以导致糖尿病病情的不断进展以及其并发症(包括口腔疾病,周围血管疾病,周围神经病变等)出现得更多、更早、更重。其原因考虑以下两点:首先,独自居住使得老年糖尿病患者缺乏亲人的关心和支持,自护能力差,对治疗的依从性较差,导致血糖控制情况不佳;其次,由于独居的生活状态,缺乏子女亲人的关怀和与外界的交流联系,糖尿病患者容易产生抑郁、焦虑等不良精神心理状态,引起一些应激激素如肾上腺素、去甲肾上腺素、肾上腺皮质激素及胰高血糖素的分泌波动,使得血糖波动较大,影响血糖水平控制,这造成一个恶性循环,导致糖尿病患者病情不断进展和恶化。相对于其他的社会因素来说,老年独居糖尿病患者是现阶段社会背景下更重要的社会因素。因此对于老年的独居糖尿病患者,应给予更多的关爱,提高其生活质量,从而降低糖尿病夏科关节病的发病。

(四) 伴发其他系统疾病

相对于前三项较为肯定的影响因素,其他系统疾病对于糖尿病夏科关节病的影响大多还有争议,笔者选取了两个较为公认和肯定的疾病与大家进行分享。

1. 外周局部缺血　多项研究均发现与报道外周局部缺血是夏科关节病的相对保护因素。研究者分析,糖尿病夏科关节病的发病机制中有很重要的一点就是外周神经病变累及自主神经从而导致了下肢血管扩张,血流量增加,局部充血,血管耐受性降低,从而破骨细胞功能增强,加速骨的溶解吸收破坏,进而导致骨质疏松;相对于仅有周围神经病变的患者,患有夏科关节病的糖尿病患者的局部血流量更大。而外周的局部缺血可以直接从发病机制的环节降低糖尿病患者中夏科关节病的发病率,从而成为其保护因素。但是目前还没有临床试验将此项保护因素用于预防及治疗夏科关节病,其可能原因可能是:一是外周局部缺血这一因素并没有较好的临床可操作性,应用于临床的意义不大;二是外周局部缺血可导致和加速其他糖尿病并发症,甚至其他系统疾病的发生,给患者带来更大的不良反应。

2. 冠状动脉疾病　2014 年的一项来自于德国 111 名糖尿病患者的 15 年随访研究发现,冠脉疾病是 2 型糖尿病伴夏科关节病患者预后的一项重要的独立影响因素。另有研究报道,相对于单纯糖尿病患者,患有夏科关节病的患者在冠状动脉疾病这一糖尿病大血管并发症的发病率要高;而有研究者发现冠状动脉疾病对夏科关节病患者的病情有重要影响。他发现并发夏科关节病的糖尿病患者在冠状动脉狭窄和严重的冠脉粥样斑块方面,相对于没有此项并发症的患者来说有绝对的高发病率。

虽然夏科关节病相对于其他糖尿病并发症来说是一种发病率较低的并发症,但是考虑到不可估计的误诊率,医疗工作人员对夏科关节病的认识不断加深以及诊疗技术的不断进步发展,未来夏科关节病将成为糖尿病足不可忽视的重要类型。因此了解夏科关节病的发病机制和危险因素是临床工作者的必备功课。在上述分析的糖尿病夏科关节病的几项危险因素内,性别、年龄、遗传因素等作为不可控因素只能有助于夏科病在二级预防中早期筛查,对于临床工作等有意义的是糖尿病病情的控制和社会因素的把握;而其中,血糖水平的控制,老年糖尿病患者的生活状态是预防糖尿病夏科关节病的最重要关键。

第四节　截肢的危险因素

在糖尿病足发展到较为晚期的阶段,足部溃疡已经无法得到很好的控制,局部组织坏死伴有细菌感染的时候,截肢成为挽救生命的一项必要措施。意大利的一个科研小组对 1107 例患者进行的为期 8 年的前瞻性研究表明,糖尿病足最终的结局是:溃疡、截肢和死亡;而截肢多是由于新近出现的溃疡没有得到控制导致的。

随着世界范围内糖尿病发病率和患病率的剧增,糖尿病已经成为截肢的最主要因素,在美国,约有一半的截肢是由糖尿病所致,糖尿病患者截肢的相对危险性是普通人群的 40 倍,而且其中 50% 的糖尿病截肢患者将在 5 年内遭受再截肢。

一、糖尿病足截肢的常见诱因

与糖尿病足的病理一样,糖尿病足截肢的主要原因也是缺血、神经病变及感染。因此,糖尿病足截肢的防治与糖尿病足的防治一样,应该针对这些致病因素,可单独考虑也可以联合考虑。有临床研究发现,非感染性非缺血溃疡在随访期间无一例截肢;溃疡深及骨组织,截肢率增高 11 倍;感染和缺血并存者的截肢率增加近 90 倍;这说明缺血和感染是糖尿病足截肢的最重要诱因。

截肢的风险常随着糖尿病足溃疡面积、深度、感染情况的加重而增加。随着 Wanger 分级的不断递增,截肢率也在不断增高,其中 5 级糖尿病足的截肢率是 100%。

(一) 神经病变

周围神经病变是糖尿病的常见并发症,可以波及 60% 的糖尿病患者,而高达 80% 的糖尿病足患者有周围神经病变。同时,与未截肢的糖尿病患者相比,糖尿病足截肢患者的周围神经病变较重。原因除了糖尿病慢性并发症与病程有一定相关性以外,更与糖尿病周围神经病变自身的特点有关。

随着糖尿病病程的进展,周围神经病变会逐渐累及感觉神经、运动神经以及自主神经。其中感觉神经的病变常表现为呈袜套样分布的感觉减退甚至感觉缺失,这使得机体对于浅表的疼痛、温度、压力以及深部的关节位置等感觉不敏感,从而使机体的自我保护机制下降,易造成烫伤、创伤等;而运动神经的损害与感觉神经的深感觉受损会导致肌肉萎缩、机体肌肉之间失衡,破坏足部的正常结构,产生受力的异常应力作用,对足部造成损害;自主神经的损伤则可以导致足部血流的调节障碍、足部出汗及温度调节的障碍,从而产生皮肤干燥、皲裂,皮肤的皲裂口则可以成为微生物入侵的一个重要途径,并发感染,从而加重糖尿病足的病情。其中夏科足作为主要由糖尿病周围神经病变导致的疾病,也是导致截肢的一个重要原因。

糖尿病周围神经病变的程度也与截肢有关,一般糖尿病神经病变的程度越高,足部的自我保护能力就越差,越容易受到损伤、产生溃疡、继发感染,从而病情恶化导致截肢。

（二）感染

从解剖上分析,足底共分为内侧、中央、外侧三个隔室,顶部都是跖骨和骨间筋膜,底部都是僵硬的跖腱膜。厚实的内侧肌间隔从跟骨内侧结节延伸到第 1 跖骨头,外侧肌间隔从跟骨延伸到第 5 跖骨,分别界定出内侧、中央、外侧隔室。大足趾的内侧肌位于内侧隔室。中央隔室包含有第 2 到第 4 足趾的内侧肌,以及各足趾的伸肌屈肌肌腱、内外侧足底神经和足底血管床。外侧隔室包含着第 5 足趾的内在肌。这样独特的解剖学结构使得足部感染的临床表现有一定的特点。

因为每个足趾的内在肌都限定于相应的隔室中,因为未经治疗的远端足趾趾骨感染会发展成为足底脓肿。而隔室内感染也会导致隔室内压力升高,进而损害毛细血管的血流,导致进展性的组织缺血坏死。并且由于间隔的顶部都是跖骨和骨间筋膜,因此深部的感染在足背几乎没有明显的异常,会导致治疗的延误。未治疗的进展性的感染（如蜂窝织炎）可以直接穿通内侧或外侧肌间隔导致感染的扩散,或者在肌间隔的跟骨汇聚点形成脓肿,导致不可挽回的截肢。

有报道称,感染是糖尿病足发展到截肢的重要诱因,其中皮肤感染是最为常见的诱因,如果患者同时存在严重的缺血常常可以导致患肢出现不可逆的临床损害,预后极为不理想。

有研究在分析了 436 例糖尿病足患者的检验数据后,发现观察组的超敏 CRP 和外周血白细胞及中性粒细胞百分比较对照组均增高。超敏 CRP 是炎症反应时肝脏分泌的可以预测感染程度和状况的急性时相蛋白,感染可以导致糖尿病足溃疡的创面水肿、渗出加重、减缓肉芽肿的生长速度,导致溃疡的愈合困难,从而大大加大了糖尿病足截肢的可能性。另有一个研究发现,细菌培养和药敏试验提示,糖尿病足的感染大多是混合感染,最常见的细菌分别有金黄色葡萄球菌、粪肠球菌、铜绿假单胞菌。而糖尿病足溃疡并发混合感染治疗不佳、病情进展而出现的坏疽,是可预测糖尿病足截肢的独立危险因素。这给我们提供了治疗和护理糖尿病足的重要依据。

（三）缺血

在糖尿病患者中,存在两种不同类型的血管病变。第一种是非闭塞性的微循环受损,即我们常说的微血管病变,特点是累及肾脏、眼底及周围神经的微小动脉和毛细血管,出现糖尿病肾病、视网膜病、神经病变等,这一类型的血管病变对于糖尿病足的发病有着重要的影响。第二种是大血管病变,特别是冠状动脉和周围动脉的粥样硬化性损伤,而从形态、功能上来看,糖尿病患者和非糖尿病患者的这种病变没有显著的差异。

考虑到糖尿病足和微血管病变的关系,所谓的糖尿病小血管病变的描述是并不准确的,因为这意味着这种微循环的阻塞性损伤是无法治疗的。前瞻性的解剖学和生理学研究已经证实,并不存在这种微循环闭塞性的病变。这使得血运重建治疗糖尿病足成为了可能。

除去微循环的阻塞性病变,有多种结构性和功能性的异常会导致微血管的损害。内皮功能障碍、对一氧化氮的反应性减低、单独的高血糖毒性、毛细血管内皮基底膜增厚等都会导致微血管的异常。除了微血管病变,糖尿病患者的下肢大血管病变也存在,且与非糖尿病患者不同,其阻塞部位常见于膝下动脉和胫动脉,而足动脉几乎都是开放的。

下肢血管病变是糖尿病足产生的最直接因素,也是糖尿病足截肢的最直接危险因素。不论是血糖水平控制较差、长期吸烟史还是长期高血压状态,都主要是通过加重下肢血管病变程度而导致严重的糖尿病足从而截肢。严重的下肢血管病变如动脉粥样硬化、血栓形成会造成管腔狭窄、闭塞,导致肢体远端缺血,这样造成了:①正常的组织不能获得足够的营养物质和氧气,不能正常地新陈代谢,从而产生功能障碍;②已经病变的组织不能及时地清除坏死物质和进行组织修复;③治疗的药物不能到达病变部位而使治疗效果不尽如人意;综上,下肢缺血会导致保护机制受损,从而易产生创伤和溃疡,更因为缺血导致创伤和溃疡的无法及时修复,容易被细菌趁虚而入并发感染。因此,严重的下肢血管病变既是糖尿病足的始动因素也是促进因素,而下肢血管病变程度也是一些临床研究用来评估糖尿病足严重程度的指标之一。而糖尿病足截肢患者与未截肢的糖尿病足患者相比,下肢血管病变程度有着显著性差异。大多数的糖尿病截肢患者的下肢血管条件都较为恶劣。

二、常见糖尿病足截肢的危险因素

感染、缺血、神经病变是糖尿病足截肢的三大诱因,但是除此以外还有很多与糖尿病足相关的因素。

1. 年龄 在2013年我国的涉及27个省、自治区、直辖市的第一次大样本糖尿病截肢者的多中心回顾性研究中,研究者将老年糖尿病足截肢组与中青年糖尿病足截肢组的临床资料进行比较,发现其中老年糖尿病足截肢者占有71.14%,中青年糖尿病截肢者仅占28.86%,由此可见糖尿病足截肢具有高龄化的特点。老年糖尿病足患者截肢发生率较高,主要有以下几点原因:①从病理生理学的方面来说,老年糖尿病患者动脉硬化率发生增高,体内激素水平也发生相应变化,组织代谢与损伤后修复能力下降,从而导致糖尿病足发生后转归较差;②从疾病背景的方面来说,老年糖尿病患者易合并冠心病、高血压病、感染等,这几种疾病均可增加糖尿病足截肢的风险;③从临床治疗的方面来说,老年性糖尿病足患者相对于中青年糖尿病足患者,更希望通过一次手术解除痛苦,对于功能的要求较低,对于截肢的接受度也较高,所以在其他条件均相同的情况下,更倾向于选择截肢。

2. 病程 在糖尿病病程的前5年,无论是1型糖尿病还是2型糖尿病,发生各种慢性并发症的几率很小,就算发生,程度也较轻。此后随着病程的延长,各项糖尿病慢性并发症,如糖尿病周围血管病变及糖尿病周围神经病变的发生率将大幅度增加,从而出现的糖尿病足及严重的糖尿病足导致截肢的几率也大大增加。不同的年龄段,病程长短也不一样。在上述的多中心研究中,老年糖尿病足截肢组的糖尿病病程平均120个月,而中青年组的病程平均96个月。研究显示,这种情况的出现主要是由于中青年组的血糖控制情况与老年组相比较差。

3. 吸烟 吸烟作为众多心脑血管疾病的危险因素,在糖尿病足截肢中也扮演重要的角色。在上述的多中心回顾性研究中,吸烟的患者在老年组占36.7%,在中青年组占48.0%,

均高于一般人群的吸烟率。有研究证明,吸烟是糖尿病血管和神经病变的独立危险因素。长期吸烟可加重糖尿病的周围血管病变,尤其是下肢血管病变,从而加速糖尿病足的进展,最终导致糖尿病足患者截肢。吸烟导致周围血管病变的机制主要有以下几点:①血管内皮功能不全是动脉粥样硬化发生的早期事件,对于后者的发生和发展具有始动和促进的作用,吸烟可以增加血管内皮细胞的氧化应激和血管内皮的凋亡,并且促进内皮黏附分子等的分泌,导致内皮迁移抑制等多种因素使血管内皮功能不全,从而加速动脉硬化。②吸烟可以导致血浆中 LDL-C 和甘油三酯的水平明显升高,HDL-C 的水平下降,游离脂肪酸水平上升,且因为一氧化碳与血红蛋白结合,导致红细胞携氧能力降低,红细胞代偿性增加,从而使血液黏滞度增高,促进 LDL 氧化,导致血管内皮受损和动脉硬化。③吸烟可以导致血液一氧化氮、前列腺水平降低,血栓素 B_2、内皮素水平增高,从而易导致血管痉挛、血小板黏附聚集,导致内皮依赖性血管舒张障碍。④尼古丁是血管收缩剂,长期吸烟可导致高血压,长期高血压病史可导致动脉硬化。因此,使糖尿病足患者戒烟也是防止糖尿病患者截肢的一项重要措施。

4. 性别　在以上大样本的研究中,老年糖尿病截肢组的男性患者占 63.3%,中青年糖尿病截肢组的男性患者占 74.8%,这说明男性的糖尿病足患者更可能出现截肢的风险。该研究分析,这种结果可能与男性人群的高吸烟率有关。此外的另一个研究认为,男性相对于女性糖尿病足患者的截肢率更高,这项研究认为,除了吸烟的因素以外,男性糖尿病患者较女性患者普遍血糖控制水平不佳,且男性患者需要承担较为繁重的体力劳动,下肢的耗氧量明显多于女性患者。临床上也出现过男性患者对于较小的溃疡没有给予充分的重视,患有糖尿病足后没有及时到医院就诊医治,从而导致糖尿病足病情的发展甚至恶化,错过了最佳的治疗时机,而且这种现象在临床上屡见不鲜。

5. 糖化血红蛋白水平　血糖水平作为糖尿病这一疾病的病理生理基础,也是导致糖尿病绝大多数并发症的重要原因,而控制血糖水平更是糖尿病治疗的重点工作。其中糖化血红蛋白水平是血糖控制情况的一项目前国际公认的指标,可以评价 8~12 周的血糖控制水平。有研究报道,血糖控制水平是糖尿病足住院患者截肢的独立危险因素,也有研究显示,入院 HbA1c 水平越高,糖尿病患者的预后越差。这可能与以下几点有关:①糖尿病的高糖毒性作用可以促进血管内皮细胞凋亡、抑制细胞生长,并且产生大量的终末糖基化产物,从而导致血管增生、狭窄,促进闭塞性动脉硬化。②高血糖还可以导致神经-血管屏障损害,导致神经组织的自身免疫性损伤,促进糖尿病周围神经病变。③长期的高血糖导致的血液高凝状态会影响血液与细胞的物质交换,从而干扰血管内皮细胞正常的新陈代谢,造成血管内皮细胞的损伤。在诸多的糖尿病足截肢的病例报道中,均重点提及患者的血糖控制水平,血糖水平控制较差者占大多数,甚至有的研究报道的全部病例中,所有患者的血糖水平均没有控制在较理想的范围内。此外有病例报道,因为老年糖尿病患者的症状不典型,病情隐匿,会出现在肢体手术后长期不愈甚至导致截肢的时候才发现隐匿的糖尿病病情。同时,血糖水平控制也是截肢患者伤口愈合的重要因素,血糖水平如果控制不好会导致截肢伤口迟迟不愈,甚至并发感染组织坏死导致二次截肢。

6. 高血压　医学研究早已证明,长期性的高血压状态是动脉粥样硬化确定的重要危险因素,而它导致的动脉粥样硬化不仅仅出现于如冠状动脉、颈部血管的大血管从而造成冠心病、脑卒中等疾病,后者也会常常出现于外周动脉如下肢动脉。对于糖尿病足的患者,长期的高血压状态会加重周围血管病变,加重患肢的缺血,加速糖尿病足的进展和增加糖尿病足截肢的可能。

7. 血脂水平　同高血压一样,高血脂是作为动脉粥样硬化的危险因素进而成为糖尿病足截肢的危险因素。2 型糖尿病常出现血脂代谢异常,特点是甘油三酯水平增高而脂蛋白水平降低,但是有研究发现,老年糖尿病足截肢患者的血脂大都处于正常范围或者更低水平。这主要是因为糖尿病足患者由于疼痛、抑郁以及糖尿病本身的饮食控制导致蛋白质摄入不足,且患者合并肝肾功能不全,导致蛋白的合成不足且排泄增加,伤口的愈合也需要消耗大量的能量,从而导致了糖尿病足患者营养不良,导致血脂水平降低。由此推断,虽然高血脂作为糖尿病足患者截肢的危险因素,但是在实际临床中的意义并不大。

8. 冠心病　冠心病作为血管粥样硬化在冠状动脉的重要临床病理结果,与严重的糖尿病周围血管病变有着相同的危险因素,在临床的发生上也有相关性。有研究显示,冠心病在糖尿病中的发病率为10%,但是在糖尿病足截肢患者中的发病率高达61.5%。虽然目前的数据并不能证明糖尿病足截肢与冠心病之间存在明确的因果关系,但是糖尿病患者出现冠心病可以当做严重糖尿病周围血管病变的一项警示,提醒我们警惕患者可能的截肢风险。

9. 低蛋白血症　有研究提示低蛋白血症是糖尿病足截肢独立的危险因素。低蛋白血症在老年糖尿病足患者出现的原因主要有:①糖尿病足患者由于疼痛、抑郁以及糖尿病本身的饮食控制导致蛋白质摄入不足;②合并肝功能不全,导致蛋白的合成不足;③由于糖尿病的肾脏损害,在糖尿病肾病的晚期血液中蛋白通过肾脏大量从尿液中排出体外;④免疫功能减退及代谢紊乱也会导致血液中蛋白水平的降低。低血清蛋白水平导致机体的低营养状态,导致糖尿病足溃疡、伤口愈合缓慢,甚至不愈合,从而加重病情导致截肢。另在一项研究中,截肢组的血红蛋白水平低于未截肢组,且经过多因素分析后证明血红蛋白是糖尿病足患者院内截肢的独立保护因素。糖尿病对血红蛋白损害的原因可能是氧化应激、内毒素中毒以及糖基化介导作用红细胞膜蛋白,延长了高血糖毒性对红细胞形态功能的破坏作用。贫血常常导致供血供氧不足、造成局部营养不足导致截肢。

作为糖尿病足的最终结局,截肢的发病率越来越高。缺血、感染以及神经病变作为糖尿病足截肢的三大诱因,应该受到较大的关注。除此以外,年龄、性别、病程等不可控因素在糖尿病足截肢中也发挥着一定的作用,但是戒烟、将血糖、血压、血脂控制在理想范围内等可控因素是我们更应该注意的。目前对于糖尿病足的肢体保全的研究也取得了非常大的进展,希望在不久的将来,截肢将不再成为糖尿病足最终的结局。

(张萌　杨丽红)

参 考 文 献

1. 付小兵. 糖尿病足及其相关慢性难愈合创面的处理. 2 版. 北京:人民军医出版社,2013.

2. Michael E. Edmonds, Alethea V. M. Foster, Lee J. Sanders. A Practical Mannual of Diabetic Foot Care. 2th ed. UK:Blackwell Publishing,2006.

3. 付小兵,李炳辉,谷涌泉,等. 糖尿病足及下肢慢性创面修复. 北京:人民军医出版社,2011.

4. 郎江明,魏爱生.糖尿病足临床研究图解.广州:广东科技出版社,2014.

5. 杨群英,薛耀明,曹瑛,等.糖尿病足溃疡的临床特点及危险因素分析.中国糖尿病杂志,2012,20(3): 189-191.

6. 王安宇,乔艺杰,魏良纲.溃疡微环境稳态失衡与糖尿病足.医学与哲学(临床决策论坛版),2010,31 (12):45-46.

7. Al-Rubeaan K,Al Derwish M,Ouizi S,et al. Diabetic Foot Complications and Their Risk Factors from a Large Retrospective Cohort Study. PLoS ONE,2015,10(5):e0124446.

8. Chantelau EA. Nociception at the diabetic foot,an uncharted territory. World J Diabetes,2015,6(3):391-402.

9. Duhon BM,Hand EO,Howell CK,et al. Retrospective cohort study evaluating the incidence of diabetic foot infections among hospitalized adults with diabetes in the United States from 1996-2010. Am J Infect Control,2016, 44(2):199-202.

10. Jeffrey M. East,Delroy A. Fray,Dwayne E. Hall. Chronic neuropathic ulcer is not the most common antecedent of lower limb infection or amputation among diabetics admitted to a regional hospital in Jamaica:results from a prospective cohort study. BMC Surg,2015,15(1):104.

11. Chantelau E,Richter A,Ghassem-Zadeh N,et al. "Silent" bone stress injuries in the feet of diabetic patients with polyneuropathy:a report on 12 cases. Arch OrthopTraumSurg. 2007,127:171-177.

12. Rogers LC,Frykberg RG,Armstrong DG,et al. The Charcot foot in diabetes. J Am Podiatr Med Assoc. 2011, 101:437-446.

13. Sohn MW,Lee TA,Stuck RM,et al. Mortality risk of Charcot arthropathy compared with that of diabetic foot ulcer and diabetes alone. Diabetes Care. 2009,32(5):816-821.

14. Armstrong DG,Todd WF,Lavery LA,et al. The natural history of acute Charcot's arthropathy in a diabetic foot specialty clinic. Diabetic Med. 1997,14:357-363.

15. Frykberg RG,Belczyk R. Epidemiology of the Charcot foot. Clin Podiatr Med Surg. 2008,25(1):17-28.

16. Rajbhandari S,Jenkins R,Davies C,et al. Charcot neuroarthropathy in diabetes mellitus. Diabetologia. 2002, 45:1085-1096.

17. Jeffcoate W. The causes of the Charcot syndrome. Clin Podiatr Med Surg. 2008,25:29-42.

18. Game FL,Catlow R,Jones GR,et al. Audit of acute Charcot's disease in the UK:the CDUK study. Diabetologia. 2012,55:32-35.

19. Ross AJ,Mendicino RW,Catanzariti AR. Role of body mass index in acute charcot neuroarthropathy. J Foot Ankle Surg. 2013,52:6-8.

20. Grenon SM,Gagnon J,Hsiang Y. Ankle-brachial index for assessment of peripheral arterial disease. N Engl J Med. 2009,361:e40.

21. Andrew B. The diabetic foot:Epeidemiology,risk factors and the status of care. Diabetes Vioce,2005,50 (special issue):5-7.

22. Obrosova IG,Li F,Abatan OI,et al. Role of poly(ADP-ri-bose)polymer-ase activation in diabetic neuropathy. Diabetes,2004,53:711-720.

23. 费扬帆,王椿,陈大伟,等.住院糖尿病足患者截肢率与截肢危险因素分析[J].中华医学杂志,2012,92 (24):1686-1689.

24. 曾文和,赖国民,甘尔惠.糖尿病足截肢危险因素分析[J].中国糖尿病杂志,2002,10(4):252-253.

25. 肖婷,王爱红,许樟荣,等.436例糖尿病足截肢相关因素分析[J].中华内分泌代谢杂志,2009,25(6): 591-594.

26. Pataky Z,Vischer U. Diabetic foot disease in the elderly[J]. Diabetes Metab,2007,33(Suppl 1):S56-65.

27. 沈艳军,毕会民.糖尿病足发生发展的危险因素〔J〕.中国老年学杂志,2012,32(6):1153-1156.

28. 赵波,贺西京,李晟.糖尿病足截肢(趾)32例临床分析〔J〕.中国骨伤,2008,21(7):546-547.

29. 马朋朋,张春林,苏峰.2型糖尿病患者糖尿病足截肢危险因素分析〔J〕.河北医药,2011,33(15):2251-2253.

30. Robbins JM,Nicklas BJ,Augustine S. Reducing the rate of amputations in acute diabetic foot infections〔J〕. Cleve Clin J Med,2006,73(7):679-683.

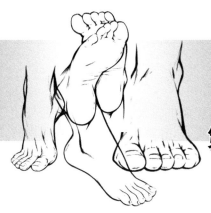

第三章　糖尿病周围血管病变与周围神经病变筛查

糖尿病足部溃疡发展的一个非常重要的相关因素是周围运动感觉神经病变,表现为对疼痛的敏感性、压力、温度和本体感受的下降,这导致对伤口或创伤的敏感性下降,4/5的糖尿病足溃疡是由于外部创伤逐渐积累而成。此外,由运动神经病变引起的肌肉萎缩,造成足部畸形如弯曲的脚趾和异常的步态,发展为胼胝和压力性溃疡。更严重的危害导致夏科足,这种进行性疾病表现为关节位移、病理性骨折和畸形。自主神经病变也会导致减少或完全缺乏汗液分泌,造成皮肤干燥,皲裂。周围血管性疾病也是一个重要的溃疡和截肢的危险因素,其结果造成周围动脉粥样硬化,导致远端动脉和小动脉的阻塞,阻碍血液流动和剥夺了组织供应充足的氧气、营养和维生素,影响溃疡愈合,最终可能造成坏疽。糖尿病患者坏疽的发生为一般人群的4倍,其发病率随年龄和疾病病程的增长逐渐增加。溃疡一般源于微小的、温和的和重复的创伤,如不适当地穿着鞋袜,甚至赤脚走路。大约70%～100%的患者溃疡前会有周围神经病变和不同程度的周围性血管病变的指征,感染很少被认为是溃疡的直接原因。然而,溃疡会增加截肢的风险。考虑到溃疡和截肢的高成本,无论是对个人还是社会,预防糖尿病足都有积极的经济效益。已经有证据表明,高于50%的截肢和溃疡可以通过早期诊断和治疗来预防。因此糖尿病患者应定期进行周围血管及神经病变的筛查。

第一节　周围血管病变筛查

一、糖尿病足动脉触诊

通过触诊足背动脉或胫后动脉搏动来了解足部大血管病变。检查时要注意,勿将检查者手指的动脉搏动当做患者动脉的搏动。当患者肢体动脉搏动微弱或不易扪出时,应施以不同程度的压力-浮取(轻按皮肤)、中取(稍微用压力)、沉取(压力较重些)。这样反复多次进行扪诊来确定动脉搏动的有无。如动脉搏动细微时,用手指重压扪诊,反而使动脉搏动消失,得出不正确的检查结果。四肢动脉搏动情况必须进行全面检查,不应忽视和遗漏,同时注意比较两侧肢体相对称部位的动脉搏动的情况。动脉搏动可分为:正常、减弱、可疑和消失。约50%的糖尿病患者不能触及足部动脉搏动,足部动脉搏动消失者应进行踝肱指数检查。

二、足表皮温度检查

红外线皮肤温度检查是一种简单、实用的评价局部组织血供的方法。常用于患处与健处的表皮温度对比。检查时患者应放松,在20~25℃的室温下,暴露肢体半小时后,用皮肤温度计对称性测定足趾跖面、足背面、足趾和小腿等部位的皮肤温度。正常时皮肤温度为24~25℃,下肢血管病变时,皮肤温度降低,如双下肢或足部皮肤温度不对称,相差≥2℃,提示温度低侧下肢血管病变。

三、足动脉多普勒超声检查

多普勒超声检查可快捷、无创性地发现股动脉至足背动脉的病变,可了解动脉粥样斑块的情况、内膜的厚度、管腔的狭窄程度、单位面积的血流量和血流的速度等,可对血管病变作定位和定量分析。配合血压计可测量各节段下肢的血压,可听诊足背动脉、胫后动脉血流声音,检查踝部、足趾血压,踝肱指数(ankle brachial index,ABI)。

(一)踝肱指数

踝肱指数(ABI)是通过测量踝部胫后动脉或胫前动脉以及肱动脉的收缩压,得到踝部动脉压与肱动脉压之间的比值,可用来评估周围动脉疾病严重程度和下肢血液循环情况,且简单易行。检查时,患者应放松心情仰卧,用12cm×40cm的气袖分别置于被测者两侧踝部及上臂,用多普勒听诊器协助测出足背或胫前动脉、胫后动脉及肱动脉收缩压,两者之比即为踝肱指数。

右侧臂-踝指数等于:

$$\frac{右足踝胫后、足背收缩压较高者(mmHg)}{左、右臂收缩压较高者(mmHg)}$$

左侧臂-踝指数等于:

$$\frac{左足踝胫后、足背收缩压较高者(mmHg)}{左、右臂收缩压较高者(mmHg)}$$

正常人休息时踝肱指数(ABI)的范围为0.9~1.3。在ABI低于0.8时着预示周围血管中度病变,低于0.5预示着周围血管重度病变。当ABI大于1.3则提示血管壁钙化以及血管失去收缩功能,存在严重的周围血管病变。

(二)足部血压

足部血压主要检测胫后、足背动脉血压及足趾血压。当踝部血压小于50mmHg或足趾血压小于30mmHg时,提示肢体存在严重的缺血。

(三)下肢动脉血流图

正常的外周动脉多普勒信号呈双向或三相:第1声,大而快速的收缩期前向血流;第2声,舒张早期较小的反向血流;第3声,舒张晚期小而平坦、低速的前向血流。

当血流信号呈低音调,单相时提示血管远端存在狭窄或闭塞;当多普勒信号消失则提示该段动脉闭塞。

四、经皮氧分压测定

经皮氧分压(transcutaneous oxygen pressure,$TcPO_2$)测定是将氧敏感电极置于检查

部位来测定局部组织氧分压,能可靠、准确、实时地检测,了解组织血液灌注情况,反映下肢局部血管皮肤微循环状态。使用经皮氧分压检测仪,用75%酒精擦拭皮肤,将电极固定于测定点的皮肤上,连接好电极后,对仪器进行定标,待仪器状态稳定后,开始测量 $TcPO_2$。

静息平卧时 $TcPO_2$ 大于等于40mmHg 提示血管正常;在20mmHg 到39mmHg 之间提示轻度缺血病变;小于20mmHg 提示重度缺血病变。

五、甲皱微循环检查

甲皱微循环是人体皮肤微循环的一部分,它在一定程度上可以反映人体全身微循环的状态,可直接观察到微血管中血流的状况,反映血管硬化程度。

检测方法:观察前,先让患者休息10分钟,室温在20~25℃,检查多选左手环指,嘱患者取坐位,手指与心脏同高并固定,用微循环显微镜进行观察,主要观察血管形态和血流。正常情况下,管袢清晰可见,排列规则,管径比较均匀一致;血流较快,呈粒线或虚线状。糖尿病患者的微循环改变主要有管袢扭曲、扩张、畸形,血流速度缓慢、淤滞摆动、絮状流或团块状流动。

六、下肢血管造影

下肢血管造影是了解下肢血管闭塞程度和部位,为截肢平面或血管旁路手术提供重要的依据。数字血管造影(DSA)优点是对比分辨率高,血管显示清晰,对比剂浓度低,剂量少,实时,动态功能检查,数字化信息存储。但检查本身可导致血管痉挛,加重肢体缺血。另外,如患者合并蛋白尿伴或不伴肾功能不全者,造影剂可能加重肾功能不全,应慎用,造影前应充分水化。

七、X 线检查

X 线检查可发现肢端骨质疏松、脱钙、骨髓炎、骨关节病变和动脉硬化,也有助发现气性坏疽时的软组织变化。

八、下肢血管成像

下肢血管成像包括磁共振血管成像(magnetic resonance angiography,MRA)、下肢血管CT 成像(CT angiography,CTA)。CT 检查可以更清楚地了解患者下肢远端的小血管发生病变的情况。

九、糖尿病视网膜病变检查

糖尿病视网膜病变是糖尿病最常见、最严重的微血管并发症之一,其发病率随糖尿病病程的发展而增加。早期阶段,糖尿病患者发生的异常组织氧合作用,首先引起微血管功能改变,并导致视网膜血管扩张。长期血管扩张导致微动脉瘤和血管结构上的改变:周细胞变性、基底膜增厚和内皮细胞增生。糖尿病视网膜病变的筛查主要用 PanOptic 检眼镜进行检查。

操作方法:①对焦,检查者通过医生视镜瞄准3m 左右一静止的物体,通过对焦轮进行调节,直至物体最清晰明亮为对焦成功。②调节光源,打开光源灯,通过滤光器转盘选择不同光源。常用为绿光。③测试位置调节,让患者眼睛直视前方,视线保持不变。检查者先将检眼镜与患者眼睛保持20cm的距离,手扶患者头部,检查者的视线角度略高于患者眼部15°~20°。通过检眼镜,检查者能看到从患者视网膜眼底反射出的一个小红点。④观察,慢慢跟着小红点移动近看患者的瞳孔,直至眼罩杯接触患者的眉下。检查者可上下左右移动视线,直至最佳视野效果,对患者眼底进行观察。

十、糖尿病肾病早期筛查

糖尿病肾病是糖尿病微血管并发症之一,糖尿病患者中有30%并发糖尿病肾病,发病隐匿,早期没有任何不适,但是一旦进入终末期肾病不仅治疗费用高,而且死亡率高。只有早期定期监测才能尽早发现并给予干预治疗,有效地控制糖尿病肾病的发展。目前筛查早期糖尿病肾病的方法是24小时尿微量白蛋白定量。正常人24小时尿微量白蛋白定量小于30mg。糖尿病患者半年内连续2次24小时尿微量白蛋白定量结果均在30~300mg之间,而且排除其他原因,提示早期糖尿病肾病。

第二节　周围神经病变筛查

糖尿病周围神经病变起病隐匿,发展缓慢,首发症状多为远端肢体可表现为手套-袜套样感觉障碍,感觉异常如麻木、蚁走、虫爬、发热及触电样感觉,对称性疼痛,疼痛性质为刺痛、灼痛、锐痛、痛觉过敏。运动神经受累时有不同程度肌力减退,晚期有营养不良性肌萎缩。长期发展可导致足部溃疡、坏疽,最终可致截肢,给患者造成了极大的痛苦,影响其生活质量,同时也带来沉重的经济负担。因此如果能够早期发现糖尿病周围血管病变,并采取积极合理的治疗措施,则可能减慢病情进展甚至逆转。

一、足外观检查

当足部皮肤干燥,汗液减少;脚趾间出现裂痕、龟裂、感染;足底变厚变硬、有皮屑、干燥、裂痕、龟裂;足部关节变形,如夏科关节;足部出现溃疡提示下肢存在周围神经病变。

二、触觉性检查

触觉检查主要是利用10g尼龙丝进行检查,是一种客观、简单的工具,在临床上主要用于筛查糖尿病足保护性感觉的缺失,是国际通用的评价神经病变的方法,可使其发现率达到40%以上。目前对于检测的位置、点数,多主张每侧足部检测10个点,每个点测三次,其中有一次假测。此法简单易行、重复性好、便于携带。

检测方法如下:①用纱布擦拭单纤丝的末端(检查完后需再次擦拭);②在正式检查前需要先向患者解释并演示10g单纤丝的检测过程;③将单纤丝首先在患者的敏感皮肤处(例如前臂内侧)测试,使患者明白测试时应有的感觉;④患者需要仰卧并闭上双眼;⑤告知患者当每次感觉到10g单纤丝接触到皮肤时说"是"并说明左脚还是右脚;⑥单纤丝一头垂直接触患者的检测部位,用手按尼龙丝另一头轻轻施压,正好使尼龙丝达到接近1cm的弯曲度,注意不要划伤患者的皮肤;⑦检测部位(图3-1);⑧每点的测试时间为1~2秒,两点测试时间间隔最少为2秒钟,以便使单纤丝恢复直的状态;⑨在两足10点重复上述检查,记录左足感

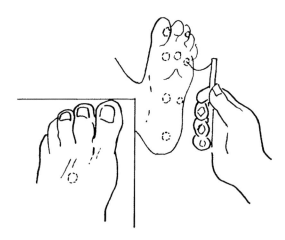

图 3-1　10g 尼龙丝足部检测位点示意图

知点及右足感知点结果。

注意事项:应随机选择 10 点的测量顺序,以减少患者猜测的误差;单纤丝不能在有病变、硬皮以及伤痕的部位检测。一根单纤丝每次最多能检查 10 个患者,使用后需静置 24 小时恢复。

结果分析:每个检测点三次有两次或两次以上感觉正确,为感觉正常;每个检测点三次有两次以上感觉错误,为感觉缺失。

三、足部痛觉检查

足部痛觉检查主要是检测患者有无疼痛及疼痛的程度。检查时嘱患者仰卧,放松。用 40g 压力针头刺患者足底第 1、第 3、第 5 趾腹部及跖底皮肤(图 3-2)。

当各个刺点能感觉到轻度疼痛且疼痛能忍受,则正常;如有感觉,但感觉不到疼痛或完全没有感觉,认为患者痛觉减退或消失;当轻触即能感觉到疼痛,难以忍受,则为过度敏感。当发现局部痛觉减退或过度敏感时,嘱患者比较与正常区域差异的程度。

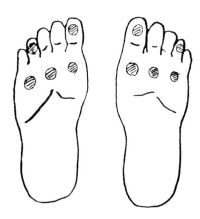

图 3-2　40g 压力针刺位点

四、温度觉检查

(一) 水杯法

让患者仰卧闭眼,放松,分别用盛有冷水(5 ~ 10℃)和热水(40 ~ 45℃)的水杯接触足部皮肤,嘱患者报告“冷”或“热”。当患者无明显感觉或感觉不出差异,则为温度觉消失。

(二) Tip-therm 法

用凉温觉检查仪,一端为金属(凉觉),一端为聚酯(温觉)。同样,让患者仰卧闭眼,放松,分别用两端垂直置于足部皮肤,询问患者“冷”“热”。当患者无明显感觉或感觉不出差异,则为温度觉消失。

五、振动感觉检查

振动觉是人体深感觉中的一种,它颇有助于疾病的诊断和定位。传统音叉一直被广泛应用在临床的振动感觉筛查中。音叉的检测更灵敏,是一种有效的筛查糖尿病神经病变的技术。

(一) 128Hz 音叉法

嘱患者仰卧闭眼,暴露双足。先将 128Hz 音叉放在患者手部(或肘部或前额),让患者感受一下音叉正常振动的感觉。敲击音叉,将音叉放到蹞趾远端第一关节突起的上方进行检查,询问患者有无振动,并说出消失的时间,同一部位检测 3 次,有 1 次音叉不振动。如果患者的蹞趾感觉不到振动,就在其他就近部位重复检查(如踝关节或胫骨粗隆处)。

振动觉正常,患者能感受到振动,能正确回答 3 次检查中的 2 次;振动觉减退,患者能正确回答 3 次中的 1 次;振动觉缺失,患者完全无振动感,3 次回答均错误。

(二) 振动感觉阈值检查

音叉检查对神经的检测只是一种定性的检查方法,振动感觉阈值检测则利用电流可以精确地控制振动刺激探头的振幅大小,从而对振动觉定量检查。振动感觉阈值检查已逐渐被广泛接受与采用。振动感觉阈值检查尤其适合大人群的筛查及感觉改变的纵向研究,因为它简单、无创、重复性好、患者顺应性好,特别是可将不同被检者、不同设备对检查结果的影响控制在一定范围内。

应用生物震感阈测量器(Biothesiometer)电子仪器检查患者的振动感觉阈值。

测试步骤:

1. 打开测试软件,输入患者的信息,包括姓名、性别、年龄、住院号等;

2. 患者要仰卧且闭上双眼;

3. 在正式检查前需要先向患者解释并演示振动感觉阈值的检查过程;

4. 打开仪器电源开关,检查前将输出旋钮旋至"0"位;

5. 将振动器的振动头垂直接触患者的足部非检查部位,并旋动控制钮,将振动大小从 0V 逐渐加大,使患者能正确感知振动。若患者足部感觉迟钝,可以先将振动头放置在患者掌心,以使其明白测试时应有的感觉;

6. 然后将振动头垂直接触测试软件指示的部位,再次旋动控制钮,将振动大小从 0V 逐渐缓慢调大,并让患者注意力集中到检查部位,当患者第一次感觉到振动时应当立即告知检查者,此时检查者按"RECORD"键记录此时的振动数值,接着按软件指示检查下一部位;

7. 按照同样的方法测得对侧足部的振动数值。

注意事项:在检查过程中,如果患者在某一点测得的阈值过高或者对振动感觉迟钝而使结果不确定时,需要重复检查两次以上。

结果:正常:结果小于 15V;临界:结果在 16V 到 24V 之间,可疑周围神经病变;异常:结果大于 25V,诊断为周围神经病变。

六、踝反射检查

踝反射检查是临床上糖尿病神经病变筛查的简单有效的方法,检查时嘱患者将足放在平面上,足背屈 30°~45°,或嘱患者跪在椅子上,足自然下垂,用叩诊锤轻敲患者的跟腱,以造成踝反射。

正常,轻叩即出现足趾下弹的反射;减弱,重叩才出现足趾下弹反射;消失,重扣仍无反射出现。

七、密歇根糖尿病神经病变筛查系统

密歇根糖尿病神经病变筛查系统(michigan neuropathy screening instrument,MNSI)是由一份包含 15 个问题的症状问卷和一份足部检查量表组成,症状问卷满分为 13 分,足部检查量表满分为 8 分,当症状问卷得分大于 7 分,足部检查量表得分大于等于 2 分时诊断的准确率较高,在国外大型的临床研究中均得出 MNSI 评分系统具有较高的准确率。该筛查系统分为两个部分:症状问卷和足部检查量表。

(一) 症状问卷

1. 您的下肢或足部有麻木感吗?
2. 您的下肢或足部曾经有过灼痛的感觉吗?
3. 您的双足有感觉过敏的现象吗?
4. 您的下肢或双足出现过肌肉痛性痉挛的现象吗?
5. 您的下肢或双足出现过刺痛的感觉吗?
6. 当被褥接触皮肤时您有被刺痛的感觉吗?
7. 当您淋浴时能清楚地感知水温的变化吗?
8. 您曾经有过足部溃疡吗?
9. 您的医师诊断过您患有糖尿病神经病变吗?
10. 您大部分时间会感觉到虚弱无力吗?
11. 您的症状在夜间是否会更加严重?
12. 您的下肢在走路时受过伤吗?
13. 您行走时能感觉到您的双足吗?
14. 您足部的皮肤会因为太干燥而裂开吗?
15. 您有过截肢或截趾手术史吗?

患者症状问卷得分越高则神经病变的可能性越大。

(二) 足部检查量表(表 3-1)

表 3-1　足部检查量表

体征	左侧			右侧		
	0 分	0.5 分	1 分	0 分	0.5 分	1 分
1. 足外观	正常	/	异常	正常	/	异常
2. 足溃疡	无	/	有	无	/	有
3. 踝反射	存在	减弱或亢进	消失	存在	减弱或亢进	消失
4. 踇趾振动觉	存在	减弱	消失	存在	减弱	消失
5. 尼龙单丝触觉	存在	减弱	消失	存在	减弱	消失

足部检查表评分由医师进行测评,得分最高为 10 分,当大于 5 分时则可诊断为神经

病变。

密歇根糖尿病神经病变筛查系统一般用于糖尿病患者的筛查,结果异常者需进一步进行周围神经病变的其他检查。

八、肌电图检查及神经传导电位检查

神经电生理检查是目前周围神经病变检查的金标准,其整个过程的检查是需要神经科大夫或内科专业大夫来完成。主要评估下肢腓肠肌神经,上肢尺骨神经及两者之间神经的诱发神经感觉的幅度和延迟,分别和混合计算腓端及中部神经动作电位的振幅、延迟和传导速度。当振幅、延迟和传导速度中任何一个参数超出正常值范围的 1% 至 99% 便可以被认为此神经异常。

第三节　足底压力测定

正常人的足底压力和分布存在一定规律,疾病状态下,足底压力会升高且分布异常。糖尿病患者外周感觉、运动、自主神经病变均与足底压力增高有关,糖尿病周围神经病变是糖尿病患者足底压力增高的危险因素;关节活动受限将导致行走过程中振动缓冲能力和足底高压区域的压力缓解和压力分布能力下降,也会导致足底压力增高;此外足畸形、胖胀,不合适的鞋、袜、鞋垫,足溃疡史等均会导致足底压力增高。足底压力异常增高是足部溃疡发生的一个早期预测因素,因此有效、客观地对糖尿病患者进行足底压力的检测,根据足底压力的影响因素对糖尿病患者采取有效的针对性保护措施进行预防,同时可以指导治疗,订做矫形辅具(鞋垫或鞋)对糖尿病足部溃疡进行治疗。

通过测定脚不同部位的压力,了解患者足部压力是否异常。足底压力检测仪是由多点压力敏感器的感应平板和装有记录分析软件的电脑连接组成,检测时为了测得自然步态下的足底压力,将感应平板放在薄垫下面,使患者无法判断感应平板的位置,让被检者脱掉鞋袜在感应平板上来回走动,通过软件扫描成像,在计算机上进行记录足底的压力数据,并得出足底压力分布直观图。

(陈谱　吴谦)

参 考 文 献

1. Feldman EL, Stevens MJ, Thomas PK, et al. A practical two-step quantitative clinical and electrophysiological assessment for the diagnosis and staging of diabetic neuropathy. Diabetes Care, 1994, 17:1281-1289.

2. Martin CL, Albers J, Herman WH, et al. Neuropathy among the diabetes control and complications trial cohort 8 years after trial completion. Diabetes Care, 2006, 29(2):340-344.

3. Pop-Busui R, Lu J, Brooks MM, et al. Impact of glycemic control strategies on the progression of diabetic peripheral neuropathy in the Bypass Angioplasty Revascularization Investigation 2 Diabetes (BARI 2D) Cohort. Diabetes Care, 2013, 36(10):3208-3215.

4. Herman WH, Pop-Busui R, Braffett BH, et al. Use of the Michigan Neuropathy Screening Instrument as a measure of distal symmetrical peripheral neuropathy in type 1 diabetes: results from the Diabetes Control and Complications Trial/Epidemiology of Diabetes Interventions and Complications. Diabetes Med, 2012, 29(7): 937-944.

5. 许樟荣,冉兴无.糖尿病足病规范化诊疗手册.北京:人民军医出版社,2015.

6. Antônio Homem do Amaral Júnior,Leonã Aparecido Homem do Amaral,Marcus Gomes Bastos,et al. Prevention of lower-limb lesions and reduction of morbidity in diabetic patients. RevistaBrasileira de Ortopedia,2014,Vol. 49(5):482-487.

7. M. A. Khalil,H. K. Kim,J. W. Hoi,et al. Detection of Peripheral Arterial Disease Within the Foot Using Vascular Optical Tomographic Imaging:A Clinical Pilot Study. Eur J Vasc Endovasc Surg,2015,(49):83-89.

8. Matthew P. Gilbert,DO,MPH. Screening and Treatment by the Primary Care Provider of Common Diabetes Complications. Med Clin N Am 99,2015,201-219.

9. Rathur H,Boulton AJM. The neuropathic diabetic foot. Nat Clin Pract Endocrinol Metab,2007,3:14-25.

10. Game FL, Jeffcoate WJ. Primarily non-surgical management of osteomyelitis of the foot in diabetes. Diabetologia,2008,51(6):962-967.

11. Li Q,Zeng H,Liu F,et al. High Ankle-Brachial Index Indicates Cardiovascular and Peripheral Arterial Disease in Patients With Type 2 Diabetes. Angiology,2015 Vol. 66(10):918-924.

12. Ndip A,Lavery LA,Lafontaine J,et al. High levels of foot ulceration and amputation risk in a multiracial cohort of diabetic patients on dialysis therapy. Diab Care,2010,33(4):878-880.

13. Rathur H,Boulton AJM. The neuropathic diabetic foot. Nat Clin Pract Endocrinol Metab,2007,3:14-25.

14. Boulton AJ,Armstrong DG,Albert SF,et al. Comprehensive foot examination and risk assessment:a report of the task force of the foot care interest group of the American Diabetes Association,with endorsement by the American Association of Clinical Endocrinologists. Diabetes Care,2008,31(8):1679-1685.

15. Jude EB,Eleftheriadou I,Tentolouris N. Peripheral arterial disease in diabetes - a review. Diabetes Med,2010, 27(1):4-14.

16. Lipsky BA. New developments in diagnosing and treating diabetic foot infections. Diabetes Metab Res Rev, 2008,24 Suppl. 1:S66-71.

17. 蒋娅,李亚洁,谢翠华,等.2型糖尿病患者足底压力影响因素研究[J].护理研究,2013,27,(12): 4004-4006.

18. 杨青,钱晓路,白姣姣,等.糖尿病患者足底压力的研究进展[J].护理研究,2009,1,23(12):3109-3112.

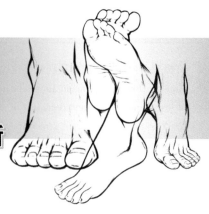

第四章 糖尿病足的诊断

糖尿病足是指因糖尿病周围神经(包括感觉神经、自主神经和运动神经)病变,和(或)下肢动脉粥样硬化引起周围小动脉闭塞症,或皮肤微血管病变以及细菌感染所导致的足畸形、足溃疡及足坏疽等病变。常常是神经病变、缺血和感染三种因素协同作用。诊断依据如下:①有糖尿病病史;②具备糖尿病足的特点:既往有溃疡、截肢、持续治疗等病史(包括血管重建);下肢远端神经异常;不同程度的周围血管病变;足部感染、溃疡和(或)深层组织破坏。感染的诊断应根据炎症的临床表现,而不仅仅依靠培养的结果。应在去除脓肿和坏死组织后,根据创面的范围和深度以及全身情况评价感染的严重程度。

糖尿病足的诊断要从病史、体格检查及辅助检查这三方面进行综合考虑,也可以对病情进行一个全面的评估,以更好地指导治疗,帮助患者尽快恢复健康。

第一节 病史采集

病史采集在疾病诊断及病情评估方面起到了最快捷、最省钱的作用,是非常关键的诊断步骤。那么关于病史的采集,我们要从哪些方面着手呢? 我们要注意什么问题呢? 病史采集的关键点是识别足溃疡形成的原因,溃疡的持续时间,程度和进展,治疗情况,血糖和血压控制,以往的外科治疗如血管重建手术、足的矫正或扩创手术等。

一、糖尿病病程及血糖控制情况

随着人们对糖尿病足的认识深入,发现糖尿病足是一组足部的综合征,不是单一症状。它至少应当具备如下要素:第一是糖尿病患者,第二是应当有足部组织营养障碍(溃疡或坏疽),第三是伴有一定下肢神经和(或)血管病变,三者缺一不可,否则就不能称其为糖尿病足。

糖尿病病程与糖尿病足溃疡的发生是否有直接的关系,各个报道不一致,一项回顾性的研究显示糖尿病病程是糖尿病足发生的一个危险因素,OR 值为 1.024(95% Cl = 1.011 ~ 1.063)。我国 2005 年《中国部分省市糖尿病足调查及医学经济学分析》一文共调查糖尿病足与周围血管病变患者 634 例,病程平均为 9.7±7.5 年,足病高发者多为糖尿病病程 11 ~ 20 年者,并且糖尿病病程越长,其发生糖尿病慢性并发症的可能性就越大,这些糖尿病慢性并发症又会影响糖尿病足的发生及预后。

多个研究结果显示糖尿病足与血糖的长期控制情况相关,因长期高血糖导致糖尿病性周围动脉粥样硬化,血管腔变窄并且致血栓形成,组织缺血、缺氧、代谢障碍,供血不足,导致发生溃疡坏死;长期高血糖造成血液高凝状态,并且长期血糖控制不佳还导致糖基化终末产物增多,血管内皮细胞受损,共同加速动脉粥样硬化。Moss等研究发现糖化血红蛋白每增加2%,溃疡的发生率增加1.6倍,截肢的发生率增加1.4~1.5倍。有时深部足感染患者常无发热及白细胞增多、中性粒细胞增多,或者血清炎症标志物急性明显升高,但这并不一定排除潜在重度感染,此时,血糖控制恶化可能是全身重度感染的唯一证据。

二、糖尿病慢性并发症

既往有无诊断为糖尿病慢性并发症,如糖尿病足、糖尿病周围神经病变、周围血管病变、糖尿病肾病、糖尿病视网膜病变等。或者有无糖尿病并发症的相关症状,如肢体麻木、瘙痒、发凉、感觉减退(尤其是夜间)、间歇性跛行、静息性疼痛、下肢水肿、视物模糊等。2005年一项由中国人民解放军第306医院牵头的调查发现,所有糖尿病足患者中约2/3的患者合并周围神经病,一半或将近一半的患者合并糖尿病视网膜病变、糖尿病肾病。

糖尿病下肢缺血具有的主要表现为早期缺血症状,足部麻木,皮肤发凉,仅在活动后有疼痛感,即为间歇性跛行;中期的代偿期,即足部静息痛;晚期的组织缺损,主要包括足部溃疡(甚至溃疡伴感染),足部部分组织坏疽(甚至坏疽且伴有感染)。周围血管病变是影响糖尿病足溃疡预后的最重要因素。除了上述症状外可以通过查体、简单的检查进行评估诊断,如皮肤颜色及温度、足背动脉搏动、踝肱比(ABI)测定。但是要注意由于缺血引起的静止性疼痛在糖尿病患者中可能会因为合并周围神经病变而消失,所以单纯的症状表现不足以全面评估。意大利有一科研小组对1107例糖尿病性下肢缺血患者进行了为期8年的前瞻性(多中心)研究,患者最终的结局是溃疡、截肢和死亡。决定糖尿病足溃疡预后的因素复杂,而早期有效的治疗决定预后,因此我们必须重视。

再者糖尿病患者的动脉硬化主要包括动脉粥样硬化和动脉中层硬化。前者所引起的缺血是由于动脉狭窄和阻塞引起;后者是动脉中层钙化使血管形成坚硬的管道。因此,动脉中层硬化不会引起缺血,但硬化的动脉严重干扰动脉血压的间接测量。微血管病变不是皮肤损伤的主要原因。

多个研究表明糖尿病患者的动脉硬化与非糖尿病患者相比具有以下特点:①更为常见;②发病年龄更小;③无性别差异;④多个节段发生病变;⑤病变发生在更远端(主动脉-髂动脉几乎不累及)。但是血管再通率和肢体获救率在糖尿病患者与非糖尿病患者之间无差别。

糖尿病性周围神经病变会导致肢体末梢的保护性感觉减弱或丧失及足部生物力学的改变等,使足部缺乏对有害刺激的保护,从而极易引起机械或温度的损伤;自主神经病变与糖尿病足的形成有关,自主神经病变导致的汗液分泌障碍,可使皮肤柔韧性降低,导致皮肤干燥、皲裂和感染。一旦下肢或足部皮肤受损,上述的病理生理改变又使伤口不易修复,感染难以控制,最后足部溃烂发展甚至截肢。多个研究结果显示10g尼龙丝实验是预测糖尿病足预后的独立危险因素。在一项研究中,回顾了112例重度糖尿病足感染患者,多因素分析确定了与足部感染相关的3个因素:以前截肢(OR 19.9);保护感觉丧失(OR 3.4);周围血管疾病——足动脉搏动减弱或ABI<0.8(OR 5.5)。

在第51届欧洲糖尿病学会(EASD)年会专题壁报第二场交流上,一项来自荷兰的研究主要告诉我们这样一个结果:糖尿病足合并视网膜病变的患者其截肢风险是不合并视网膜病变的糖尿病足患者的 2.2～2.4 倍。其实在临床上也会发现,糖尿病足合并有严重的微血管病变,如增殖期视网膜病变或者糖尿病肾病大量蛋白尿或者透析的患者,往往创面不易愈合。

三、糖尿病足病程演变

在了解了糖尿病及其并发症后,下面可以进行糖尿病足病程及演变过程的详细询问,此次糖尿病足发病有无诱因,如外伤、烫伤、穿不合适的鞋袜、赤足行走等,或者是自发性大疱破裂引起,或者是自发性的溃疡,足部溃疡是如何发展的。在院外就诊的过程如何,治疗效果如何。这些对我们诊断、评估病情及进一步的治疗提供重要线索。

临床上,患者主诉的糖尿病足的诱因有:鞋袜不适、外伤、烫伤、糖尿病大疱病、鸡眼、胼胝、嵌甲、足趾关节畸形如爪形趾、瘙痒等,国内有研究发现,在有明确诱因的患者中以糖尿病大疱病最为多见(11.3%),其他大部分为无明确诱因。而国外指南上指出鞋袜不合适可能是主要诱因。

在第 51 届欧洲糖尿病学会(EASD)年会专题壁报第一场交流的主题是"糖尿病足的评估",共有 8 位代表介绍了其各自研究组的最新研究成果。首先是来自丹麦的 Rasmussen 研究组,他们的研究旨在探讨影响门诊糖尿病足患者创面愈合的原因。在调整了年龄、性别、糖尿病病程、代谢控制情况及糖尿病并发症等以后,Rasmussen 研究组发现,患者延迟就医是独立的预测创面的唯一因素。这就提示我们:糖尿病足的及早就诊、早发现、早治疗对于预后非常重要。

糖尿病足感染的风险因素还包括:溃疡>30 天、足溃疡复发史、足部伤口创伤、赤脚步行史等,据报道足溃疡>30 天(OR 4.7);足溃疡复发史(OR 2.4);伤口的创伤病因(OR 2.4)。从未或尚未合并足溃疡患者很少发生感染。

如果出现以下症状提示可能即将发生肢体感染:

- 全身炎症反应的证据
- 感染快速进展
- 广泛坏死或坏疽
- 广泛瘀斑或瘀点
- 大疱,尤其是出血性
- 新发病伤口麻痹
- 疼痛超出临床结果比例
- 最近神经功能缺失
- 严重肢体缺血
- 广泛软组织缺失
- 广泛骨破坏,尤其是足弓/后足
- 适当治疗未改善感染

如果出现上述症状时,我们一定要警惕严重感染的发生,及时制订合适有效的治疗方案。

四、既往病史

既往有无高血压、冠心病、脑血管病、高血脂、慢性肾脏、失明或视力明显减退病史,有无截肢病史、有无下肢静脉曲张病史。有无结核、乙肝、梅毒、艾滋等感染史。有报道糖尿病足患者约有一半合并高血压,约 1/4 到 1/3 的患者合并心血管、脑血管或下肢动脉病变、血脂异常。所以在病史采集时需全面了解患者合并疾病情况,部分患者即使既往未诊断,我们也应该提高警惕,这一类人群在治疗时需采取综合治疗措施以降低心脑血管风险,如生活方式干预,控制血压、降脂、抗凝等方案。

多个研究报道下肢既往截肢是独立危险因素,相对危险度(OR)达到 19.9。

2012 年美国传染病学会糖尿病足感染的诊断和治疗临床实践指南中提出肾功能不全是升高糖尿病足部感染的风险因素,但是临床证据较少,一些研究追溯和报告少数病例,表明肾衰和 DFI 之间的关联。

五、个人史

有无吸烟、饮酒史,是否独居,是否赤足行走史。在第 51 届欧洲糖尿病学会(EASD)年会专题壁报第一场交流的主题是"糖尿病足的评估",共有 8 位代表介绍了其各自研究组的最新研究成果。后面的 4 项研究则主要展示了英国、新西兰、加拿大和奥地利四个国家,对于糖尿病足发生、溃疡愈合、下肢蜂窝织炎再住院以及足部溃疡复发的危险因素的真实事件的研究、或者长期的队列研究结果。这些研究共同展现了一个重要结果,那就是:吸烟者更容易发生糖尿病足,而且依从性较差,不愿意早期进行治疗,吸烟的糖尿病足患者的死亡率更高。同时,有溃疡病史的糖尿病足患者溃疡复发率更高,长期预后更差。这 4 项研究表明:吸烟对糖尿病足溃疡的发生、预后都有非常明显的影响。我国也有相关报道,一项调查显示糖尿病足患者中约 38.8% 患者吸烟。

因此,我们除了对糖尿病患者进行降糖、调脂、降压、抗凝、营养神经、改善血运以外,对于戒烟也必须更为重视。同时,还必须重视足溃疡愈合患者的康复指导、减压治疗,避免再次复发。

第二节 体格检查

临床上患者所描述的病情在某些时候与专业医生所看到的不一致,甚至大相径庭。例如,某患者只是说自己足部有些红肿,但是当医生检查足部时,可能会发现他的整个足部肿胀,发红,趾间多处溃烂,有脓性分泌物,当用探针探查时发现溃疡较深,需切开引流。所以通过体格检查,医生可以更直观地对患者的疾病进行认识评估,进一步更准确地诊断疾病。而且没有症状的糖尿病患者也不能排除糖尿病足,他们可能有无症状的周围神经病变,周围血管病变,溃疡前的体征,或者是已经存在小的溃疡。临床医生必须认真检查患者足部,包括平躺和站立位查体,并且需要对患者的鞋和袜子进行检查。临床医生应分 3 个层次评估糖尿病足部伤口患者:患者整体、患足或患肢、感染伤口。至少应该包括以下方面:

一、全身查体

包括生命体征、体重指数及肺部、心脏、腹部、神经系统等查体,全面评估患者全身情况。

生命体征可根据病情有不同的表现,但是,体温升高或明显降低、脉搏增快、呼吸增快、血压降低可能提示患者有严重炎症感染。

来自荷兰的 JolineBeulens 团队应用 SIMM 风险分类探讨了 2 型糖尿病人群溃疡与截肢的发生率与预测因素,体重指数(BMI,$OR=1.03$)预测溃疡与截肢的危险因素。尽管这不是新的发现,但该研究以大样本量(5000 余例)和长期观察(2 年)进一步证实糖尿病足危险因素是可预测的,也是可控的,提示加强糖尿病足控制可以从预防危险因素开始。

糖尿病足患者往往多合并其他疾病,心、肺、腹全身查体可帮助临床医生更好地了解患者整体情况,对病情的评估更全面。

二、专科查体

包括两个方面:患足或患肢、感染伤口。

(一) 皮肤:颜色、温度、水肿、干燥肿胀、皮损、水疱、足趾间有无软化或糜烂等

皮肤可出现瘙痒抓痕、干燥、无汗、肢端凉、水肿或干枯,常有色素斑及汗毛脱落;肢端肌肉萎缩、营养不良、张力差。

皮肤温度检查:温度觉的测定可分为定性和定量测定,定性测定可以很简单,如放杯温热水,将音叉或一根细不锈钢小棍置于水中,取出后置于患者不同部位的皮肤,检查与测试者的感觉比较即可;定量测定可以利用皮肤温度测定仪,这种仪器为手持式,体积小,其探头置于皮肤即显示温度,准确性和重复性均较好。

(二) 伤口(若有)

伤口尺寸、伤口深度、渗出、脓性分泌物(厚、白色不透明或血质分泌)、非脓性分泌物、红斑、硬结、触痛、疼痛、局部热感、坏疽等;

糖尿病足伤口的分类方法很多,Wagner 糖尿病足分级法,是由 Wagner 与 Meggitt 合作开发,也是第一种且仍应用最广泛方法。共分为 0 到 5 级:

0 级:指存在有发生溃疡的危险因素者,包括:①有周围神经病变、自主神经病变;②周围血管病变;③以往有脚溃疡病史;④脚畸形,如鹰爪足、夏科关节病;⑤合并有肿胀或"鸡眼";⑥失明或视力严重减退;⑦合并肾脏病变,特别是慢性肾衰竭者;⑧老年人或不能观察自己脚者,尤其是独居生活者;⑨感觉缺失者;⑩糖尿病知识缺乏者。

1 级:脚部皮肤表面溃疡,但无感染表现。溃疡好发于脚的突出部位,如脚跟部、脚或脚底部,溃疡多被肿胀包围。

2 级:表现为较深的穿透性溃疡,常合并有软组织感染,但无骨髓炎或深部脓肿。

3 级:深部溃疡常影响到骨组织,并有深部脓肿或骨髓炎。

4 级:表现为缺血性溃疡并坏疽,经常合并神经病变而无严重疼痛,坏死组织的表面可有感染。

5 级:坏疽影响到整个足部,病变广泛而严重,部分发展迅速。

临床上当怀疑糖尿病足感染时,医生应根据至少 2 个典型炎症症状或体征(红斑、热感、

触痛、疼痛、硬结)或脓性分泌物诊断感染。但是也有一些不典型体征,如坏疽、质脆或颗粒状的组织、非化脓性分泌物、恶臭的气味或者是经合适的治疗伤口未愈合的时候需怀疑是否有感染。决定糖尿病足结果的关键因素是伤口深度和累及的足部组织。但是我们在评估这些之前,需先清除坏死物质或胼胝,然后再轻轻探测伤口,揭开脓肿、窦道、异物,发现骨或关节受累证据。测量伤口面积和深度,连同蜂窝织炎程度和分泌物质量、数量。如有深部空间感染坏死,要求有经验的外科医生及时评估患者。最后,应根据面积、深度和全身感染判断感染严重性。DFI 和 DUSS 伤口评分比较复杂,但每项都经大型研究试验证实,具体需要关注的项目及评分如表4-1、表4-2。

表 4-1　糖尿病足感染伤口评分

项目	评定	得分
伤口指标[A]		
脓性分泌物	没有	0
	存在	3
其他体征和炎症的症状[A]	没有	0
非化脓性分泌物	轻度	1
红斑	中度	2
硬结		
触痛		
疼痛	重度	3
局部热感		
伤口尺寸[A]		
面积(cm^2)	<1	0
	1~2	1
	>2~5	3
	>5~10	6
	>10~30	8
	>30	10
深度(mm)	<5	0
	5~9	3
	10~20	7
	>20	10
暗破坏(mm)	<2	3
	2~5	5
	>5	8
伤口尺寸小计范围		3~28
DFI 伤口 10 项[B]得分总计范围		3~49
DFI 伤口 8 项[B]得分总计范围		3~43

　10 项得分:脓性分泌物、非脓性分泌物、红斑、硬结、触痛、疼痛、热感、面积、深度、暗破坏。8 项得分:没有化脓性与非化脓性分泌物。

[A]伤口指标和伤口尺寸定义,见参考文献。
[B]在预定类别之一中评估和排名每项。

表 4-2 IDSA 和国际糖尿病足工作组 DFI 分类

感染的临床表现	PEDIS 分级	IDSA 感染严重性
没有感染症状或体征,至少存在以下 2 项:• 局部红肿或硬结 • 红斑 • 局部触痛或疼痛 • 局部热感 • 脓性分泌物(厚、白色不透明或血质分泌)	1	未感染
局部感染,仅皮肤和皮下组织(没有深层组织累及,并没有下文所述的全身标志)。如果出现红斑,溃疡周长必须>0.5cm 至≤2cm。排除皮肤炎症反应的其他原因(如创伤、痛风、急性神经性骨关节病、腓骨骨折、血栓形成、静脉淤血)。	2	轻度感染
局部感染(如上所述),红斑>2cm,或累及比皮肤深的结构和皮下组织(如脓肿、骨髓炎、化脓性关节炎、筋膜炎)和没有全身性炎症反应标志(如下所述)	3	中度感染
局部感染(如上所述)伴≥2 以下 SIRS 标志: • 温度>38℃或<36℃ • 心率>90 次/分 • 呼吸频率>20 次/分或 $PaCO_2$<32mmHg • 白细胞计数>12000 或<4000 细胞/µl,或不成熟(团)形式≥10%	4	重度感染

注:$PaCO_2$,动脉血二氧化碳分压;PEDIS,灌注、程度/面积、深度/组织缺失、感染、感觉;SIRS,全身炎症反应综合征

若出现坏疽,根据坏疽的性质及临床表现可分为湿性坏疽、干性坏疽和混合性坏疽三种临床类型。

干性坏疽:多发生在糖尿病患者肢端动脉粥样硬化,或动脉血栓形成,致血管腔狭窄或阻塞,血流逐渐或突然中断,但静脉血及淋巴液回流仍然畅通,造成局部缺血,组织液减少。此时动脉受阻而静脉回流通畅,故坏死组织的水分少,再加上体表水分易于蒸发,致使病变部位干固皱缩,呈黑褐色,与周围健康组织之间有明显的分界线。由于坏死组织比较干燥,因此感染一般较轻。

湿性坏疽:常发生在肢端动静脉血流同时受阻,循环与微循环障碍,周围神经病变及局部感染时而发生。由于病变发展较快,炎症比较弥漫,故坏死组织与健康组织间无明显分界线,坏疽轻重可不一,浅表溃疡或严重坏疽、坏死都可能出现。局部常有红肿热痛、功能障碍,可有恶臭,严重者常伴有全身不适或毒血症、败血症等表现。

气性坏疽:见于气性坏疽杆菌侵入外伤伤口引起,发展很快而且后果严重,可有气体或无气体产生。潜伏期 6 小时~6 日,临床症状为胀裂样剧痛,伤口开始红肿,皮肤苍白,紧张发亮。随后伤处转紫黑色,出现有暗红液体的水疱,并且可流出恶臭液体。伤口内肌肉暗红肿胀,失去弹性,刀割不收缩亦不出血。后期出现包括毒血症在内的全身症状。

混合性坏疽:常发生在肢端某一部位动脉或静脉阻塞,血流不畅并发感染。其临床特点

是湿性坏疽和干性坏疽同时发生在一个肢端的不同部位。一般病情较重,坏疽面积较大,多涉及肢端大部或全足坏疽。

对于一个开放伤口,强烈建议进行骨髓探针检查(probeto-bone),如果这个患者是低风险的,那么探针检查阴性基本可以诊断为骨髓炎;但是如果是骨髓炎高风险的探针检查阳性,基本可以确诊骨髓炎的诊断,但临床上有时无无菌探针,我们也用无菌镊子或是消毒棉签进行检查。

(三) 骨/关节或骨性突出:畸形,如鹰爪趾、槌状趾、夏科关节病

夏科关节病是糖尿病引起的神经关节病变,过去认为国内少见,但现在看来并非如此。近年国内也有类似病例报道,然而我国的大样本的糖尿病合并夏科关节病的研究几乎没有。近年来我国糖尿病患病人数剧增、生存时间延长、并发症增多,今后我国夏科关节病患者会逐渐增多,如果能做到早发现、早诊断、早治疗,患者可避免严重溃疡和截肢风险。对于合并周围神经病变但周围供血良好的糖尿病患者,一旦出现足踝部肿胀,必须除外夏科关节病。MRI是最敏感的诊断该病的方法。

(四) 血管状态:足背动脉搏动、与体位有关的皮肤色泽变化(发红)

神经性溃疡多发生在足跟或者在骨性突出部位。缺血性或神经-缺血性溃疡多发生在趾尖或者足部的外侧缘。

对于糖尿病足患者,血管的评估至关重要。糖尿病合并下肢血管病变的患病率为20%~30%,伴糖尿病足部感染的高达40%。临床医生应检查每位患者的血管情况,触诊足背动脉、踝动脉、腘动脉搏动情况,有无搏动消失或减弱现象,提示可能存在周围血管疾病。有无静脉曲张等,静脉功能不全引起静脉回流不畅,可能导致下肢水肿,这样会加重糖尿病足感染。

也可行下肢体位试验:抬高下肢45℃,一般在30~60秒内可见足部皮肤明显苍白,肢体下垂后可见足部逐渐呈紫红色。静脉充盈时间在15秒以上,说明该下肢供血明显不足。

有研究报道,糖尿病足截肢组患者的血管病变及神经病变严重程度均高于非截肢组,而有血管病变的糖尿病足患者截肢平面较无血管病变以及只伴有神经病变者较高。

但是目前关于糖尿病周围血管病变仍没有标志性的症状或者体征可以准确地预示糖尿病患者的足部溃疡的预后。

(五) 神经病变:下肢针刺感或疼痛感

糖尿病足患者容易合并糖尿病周围神经病变,是糖尿病足的独立危险因素,来自中国的一项调查显示糖尿病足合并糖尿病周围神经病变的患者高达68%。所以评估神经病变也很重要,尤其是保护感觉丧失,虽有多种方法,可以选用压力测定(Semmes-Weistein10g 单丝)、振动觉测定(128Hz 音叉)、针刺位置觉(针刺)、轻触觉(棉花)、腱反射来评估患者皮肤感觉的情况(具体操作方法如图),以了解周围神经病变的情况。但使用10g 尼龙单丝(Semmes-Weinstein5.07)也许简单且好验证。

(六) 鞋/袜

检查鞋袜的正反面,如袜子有否明显的、粗糙的缝线接口、鞋内有否异物或突起,同时检查包括居家和外出的鞋袜。

2011 年糖尿病足管理和预防指南中对糖尿病足的诱因中明确指出：不合适的鞋是引起糖尿病足溃疡的最多见原因，甚至在单纯缺血性足溃疡也是常见原因，因此要非常仔细地检查患者的鞋子。

第三节 辅 助 检 查

我们可以进行多个辅助检查协助诊断糖尿病足，并通过检查结果指导治疗，改善预后。

一、实验室检查

（一）常规实验室检查

包括血、尿、粪常规、肝功、肾功、血脂、电解质等，一方面了解患者的一般情况，筛查有无其他合并疾病可能，另一方面指导治疗。通过这些常规检查，我们可以了解患者有无白细胞的升高，白细胞升高的程度如何，有无合并肝功能、肾功能受损，有无血清白蛋白水平降低，有无血脂紊乱、电解质紊乱，这些异常都会影响伤口愈合，我们要根据结果调整治疗方案，以便促进伤口愈合。

糖尿病足患者多合并血脂异常，我国一项调查显示糖尿病足患者约有 30% 合并血脂异常（中国部分）。

国内有文章报道提示低蛋白血症是糖尿病足截肢的独立危险因素。糖尿病足患者多合并严重的血管及神经并发症，并且免疫功能减退，蛋白质合成能力下降以及代谢紊乱造成的继发性营养不良，继而影响创面愈合，因此我们也要关注患者的营养状态，它对糖尿病足的预后有着重大影响。这项研究同时报道了截肢患者的血红蛋白水平显著低于未截肢者，经回归分析证实血红蛋白是糖尿病足患者院内截肢的独立保护性因素。原因可能为各种因素导致高糖毒性对红细胞功能形态的破坏作用延长了。同时贫血也会常常导致周围组织供血、供氧不足，造成局部营养不良导致截肢。

（二）糖化血红蛋白

糖化血红蛋白的水平可以反映近期血糖控制情况，较某点血糖能更好地反映患者近期血糖控制情况，但是糖化血红蛋白是否是糖尿病足的危险因素各报道不一致，如前述，国外有文献报道糖化血红蛋白升高 2%，溃疡及截肢的发生率均增高近 2 倍，但是也有学者有不同观点，Crawford 在 2015 年发表了一篇糖尿病足相关危险因素评估的文章，其中评估糖化血红蛋白每升高 1% 时对糖尿病足的预测价值，分析了三篇文章分别为 Crawford 2011、Monteiro-Soares 2010 和 Leese 2011，结果的 OR 各为 1.109（$95\% CI = 0.835 \sim 1.473$）、1.516（$95\% CI = 1.251 \sim 1.839$）、1.082（$95\% CI = 0.993 \sim 1.178$），三篇文献经过多因素及 Meta 分析后得出总的 OR 为 1.218（$95\% CI = 0.969 \sim 1.532$），异质性为（$I^2 = 79.8$）。国内也有报道显示糖尿病住院患者中有糖尿病足者与无糖尿病足者比较，糖化血红蛋白无统计学差异，且有文献报道糖尿病足患者糖化血红蛋白位于不同切点 7%、8%、9%、10%、11% 时，对糖尿病足患者进行 Wagner 分级无统计学差异。所以不能单凭糖化血红蛋白的高低来预测评价患者糖尿病足的发生及预后情况。

那么糖化血红蛋白应该控制在什么范围合适？

过去的研究已表明血糖控制情况即糖化血红蛋白是糖尿病微血管病变的危险因素，也有文献报道在糖尿病患者中糖化血红蛋白与冠心病、卒中以及颈动脉内膜中膜厚度表示的动脉粥样硬化以及下肢血管阻塞的发病率相关。比较著名的 ADVANCE 研究中，将强化组的糖化血红蛋白控制在 6.4%，对照组的控制在 7.0%，结果发现：强化组的糖尿病相关并发症的发生率整体降低了 10%，但是其中主要降低的是糖尿病肾病的发病率，大约降低了21%，然而大血管病变的发病率并没有明显减少；另一项著名的 ACCORD 研究将强化组的糖化血红蛋白控制在 6.4%，对照组的糖化血红蛋白控制在 7.5%，发现了相反的结果：随访5 年后，强化治疗组非致死性心肌梗死的发病率减少，心血管事件的死亡率增加了 22%。得出这样的结论可能与降糖方案及降糖速度有关，另外两组研究强化组患者低血糖及体重增加的比率较非强化组高，低血糖及体重增加所带来的副作用，可能会抵消严格血糖控制给大血管病变带来的益处。这就提醒我们在使用强化治疗时，除了看到它给微血管病变带来的好处，也应当注意它所带来的不良后果，如糖尿病患者全因死亡率、心血管疾病死亡率、肥胖及严重低血糖事件风险的增加。糖尿病足患者的血糖应控制在相对合适的范围，既不能太高以免影响伤口愈合，也不能太低，以免增加死亡率。除了结合患者本身血糖情况及是否患有心脑血管疾病外，还应结合患者年龄情况，因为相当一部分糖尿病足患者年龄较大，这时血糖也不能控制过于严格。

（三）感染相关指标检测

血沉、C 反应蛋白、降钙素原等可以一定程度上反映患者是否有足部溃疡感染及感染严重程度。提示全身性感染的实验室指标包括白细胞增多、白细胞分类左移、炎症标志物升高[如血沉（ESR）、C-反应蛋白（CRP）]。明显升高的血清学感染指标，尤其是血沉，提示可能有骨髓炎。近来降钙素原升高可用于各种细菌感染的辅助诊断，包括糖尿病足感染。甚至有两项糖尿病足溃疡患者前瞻性研究表明，降钙素原（报道的临界值分别为 17mg/L 和 0.08ng/ml）比我们传统使用的炎症标志物白细胞、血沉或 C-反应蛋白等感染临床证据的相关性更准确（IDSA 标准）。有研究发现，C-反应蛋白和降钙素原相结合可准确地鉴别临床感染溃疡的严重程度。目前已证明炎症标志物升高可预测临床治疗结果较差。炎症标志物还有另外一个重要的作用，还可能有助于确定糖尿病足感染控制或解除，可据此停用抗生素。有一项较大前瞻性观察研究指出，糖尿病足感染患者完成治疗 1 周后，CRP 水平升高（1 个标准差）是预测需要较低截肢的唯一独立危险因素。

但是临床上有很多，甚至重度糖尿病足感染患者，不出现典型的体温、白细胞计数或血沉升高。所以我们不能仅关注炎症标志物的高低，也要结合患者全身症状或体征进行判断。

（四）分泌物及血培养

分泌物和血培养不是每个糖尿病足患者都必须进行的检查，临床未感染伤口，除为确定流行病学定植生物体，很少需抗生素治疗，常不培养。然而对于临床感染伤口，可从正确伤口培养得到非常有用的信息，特别是对于慢性感染不愈合，或最近已使用过抗生素治疗的伤口，主要是可以更好地指导抗生素的选择。不必伤口培养的实例是最近没有接受抗生素治疗和耐甲氧西林金黄色葡萄球菌(MRSA)感染低风险的轻度感染患者,可预见此类感染完全由葡萄球菌和链球菌引起。确诊骨髓炎通常需要微生物学阳性和无菌地获得骨标本检查,尤其是在怀疑或者确定敏感的抗生素时更重要。

伤口培养和药敏结果对治疗来说至关重要,但是前提是我们要用正确的方法进行细菌培养,最好是在伤口清洗和清创后、开始抗生素治疗之前采集培养标本。采集培养标本的方法必须得当,要注意几点:①从几乎所有感染伤口获得适当的培养标本;②伤口清洗和清创后才能获得培养标本;③用无菌手术刀或皮肤刮匙(刮除术)刮得组织培养标本或溃疡清创物活检;④用消毒的针头和注射器吸取脓性分泌物;⑤需氧和厌氧培养(如可能,革兰染色)用无菌容器或适当介质及时传送标本。一定注意不要从未经清洁或清创的伤口获得培养标本,不能从擦拭或引流伤口获得培养标本。

虽然用无菌棉签在伤口上可以较快地取得标本,仅需要在溃疡或是窦道内转一圈,然而结果的准确性不高,而用皮肤刮匙或无菌手术刀片从溃疡刮取组织样本虽然更复杂,但结果更可靠。此外,许多临床微生物实验室与处理组织标本一样严格,不处理拭子标本,且只报告"混合皮肤菌群"或"分离未见金黄色葡萄球菌"。若要使用拭子标本,最好像 Levine 描述的,用棉签在超过 $1cm^2$ 的区域旋转,从伤口组织内压出液体,一些采用半定量技术数据支持临床选用培养拭子。其他可选择的伤口培养方法是用无菌针头和注射器抽吸脓性分泌物,或者对蜂窝织炎组织进行组织活检(常在床边用 4 ～ 6mm 穿孔设备或手术时切除获得)。有文献报道一些微生物实验室能确定每克组织有机体的定量计数,但目前很少用于临床工作。

用合适的方法取得标本后,如果运送方法不恰当,也可能造成结果的偏倚,所以必须采用适当的无菌运送方法,并且要尽快送到实验室,以便进行需氧和厌氧培养。另外指南也推荐分泌物革兰染色涂片(如有实验室可以进行),因为培养结果一般等待 2 ～ 3天,甚至 7 天,而革兰染色涂片可即时得到信息,有可能帮助选择最初的抗生素治疗方案。再者若培养结果为多种微生物时,革兰染色还可能证明占主导地位的是哪种,帮助制订抗生素治疗方案。最后,革兰染色涂片上出现多形核中性粒细胞表明感染(即相当于脓性分泌物)。

另外,临床上,大多数时候医生会根据患者病情在培养结果确定前即开始经验性应用抗生素,尤其是一些感染较重的患者,一项研究也表明通过标准化培养确定糖尿病足感染的微生物只占很小比例。近年来,国外报道采用了分子微生物技术协助确定微生物,分子微生物技术可测出更多生物体,且结果相当快,并且可测出病原体致病因子和抗生素耐药的基因编码,此信息可能有助于临床医生选择最佳的抗生素治疗方案,改善患者预后。还有一项回顾研究得出结论,慢性伤口分子诊断后伤口愈合时间显著缩短($P<0.05$),在偏爱或针对性抗生素治疗中,昂贵的"一线"抗生素使用减少。

二、影像学检查

(一)足部踝肱比或是踝趾比

血管病变对糖尿病足发生、发展及预后的影响至关重要,更客观地测试下肢血流灌注的检查是多普勒图像和脚趾趾端动脉压力评估。经皮氧分压测定和动脉多普勒超声检查可以证实解剖学的局部的血液灌注。这些无创的检查为开放的或者腔内的血管干预提供快速而可靠的信息。如果可能,可以用多普勒仪器检查动脉搏动形态,测量踝部血压和踝肱比。如果 ABI 在 0.9 ~ 1.3,TBI≥0.75 基本可以排除下肢血管病变。然而,因为动脉血管硬化,这些数据可能会有一些偏差。其他的检查,比如测量趾血压或者 $TcPO_2$ 可能会更准确。

在第 51 届欧洲糖尿病学会(EASD)年会专题壁报第一场交流的主题是"糖尿病足的评估",共有 8 位代表介绍了其各自研究组的最新研究成果。其中来自英国的 Manu 研究小组制订了 ABCDEF 血液灌注分类方法,利用趾肱指数(TBI)和经皮氧分压($TcPO_2$),将足部的血运情况分为 6 个级别,以更加细化血运情况数据。Manu 研究小组以 TBI≥0.7,$TcPO_2$≥40mmHg 为 A 组;随后 TBI<0.7,再分为 $TcPO_2$≥40mmHg,进行抬腿试验,没有压力下降为 B组,有压力下降为 C 组;对于 $TcPO_2$<40mmHg,进行吸氧试验,有反应组为 D 组,没有反应组中,10mmHg≤$TcPO_2$<40mmHg 为 E 组,$TcPO_2$<10mmHg 为 F 组。这种分类方法所采用的试验均为非侵袭性,对于临床判断创面的预后有着显著的帮助。另一位代表来自韩国。他的研究团队比较了糖尿病足慢性溃疡治疗在 8 周之后,愈合创面与未愈合创面的 ABI 和 TBI的变化。研究结果显示,ABI 在愈合组与未愈合组之间没有显著的差异,但 TBI 在愈合组明显高于非愈合组,提示 TBI 对于溃疡愈合的参考要优于 ABI。在临床工作中,我们也经常会发现 ABI 数值与临床不符,这两项研究提示我们,在进行足背动脉的触诊之余,结合 TBI 和$TcPO_2$进行分析也至关重要。

(二) 足部 X 线片

X 线检查是常用的糖尿病足影像学检查,因为其使用范围广并且相对低廉,所有新发现糖尿病足感染患者,为寻找骨异常(畸形、破坏),以及软组织气体和 X 线穿不透的异物,建议做患足部 X 线片。

X 线片在糖尿病早期主要表现为骨质疏松,骨皮质变薄,骨干变细,伴随病程的进展可能会出现骨质破坏、关节变形、脱位及病理性骨折,常并发神经性关节病、骨髓炎、化脓性关节炎。

X 线片可能提供糖尿病足感染患者软组织的一些信息,例如,存在 X 线穿不透异物、动脉钙化或软组织气体。X 线片可以显示动脉壁的钙化,具有一定诊断价值。如果出现软组织并发症,在 X 线片上可以表现为软组织肿胀、溃疡及积气等,但诊断的特异度及灵敏度都比较低。一旦出现阳性征象时,往往感染多较严重,甚至需要截肢。CT 在显示软组织损伤程度上优于普通 X 线。MR 是公认的显示软组织病变的最佳成像手段,其对早期病变诊断价值较高。

然而,平片主要用于确定是否有骨异常,最近的一项荟萃分析报道,特性曲线表明 X 线片仅中度有用,对骨髓炎诊断的敏感性 0.54、特异性 0.68。平片诊断骨髓炎敏感性的主要限制是皮层外观变化延迟,平片显示异常往往落后于临床病情进展情况,可延迟表现 1 ~ 2 周,甚至高达 1 个月。而骨髓炎发生 2 ~ 4 周后重拍系列平片可见到明显改变,此时灵敏性和特异性可能更高。若初始就诊时平片无异常,至少相隔几个星期重复拍片,仍未见骨异常,排除骨髓炎。骨髓炎 X 线片提示性典型变化为皮质侵蚀、骨膜反应、混杂透明和硬化,若出现上述表现,如果神经性骨关节病可能性很小,可以暂考虑为骨髓炎开始治疗,当然最好在获得适当的培养标本后,并进一步检查或监测 X 线片变化。在既定骨髓炎情况下,X 线提供的信息相当准确。除非另有证明,软组织溃疡下放射性明显的骨质破坏,临床医生应考虑代表骨髓炎。

因此,对于有外伤史、软组织肿胀、足部变形、溃疡等症状的糖尿病患者,X 线片是不可或缺的检查。若 X 线片未见异常,可根据患者情况,选择其他检查,比如 MRI 及下肢血管检查,进而明确患者是否有感染、缺血或血管狭窄等,以达到早诊断、早治疗的目的。

(三) 电子计算机断层扫描

虽标准电子计算机断层扫描(CT)扫描检测软组织异常、皮质破裂、骨膜反应、死骨残骸比 X 线片更敏感,但特异性较低,在糖尿病足的诊断及病情评估各方面的作用相对于磁共振稍差。

CT 血管成像(CTA)在协助诊断周围血管病变有一定价值,若有 MRA 禁忌证的患者可考虑进行 CTA 检查。最近国外的一项荟萃分析证明对于狭窄程度>50% 的下肢血管病变,CTA 诊断的灵敏度为 96%($95\% \, CI = 93\% \sim 98\%$),特异度为 95%($95\% \, CI = 92\% \sim 97\%$)。CTA 的实际应用价值是不可否认的,它有很多优点,较 MR 血管成像(MRA)检查速度快,空间分辨率高,可以评估置入支架的血管;并且 CTA 有强大的图像后处理功能,可以帮助进一步确定血管狭窄程度、分析血管内斑块。然而它也有一定的不足,如果患者下肢动脉硬化严重并出现管壁钙化,斑块较多时,应用去骨软件处理去骨时,钙化不易被去除,从而影响诊断,这时还需行 MRA、DSA 明确诊断。CTA 也存在一定的医学源性肾衰竭风险。

(四) 磁共振

足部磁共振(MRI)检查对糖尿病足诊断及评估有独特的优势:不仅可以早期诊断软组织及骨质异常,而且对病变的范围可以做出准确判断,从而为临床治疗方案的选择及评估提供可靠依据。2015 年 IMDGF 糖尿病足诊断及管理指南中明确指出,当需要进行进一步影像学检查时可以进行磁共振检查。

多个研究表明 MRI 是定义骨感染的最准确影像检查,MRI 检测糖尿病足骨感染的精度(即灵敏性和特异性组合)最大,有一项荟萃分析得出的特异性为 82.5%、敏感性 90%。但是前提是有专业知识及经验的影像科医生进行诊断。MRI 还可以帮助诊断软组织感染,包括发现硬茧及肿胀、窦道、深部组织坏死、脓肿等炎症变化。硬茧在 MRI 上表现为皮下脂肪层内斑片状 T_1WI 低、T_2WI 等低信号影,外周可伴包膜形成。肿胀在 MRI 上表现为 T_1WI 低信号、T_2WI 高信号,增强后若伴强化则提示为蜂窝织炎,而非单纯水肿。窦道在 MRI 上表现为管状 T_2WI 高信号影,但是需要多平面评估,单从横断面上管样结构易和脓肿混淆。脓肿也是表现为 T_2WI 高信号影(高于组织周围水肿),伴包膜强化。若怀疑深部脓肿或是骨髓炎 X 线片结果不能确定时,可行 MRI 检查,但是没有上述两项检查比较的正式的研究。糖尿病足骨髓炎(DFO)的 MRI 特点,包括受累骨 T_1 加权影像的信号强度减弱、T_2 加权和强化后影像信号强度增强。MRI 也可用于帮助确定所需手术干预类型。但是临床上 MRI 可能没有作为一线检查,原因主要有:费用高、解释 MRI 的肌肉骨骼放射学专业知识缺乏、有 MRI

检查禁忌等限制。

但是也不是所有患者均需进行 MRI 检查,若查体包括视诊和触诊或是 X 线片可以诊断,则不需行 MRI。

磁共振神经成像技术(MRN)是一项新的技术用于帮助诊断糖尿病周围神经病变,但是目前未在临床广泛应用,尚处于实验研究阶段。

(五) 放射性骨扫描

如果不能行磁共振检查,或是有禁忌证时可以进行血白细胞标记的放射性扫描或者 SPECT,或^{18} F-FDG PET/CT。灵敏性良好,但(尤其是骨扫描情况)特异性较低,几乎任何类型的炎症病情都导致摄取增加、消除异常缓慢。白细胞标记(^{99m}锝或^{111}铟)或粒细胞抗 Fab 片段(抗原结合片段,如硫索单抗)影像的整体准确性为 80% ~ 85%。血白细胞标记扫描和骨扫描结果结合似乎扫描精度最佳,但存在费力、费用高等缺点,特异性也不如 MRI。有研究表明常规骨扫描对糖尿病足参考价值不大。一些初步数据表明联合脱氧葡萄糖正电子发射断层扫描/电脑断层扫描(CT)(或 MRI),以及单光子发射 CT(SPECT)/骨和白细胞扫描 CT 可能发挥作用,但需要进一步研究证实其实用性。

(六) 下肢动脉血管造影

下肢动脉血管造影(DSA)是诊断血管病变的金标准,并且在造影时若发现问题可以同时行介入治疗。它的优点还有可以显示下肢动脉各个节段完整的血管树形态,准确显示血管闭塞部位、程度、范围及血流畅通情况,对细小血管的分辨率高。但是缺点是有创检查,且辐射量较大,有引发医源性肾衰竭的风险,更耗时并且耗费人力。但在许多情况下,如上述无创的 CT 和 MR 血管造影已经可以替代经典的血管减数造影。

(七) 彩色多普勒超声

彩色多普勒超声可以帮助确定血管狭窄位置及程度,并且同时评估血流动力学改变。对于协助诊断下肢血管病变有很大作用,灵敏度及特异度均较高,因价格较低,无辐射,重复性好,临床应用范围广。对于诊断困难的病例,超声造影可以补充。但是其也有一定局限性,若下肢动脉管壁钙化斑较多时图像易受钙化灶影响,对较细小动脉或是轻度狭窄时诊断较困难,诊断会有偏差。

另外高频超声可以显示周围神经形态、细微结构、走行及与周围组织关系,可能出现受累神经增粗、水肿,内部回声减低,且平行线结构消失,但仍需进一步大样本研究。

也有研究阐述超声诊断糖尿病足深部软组织感染的好处和诊断骨髓炎的可能好处,但无进一步报告。

(赵艳茹　侯鹏)

参 考 文 献

1. Lipsky B. A. 2012 infectious diseases society of america clinical practice guideline for the diagnosis and treatment of diabetic foot infections. Clin Infect Dis,2012,54(12):e132-173.

2. 王爱萍,陈寅晨,孙新娟,等. 中国糖尿病足部临床路径初探. 中华内分泌代谢杂志,2013,29(5):1-4.

3. Crawford F,Cezard G,Chappell FM,et al. A systematic review and individual patient data meta-analysis of prognostic factors for foot ulceration in people with diabetes:the international research collaboration for the prediction

of diabetic foot ulcerations(PODUS). Health Technol Assess,2015,19(57):1-210.

4. 吴护群,陈戈,卢汶. 糖尿病足的基础知识教育及防治. 实用心脑肺血管病杂志,2010,05:572-573.

5. Guyatt G. H. What is "quality of evidence"and why is it important to clinicians? BMJ 2008,336:995-998.

6. 谷涌泉. 糖尿病足诊治指南. 介入放射学杂志,2013,09:705-708.

7. Lipsky B. A. The value of a wound score fordiabetic foot infections in predicting treatmentoutcome:a prospective analysis from the SIDESTEPtrial. Wound Repair Regen,2009,17:671-677.

8. Lipsky B. A. IWGDF guidance on the diagnosis and management of foot infections in persons with diabetes. DiabetesMetab Res Rev,2016,32:145-174.

9. Prompers L. Highprevalence of ischaemia,infection and seriouscomorbidity in patients with diabetic foot disease inEurope. Baseline results from the Eurodiale study. Diabetologia,2007,50:18-25.

10. Prompers L. Predictionof outcome in individuals with diabetic foot ulcers:focus on the differences between individuals withand without peripheral arterial disease. The EURODIALE Study. Diabetologia,2008,51:747-755.

11. 李莎,吕丽芳,钟晓卫. 糖尿病足相关危险因素十年调查分析. 中国全科医学,2010,23:2539-2542.

12. Singh N. Preventing footulcers in patients with diabetes. JAMA,2005,293:217-228.

13. 周冬梅,李伟,汤正义. 糖尿病足患者糖化血红蛋白和脑钠肽,尿微量白蛋白的关系. 中国老年学杂志,2015,04:902-903.

14. Jeandrot A. Serumprocalcitonin and C-reactive protein concentrationsto distinguish mildly infected from non-infecteddiabetic foot ulcers:a pilot study. Diabetologia,2008,51:347-352.

15. Akinci B. Acute phase reactants predict the risk of amputation in diabetic foot infection. J Am PodiatrMed Assoc,2011,101:1-6.

16. Singh S. K. Detecting aerobicbacterial diversity in patients with diabetic footwounds using ERIC-PCR:a preliminarycommunication. Int J Low Extrem Wounds,2009,8:203-208.

17. Sotto A. Virulence potentialof Staphylococcus aureus strains isolated from diabeticfoot ulcers:a new paradigm. Diabetes Care,2008,31:2318-2324.

18. Wolcott R. D. Healing and healingrates of chronic wounds in the age of molecularpathogen diagnostics. J Wound Care,2010,19:80-81,272-278.

19. 李菁,王珏. 糖尿病足的影像学研究进展. 介入放射学杂志,2014,05:456-459.

20. Butalia S. Does this patient with diabetes have osteomyelitisof the lower extremity? JAMA,2008,299:806-813.

21. Dinh M. T. Diagnostic accuracy ofthe physical examination and imaging tests forosteomyelitis underlying diabetic foot ulcers:meta-analysis. Clin Infect Dis,2008,47:519-527.

22. Jens S. Diagnostic performance of computed tomography angiography and contrast-enhancedmagnetic resonance angiography in patients with critical limbischaemia and intermittent claudication:systematic review andmeta-analysis. EurRadiol,2013,23:3104-3114.

23. Kapoor A. Magnetic resonance imaging for diagnosing footosteomyelitis:a meta-analysis. Arch Intern Med,2007,167:125-132.

24. Loredo R,Rahal A,Garcia G,et al. Imaging of the diabetic foot diagnostic dilemmas. Foot Ankle Spec,2010,3(5):249-264.

25. Palestro CJ. Nuclear medicine and diabeticfoot infections. SeminNucl Med,2009,39:52-65.

26. Schweitzer ME. ACR Appropriateness criteria on suspectedosteomyelitis in patients with diabetes mellitus. J Am Coll Radiol,2008,5:881-886.

27. Basu S,Chryssikos T,Houseni M,et al. Potential roleof FDG PET in the setting of diabeticneuro-osteoarthropa-

thy:can it differentiateuncomplicated Charcot's neuroarthropathy fromosteomyelitis and soft-tissue infection? Nucl MedCommun,2007,28:465-472.

28. Nawaz A. Diagnostic performance of FDG-PET,MRI,and plain film radiography(PFR)forthe diagnosis of osteomyelitis in the diabetic foot. Mol Imaging Biol,2010,12:335-342.

29. Heiba S. I. The optimizedevaluation of diabetic foot infection by dual isotope SPECT/CT imaging protocol. J Foot Ankle Surg,2010,49:529-536.

30. 程娟,陈亚青. 超声诊断糖尿病周围神经病变. 中国医学影像技术,2011,27:1035-1038.

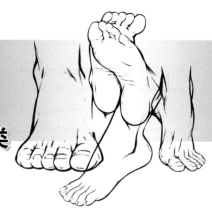

第五章 糖尿病足分级分类

第一节 糖尿病足分级

糖尿病足病变是可以防治的。处理糖尿病足的目标是预防足溃疡的发生和防止、延缓缺血性血管病变以及避免截肢。动脉阻塞加重到一定程度就不可避免地需要截肢。但是，通过加强对有危险因素的足的预防性的保护，这种截肢可以避免或者被推迟。糖尿病足溃疡感染评估能够帮助判断肢体是否能够保留、患者有无生命危险。及早地作出正确的糖尿病足分级分类的诊断以及合理的治疗非常重要。

有研究表明，糖尿病患者截肢中至少有50%是属于可以防止的。但是，包括一些内分泌专科医师在内的相当多的医务人员对糖尿病足溃疡的了解还不够。

作为一名合格的临床医生，应分3个层次分别评估糖尿病足部伤口患者：患者整体、患足或患肢、感染伤口。可根据至少2个典型炎症症状、体征或脓性分泌物诊断感染。最后，根据面积、深度和全身感染进行分级分类。

糖尿病足部伤口感染具有复杂性和迅速恶化的可能性，所以临床医生必须迅速、细致、反复评估患者。为了确定糖尿病足部伤口患者感染程度、微生物病因、伤口发病机制和生物力学、血管或神经系统异常等诱因，通过3个层次进行评估：患者整体→患足和患肢→伤口。初步评估还应包括患者社会状况和心理状态，可能影响患者依从性从而影响伤口转归。

首先是评估患者整体，提示全身性感染的实验室指标包括白细胞增多、白细胞分类左移、炎症标志物升高。感染的全身症状和体征包括发热、畏寒、精神错乱、出汗、厌食、血流动力学不稳定和代谢紊乱。接下来是检查四肢和足部，尤其是高弓足和夏科关节、爪形趾、锤状趾、踇滑囊肿或胼胝等足畸形的评估。生物力学改变可能易患足部伤口，妨碍伤口愈合。同时，血供评估至关重要。下一步是评估伤口。因伤口定植微生物，必须临床诊断感染，而不是微生物学诊断。决定糖尿病足部伤口感染结果的关键因素是伤口深度和累及的足部组织。

恰当地评估溃疡程度，包括溃疡深度、感染和缺血，是有意义的，可减少误诊。神经性溃疡可以在床旁清创，覆盖湿性敷料和减轻局部压力；可以利用支具、特制鞋子和特制的矫形鞋进行治疗。一半以上的糖尿病足患者诊断时已经有感染。因为感染会直接导致截肢，确定感染的存在十分必要。感染的诊断依据是至少存在两个以上的症状或有脓性分泌物。感染的诊断可以应用美国感染学会（IDSA）或者国际糖尿病足病组（IWGDF）标准（见表4-2）。

轻度感染的足病患者很少需要住院。中度感染包括：溃疡深度在皮肤下软组织、周围炎症大于2cm。中度感染合并肢体缺血和门诊治疗无效者常常需要住院。严重感染包括白细胞增高、糖代谢异常或者发热。最新的IDSA《指南》对严重感染的定义是局部感染加上全身系统的感染表现。大部分糖尿病患者的全身感染表现为发热、呼吸困难、恶心、呕吐和糖代谢严重异常。

缺血可能增加感染的严重性,而且存在关键部位缺血常使感染严重。全身性感染有时可能伴低血压、神志不清、呕吐等其他临床表现或酸中毒、重度高血糖、新发氮质血症等代谢紊乱证据。

合格的临床医生,应考虑到糖尿病患者任一足部伤口可能发生感染。感染的证据包括典型炎症体征(发红、热感、肿胀、触痛或疼痛)或脓性分泌物,也可能包括其他或次要体征(如非化脓性分泌物、易碎或变色肉芽组织、伤口边缘破坏、难闻气味)等。应选择糖尿病足国际工作组(IWGDF)或 IDSA 等经过验证的分类方法,分析感染种类,帮助确定病例的类型、严重性。DFI 伤口评分可在研究中定量鉴别。多数已公布的分类方法,感染评估为广泛伤口分类的一部分。这些分类方法各自用途不同,没有使用共识。如 Meggitt-Wagner 和 SINBAD(部位、缺血、神经病变、细菌感染和死亡)等分类,主观地将感染只分为有或无两类,没有最终定义,故实际使用价值有限。常用糖尿病足分类方法和伤口评分方法的主要特点简要总结如下:

一、Wagner 分级系统

Wagner 与 Meggitt 合作开发,是第一种且仍应用广泛的糖尿病足伤口经典分类方法。共分为 6 级,用 0 级(溃疡前或后)~5 级(整个足部坏疽)评估溃疡的深度和感染、坏疽表现。所有类型感染最终分为 3 个等级(深伤口脓肿、关节败血症或骨髓炎),描述了糖尿病足的范围程度(表 5-1)。

表 5-1 糖尿病足的 Wagner 分级法

分级	临床表现
0 级	有发生足溃疡危险因素的足,目前无溃疡。
1 级	表面溃疡,临床上无感染。
2 级	较深的溃疡,常合并软组织炎,无脓肿或骨的感染。
3 级	深度感染,伴有骨组织病变或脓肿。
4 级	局限性坏疽(趾、足跟或前足背)。
5 级	全足坏疽。

发生溃疡高度危险因素为:周围神经和自主神经病变、周围血管病变、以往有足溃疡史、足畸形(如鹰爪足、夏科足)、胼胝、失明或视力严重减退、合并肾脏病变特别是肾衰竭、独立生活的老年人、糖尿病知识缺乏者和不能进行有效的足保护者。对于这些目前无足溃疡的患者,应定期随访、加强预防教育,以防止足溃疡的发生。

具体表现及分级处理如下:

1. 0 级(坏疽前期) 这一期的表现是皮肤还没有开放性病灶,还没有破溃,但已有肢端供血不好,皮肤发凉、怕冷,肢体麻木、刺痛,感觉迟钝或丧失,脚趾或脚的畸形,一般认为 0 级是高危足期,最容易发生坏疽。凡发现以上高危足表现,均应引起高度重视,加强足部检查和局部护理。保持足部清洁,血行畅通。可每天按摩足部皮肤,改善局部血液循环。

2. 1级(坏疽初期)　这期皮肤有开放性病灶,已形成小的表浅溃疡。若肢端供血尚好,创面较小,应尽早逐渐清除溃烂组织,有利于溃疡愈合。若下肢供血不足,并发症较多,应选用胰岛素和抗生素积极控制糖尿病及感染,待肢端供血得到改善,再做清创处理。由于溃烂还没有波及深部组织,在这个时期是非常关键的,及时发现且处理得当,病灶可消除,处理不当使得病灶蔓延扩大,甚至有截肢的危险。

3. 2级(轻度坏疽期)　感染已侵入到深部肌肉组织,常有多发性脓灶,蜂窝织炎及窦道形成,细菌容易沿着肌肉间隙蔓延,造成足底足背贯通性溃疡。已形成脓肿者,应切开引流,保持引流畅通,但避免挤压或过分冲洗,以免感染沿肌间隙蔓延扩大。若出现较多的坏死组织,采取蚕食的方法逐渐清除。

4. 3级(中度坏疽期)　深部感染进一步加重,肌腱韧带受到破坏,蜂窝织炎融合形成大脓腔,脓性分泌物及坏死组织增多。对局部脓肿应及早切开排脓;对口小腔大的坏疽应扩大切口,保持引流通畅;对局灶性或少数足趾干性坏疽,应在与健康组织分界清楚后,手术清除。

5. 4级(重度坏疽期)　严重感染已造成骨质破坏、骨髓炎及骨关节病变,或已形成假关节,部分指趾或部分手脚发生湿性或干性严重坏疽,一般病情较重,可有高热,全身不适。对疑有厌氧菌感染或窦道较深,脓性分泌物较多者,局部可敞开创面,高压氧舱或红外线照射。对干性坏死的处理是:干性坏死与健康组织分界清楚后,可自足趾基底切除。

6. 5级(极重度坏疽)　足大部分或全部感染或缺血导致严重的干性坏疽,肢端变黑好像木炭,或从脚趾、脚心一直溃烂到脚跟,形成大脓腔,同时常波及深关节及小腿,在这一阶段溃烂、坏疽最为严重,应在严格控制血糖、感染的基础上,考虑截肢手术。

0级皮肤无开放性病灶。表现为肢端供血不足,颜色发绀或苍白,肢端发凉、麻木、感觉迟钝或丧失,肢端刺痛或灼痛,常伴有足趾或足的畸形等(图5-1)。

1级肢端皮肤有开放性病灶,如水疱、血疱、鸡眼或胼胝,冻伤或烫伤及其他皮肤损伤所引起的浅表溃疡,但病灶尚未波及深部组织(图5-2)。

2级感染病灶已侵犯深部肌肉组织。常有轻度蜂窝织炎、多发性脓灶及窦道形成,或感

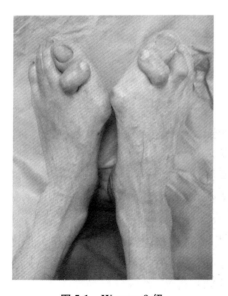

图5-1　Wagner 0 级

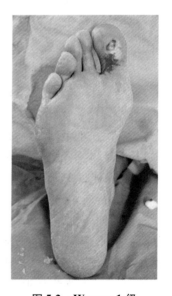

图5-2　Wagner 1 级

染沿肌间隙扩大,造成足底、足背贯通性溃疡或坏疽,脓性分泌物较多,足或指趾皮肤灶性干性坏疽,但肌腱韧带尚无破坏(图5-3)。

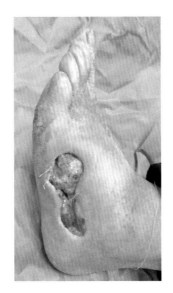

图5-3　Wagner 2 级

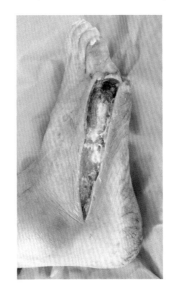

图5-4　Wagner 3 级

3级肌腱韧带组织破坏。蜂窝织炎融合形成大脓腔,脓性分泌物及坏死组织增多,足或少数足趾干性坏疽,但骨质破坏尚不明显(图5-4)。

4级严重感染已造成骨质破坏、骨髓炎、骨关节破坏或已形成假关节、部分足趾或部分手足发生湿性或干性严重坏疽或坏死(图5-5)。

5级足的大部或全部感染或缺血,导致严重的湿性或干性坏疽,肢端变黑,常波及踝关节及小腿(图5-6)。

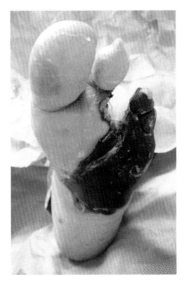

图5-5　Wagner 4 级

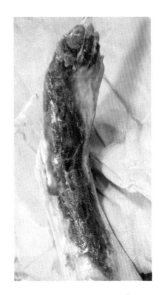

图5-6　Wagner 5 级

Wagner 分级是经典的分级方法,是国内常用的分级方法之一,该分类方法以解剖学为基础,可以反映溃疡和坏疽的严重程度,但缺点是不能反映糖尿病足的病因学,很难区别坏疽是由缺血还是感染造成,而且无法体现糖尿病足的自然病程,仅仅在 4、5 级提到坏疽这个缺血最严重的表现,大多数溃疡都在 2～3 级之间,缺乏特异性;对治疗方案的指导有限,对预后判断没有说明。

二、Texas 分级系统

合理地对糖尿病足溃疡感染状态进行评估能够帮助判断肢体是否能够保留、患者有无生命危险。在 Wagner 分级的基础上,需要评估溃疡的程度、感染的病原菌等。美国 Texas 大学的 Lavery 等人对 360 例糖尿病足和下肢溃疡的医疗记录作了标准化评估,包括病变深度、感觉性神经病变、血管病变和感染。首次评估 6 个月后进行复查,以了解患者是否接受了截肢手术,并提出了 Texas 分级系统(表 5-2)。

表 5-2　Texas 大学糖尿病足分级分期方法

分级	分期
1 级,溃疡史	A 期,无感染和缺血
2 级,表浅溃疡	B 期,有感染
3 级,深及肌腱	C 期,有缺血
4 级,深及骨、关节	D 期,感染缺血并存

如患者溃疡为 1 级 A 期则为高危患者,2 级 B 期则是有感染的浅溃疡。任何分级的 B 级提示有感染,处于 C 期说明溃疡的原因是缺血。深的溃疡同时存在感染和缺血(D 期)预后差。

其研究发现糖尿病足患者的截肢率随溃疡的深度和分期的严重程度而增加,比如非感染、非缺血的溃疡,随访期间无一截肢。与溃疡未深及骨组织相比,若溃疡深及骨组织,截肢率高出 11 倍;感染缺血并存,截肢率则增加近 90 倍。该分级系统结合分级和分期,对于病变的深度、感觉性神经病变、血管病变和感染作了标准化的评估,与 Wagner 分级相比,考虑了病因与程度两方面因素,更有描述性。Texas 分级系统适用于科研,在判断预后方面优于 Wagner 分级系统。但缺点是忽视了对糖尿病足高危人群的预防,未考虑溃疡面积、周围神经病变等因素。

三、S(AD)SAD 分级系统

该分级由 Macfarlane 提出。S(AD)SAD 是足溃疡 5 个关键点的缩写:范围(面积与深度)[size(area and depth)]、脓血症(sepsis)、动脉病变(arteriopathy)、神经病变(denervation)。

评分如下:

面积:无破损 0 分,<1cm² 1 分,1～3cm² 2 分,>3cm² 3 分。

深度:无破损 0 分,表浅溃疡 1 分,累及肌腱、关节囊、骨膜 2 分,累及骨或关节 3 分。

脓血症:无 0 分,表面 1 分,蜂窝织炎 2 分,骨髓炎 3 分。

动脉病变:足背动脉搏动存在 0 分,减弱或一侧消失 1 分,双侧消失 2 分,坏疽 3 分。

神经病变:针刺感存在 0 分,减弱 1 分,消失 2 分,夏科骨关节病 3 分。

Treece 等用该分级系统对 300 名糖尿病足患者进行半年的前瞻性研究,发现溃疡面积、深度、动脉病变指标都可以独立预测患者预后。S(AD)SAD 分级系统将大小(面积、深度)、败血症(感染)、动脉疾病和去神经支配 5 种参数进行了细分,每点分为 4 个等级,建成一个半定量量表。感染分为没有、浅表、蜂窝织炎、骨髓炎,考虑因素较为完善且精确而复杂。比 Texas 法分级更适合于统计研究,但却不能区分足坏疽是由于缺血还是感染造成。

四、PEDIS 分级系统

国际糖尿病足工作组为实验研究而提出的一种分级方法,PEDIS[血液灌注(perfusion),溃疡大小(extent),溃疡深度(depth),感染(infection),感觉(sensation)]是国际糖尿病足工作组为实验研究而提出的一种分级方法。

分级如下:

血流灌注:1 级,无下肢血管病变症状和体征(足背动脉搏动可触及或踝/肱动脉压在 0.9~1.1);2 级,有下肢血管病变症状,无严重缺血(踝/肱动脉压<0.9,足趾收缩压>30mmHg 或经皮氧分压在 30~60mmHg);3 级,严重缺血(踝部收缩压<50mmHg 或足趾收缩压<30mmHg)。

大小:用创面两最大垂直径的乘积来计算。

深度:1 级,表浅溃疡;2 级,深及真皮至皮下组织;3 级,深及骨和(或)关节。

感染:1 级,无感染;2 级,感染到皮肤和皮下组织,至少有以下 2 项(水肿或硬结、围绕溃疡的红斑直径 0.5~2cm、局部压痛、局部皮温高、脓性分泌物);3 级,红斑>2cm 加以上感染征象中的任一项或感染比皮肤和皮下组织深;4 级,有全身症状。

感觉:1 级,无感觉缺失;2 级,保护性感觉缺失。

PEDIS 分级系统是基于灌注、范围、深度、感染及感觉 5 个因素进行细分等级,其中的深度是溃疡不愈合的重要标志,周围神经病变、感染与溃疡不愈合相关。PEDIS 分级系统的考虑因素与 S(AD)SAD 分级系统大致相同,该分级系统借助多项实验室检查使分级更为客观,尤其在感染和缺血这两项上做了客观准确的描述,其缺点是没有对溃疡大小进行描述。

五、简单分级系统

由英国的 Edmonds 和 Foster 等提出了一种简单易记的糖尿病足分级方法,其分级如下(表 5-3):

表 5-3　简单分级系统

分级	临 床 表 现
1 级	低危人群,无神经病变和血管病变
2 级	高危人群,有神经或者血管病变,加上危险因素,如胼胝、水肿和足畸形
3 级	溃疡形成
4 级	足感染
5 级	坏疽
6 级	无法挽回的足病

简单分级系统根据足病的自然过程,在区分神经性病变和神经-缺血性病变基础上进行,可依此选择治疗方法。1~2级主要是预防,3~5级需要积极治疗。3级神经性溃疡患者需要支具和特制鞋;4级患者需要静脉用抗生素,缺血患者需要血管重建;5级患者需要应用抗生素和外科处理,缺血患者需要血管重建。该分类方法简单,对高危人群也有关注,而且便于记录患者每次就诊时的分级情况,从而监测足病的进展情况,如溃疡愈合的时间和感染情况,预防溃疡复发。简单分级系统能够清楚地区别糖尿病足的神经病变和神经缺血性病变,旨在构建糖尿病足护理框架,简单实用,有利于根据患者危险程度制订管理和预防措施,进行分层管理。

六、DEPA 评分系统

约旦 Jordan 大学医院足科提出了 DEPA 评分系统。DEPA 代表4个参数:(D)溃疡深度(the depth of the ulcer),(E)细菌定植范围(the extent of bacterial colonization),(P)溃疡修复状态(the phase of ulcer healing),(A)相关潜在病因(the associated underlying etiology)。

评分如下:

深度:皮肤层1分,软组织层2分,深及骨3分。

细菌定植:污染1分,感染2分,感染坏死3分。

溃疡状态:有肉芽1分,炎性反应2分,不愈合3分。

病因:周围神经病变1分,骨畸形2分,缺血3分。

用总分对溃疡分级:<6分为低级,7~9分为中级,10~12分或湿性坏疽为高级。研究发现,随 DEPA 评分增高,溃疡不愈合与截肢的风险性增加。DEPA 评分系统特点是,先进行溃疡评分再分级,从而预测预后,并采取相应的治疗。但该分级系统未涉及溃疡面积、部位等重要方面,故在评估足部预后因素上不完整。

七、Strauss 分级系统

该分级系统由 Strauss 和 Aks-enov 提出,简单实用且预后判断十分明了(表5-4)。

表5-4　Strauss 评分系统

参数	最好(2分)	一般(1分)	差(0分)
伤口基底外观	红	白、黄(或薄而无波动感的痂)	黑(坏死、湿性坏疽及有波动感的痂)
面积(包括潜行、空洞和坑道)	小于患者拇指指纹面积	介于拇指指纹面积与患者拳头之间	大于患者拳头
深度(包括探针探及的最深处)	皮肤或皮下组织	肌肉和(或)肌腱	骨和(或)关节
感染	定植	蜂窝织炎和(或)边缘浸渍	脓毒症
血液灌注	可触及足背动脉搏动	多普勒脉搏(三相或双相波形)	无时相或不可触及动脉搏动

根据总分可将伤口分成 3 种:8~10 分正常;4~7 分是问题伤口,需进行清创、制动等,及时正确治疗大多数预后佳;0~3 分是无效伤口,几乎都需要截肢。此分级的特点是先对溃疡进行评分,再对溃疡进行分级,把各项评估因素通俗化、客观化,可以相对简便有效地选择治疗方案。根据 Strauss 分级系统评分,可对能否保肢进行初步筛选,再结合系统全面地询问病史和临床检查,从而进行科学评估,选择合适的治疗方法。在疗程中可少走弯路,减少患者不必要的医疗开支,同时延缓或避免截肢。Strauss 分级可较为准确地判断预后,适用于临床各级医院住院患者。但其缺点是此分级里很多参数太主观,难以把握统一标准及准确性。

八、糖尿病溃疡严重评分系统

该评分系统于 2006 年由德国蒂宾根大学 Beckert 等提出。

评分标准:

足背动脉搏动消失 1 分、存在 0 分;

探测到骨 1 分,未探测到 0 分;

足部溃疡 1 分,足趾溃疡 0 分;

多发溃疡 1 分,单发溃疡 0 分,

最高分是 4 分。该评分系统根据的是伤口创面修复阶段的具体特点,首次把足趾和足部溃疡,单发、多发溃疡分开。Beckert 等对 1000 例患者进行 1 年的前瞻性研究,发现随着分数增高,大截肢的比例从 0%(0 分)增加到 11.2%(3 分),每升高 1 分愈合率减少 35%。有研究发现软组织感染和伤口愈合之间没有显著相关性,虽然高风险群体更倾向感染;该分级廉价、简单、实用;能较准确地预测糖尿病足溃疡患者的预后,及时建议患者接受专科治疗,比较适合门诊及基层医院使用。

2008 年美国糖尿病协会的糖尿病指南在糖尿病足分级方法中指出,理想的糖尿病足分级系统应简单,能预防、判断预后,对指导治疗有帮助且便于交流。伤口的评价应包括周围神经病变、周围血管病变、软组织和骨感染、溃疡深度、面积、部位、足结构等的检查,到目前为止,尚无广泛认可的分级方法,每种分级方法各有特点,因此,应针对不同目的选择分级方法,若以研究为目的可选用复杂精确的分级;若只是用于临床,则应选择简便有效的分级。

第二节　糖尿病足分类

糖尿病足部病变的病变基础是溃疡和坏疽,为萎缩性病变。局部可出现红、肿、热、痛等典型的炎症表现,同时,患者的血糖控制较困难,当感染严重时还可出现发热等全身症状。目前公认糖尿病足的病因是由下肢神经病变、下肢血管病变和感染三种主因构成的,神经病变和血管病变是糖尿病足发生的基础,感染是促发因素。故其临床表现可不同,病变可以是单一的,也可能是混合的。

正确的分类与分级有助于选择合适的治疗方法和判断糖尿病足的预后。

一、根据病因分类

国内糖尿病足溃疡主要是神经-缺血性,单纯的神经性溃疡很少见。最常见的足溃疡的部位是前足底,常为反复遭到机械压力所致,由于周围神经病变引起的保护性感觉的缺失,患者无法感觉到这种异常的压力变化,不能采取相应的预防措施,发生溃疡后并发感染,溃疡难以愈合,最后发生坏疽。神经性溃疡常见于反复受压的部位,如跖骨头的足底面、胼胝的中央,常伴有感觉的缺失或异常,而局部供血是好的。缺血性溃疡多见于足背外侧、足趾尖部或足跟部,局部感觉正常,但皮肤温度低、足背动脉或胫后动脉搏动明显减弱或消失。因此,足溃疡和坏疽是神经病变、压力改变、血循环障碍、并发感染等多种因素共同作用的结果。

(一) 神经性溃疡

造成足部损害的病理是基础神经病变。有神经病变的足可有两种后果:神经性溃疡和神经性关节病。神经病变错综复杂,可通过以下两种机制造成足部溃疡:

感觉系统的神经病变:表现为敏感性的丧失,这种对疼痛等刺激的麻木容易使足部受到外力的伤害。

运动性神经病变:发生的直接原因在于糖尿病足的形态学和功能的改变,促使脚底面的反常压力的发展。因神经病变在病因上起主要作用,血液循环良好。这种足通常是温暖的,麻木的,干燥的,痛觉不明显,足部动脉搏动良好。

以神经病变为主的糖尿病足部病变的临床特征有:

1. 感觉缺损程度与病变不成比例。
2. 角质层增厚、皲裂和溃疡形成,特点是足底部溃疡的形成。
3. 足内肌肉萎缩,足趾变形。
4. 足部的触觉、痛觉和振动感消失或减退,反射消失。
5. 足部触温,可出现静脉充血和水肿。
6. 足背动脉搏动存在,无足部缺血的临床表现。

(二) 神经-缺血性溃疡

这些患者同时有周围神经病变和周围血管病变。其重要发病因素是下肢动脉闭塞性病变,病变更加广泛,影响的血管往往是多部位、多节段,以小血管病变为主,并有微血管病变。使足部的营养、药物供应都减少,容易发生溃疡、坏死,感染不易控制,甚至造成肢体丧失。这类患者足边缘部有溃疡或坏疽,足背动脉搏动消失,足是凉的,可伴有休息时疼痛。

(三) 缺血性溃疡

单纯的缺血所致的足溃疡,无神经病变,此类患者比较少见。其临床特征有:

1. 病变局部疼痛明显,为干性坏疽,病变可局限于足趾或足跟,可伴有广泛浅表感染。
2. 足温低,当足抬高时可出现足部苍白,受压迫时可出现青紫。
3. 足部萎缩、消瘦,趾甲增厚,汗毛稀少。
4. 外周动脉搏动减弱或消失。
5. 外周动脉充盈缓慢。
6. 可出现其他缺血性病变的临床症状。

7. 感觉神经和腱反射轻度减弱或正常。

表 5-5　神经病变性足与缺血性足的鉴别要点

鉴别要点	神经病变性足	缺血性足
病史	高血糖,多发性神经病变足底感觉异常(尤其夜间明显),麻木	吸烟,冠心病,高血压,高脂血症,间歇性跛行
视诊	皮肤组织呈粉红色,角化过度,有水肿趋势,肌肉和骨骼变形	皮肤萎缩,呈青灰色
触诊	皮肤干燥温暖,足部动脉搏动有力	前足部/足趾冰凉,无足动脉搏动
病变特点	受压部位的无痛性损伤	疼痛性损伤,无感觉缺失,并有肢体末端其他缺血异常
基础诊断	踝部压力指数>0.9,振动觉减低	踝部压力指数<0.9,振动觉正常

二、根据性质分类

糖尿病足坏疽是一种慢性、进行性、波及大、中、小及微血管的疾患。糖尿病自主神经病变可使微循环动静脉短路大量开放,导致大量血流经动静脉短路回流,而正常毛细血管血流减少,加重组织缺氧、缺血及营养障碍。同时,多伴有周围感觉神经病变,如神经功能障碍,出现下肢麻木、刺痛、灼热感等症状。自主神经病变往往造成运动感觉障碍,引起触觉、温觉、痛觉迟钝甚至消失,使组织受损不易被患者发觉,伤口极易发生感染,出现溃疡及坏疽。同时,糖尿病患者白细胞功能不全,使糖尿病足坏疽感染难以控制,溃疡难以愈合。

糖尿病足坏疽以湿性坏疽较多见,主要由于血管病变使下肢缺血,但尚未完全阻塞所致。干性坏疽主要见于大血管阻塞,使累及的肢端供血中断、营养缺乏而致。可行具体的肢端检查来判断坏疽性质。

(一)湿性坏疽

临床所见到的糖尿病足多为此种类型,约占糖尿病足的75%。多因肢端循环及微循环障碍所致,主要表现为皮肤损伤,感染化脓,常伴有周围神经病变,病灶轻重不一,局部常有红、肿、热、痛,功能障碍等典型炎症反应,开始可能为很轻的损伤或浅表溃疡,由于处理不当或不及时,可发展到严重坏疽,全身不适或高热不退,甚至毒血症、败血症而危及生命。具体分期如下:

1. 湿性坏疽前期(高危足期)　常见肢端供血正常或不足,局部水肿,皮肤颜色发绀,麻木,感觉迟钝或丧失,部分患者有疼痛,足背动脉搏动正常或减弱,上述表现常被患者忽视。

2. 湿性坏疽初期　常见皮肤水疱、血泡、烫伤、冻伤或胼胝等引起的皮肤浅表损伤和溃疡,分泌物较少。病灶多发生在足底、足背等部位。

3. 轻度湿性坏疽　感染已波及皮下肌肉组织,或已形成轻度的蜂窝织炎。可沿肌间隙蔓延扩大,形成窦道,脓性分泌物增多。

4. 中度湿性坏疽　深部感染进一步加重,蜂窝织炎融合形成大脓腔,肌肉肌腱及韧带破坏严重,足部功能障碍,脓性分泌物及坏死组织增多。

5. 重度湿性坏疽　深部感染蔓延扩大,骨与关节破坏,可能形成假关节。

6. 极重度湿性坏疽　足的大部或全部感染化脓、坏死,并常波及踝关节及小腿。

(二) 干性坏疽

糖尿病患者的足部干性坏疽较少,仅占足坏疽患者的5%。主要表现为皮肤或指趾甚至脚的部分变黑,坏死,疼痛感觉已消失。多因糖尿病患者肢端动脉及小动脉粥样硬化,血管腔严重狭窄所致;或动脉血栓形成,致使血管腔阻塞,血流逐渐或骤然中断,但静脉血流仍然畅通,局部组织液减少,导致阻塞动脉所供血的远端肢体的相应区域发生干性坏疽,其坏疽的程度与血管阻塞部位和程度相关。较小动脉阻塞则坏疽面积较小,常形成灶性干性坏死,较大动脉阻塞则坏疽的面积较大,甚至整个肢端完全坏死。

1. 干性坏疽前期(高危足期)　常有肢端动脉供血不足,患者怕冷,皮肤温度下降,肢端皮肤干枯、麻木、刺疼或感觉丧失,间歇跛行或休息疼,多呈持续性。

2. 干性坏疽初期　常见皮肤苍白,血疱或水疱、冻伤等浅表干性痂皮。多发生在指趾末端或足跟部。

3. 轻度干性坏疽　足趾末端或足跟皮肤局灶性干性坏死。

4. 中度干性坏疽　少数足趾及足跟局部较大块干性坏死,已波及深部组织。

5. 重度干性坏疽　全部足趾或部分足由发绀色逐渐变灰褐色,继而变为黑色坏死,并逐渐与健康皮肤界限清楚。

6. 极重度干性坏疽　足的大部或全部变黑坏死,呈木炭样,部分患者有继发感染时,坏疽与健康组织之间有脓性分泌物。

(三) 混合性坏疽

糖尿病患者混合性坏疽较干性坏疽稍多见,约占糖尿病足患者的18%。因肢端某一部位动脉阻塞,血流不畅,引起干性坏疽,而另一部分合并感染化脓。主要表现是湿性坏疽和干性坏疽的病灶同时发生在同一个肢体的不同部位,即两种性质的坏疽同时存在。这种坏疽一般病情较重,溃烂部位较多,面积较大,并常涉及大部或全脚溃烂,感染重时可有全身不适,体温及白细胞增高,毒血症或败血症发生。肢端干性坏疽时常并有其他部位血管栓塞,如脑血栓、冠心病等。

三、其他分类法

糖尿病足奚氏临床新分类法:奚九一教授根据糖尿病患者皮肤、神经、肌腱、血管及趾骨等组织的不同变性,将其分为5大类型。

(一) 皮肤变性皮损型

表现为水疱、浅溃疡、皲裂、鳞痂、跖疣或胼胝性溃疡、甲癣。

(二) 肌腱筋膜变性坏死型(筋疽)

1. 急性发作期　患足呈实性巨趾、肿胀,张力较高,无波动感。局部色红、灼热,逐渐出现皮下积液,波动感增强;切开或破溃后,有不同程度的肌腱变性、水肿、坏死,病变肌腱松散,液化坏死后形似败絮,形成窦道;大量性状稀薄、棕褐色、恶臭液体溢出,创面及周围组织红肿。病情发展急骤,有明显炎症反应,可迅速蔓延全足及小腿。有心、脑、肾等并发症者,可危及生命。

2. 好转恢复期　经中西药治疗后,局部坏死肌腱清除,肿胀消退,肉芽组织生长,色泽逐渐恢复红润,创面、窦道逐渐愈合。

（三）血管闭塞缺血性坏死型

1. 趾端浅瘀症 皮肤毛细血管痉挛,两足趾对称性或多个趾面,可散见细小絮状紫纹,指压色褪,但回流缓慢,渐呈茧壳状分离脱落。如无继发感染,一般不会形成溃疡。胫后及足背动脉搏动减弱或正常。

2. 肢体血管闭塞坏死症 大、中血管硬化、狭窄、闭塞,肢端缺血征明显,如趾跖苍白、发绀,趾端瘀黑,呈干性坏死;伴间歇性跛行,静息痛剧烈。大动脉血管可听到吹风样杂音,足背及胫后动脉搏动消失。

（四）末梢神经变性麻痹型

1. 寒痹症 足趾、跖踝麻木或刺痛,对称性双足感觉障碍,或单个肢体疼痛感觉明显;患足掌踏地均有踩棉絮感;少数有"肢冷",入夏仍穿棉袄;足背动脉及胫后动脉搏动存在。

2. 热痹症 特点是灼热性肢痛,患肢有烧灼性疼痛,或伴放射痛,夜甚,肢体触觉敏感。肢端无明显缺血性体征,足背动脉、胫后动脉搏动较为亢进有力。

（五）趾跖骨变性萎缩型

1. 趾骨萎缩症——骨萎 趾骨吸收,萎缩畸形,肢端怕冷,足背动脉、胫后动脉搏动存在。

2. 趾骨骨髓炎症——骨痹 多由糖尿病足坏疽感染引起趾骨骨髓炎。

上述5大类型常分12个症,可单独或同时存在或相继发生,但多以某一种病理改变为主。

（何明倩 张晓霞）

参 考 文 献

1. 李志红,郭淑芹,李亭亭,等.糖尿病足Wagner分级方法和TEXAS大学分类法临床应用价值比较.中华糖尿病杂志,2012,8:2-3.

2. 许樟荣.于世界糖尿病日重谈糖尿病足的诊治与预防.中华内分泌代谢杂志,2005,21:491-493.

3. 朱亚君.糖尿病足病人自我防护及评估研究.护理研究,2009,23(4B):988-989.

4. 卢防,郎江明,陈苹,等.以DUSS系统评估糖尿病足溃疡分级的临床观察.实用糖尿病杂志,2007,3(6):61-62.

5. 黄院英,袁鹏,周悦等.糖尿病足保肢的Strauss分级筛选和治疗策略.蚌埠医学院学报,2009,34(12):1111-1112,1115.

6. Ali Foste,王玉珍.糖尿病足病的流行病学和分级.国外医学内分泌学分册,2004,24(5):301-302.

7. 姚晓爱,王玉珍,姜玉峰,等.211例住院糖尿病足患者的临床分析.中国慢性病预防与控制,2010,18(2):185.187.

8. 王成,侯建明.糖尿病足分级的研究进展.福建医药杂志,2011,2(33):137-139.

9. 许樟荣.糖尿病足病变的分类与诊治进展.内科急危重症杂志,2002,8(1):32-35.

10. 王玉珍.糖尿病足病的流行病学和分级.国外医学:内分泌学分册,2004,24(2):145.

11. Schaper NC. Diabetic foot ulcer classification system for research purposes:a progress report on criteria for including patients in research studies. Diabetes Metab Res Rev,2004,20:90-95.

12. Ince P,Abbas ZG,Lutale JK,et al. Use of the SINBAD classification system and score in comparing outcome of foot ulcer management on three continents. Diabetes Care,2008,31:964-967.

13. Lavery LA,Armstrong DG,Murdoch DP,et al. Validation of the Infectious Diseases Society of America's diabetic foot infection classification system. Clin Infect Dis,2007,44:562-565.

14. Armstrong DG, Lavery LA, Harkless LB. Validation of a diabetic wound classification system. The contribution of depth, infection, and ischemia to risk of amputation. Diabetes Care, 1998, 21:855-859.

15. Parisi MC, Zantut-Wittmann DE, Pavin EJ, et al. Comparison of three systems of classification in predicting the outcome of diabetic foot ulcers in a Brazilian population. Eur J Endocrinol, 2008, 159:417-422.

16. Knighton DR, Ciresi KF, Fiegel VD, et al. Classification and treatment of chronic nonhealing wounds. Successful treatment with autologous platelet-derived wound healing factors(PDWHF). Ann Surg, 1986, 204:322-330.

17. Armstrong DG, Lavery LA, Frykberg RG, et al. Validation of a diabetic foot surgery classification. Int Wound J, 2006, 3:240-246.

18. Fincke BG, Miller DR, Turpin R. A classification of diabetic foot infections using ICD-9-CM codes: application to a large computerized medical database. BMC Health Serv Res, 2010, 10:192.

19. Wagner FW Jr. The dysvascular foot: a system of diagnosis and treatment. Foot Ankle, 1981, 2:64-122.

20. Izumi Y, Satterfield K, Lee S, et al. Risk of reamputation in diabetic patients stratified by limb and level of amputation: A 10-year observation. Diabetes Care, 2006, 29:566-570.

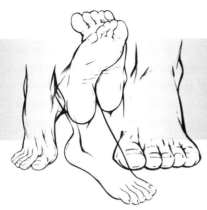

第六章 糖尿病足伤口清创

第一节 伤口清洁与清创

一、伤口清洁

对于伤口的处理,最常用的便是使用一定溶液对于伤口进行冲洗或者清洁(wound cleansing),目的是在避免损伤伤口床局部健康组织的前提下,最大限度减少伤口内微生物的数量,清除伤口内的异物,预防致病微生物在局部的定植造成严重后果。

伤口清洁的方法以及溶液的选择应当依据伤口的污染程度、健康组织存在的情况等方面综合考虑,选择对组织无害、无菌、不干扰细胞生长以及无毒的清洁液。伤口清洁的溶液主要有一般清洁溶液和抗菌消毒溶液两种,下面将分别进行介绍。

(一) 一般清洁溶液

1. 生理盐水　0.9%氯化钠溶液即生理盐水是临床当中最常用的伤口清洁溶液,它在医院当中易于获得,经济实用,而且与机体等渗,无刺激性和有害影响,在伤口清洗及手术体腔内的清洗中被广泛使用。因其含有的氯化钠成分,生理盐水还有一定的除菌效果。但是目前也有文献报道称大剂量、长时间地使用生理盐水进行伤口冲洗可能会导致体内氯离子的蓄积。

2. 清水　指使用未经消毒处理的饮用水或自来水。最常在院外紧急处理时使用,使用清水尤其是冷的流动水清洗,可以降低伤口局部温度,清除部分的伤口污染物,最大限度地降低感染的风险。对于烧伤而言,使用流动清水冲洗烧伤局部可以缓解疼痛,减轻组织液大量渗出。但在使用前应当对患者进行一定的评估,如果伤口有明显的潜行、窦道,或者对伤口进行冲洗时会引起污染的扩散,应当避免使用。

在国外的尤其是一些发达国家的相关文献中,可以找到很多关于使用自来水对伤口进行清洁的描述,对于大面积创伤患者,有些国家会选择直接先用淋浴(shower)对伤口进行初步处理,但此处我们应当考虑实际情况,在一些国家,自来水是符合饮用水标准可以直接饮用的,而在我国一般的自来水和饮用水含菌量等指标毕竟不同,不能照搬国外的做法以免造成不良后果。

3. 林格液(平衡盐)　平衡盐是一种等张溶液,富含钠、钾、氯、钙等离子以及乳酸,这些成分在机体内均参与细胞的生化反应,平衡盐是理想的接近生理环境的液体,同时它无毒无害、无色无味、无刺激,相比于生理盐水,其所含成分更有利于伤口的组织修复,可应用于绝大多数伤口的一般清洁。

4. 肥皂液　肥皂液是指含有一定软皂成分的蒸馏水。肥皂水有一定的杀菌作用,但只可用于不与体腔相通的伤口清洁中,使用后需要用生理盐水等再次清洁伤口。

（二）伤口抗菌消毒溶液

1. 传统消毒液　主要包括75%乙醇(医用酒精),3%过氧化氢溶液(双氧水),2%甲紫溶液(紫药水,龙胆紫),2%汞溴红溶液(红药水),碘酊,含氯溶液等。对于这些溶液,在过去一段时期内曾广泛使用,均有显著的杀菌效果,但现代医学研究发现这些溶液均有对机体的细胞毒性、对黏膜有刺激性或者会引起耐药菌株的产生造成菌群失调的问题,已经逐渐趋于淘汰。对于过氧化氢溶液,在澳大利亚等发达国家研究发现,其杀菌过程产生的气泡甚至可能通过伤口局部的小血管进入循环系统形成气栓,造成严重的不良后果,已经完全摒弃其在伤口清洁中的应用。

2. 醋酸　在有铜绿假单胞菌感染的浅表伤口使用醋酸可取得较好的抗菌效果,通常使用的比例是1:4,即用1份的食醋加上3份的清水,但醋酸对于成纤维细胞有毒性,而且会改变伤口局部的酸碱环境,使用时应当权衡利弊。

3. 甲硝唑　主要用于厌氧菌感染有恶臭的伤口清洁,但会增加伤口局部菌群失衡的问题。

4. 聚维酮碘(碘附)　中效消毒剂,毒性较低,对皮肤黏膜无刺激,但对成纤维细胞和白细胞有一定毒性,对碘过敏者也不可使用。

5. 新型清洁剂　含有离子活性成分,主要为双胍类离子抗菌成分(PHMB),在日常使用的隐形眼镜护理液中含有这种成分,目前临床使用的有普朗特液体伤口敷料等,这类清洁剂对于伤口局部生物膜的清除十分有效。使用时不同于一般溶液,并非直接使用其对伤口清洗,而是将被清洁剂浸湿的纱布等敷料敷于伤口表面15分钟左右,再对伤口进行进一步处理,可以有效地抵抗伤口生物膜。但目前这类清洁剂在国内价格昂贵,普及率并不高。

6. 含酶消毒剂　这类消毒剂中含有活性酶成分,如溶葡萄球菌酶等,可以专一地降解某种或多种微生物,破坏细菌细胞壁等结构以达到杀菌效果,但普及率目前不高,且不易获得。

二、伤口清创

在伤口愈合过程中,若伤口内有异物、坏死组织或过度生长的肉芽组织时,均可能影响上皮组织的正常生长,使得伤口愈合延迟甚至停滞。在伤口处理的发展中,越来越多的专业人士认识到清除伤口内影响愈合的成分十分重要。早在16世纪,Leonardo Botallo就提出将血块和骨碎片从伤口清除,并且修剪坏死组织,这些措施会促进伤口的愈合,这就成为了最初的外科清创方法。在第一次世界大战期间,首次提出了有关机械清创的概念,在伤口局部开始使用一定的消毒溶液,取得了较好的愈合效果。

伤口清创(wound debridement)就是清除伤口内的坏死组织,阻止坏死组织影响伤口愈合,为伤口的愈合创造良好的环境。坏死组织主要以两种形式存在,干痂或是腐肉,主要来自坏死的血管组织、渗出物的凝结、细菌相关成分等。这些坏死组织的存在,会促进微生物的繁殖,增加伤口感染的风险,影响伤口愈合的时间。清创可以有效地降低感染的风险,减轻伤口的异味,促进伤口愈合过程的正常进展。在清创过程中,应当根据不同的伤口情况选择合适的方法进行伤口处理,不同的清创方法、清创材料适合于不同的伤口环境,在清创前需要对伤口进行全面的评估,包括所需要清除的坏死组织的类型、数量等。

（一）清创方法的类型

清创方法按照不同的分类方法可分成不同种类。按照清除组织的类型可分为选择性（selective）清创和非选择性（nonselective）清创,选择性清创只清除伤口的坏死组织而将正常组织结构完全留存,主要包括自溶性清创、酶解清创、生物清创及保守性锐性清创;非选择性清创如外科清创,则会将伤口床中坏死组织及部分健康组织一并清除,非选择性清创还有高压冲洗、超声清创等。按照伤口局部是否直接与器械接触,可分为器械清创（instrumental methods）和非器械清创（noninstrumental methods）。器械清创主要有外科清创及保守性锐性清创;非器械清创包括自溶清创、酶解清创、化学清创、生物清创、高压冲洗和超声清创。每种清创方法都有其各自的特点和作用,下面将分别进行介绍（表6-1）。

表 6-1　清创方法的优缺点比较

清创方法	优点	缺点
外科清创	快速有效;最大限度地无菌操作;适用于有大量坏死组织或感染的伤口,以及在植皮前进行的清创	需要特殊的手术技能;花费较大;非选择性;通常需要麻醉
保守性锐性清创	可在病房内进行;受过专业训练的护士即可操作;花费较少	需要无菌锐器;只能清除坏死、无血管、无感觉的组织
自溶性清创	选择性清创;对上皮及新生肉芽组织无害;花费较少;适用性广	所需时间长;可能会引起渗液增多
酶解清创	可软化焦痂;可与保守性锐性清创合用	花费较大;可能浸润周围皮肤
生物清创	快速有效;选择性高;对耐药菌感染伤口有效	无菌蛆虫不易获得;可能难以被患者接受;由于细胞溶解可能会引起短时间的发热
化学清创	抑菌杀菌作用强	对健康组织亦有毒性
机械清创	能软化深层焦痂;适用于有大量坏死组织的伤口;干湿敷料更换法花费较少	可能耗时较长或引起疼痛;如果利用新型设备花费较大;选择性差
低频超声清创	快速有效;一般不需要麻醉;有一定的杀菌作用	花费较大;需要无菌探针

（二）常用清创方法

1. 外科清创（surgical debridement）　外科清创是一种典型的非选择性清创,是指使用外科手段如刮勺、激光、水流（水刀）（图6-1）等,去除大量的坏死组织。外科清创一般在手术室进行,需要对患者使用麻醉干预,通常用于合并有蜂窝织炎、伤口相关败血症、坏死组织量较大的伤口,以及在必须要对感染的骨骼等组织进行清除时使用。外科清创存在出血、感染等可能,在操作前需要权衡利弊,同时麻醉对于很多患者也是存在的风险之一。外科清创需要专业的外科医生或者受过专业训练的护士才能进行实施。

如今的外科清创法不再单纯地依靠传统的外科手术器械,新技术的使用规避了外科清创的很多不足。激光是当今外科手术的新器械之一,在伤口处理当中可以使用特定频率的激光对伤口坏死组织进行清除。激光的优点是在清创的同时保证伤口床局部的无菌状态并且可以及时烧灼出血点处理出血问题。激光外科清创的缺点是可能会损伤邻近的组织和皮肤,但使用脉冲式激光就可以减少这种意外。

水刀也是较新的一种外科手段,是指使用高速流动的生理盐水进行清创,最大的优点是控制性强,且在清除坏死组织的同时起到了清洗伤口的作用。

2. 保守性锐性清创(conservative sharp wound debridement,CSWD) 保守性锐性清创是指应用无菌技术,使用手术剪、刀、血管钳等尖锐器械分次去除无活性组织或坏死组织,以减少细菌污染并清除衰老细胞,使不愈合慢性创面转变为有活力的创面。这种清创技术往往会与其他手法联用,例如可能会在对伤口进行清洗、保守性锐性清创后再给予酶解敷料覆盖,对伤口进行进一步的酶解清创。这种清创方法相对于非器械清创速度较快但慢于外科清创法。保守性锐性清创只清除坏死没有活性的组织,是一种选择性清创方法(图 6-2)。

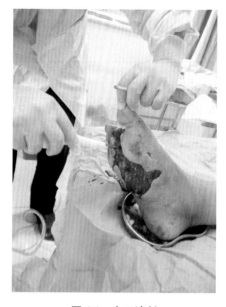

图 6-1 水刀清创

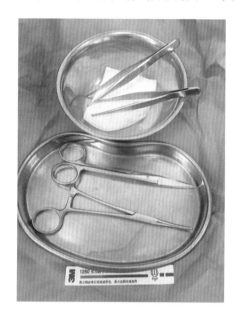

图 6-2 保守性锐性清创器械

保守性锐性清创有很多优点。它相比不使用器械的清创方法速度更快,而且它一般不会造成出血,只要使用合适的无菌技术操作,在伤口局部建立无菌区,就可以在任何地方进行清创,而不必将患者送入手术室。但这种清创方法也有一定的局限性,其中最主要的是它会在创面残留薄层的坏死组织,同时需要受过专业训练的护士才可以进行操作,而且往往需要反复、多次的清创操作才能达到理想的目的。虽然保守性锐性清创不会引起出血,但出血的风险仍需要在清创时充分考虑。如患者服用抗凝药物、大剂量的非甾体抗炎药物,或患者有血小板减少症状、肝功能不全、维生素 K 缺乏、营养不良等情况,选择保守性锐性清创时需慎重考虑。如果患者伤口感染处于活跃时期,也应当考虑清创是否会加重感染或者引起感染的播散。

保守性锐性清创目前在发达国家已经被广泛使用,我国目前的伤口-造口-失禁治疗师(ET)也已经普遍接受过保守性锐性清创相关操作的专业训练。但是在实施这种清创方法前,应当清晰地认识到这同样是一种侵入性操作,不仅要考虑到自身是否有能力完成此项操作,还要考虑所在医院、地区以及国家的专业资质认可及政策法规问题。只有得到相关部门的认可和授权之后,才能够实施相关的操作内容,切不可越权为之。

保守性锐性清创实施步骤:

(1) 评估患者一般情况,查看检查结果排除患者存在凝血功能异常;

（2）评估患者是否有禁忌证,如贫血及败血症;

（3）告知患者相关操作的内容,取得患者的许可;

（4）洗手,戴手套;

（5）准备清创用物,包括无菌的手术刀、镊子、剪刀等;

（6）协助患者取舒适的体位,建立伤口局部无菌区;

（7）使用聚维酮碘等消毒溶液对伤口进行消毒,待干;

（8）去掉手套,消毒双手,更换无菌手套;

（9）用镊子或止血钳稍用力提起坏死组织,使得坏死组织的界限清晰暴露,使用剪刀或手术刀将坏死组织轻柔地剔除,同时避免损伤健康的组织结构;

（10）用生理盐水冲洗伤口,最后选择合适的敷料覆盖伤口完成清创过程。

保守性锐性清创的注意事项:

（1）对于任何的血管结构以及难以区分其类型的组织,不应草率清除;

（2）在清创全程应当关注患者的反应,当患者有任何的不适感如疼痛发生时,应当暂停操作;

（3）对于较轻微的出血,可直接按压出血点或用硝酸盐棒点灼出血点以终止出血;

（4）清创全程要对伤口的状态及变化进行记录。

保守性锐性清创前评估:

（1）干痂、黑痂、界限不清楚的伤口不宜使用;

（2）有出血可能的患者,如有凝血功能障碍或服用抗凝药物的患者(阿司匹林停药7天后才能从血液中完全清除)应当慎重考虑;

（3）有大量坏死的伤口不宜使用,如脓皮病、坏死性筋膜炎;

（4）缺血性伤口,如存在动脉功能缺陷的伤口,除非缺血情况得到纠正,否则应当避免锐性清创;

（5）肿瘤伤口,对潜在恶性病变的位置进行锐性清创操作,可能增加出血和肿瘤增殖/扩散的机会;

（6）谨慎用于免疫功能低下的患者,以免造成开放性创面或可能发生机会感染;

（7）创面部位存在假体、透析瘘管、置入管或血管等结构时,会增加清创的难度;

（8）操作者必须清楚失活组织下面的解剖结构,评估自身的能力,并且在任务超出能力之外时随时准备停止操作并寻求帮助;

（9）锐性清创由有经验的护士完成,应当强调认证培训和资格注册的重要性。

保守性锐性清创原则:

（1）不出血、不疼痛;

（2）多次进行,每次适量清除;

（3）仅清除坏死组织,不触及正常组织。

3. 自溶性清创(autolytic debridement)　自然状态下机体产生的白细胞、酶以及其他的一些炎症介质会在伤口局部聚集,通过正常的炎症反应产生多种的化学物质抵抗伤口局部的微生物,促进上皮爬生及肉芽组织的生长,从而促进伤口的愈合。在体外环境下,蛋白水解酶、纤维蛋白酶、胶原蛋白酶等酶活性成分会溶解坏死组织。自溶性清创就是使用一些辅助的手段,例如使用敷料,保持伤口局部的湿性环境,帮助这些成分在伤口局部的停留和产生,从而通过原本就存在的生化反应将伤口坏死组织清除掉,取得较好的清创效果。自溶性清创对于伤口腐肉的清除效果最佳,对于机体亲和性很好,无任何刺激性,操作也相对简单不需要高超的技术操作水平,但缺点是速度较慢,更适合于非感染性伤口,或患者年纪较大、体质较差不能耐受其他有刺激性的清创操作。自溶性清创通常是选用适当的敷料对伤口进行半封闭式或全封闭式的覆盖,对于有细菌感染的伤口,切忌使用全覆盖式的自溶性清创方法,以免造成感染的加重或系统播散。

自溶性清创可以选择的敷料有很多,例如透明敷料、自黏性敷料、蜜状敷料、水凝胶及其他的可以保持伤口局部湿性环境的敷料(图 6-3)。使用敷料时应当注意更换敷料的时机,如果时间过短会造成浪费或效果不佳,若时间太长则可能造成伤口周围皮肤的浸渍,引起皮肤问题或产生异味。

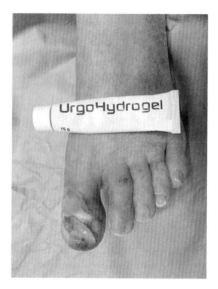

图 6-3　水胶体糊剂

4. 酶解清创(enzymatic debridement)　酶解清创同样是一种选择性的清创方式,在自溶清创的过程中,研究者发现封闭伤口的渗液中含有蛋白水解酶等多种酶活性成分,这些生物酶可以有效地促进纤维蛋白和坏死组织的溶解,加速伤口的愈合过程。在此基础上,提出了酶解清创的概念。利用现代生物化学技术,将合成的酶制剂直接涂于伤口表面,促成相关的生化反应,主要适用于黑痂、坏死组织的清除。但目前酶制剂并不容易获得且成本较高,使用并不广泛,一般在复杂性难治伤口当中才会选择使用。国内目前对于酶解清创的使用并不普遍,尚处于探索阶段。美国使用的酶解清创制剂主要是由梭菌提取而得的胶原蛋白水解酶,胶原蛋白水解酶能够酶解伤口床局部变性的胶原蛋白,破坏其结构,阻止胶原蛋白对坏死组织的固定作用,借此将坏死组织从伤口当中清除。

酶解清创对感染性伤口是最安全的选择,对于全身使用抗生素治疗的患者同样可以使用。胶原蛋白水解酶制剂和局部抗生素和多数的抗菌敷料都可以联合使用,但需要注意的是切不可同含碘敷料和多数的银离子敷料同时使用。使用酶解敷料清创需要的时间从几天到几周不等,早期研究表明酶制剂对压创和动脉性溃疡的清创效果均良好,近年来的研究也证实了使用酶制剂进行清创,速度可能高于单纯使用自溶性清创。

以胶原蛋白水解酶制剂为例,该制剂需要每 24 小时进行一次补充,以此,敷料的更换也应保持在 24 小时左右一次。应当避免使用任何的银离子敷料,因为银离子会使酶活性降低。此中酶在局部 pH6.0 ~ 8.0 时有效,最高 pH 不得超过 9.5,否则可能失活。胶原蛋白水解酶对腐肉的效果最佳,用于干痂的清除时,应当先在干痂上画"十",以利于酶制剂渗入其中,达到更好的清创效果。

5. 生物清创(maggot therapy)　生物清创是指使用在实验室当中养殖的无菌的绿头蝇(lucilia sericata)蛆虫进行生物清创。蛆虫会分泌多种的酶成分溶解伤口中的坏死组织,然后将其溶解的产物吞食,而同时又不会损伤周围健康的组织。蛆虫生物清创的方法在早期的文学作品中就曾出现,美国南北战争时期和第一次世界大战时期均有所使用。这种清创方法特别适用于感染性伤口,有很多使用蛆虫生物清创的成功案例被报道,但目前对于此方法仍缺乏大量的数据支持。同时,此方法对于很多患者来说并不十分容易接受,还受到不同国家地区传统文化的影响,并未在世界范围内普及。编者认为生物清创是最适合糖尿病足湿性坏疽的一种清创方法。对于湿性坏疽糖尿病足伤口,生物清创有五大优势:优势一、充分清除伤口内的坏死组织而不触及正常组织,做到选择性有效精准的清创;优势二、清除伤口内细菌,有效局部抗感染作用;优势三、分泌生长因子,促进伤口愈合作用;优势四、生物清创后创面颜色鲜红色,分泌抗凝因子,改善伤口局部微循环;优势五、本身无疼痛,避免了器械清创的疼痛。

生物清创的方法很简单,每平方厘米伤口使用 5~8 只的蛆虫,将其用敷料包裹于伤口之内,等清创结束后将这些蛆虫销毁。注意局部的透气,以防蛆虫因缺氧而死亡(图6-4~图6-7)。

6. 化学清创(chemical debridement) 次氯酸钠被发现有促进清创的作用。以往对于次氯酸钠的应用主要在于伤口的清洁与清洗,是一种传统的化学清洁剂,多用于感染伤口。但实验表明次氯酸钠可以破坏干痂与伤口床的连接,使得干痂的清除变得更加容易,并且次氯酸钠对于多数的细菌、酵母菌和病毒都有抵抗作用,同时还能减轻异味,经济实用,是一种理

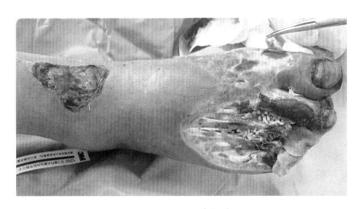

图6-4 蛆虫清创中

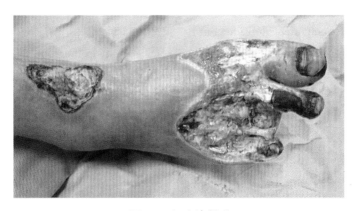

图6-5 蛆虫清创后

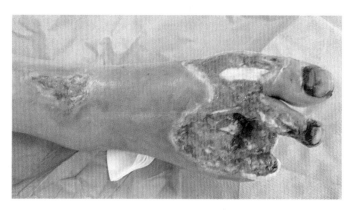

图 6-6　锐性清除坏死的骨组织

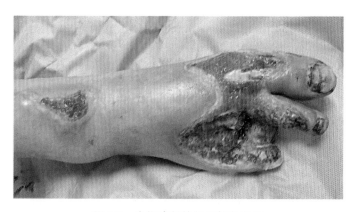

图 6-7　生物清创的创面颜色鲜红

想的抗菌清创剂。常用的浓度为 0.25%，但在清洁伤口当中应当使用更低的浓度，因为次氯酸钠对成纤维细胞有破坏作用，有学者提出使用 0.0125% 浓度的次氯酸钠溶液可以在发挥抗菌作用的同时避免对成纤维细胞的破坏。

使用次氯酸钠进行化学清创的方法是将无菌纱布在溶液中浸湿，在伤口局部适当填塞，再用其他敷料进行覆盖，每 12 小时更换一次。

7. 机械清创（mechanical debridement）　又称物理清创，可用于多种伤口的处理。包括高压冲洗/灌洗和干湿敷料更换法等。高压冲洗（hydrotherapy）是指借助可以产生高压液体流的仪器，使用水流或其他液体对伤口坏死组织进行清除，对有潜行的伤口比较有效，但有造成细菌被冲入伤口深处引起逆行感染的风险，在使用时需要确认伤口是否与机体深部组织相通，以免诱发局部及全身感染。冲洗时注意水流的压力，避免压力过大损害健康组织，推荐使用 4~15psi（约合 27.579~103.421kPa）的压力进行冲洗，可使用 50ml 注射器或冲洗器进行。不建议使用抗生素溶液进行冲洗，以免引起局部菌群失衡。

机械清洗法又称干湿敷料更换法（wet-to-dry gauze），是一种非选择性的机械清创方法，此方法可能会引起疼痛并且损害新生的组织，常用于有大量坏死组织并伴有感染的伤口清创。方法是将湿润的纱布放在伤口床上，令其自然干燥，一段时间后去除纱布，此时纱布会带走部分的坏死组织,达到清创的目的。此方法每天可重复多次直至坏死组织被全部清除。操作时应当注意动作轻柔,尽可能地避免损伤新生肉芽组织,避免引起患者不必要的疼痛。

8. 低频超声清创(low frequency ultrasound debridement,LFUD) 低频超声清创法利用20～100Hz的低频超声波,以生理盐水作为超声传播媒介,将超声波经探针传至组织内部。在探针周围由于低频超声产生的气穴现象,生理盐水形成无数的低压气泡,这些气泡不断形成同时又不断破裂,借此振动产生的力将坏死组织与健康组织选择性地分离,起到清创作用。

9. 蚕食清创理论 蚕食清创法即分次逐步清除坏死组织的方法,而不是一次把坏死组织清除干净,此方法最早见于清代医家顾世澄在其《疡医大全·论疮疡去腐肉法》所述"……方见新旧之肉,看其果腐烂者,用钩摘定,轻手徐徐忍臭气割之,切不可误伤新肉,以致鲜血淋漓,切勿急骤,多加工夫,割取毕,上灵药,外用膏贴,明日如有未尽之腐,仍照法去之"。李仕明提出,蚕食清创法主要针对干性坏疽及混合性坏疽的伤口,主张逐步清除坏死组织而非大面积地彻底清除,清除坏死组织时不应清除得太过广泛,应采用逐步蚕食清创,否则易使创面更加扩大,并引起感染。对于以干性坏疽为主的"脱疽"患者宜采用多次蚕食法,即在常规消毒的基础上,沿坏死中心向周边方向切开,逐层分离,切除坏死组织。在应用蚕食清创法清创时需要注意,当肌腱裸露在外并失去活性而需要清除时,对尚未失去活性的肌腱清除时切勿拉至伤口以外切断,以免肌腱回缩引起深层感染,对裸露在外的神经,应在麻醉下用利刀将其切除,令其自由回缩,这样可以减轻患者痛苦。蚕食清创理论的核心是只取出完全坏死组织,保留无肉眼血运但有痛觉的组织,见血即停。目的是减少医源性创伤导致组织疼痛、水肿和炎性反应,以免影响血供,减少炎性吸收,避免全身反应(图6-8～图6-15)。

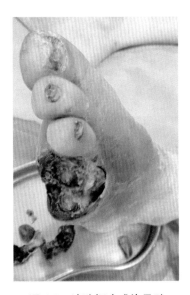

图6-8 清除坏疽感染足趾

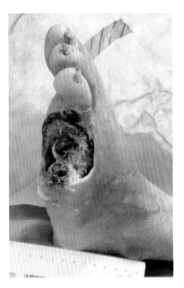

图6-9 持续清除坏死组织

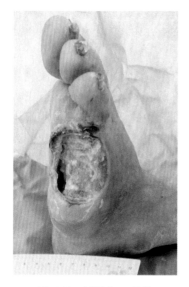

图 6-10　清除坏死关节

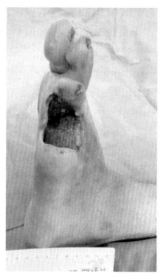

图 6-11　创面新鲜

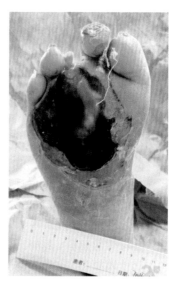

图 6-12　足趾坏疽、足底坏死

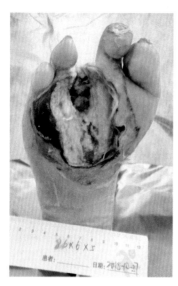

图 6-13　蚕食渐进性清除
坏死组织

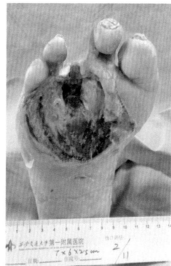

图 6-14　渐进性清创

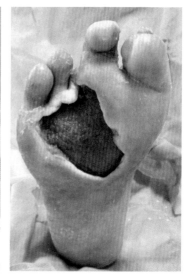

图 6-15　创面新鲜

第二节　糖尿病足清创前评估

一、概述

（一）清创前评估目的

糖尿病足多属于复杂慢性伤口,在伤口的整体管理中,如何实现伤口最终愈合的目标,需要发挥各个阶段的重要作用。在处理伤口前,评估是整个管理过程的重要条件,评估的过程即是制订科学、系统、有效的护理措施的过程。在清创前进行评估,能够系统地把握伤口及患者目前所处的状况,为进一步的清创及伤口管理提供依据。同时,清创前评估也能够准确地记录伤口的变化和进展,不仅为随后的处理措施提供基石,也是专业人员交流的重要手段。

(二) 清创前评估内容

清创前评估应当系统、完整地进行,完整的评估包括患者全身因素、社会因素以及伤口局部因素等。患者全身因素主要有患者的年龄、营养状况、疾病情况、用药情况等;社会因素主要有生活习惯、经济能力、心理状态等;伤口局部因素则包括伤口大小、感染情况、渗液情况、周围皮肤情况等。清创前进行整体的评估,才能将各个因素综合考虑,达到治愈伤口的目的。

二、全身及社会因素评估

(一) 年龄

随着年龄的增长,皮肤的脆性会增加,伴随活动能力的下降,老年人受伤的几率会大大增加。同时,幼儿至老年伤口愈合的时间会逐渐增长,高龄是影响伤口愈合的重要因素之一,老年时期机体整体代谢能力会明显下降,组织再生能力弱,局部血液供应减少,这些都会直接导致伤口愈合的时间延长。

(二) 体重

过度肥胖或消瘦都会影响伤口的愈合。当过度肥胖时,由于脂肪组织缺乏血供,伤口局部组织难以重建,由于脂肪液化等原因,会造成伤口的延期愈合甚至裂开。当极度消瘦甚至恶病质状态时,皮肤的缓冲作用下降,更容易出现压力性损伤,同时合并营养的缺乏,伤口的愈合会更加困难。

(三) 营养状况

营养是影响伤口愈合的重要因素,营养缺乏会直接导致伤口的延期愈合以及增加伤口感染的风险。营养缺乏的原因主要有两种,一种是各种原因导致的营养摄入不足,一种是疾病原因引起的营养丢失过大。各种营养成分的缺乏都会影响伤口的愈合。

1. 氨基酸　氨基酸是血管重建、成纤维细胞增殖、胶原合成以及淋巴系统组建的基础物质,存在于肉、鱼、奶制品以及豆制品等蛋白质类食物之中。氨基酸分为必需氨基酸和非必需氨基酸两类,必需氨基酸只能由食物中获得而机体无法自身合成,而非必需氨基酸则可以由机体自身生化反应合成。精氨酸是一种非必需氨基酸,正常情况下可以由机体自身合成足够量的精氨酸,但当某些特殊情况下,例如伤口需要愈合时,机体对于精氨酸的需求量则会大大增加,此时则需要口服补充足够量的精氨酸以满足新的需求。因此,精氨酸又被称作半必需氨基酸或条件必需氨基酸,含精氨酸的食物有鳝鱼、黑鱼、海参、蹄筋、豆制品、瘦肉、果蔬等。

2. 脂肪　脂肪可分为饱和脂肪酸、单不饱和脂肪酸和多不饱和脂肪酸。饱和脂肪酸会引起血胆固醇的上升,而不饱和脂肪酸则会降低胆固醇水平。必需脂肪酸如亚油酸和亚麻酸必须由食物中获取,机体自身无法合成。亚油酸、亚麻酸、花生四烯酸等必需脂肪酸可以为细胞生化反应提供能量,促进细胞的增殖,提高免疫细胞的噬菌能力,刺激前列腺素的生成,从而影响机体的新陈代谢以及炎症反应。

3. 碳水化合物　碳水化合物是机体多种反应的原料,影响白细胞、红细胞、成纤维细胞、DNA、RNA 等的合成,调节血糖,调节机体对营养物质的吸收,影响胃肠功能。碳水化合物可以从糖类、面粉、肉类、含淀粉的蔬菜等获取。

4. 维生素 C　维生素 C 又被称作抗坏血酸,维生素 C 为抗体及胶原形成,组织修补(包括某些氧化还原作用),苯丙氨酸、酪氨酸、叶酸的代谢,铁、碳水化合物的利用,脂肪、蛋白质的合成,维持免疫功能,羟化与羟色胺,保持血管的完整,促进非血红素铁吸收等所必需,同时维生素 C 还具备抗氧化,抗自由基,抑制酪氨酸酶的形成等作用。维生素 C 的缺乏会影响组织的正常愈合,使得伤口愈合时间延长。在正常情况下,成年人每日摄入维生素 C 的量大约为 45mg,但当妊娠、受伤等情况时应当适当增加。慢性消化功能紊乱,长期腹泻等可致吸收减少。某些药物对维生素 C 的代谢有一定的影响,如雌激素、肾上腺皮质激素、四环素、降钙素、阿司匹林等可影响机体维生素 C 的代谢,从而导致维生素 C 缺乏。另外,酗酒、偏食者也容易发生维生素 C 缺乏。食物中的维生素 C 主要存在于新鲜的蔬菜、水果中,人体不能合成。水果中新枣、酸枣、橘子、山楂、柠檬、猕猴桃、沙棘和刺梨含有丰富的维生素 C;蔬菜中绿叶蔬菜、青椒、番茄、大白菜等含量较高。

5. B 族维生素　维生素 B 包括维生素 B_1、维生素 B_2、维生素 B_6、维生素 B_{12}、烟酸、泛酸、叶酸等。B 族维生素是推动体内代谢,把糖、脂肪、蛋白质等转化成热量时不可缺少的物质。如果缺少维生素 B,则细胞功能马上降低,引起代谢障碍。对于伤口愈合而言,维生素 B_2、维生素 B_5 和维生素 B_6 尤为重要。有研究表明,维生素 B_2 和维生素 B_6 缺乏会通过影响上皮组织的再生功能,影响胶原合成等造成伤口的延期愈合。

6. 维生素 D　维生素 D 富含于鲑鱼、沙丁鱼、蛋黄等食物中,可通过日晒自身合成,维生素 D 会影响钙的新陈代谢。

7. 维生素 K　维生素 K 有促进血液凝固的作用,所以也称凝血维生素,绿色蔬菜中含量较多。

8. 维生素 A　维生素 A 是一种脂溶性维生素,在伤口愈合中,它主要影响上皮组织的再生以及胶原的合成,同时维生素 A 有抗氧化作用,能够保护机体的免疫功能。

9. 维生素 E　维生素 E 是一种抗氧化自由基,能够延缓机体的氧化反应从而延缓组织损伤,在某些油脂当中富含维生素 E。

10. 主量元素和微量元素　主量元素如钙、磷、镁、碘,微量元素如锌、铜、硒、锰等均会对伤口愈合产生影响。钙、磷、镁、碘等会影响骨质的愈合和生长,当伤口出现骨质损伤时应当额外补充。锌元素会影响蛋白质合成、酶活性、细胞有丝分裂以及成纤维细胞增殖,同时锌元素有支持免疫功能的作用,从而抑制伤口细菌的繁殖。铜元素是组成胶原链接键的成分,硒元素有影响巨噬细胞和中性粒细胞功能的作用,锰元素则会影响酶的活性。

11. 水　水是组成人体的基本成分,维持人体的液体平衡对伤口愈合也有至关重要的作用。

(四) 疾病情况

首先应当评估患者糖尿病目前的发展情况,评估糖尿病对神经、凝血、代谢等的现实影响。同时要考虑糖尿病患者的其他并发症。糖尿病足患者经常合并有其他系统的并发症,其中心血管疾病、肾脏疾病会直接影响预后甚至成为某些患者死亡的原因,而当合并其他如营养不良、水肿、低蛋白血症等情况时,应当积极处理原发疾病,延缓并发症的恶化,与此同时处理局部伤口。

（五）药物

许多药物对于伤口的愈合也有很大影响。非甾体抗炎药会抑制伤口的炎症反应期,导致免疫细胞无法到达伤口,成纤维细胞和表皮细胞的活动受阻。化疗药物会导致白细胞、血小板数量降低,从而影响机体的正常免疫功能。肾上腺皮质激素能明显抑制成纤维细胞增殖以及胶原合成,抑制毛细血管再生,导致伤口延期愈合。类固醇药物则会阻止蛋白水解酶及其他炎症因子的释放,使得锌元素含量减少,影响伤口的愈合。

（六）放射治疗

放射性治疗在杀死恶性细胞的同时,也会抑制正常组织细胞的生长,同时放疗的不良反应如呕吐等,也会造成营养的丢失,引起伤口愈合不良。

（七）生活习惯

生活习惯同样会影响伤口的愈合。例如,吸烟会影响组织的供氧,维生素 C 的吸收不良,组织缺氧、代谢能力下降,同时,吸烟会引起伤口的延期愈合,有研究表明吸烟者伤口感染及裂开的风险高出常人 6 倍。饮食习惯也与伤口愈合有关,如果患者是绝对的素食主义者,那么他体内有关动物类食物的营养成分就可能长期缺乏,对于糖尿病患者而言,很多食物无法正常摄入也会影响其正常的营养状况。睡眠习惯也是因素之一,长期的睡眠不足会导致机体抵抗力下降,造成伤口感染的风险上升,睡眠时机体很多的相关因子会逐渐释放并发挥作用,如果睡眠不充足也会影响这些因子的有效作用,造成伤口愈合不良。其他生活习惯如活动方式、穿鞋习惯等也会影响糖尿病足伤口的愈合。

（八）情绪状态

有研究表明,患者处于焦虑、紧张等负性情绪状态时,机体的防御功能会受到影响,引起正常免疫反应的下降,从而影响伤口的愈合。

三、局部评估

（一）致伤原因

对于糖尿病足患者,首先应当判断其病因,主要是判断糖尿病足溃疡是神经性溃疡还是缺血性溃疡,或者是混合性溃疡。对于两种溃疡的处理原则不尽相同,神经性溃疡的基本原则是减压,去除糖尿病足的局部压力,而对于缺血性溃疡的首要任务则是解决局部循环,改善缺血的现状。神经性溃疡由糖尿病引起的神经病变造成,局部血运良好,主要表现为足部温暖、麻木、干燥,痛觉不明显,动脉搏动良好。单纯的缺血性溃疡比较少见,两者混合的混合性溃疡主要表现为皮温冰凉,可伴有疼痛,足背动脉搏动消失。

（二）伤口测量

1. **伤口大小的测量**　伤口有规则伤口和不规则伤口,测量前应当统一标准,在每一次的测量中使用同一标准。不论伤口的位置及形状如何,都应以身体纵轴方向作为伤口的长度,横轴方向为伤口的宽度,两者垂直。对于不规则伤口,可在不同位置测量多个长和宽。

2. **伤口深度的测量**　伤口的深度是指伤口最深部位垂直于皮肤表面的深度,测量方法是用无菌棉签深入伤口之中,探到最深部后沿着皮肤表面在棉签上做好标记,测量棉签头到标记位置的长度,即为伤口深度。

3. **伤口潜行的测量**　伤口潜行是指伤口边缘和伤口床之间的袋状空穴,无法从伤口表面看到的**深部组织损伤**。对于潜行的描述使用时钟法,患者头部方向为 0 点,足部方向为 6

点,顺时针回到头部方向为 12 点,以此类推。测量时将无菌棉签沿潜行方向深入,探及底部后紧挨皮肤表面在棉签上做好标记,测量棉签头到标记位置的长度,即为潜行深度。描述时注意将潜行方向及深度同时描述,如伤口 5 点方向有一 5cm 深的潜行。

4. 窦道及瘘管 窦道是指伤口局部出现的异常脓肿通道或脓腔,有盲端,测量方法同潜行。瘘管是指组织间的异常连接通道,测量时两侧相通,无盲端。

5. 面积的测量 表浅伤口可通过测量长宽获得面积,对于较深的伤口在面积描述时需要加上深度等内容,表面痂皮覆盖的伤口则需要清创后才能测量具体情况。

(三) 伤口感染

任何伤口都可能存在有一定数量的微生物,但并不意味着就存在感染,细菌存于正常的皮肤表面,一般情况下维持菌群的平衡,当出现伤口时,伤口周围皮肤的细菌会迁移到伤口局部,在局部定植,若机体自身抵抗能力未能将细菌的繁殖抑制在一定水平就可能出现感染。感染的局部一般表现为红、肿、热、痛及异味等,全身表现如发热等。实验室检查会发现白细胞升高,一般认为伤口细菌培养细菌数大于 10^5/L 时则称为感染。感染会影响伤口的正常愈合。

伤口培养标本采集方法:

1. 用灭菌注射用水或生理盐水清洁伤口;

2. 对坏死组织进行清创;

3. 再次用灭菌注射用水或生理盐水清洗伤口;

4. 避免接触伤口、无菌拭子/棉签表面及无菌拭子/棉签容器;

5. 在 1cm×1cm 范围内转动拭子/棉签,挤出伤口内部的液体;

6. 采用 Z 字法对十个点进行取样(图 6-16);

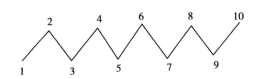

图 6-16 标本采集"Z"字取样法

7. 避免触及伤口边缘、周围皮肤及坏死组织;

8. 确定拭子/棉签已沾满伤口渗液,将拭子/棉签放入准备好的无菌容器中;

9. 将采集标本送检,送检时应附注伤口产生的时间、大小、伤口类型以及接诊时伤口局部的其他物质,以便帮助检验人员判断培养结果。

(四) 伤口渗液

对于渗液评估包括渗液的类型、量、颜色、黏稠度、气味等。

1. 类型 血清性渗液——颜色清亮,主要为血清;浆液性渗液——淡红色清亮液体,主要含有红细胞成分;血性渗液——红色或鲜红色,含有血液多种成分;脓性渗液——黄绿色稠厚液体,主要为坏死的细胞残留物和微生物成分,常伴恶臭。

2. 量伤口的渗液量 分为干燥伤口、少量渗出、中量渗出及大量渗出,一般以伤口在 24 小时内渗湿敷料的 50% 为"中等渗液量",但应考虑使用敷料的类型和吸收能力。关于敷料的选择参考本章第三节相关内容。

3. 颜色、黏稠度及气味 渗出液颜色、黏稠度及气味的观察主要与判断渗液类型有关,同时可以提示是否有感染的征象。

(五) 伤口温度和伤口 pH

伤口温度过高或过低均会影响伤口愈合,研究表明 37℃ 左右为伤口愈合的最佳环境,温度过低会导致伤口代谢过慢,过高则可能会促进微生物的繁殖。正常皮肤表面为 pH4.2 ~ 5.6 的弱酸性环境,而伤口局部的 pH 则可达到 7.1 ~ 8.9,pH 的失衡也会影响正常的代谢反应,影响伤口愈合。

(六)伤口基底

伤口基底部颜色的判断可以分析出伤口目前愈合的情况及潜在的愈合能力。健康的肉芽组织富含小血管,呈现出亮红色,当伤口基底为新鲜的红色时往往表示伤口内正在进行肉芽组织生长,伤口愈合较为顺利。不健康的肉芽组织则为浅粉色,且无光泽,缺乏血供或微生物含量过多。伤口基底呈黄色则表明有坏死组织,暂时无法愈合,且感染风险高。基底为黑色往往为坏死的焦痂,需要及时清理。

(七)局部异物

伤口局部存在的任何异物都会影响伤口的愈合,常见的异物有组织碎片、缝线、毛发、玻璃、石子、敷料残片等,对于糖尿病患者而言,由于感觉的缺失,足部异物经常不被发现而造成受伤,在接诊糖尿病足患者时,应当详细评估受伤当时的场景,弄清是何种异物造成的创伤,这有助于我们下一步的处理措施及帮助患者今后的预防。

(八)伤口边缘及周围皮肤

对于伤口边缘即创缘的评估包括五个方面,是否有伤口回缩或上皮形成的表现,创缘是否高出皮肤或卷曲,创缘形状,创缘颜色以及创缘感觉的改变。在创缘出现伤口回缩以及上皮生长的征象表明伤口正处于愈合过程。创缘卷曲会影响伤口的愈合,有时卷曲预示着窦道即将形成甚至出现局部恶变,创缘高出皮肤表面往往是肉芽过度增生的表现。创缘的形状可以分析致伤的原因,例如由酒瓶盖引起的足部损伤就会留下瓶盖的痕迹。创缘的颜色应该接近于正常皮肤,当出现颜色变化时,提示局部组织灌注的改变,发红提示可能存在潜在的感染。创缘感觉的变化可以帮助判断致伤原因,感觉降低可能提示此糖尿病足伤口为神经性溃疡。

(九)疼痛

疼痛被定义为继体温、脉搏、呼吸、血压后的"第五大生命体征",对于疼痛的评估已经成为疾病评估的必要内容。对于糖尿病足疼痛的评估,应当包括疼痛发生的部位、性质、强度、间歇或持续时间等。可以通过疼痛判断糖尿病足患者神经损伤的程度,同时疼痛也会严重影响患者的生活质量,应当引起足够的重视。疼痛的测量方法包括视觉模拟法、面部表情量表、数字模拟法等。

(李晨陆 李豹)

第三节 伤口床的准备——TIME 原则在糖尿病清创中的应用

一、概述

伤口床(wound bed)即创面,是指由于各种因素引起的皮肤组织的破损,容易发生感染等各种并发症。伤口的愈合受到机体自身免疫能力、营养状况等内因的影响,同时外界的环境因素也会影响伤口的愈合速度和质量。伤口床准备这一概念往往在慢性伤口管理中被提出,查找相关文献有对伤口床准备的明确定义。伤口床准备(wound bed preparation)是指一种对伤口管理的方案,目的是促进伤口内源性的愈合,提高治疗效果,包括不同阶段的清创、渗液管理和控制感染,以及其他方面的治疗评估。自2002年起,一种对于慢性伤口评估及管理的系统性框架被提出,主要包括组织管理、感染和炎症控制、湿性平衡以及创面边缘处理四个方面,"TIME"就是对这四个方面的系统性总结。

TIME原则包括以下四个方面:

T=tissue,non-viable or deficit,指坏死组织;

I=infection or inflammation,指感染或炎症;

M=moisture balance,指伤口局部湿性平衡;

E=edge of wound,non-advancing or undermined,边缘上皮化生,指创面边缘,是否愈合停滞或存在潜行。

二、T——组织管理,清除坏死组织

组织管理包括对于伤口局部坏死组织的评估以及伤口类型及特点的判断,从而确定分子及细胞学环境是否阻碍了伤口的愈合,伤口清创就是对这些因素的干预。坏死的组织会阻碍伤口的愈合,成为伤口局部微生物繁殖的温床,进而增加全身系统性感染的风险,还可以引起机体长期的炎症性反应。慢性伤口可能需要长期反复的清创以达到清除细菌生物膜、减少游离微生物菌群数、减少蛋白酶分泌以及清除衰老细胞的目的。在清除坏死组织前需要对患者进行综合性的全方位评估,对于伤口、环境、临床的整体评估共同决定处理的目标、清创的指征以及选择什么样的清创方法。进行系统性的评估后,就可以根据实际情况选择使用合适的清创方法对伤口进行处理,不同的清创方法有其各自的特点以及适应情况,需要运用综合的伤口知识来确定到底选择哪一种或哪几种方式进行伤口处理。

T在糖尿病足中的应用:

1. 皮肤清创　皮肤的清创是最初步的处理措施,应当注意区分不同的情况以确定清创的程度及范围。当坏死组织和正常组织边界清楚时,应当从分界处开始清创,注意区分正常组织和坏死组织,不要损伤正常组织。

当坏死组织和正常组织边界不清楚时,应当从坏死组织中央开始,充分引流脓液,从中央皮肤逐渐逐次往边缘清理,尽可能地将坏死组织清除干净,但范围不宜过大,以防殃及过多的健康组织。

2. 皮下组织——脂肪、筋膜、肌肉、肌腱的清创　应用充分的解剖学知识识别正常和异常的脂肪、筋膜、肌肉、肌腱组织,注意区分各组织的分布、边界与类型,充分将正常解剖结构与坏死组织区别开来。清除坏死组织以后,应当采取适当的措施对正常脂肪、筋膜、肌腱和骨保持湿润以保持活性,避免正常组织的干燥坏死。应当注意的一点是,足背伸肌腱暴露后很难保留,除非在短时间内用健康组织覆盖,一般情况下应当等到伤口基底部有新鲜肉芽组织覆盖,边缘上皮开始爬行的时候,再对肌腱进行去除。对于跟腱和胫骨前肌腱,只清除坏死和感染的部分肌腱,尽量保留肌腱的完整性以保持肢体的运动功能。为了保证彻底去除坏死肌腱,要尽可能去除坏死肌腱的远端。

3. 骨的清创　对于骨骼组织的清创,只是清除坏死和感染的骨。对于已经出现骨髓炎的小管状骨的清除,适合采取分次小段的清除方法直至到达正常骨骼组织。对于有活力的骨骼组织应当尽可能地保留。对于大骨,应当将患者转交给专业的外科医生进行相应的外科处理。只有去除了所有的坏死和感染骨骼组织,并且周围有足够多的健康组织才可能封闭伤口(图6-17~图6-26)。

4. 广泛感染肢体　接诊后每24小时都应对伤口进行反复清创直到伤口无感染临床表现,这常常是广泛性感染伤口挽救肢体的唯一机会。当血液供应充足,清创后仍不断出现坏死组织时,提示感染并未有效控制,需进一步清创以达到目的。不要轻易给出截肢结论,高频率清创能有效降低截肢率,尽管清创后可能带来艰难的肢体功能重建挑战,但现代的重建技术可以很大程度上恢复患者肢体功能(图6-27,图6-28)。

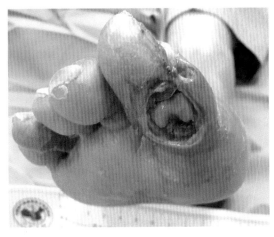

图6-17　感染坏死骨

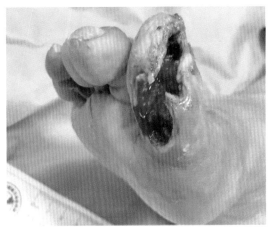

图6-18　清除感染坏死骨

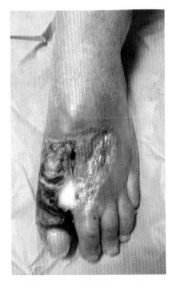

图6-19　严重缺血病变,
足背烫伤引起溃烂

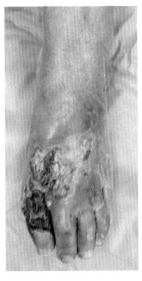

图6-20　足背伤口愈合,
踇趾干性坏疽

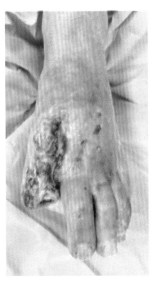

图6-21　清除踇趾趾骨
部分

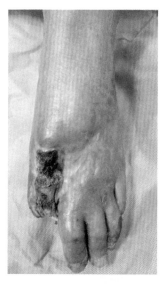
图 6-22 清除踇趾跖骨近端

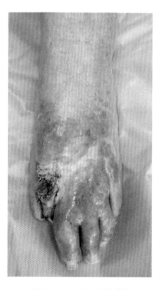
图 6-23 跖骨外露

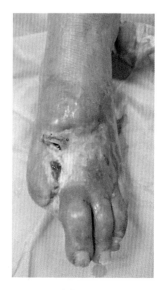
图 6-24 清除跖骨,伤口愈合

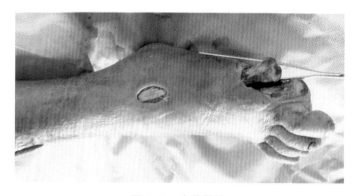
图 6-25 大骨暴露

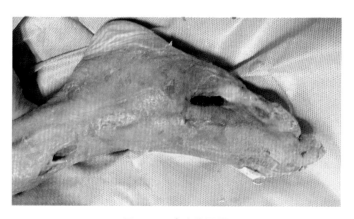
图 6-26 清除外露骨

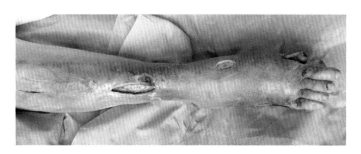

图 6-27 坏死性筋膜炎,多处皮肤切开充分对口引流

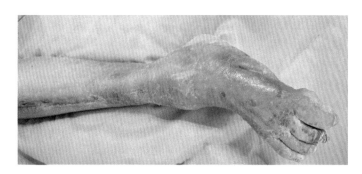

图 6-28 坏死组织逐渐清除后伤口愈合

三、I——感染及炎症

炎症的一般表现为发红、肿胀、发热、疼痛,炎症可视为是在伤口愈合过程中正常的一种生理反应。而当伤口局部出现脓性渗出物或渗出量明显增加等感染征象时,同样会引起相应的炎症反应。在临床当中判断炎症反应发生的原因就显得尤为重要。在术后或创伤后很短的时间里,寄生在伤口周围皮肤及组织的微生物就会自然地蔓延到伤口局部,并在伤口处定植并进一步繁殖,这和伤口感染及炎症反应的发生密切相关。

微生物定植在伤口局部的过程大致可分为四种类型或四个步骤:污染期、定植期、严重定植期和感染期。污染期是指微生物已经在伤口局部周围出现,但并未造成伤口愈合的负面影响。微生物定植期是指微生物已经在伤口局部定植并有一定程度的繁殖,但并未引起宿主的不良反应,甚至有研究表明有些特定的菌群对于伤口的愈合有促进作用。对于严重定植期,有时又被称作是局部、局限性的感染或菌群失衡,在这一时期已经出现了伤口局部微生物的大量繁殖,并且已经明显影响了伤口愈合的进程,在这一时期,与炎症反应相关的细胞因子数量增加,由于宿主防御功能的破坏,微生物产生的基质金属蛋白酶在局部积聚,也影响了伤口的正常愈合,然而需要注意的是,在严重定植期,机体仍未表现出典型的红、肿、热、痛等感染征象,在临床当中需要特别地进行鉴别。而对于感染伤口,一般会表现出典型的炎症反应,并且有全身系统性的反应,如体温升高、全身乏力、白细胞增加等。

尽管对于不同伤口相关的临床表现可能不尽相同,但对于严重定植期的判断,一般有以下几个方面的临床特征:

1. 伤口愈合过程停滞;
2. 伤口渗出增多或伤口面积变大;

3. 新生肉芽组织呈现灰白色或深红色;

4. 过度增生的肉芽组织脆性增加,稍加触碰即有出血表现;

5. 肉芽组织生长不均匀;

6. 出现伤口局部组织桥接现象;

7. 伤口边缘卷曲。

有学者认为严重定植期是微生物定植与感染发生之间的过渡阶段,或是这一阶段就等同于慢性炎症反应,或者这一阶段一开始就会在伤口出现生物膜,但对于这些观点目前仍缺乏相关的国际共识。生物膜是微生物分泌的一种起保护作用的多糖成分,能够保护微生物免受宿主免疫反应或是抗生素等药物的侵袭。研究表明,60%以上的慢性伤口都存在生物膜,而对于急性伤口这一比例大概仅有6%。

生物膜的产生机制大致如下:

1. 浮游微生物接触伤口表面;

2. 微生物在伤口局部定植,达到一定的菌群数量时就会产生相应的生化反应,微生物能够与同种甚至异种的其他微生物相互关联,微生物的群体效应会造成微生物表型多样性和遗传多样性的反应,这会提升微生物间的联系以及加剧微生物防御和重建反应的强度;

3. 这些相互关联的微生物群体会形成胞外聚合物,成为其自身的保护机制;

4. 这些胞外聚合物成分主要为多糖、蛋白、糖脂类以及细菌DNA成分;

5. 从已经形成的生物膜中,会游离出一定数量的浮游微生物,这部分微生物在伤口的其他部位定植,产生新的循环。

细菌从定植到散播主要有两种方式,分别是自身种群数量的增加以及生物膜的形成。在伤口形成后的2~4小时细菌繁殖的速度最快,在6~12小时左右就会开始分泌胞外聚合物。对于细菌生物膜而言,大概在伤后的2~4天就会形成完整的生物膜结构,在彻底清创后的24小时内生物膜就会重新形成。口腔科牙齿菌斑的形成可以很好地展现生物膜的变化过程,牙齿菌斑就是一种生物膜,菌斑一旦形成,即使彻底对口腔进行清洁刷牙,在此之后牙齿菌斑很快就会重新出现。显然,对于已经出现细菌生物膜的慢性伤口,一般的清创及清洁是徒劳的。生物膜的出现会刺激机体发生慢性炎症反应,进而又进一步增加了生物膜的构建。机体自身的炎症细胞会分泌一些如基质金属蛋白酶等细胞因子、蛋白质等成分来抵抗细菌生物膜,但是这些因子的出现会影响伤口的愈合过程。在一般情况下,生物膜是不能被肉眼观察到的,需要借助电子显微镜等设备才能准确地判断生物膜的存在,但一个例外的情况是,当伤口局部受到铜绿假单胞菌的感染,会出现蓝绿色的细菌分泌物,这时可以用肉眼判定此伤口已经出现了生物膜。如果伤口局部有生物膜存在,对于伤口的细菌培养结果也往往会出现假阴性,即细菌培养结果与临床表现不成正比,这是因为当取伤口培养标本时,生物膜会阻挡拭子取到生物膜下方的微生物成分,造成结果可能提示细菌感染数量并不多,但患者却已经出现了非常严重的感染征象。这就提示我们在对患者进行评估时要从伤口局部临床表现、患者整体反应等各个方面综合地判断,否则将可能掩盖病情,错失及时干预的机会。

对于生物膜处理的目的与伤口床准备是相同的:彻底的清洁,清创,应用适当的抗菌产品杀灭游离微生物,减缓或消除生物膜的再生。不论使用何种抗菌产品,目的都是相同的,应用这类的产品也能有效地减少全身抗生素的使用,对伤口进行清洁、清创、抗菌处理都是在重建伤口局部的微生物平衡状态,一些抗菌产品或敷料也已经被证实有去除生物膜的功效。如今在市场当中能够见到的抗菌产品或敷料,主要包括含碘敷料,含有双胍类活性成分的液体敷料(PHMB),伤口蜜状敷料以及银离子敷料等。这些抗菌产品或敷料不仅能够消灭伤口局部的游离微生物,还对生物膜有一定的清除效果,帮助局部建立菌群平衡的微环境。而当菌群失衡时,伤口局部的渗出会增加,导致湿度的失衡,对于湿性平衡的管理也是TIME 原则的一项重要内容(图 6-29 ~ 图 6-33)。

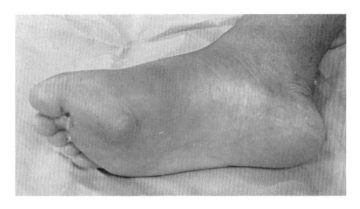

图 6-29　足底钉子扎伤引起感染

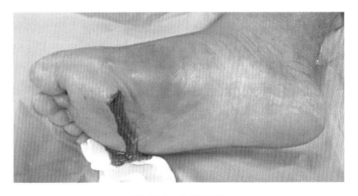

图 6-30　切开排脓

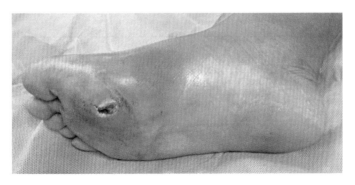

图 6-31　伤口充分引流

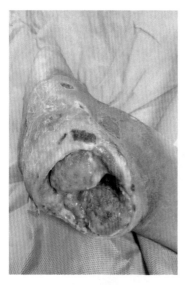

图 6-32　耐药菌感染、细菌生物膜形成

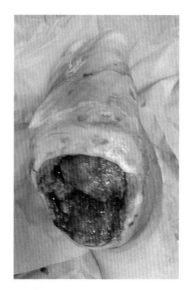

图 6-33　刮匙机械清创

四、M——湿性平衡

伤口的湿性愈合理论在 1962 年被 Winter 首次提出,他发现在湿性的局部环境中伤口局部上皮的生长会更加迅速,更有利于伤口的愈合。自此之后,市面上涌现出各种保持伤口局部潮湿的产品,然而,过度的湿润也是不利于伤口愈合的,过分湿润会造成伤口局部以及周围皮肤的浸渍,导致更多的健康组织被溶解破坏。对于慢性伤口,伤口渗出液中含有一定量的活性成分,这些成分也会严重影响伤口的愈合过程,例如基质金属蛋白酶会影响伤口的愈合速度而细胞因子则会引起伤口渗出量的增加。对于伤口的管理目标之一就是维持伤口局部微环境的湿性平衡,措施主要包括使用合适的敷料或是一些辅助治疗的手段,例如负压治疗等。

关于湿性平衡方面的评估主要包括伤口局部湿性平衡紊乱的原因以及应当采取何种应对措施。评估还应当包括伤口当下所处的湿性环境。按照渗出液的多少我们通常将伤口分为干燥伤口、少量渗出伤口、中量渗出伤口以及大量渗出伤口,此种分类直接影响着我们选择何种敷料对伤口进行处理(表 6-2)。

表 6-2　不同类型渗出伤口处理方式比较

伤口类型	处理方式	伤口类型	处理方式
干燥伤口	水凝胶或伤口蜜状敷料 水胶体敷料 交互式敷料	中量渗出	藻酸盐敷料 亲水纤维敷料 泡沫敷料
少量渗出	水胶体敷料 半透膜 藻酸盐敷料	大量渗出	亲水纤维敷料 泡沫敷料 超吸收性敷料 造口/伤口袋

五、E——创缘处理及创缘上皮化生

当伤口局部出现浸渍、干痂或是肉芽组织过度增生时,伤口的边缘会因刺激出现上皮化生,这些因素都需要积极地应对并给予相应的处理措施。如果创缘出现卷曲,则会影响局部菌群的平衡并在皮肤卷曲处出现本不该有的局部压力,这些也会影响伤口正常的愈合,积极地处理伤口的边缘也是伤口处理的一个重要的内容。一般原则是,对于干燥甚至已经出现皮屑的伤口应当及时使用保湿的敷料维持局部的湿性环境,对于坏死的组织、脱落的皮屑以及渗出物凝结成的干痂应当进行及时的清创处理。

对于肉芽组织过度增生的管理,可以使用以下措施:

1. 使用一定的抗菌产品维持细菌菌群的平衡;
2. 使用高渗盐敷料处理水肿及菌群失衡;
3. 联合使用泡沫敷料和绷带或者弹性胶布给局部以一定的压力;
4. 使用保守性锐性清创的技术;
5. 使用化学方法对局部进行抗菌处理,例如使用银离子敷料或硫酸铜;
6. 局部使用皮质类固醇类药物进行处理。

对于糖尿病足患者,需要注意缺血坏死足趾长期存在,和正常组织间有湿性浸渍,应当保持局部干燥,控制坏死蔓延速度(图 6-34 ~ 图 6-36)。

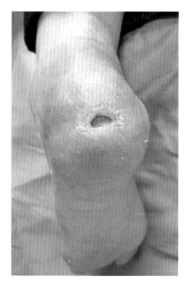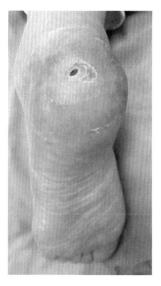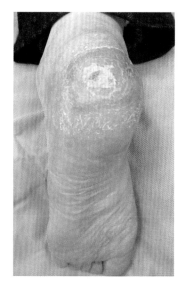

图 6-34 伤口周边皮肤老化,胼胝形成　　图 6-35 多次清除伤口周边老化皮肤和胼胝　　图 6-36 创面使用真皮基质敷料,伤口愈合

糖尿病足伤口培养标本采集建议:

- 所有明确感染的伤口都需要进行培养;
- 伤口清洗和清创后才能获得培养标本;
- 用无菌手术刀或皮肤刮匙或拭子获取组织培养标本或直接使用溃疡清创物活检;
- 当存在脓腔时,用消毒的针头和注射器吸取脓性分泌物;
- 需氧和厌氧培养(如可能,革兰染色)用无菌容器或适当介质及时传送标本;

- 临床无明显证据提示感染的病灶,除非特定流行病学目的不做培养;
- 伤口未经清洁或清创,不可获取培养标本;
- 不用直接擦拭或引流伤口所得物作为培养标本。

第四节　护场理论在糖尿病足清创中应用

一、护场理论概述

"护场"是中医外科中的概念,表示四周红肿不散漫的疔。"护场"一词首先出现于明代王肯堂所撰《证治准绳·疡医》第二卷疔疮篇:"凡生疔疮,身热头疼,手足温和,饮食如常,疔之四围赤肿,名曰护场,可治……凡生疔疮,眼白睛赤不转。疔之四围无赤肿,名曰不护场,不可治。"清乾隆四年由太医吴谦负责编修的《医宗金鉴·外科心法要诀·疔疮》"五脏皆可发疔疮"注:"一疔之外别生一小疮,名曰应候;四围赤种而不散漫者,名曰护场。"

在中医理论当中,疔又称疔疮,是指发病迅速而且危险性较大的急性感染性疾病,多发生在颜面和手足等处。若处理不当,发于颜面者易引起走黄危证而危及生命,发于手足者则可损筋伤骨而影响功能。走黄则指疔疮火毒炽盛,早期失治,毒势未能及时控制,走散入营,内攻脏腑而引起的一种全身性危急疾病,其特点是疮顶忽然陷黑无脓,肿势迅速扩散。孙思邈《备急千金要方·疔肿》云:"初起必先痒后痛,先寒后热,热定则寒,多四肢沉重,头痛,心惊眼花,若大重者,则呕逆,呕逆难治;……经五六日不瘥,眼中见火,神昏口干。心烦即死也。"陈实功《外科正宗·疔疮论》云:"夫疔疮者,乃外科迅速之病也。有朝发夕死,随发随死……"疔的范围很广,包括西医的疖、痈、坏疽的一部分,还包括皮肤炭疽及急性淋巴管炎等。因此疔的名称繁多,证因各异,按照发病部位和性质不同,分为颜面部疔疮、手足部疔疮、红丝疔、烂疔、疫疔五种。糖尿病足的一些表现可视作中医外科中的"疔"的范围,根据病因及表现归为"手足部疔疮"、"烂疔"或"疫疔"均有可能。

"手足部疔疮"是指发生于手足部的急性化脓性疾患。由于发病部位、形态及预后不同,而有多种病名。生于指头顶端者,叫蛇头疔;生于指甲周围者,叫沿爪疔;发于指甲旁的,叫蛇眼疔;生于甲后者,叫蛇背疔;生于手指螺纹的,叫螺疔;生于手指骨节间的,叫蛀节疔;一指通肿者,叫泥鳅疔;生于指中节前,肿如鱼肚者,叫鱼肚疔或蛇腹疔;生于手掌中心者,叫托盘疔;生在足掌中心者,叫足底疔。临床较为常见的有蛇眼疔、蛇头疔、蛇腹疔、托盘疔等,分别相当于西医的甲沟炎、化脓性指头炎、手指化脓性腱鞘炎、掌中间隙感染等。本病若治疗失误,容易损伤筋骨,继而影响手足功能。"手足部疔疮"病因可由火毒蕴结,血凝毒滞,经络阻隔,热胜肉腐而成。其诱因常为外伤,如针尖、竹、木、鱼骨刺伤或昆虫咬伤等,感染毒气;内因脏腑蕴热蓄积,两邪相搏,阻于皮肉之间,以致气血凝滞,经络阻隔而发病。

"烂疔"是一种发于皮肉之间,易于腐烂,病势凶险的急性疾病。《备急千金要方》云:"烂疔其状色稍黑,有白瘢,疮中溃有脓水流出,疮形大小如匙面。"《诸病源候论·丁疮候》云:"亦有肉突起,如鱼眼之状,赤黑,惨痛彻骨,久结皆变至烂成疮,疮下深孔如大针穿之状……令人恶寒,四肢强痛,……一二日疮形便变焦黑色,肿大光起,根硬强,全不得近……"本病发病者常有手足等部位的创伤和泥土脏物等接触史,发病急骤,皮肉腐败,腐烂卸脱,容易合并走黄,危及生命。"烂疔"相当于西医的气性坏疽。多因皮肉破损,接触潮湿泥土,感染特殊毒气,加之湿热火毒内蕴,以致毒凝肌肤,气血凝滞,热胜肉腐而成。湿热火毒炽盛,热胜肉腐,毒气弥漫,则易并发走黄之症。

"疫疔"是皮肤接触疫畜染毒而生的一种特殊疔疮,具有传染性,又称为"鱼脐疔"、"紫燕疔"。其特点是初起如虫叮水疱,很快干枯坏死如脐凹,全身症状明显,有传染性、职业性,或洊发走黄。《证治准绳》云:"若因剥割疫死牛马猪羊,瞀闷身冷,遍体具有紫疱;疫疔也。"本病相当于西医的皮肤炭疽,发病者常有相关病因的接触史,疫疔由于感染疫畜之毒,阻于皮肤之间,以致气血凝滞,毒邪蕴结而成。疫毒内传脏腑则致走黄。

护场是中医外科学重要概念,按照中医观点,当伤口被局限在某一区域,或是坏死组织与正常组织之间出现较明显界限时,表示护场形成,可行伤口清创,伤口愈合良好,反之,如果破坏这个范围,则伤口情况会迅速恶化。在现代中医学教材《中医外科学》中称"护场"为"疮疡正邪交争中,正气能够约束邪气,使之不至于深陷或扩散而形成的局部作肿范围"。有学者认为,所谓"护场","护"是指一种自身的防卫体系,"场"是指自身防卫体系在局部所形成的防御范围。可以看出,在中医外科学的不断发展中,"护场"的含义在不断扩大。护场形成的基本局部表现为,伤口周边皮肤向伤口内部收缩塌陷,颜色变深呈环形包绕伤口,与正常上皮组织有明显的红色分界线,邻近伤口可见粉色上皮生长,伤口内部新生肉芽组织红润,脓液较少,性质黏稠,有光泽。而未形成护场的伤口,周围皮肤弥漫性肿胀,与正常组织无分界,邻近伤口的皮肤呈鱼口状外翻,边缘苍白,伤口内部肉芽水肿,颜色灰暗,并夹杂脓血。在治疗当中,护场的形成是一个复杂的过程。

二、应用

中医外科理论当中对于疔疮的处理已经有了非常完整的体系,按照中医"辨证论治"的概念,可分为"内治法"和"外治法"。"内治法"主要是指内服中医方药的方法,原则是清热、解毒、利湿、消肿、透脓等。"外治法"则包括外敷药物、手术切开等,目的为提脓去腐、生肌收口等。常用的内服方药有五味消毒饮、黄连解毒汤、透脓散、萆薢渗湿汤、犀角地黄汤,以及蟾酥丸、安宫牛黄丸、紫雪等。常用的外敷中药有金黄膏、2%～10%黄柏溶液、玉器膏、蟾酥合剂、五五丹、生肌散等。

糖尿病足清创可依照中医学当中"辨证论治"其中的"外治法"进行。不同级别的糖尿病足伤口愈合有不同的特点,但大多数都呈现出"黑-黄-红-粉"四期的变化,而这四种颜色的变化其实就代表着不同阶段的伤口主要成分,分别为坏死组织、变性组织、肉芽组织和上皮组织。如果护场形成得当,则伤口能够顺利通过四期变化而愈合。但这四个阶段并不是完全割裂开的,尤其是前三期,在糖尿病足创面中经常交互错杂出现。因此,在清创时要注意区分健康的新生组织和坏死组织的界限,进而进行清创,以期及时清除坏死组织的同时促进健康组织的生长。

当糖尿病足创面覆盖着黄色无血液供应的变性组织的变性组织,此时治疗最重要的是防止护场破坏,通常用碘敷料覆盖创面,保持干燥,防止创口向周围扩散,伤口内部不予过多刺激。伤口局部血供改善后,能看到黄色变性组织中间有红色肉芽组织生长,一旦伤口局限,肉芽组织会从变性组织基底部出现,提示护场形成,可行清创。黄色变性组织如果继发感染使得伤口局部氧耗急剧增加,而血供因没有改善,提供氧气非常有限,不能满足伤口氧需求,于是伤口迅速恶化发展为湿性坏疽(图6-37,图6-38)。

113

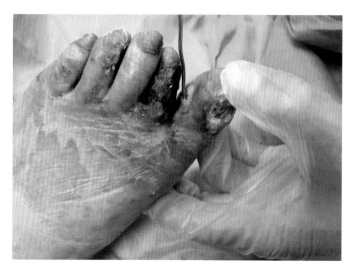

图 6-37　变湿性坏死为干性

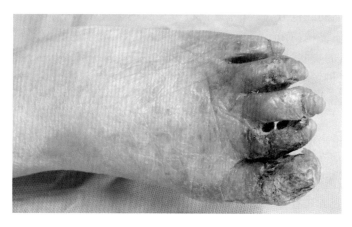

图 6-38　干性坏疽

当糖尿病足创面坏死组织与正常组织之间并无过渡带,表现为患足趾端坏疽,顶端呈黑色,虽与正常足趾之间有颜色分界,但无法触到下陷的界限点,此为护场未形成。究其原因,主要是末端血运不足所致。血供未改善的早期,保留黑色坏死组织是必要的。黑色坏死血供中断,不会增加伤口氧消耗,对创面有保护性隔离,保护伤口避免感染的作用(图 6-39,6-40)。此时不可对坏死足趾进行清创,否则会破坏局部正在形成的护场,造成毒邪扩散,使患者面临丢掉肢体的危险。由学者指出此时可以通过结扎法,利用丝线的收紧力,阻断血供,对远端坏死组织围困而孤立之,使其失去营养而使得远端自然坏死脱落。此方法阻止了坏死组织继续向上蔓延,为重新建立局部的循环提供了时机。待肢体末端气血充盛之时,坏死组织与正常组织之间会出现明显塌陷的红色沟状界限,提示护场形成,坏死足趾可自然脱落或清创取下(图 6-41,图 6-42)。

临床中部分糖尿病足患者由于伤口过深,且毒邪脓液深达肌腱和疏松组织而排出不畅,导致护场迟迟未能形成。临床研究也证实,对于脓液存在于深部的感染性创面,脓液浸润肌肉等深部组织间隙中,在各种细胞因子和趋化因子的作用下产生激肽和前列腺素,使受伤部

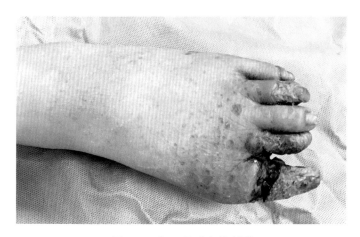

图 6-39 坏死足趾自然断裂

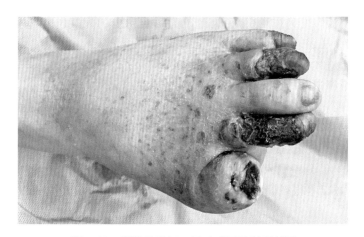

图 6-40 锐性清除坏死足趾后可见新鲜创面

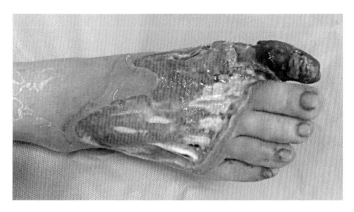

图 6-41 护场形成

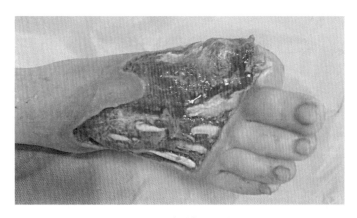

图 6-42　清除坏死组织

位小血管扩张,通透性增高,导致受伤区域的水肿,并在大气压力的作用下多向组织深部继续扩散,仅仅单纯依靠纱条引流存在较大困难。因此,创口较深的糖尿病足伤口护场形成的关键,是要将被动引流转变为主动引流,通过外力对抗向内的大气压强,使组织间隙的脓液从深部被吸引至创面浅表,进而被排出体外。此时可采用负压吸引治疗,伤口常规清创后覆盖盐水纱布,使用合适大小的管道充当引流管如吸痰管等,在引流管一端每隔 2～3mm 剪出一个楔形缺口,将带有缺口的部分用盐水纱布包裹或使用无菌医用海绵包裹,用透明薄膜敷料将引流管及纱布或海绵共同包裹,另一端接入负压吸引器,调整负压为 6～10kPa,间断抽吸。此法可将渗出的多余脓液及时排出,保持了脓液的流动性和新鲜性,并能够在保障引流的前提下促进创口周围皮肤紧密闭合(图 6-43～图 6-48)。

　　将传统中医"护场"理论引入糖尿病足的伤口处理,既是传承,又是创新,中国传统医学带给我们现代医务工作者很多启示,不仅是从方法上,更是从思维上。从传统中医中找到处

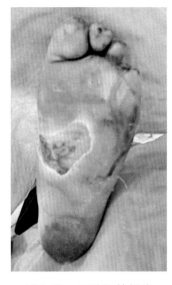

图 6-43　足趾湿性坏疽波及足底中央间隙感染

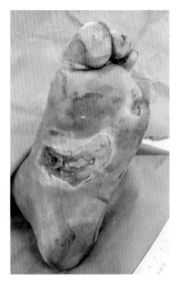

图 6-44　清除坏死组织探及皮下窦道至足心

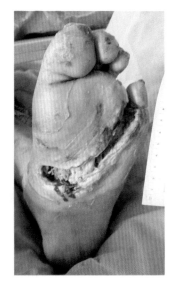

图 6-45　沿皮下窦道皮肤切开

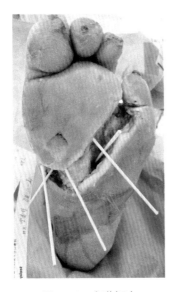

图 6-46 窦道探查

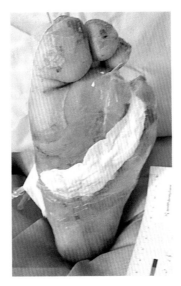

图 6-47 变被动引流为主动引流

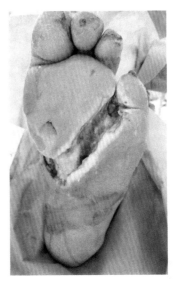

图 6-48 简易负压 2 周后创面新鲜

理现代医学问题的方法,已经成为解决难题的又一突破口。

(乔莉娜 辛霞)

参 考 文 献

1. 宁宁,廖灯彬,刘春娟. 临床伤口护理. 北京:科学出版社,2013.

2. KerylnCarville. Wound care manual. 6th ed. Australia:Silver Chain Foundation,2012.

3. Mt. Laurel. Conservative sharp wound debridement:Best practice for clinicians. Wound,Ostomy and Continence Nurses. WOCN Society,2005.

4. 李仕明. 糖尿病足的临床诊断与治疗进展. 内科急危重症杂志,2002,8(1):2-4.

5. 付小兵. 糖尿病足及其相关慢性难愈合创面的处理. 第 2 版. 北京:人民军医出版社,2013.

6. 陈辉. 现代营养学. 北京:化学工业出版社,2005.

7. Sorensen L. Smoking and wound healing. EWMA Journal,2003,3(1):13-15.

8. Geltin G. The significance of surface pH in chronic wounds. Wounds UK,2007,3(3):52-56.

9. Schultz GS,Sibbald RG,Falanga V,et al. Wound bed preparation:a systematic approach to wound management. Wound Repair Regeneration,2003,11 Suppl 1:S1-S28.

10. Falanga V. Wound bed preparation:Science applied to practice. In:European wound management. Position Document:Wound Bed Preparation in Practice,London:MEP Ltd. 2004.

11. White W. Sharp debridement in the management of recalcitrant,locally infected chronic venous leg ulcers:a narrative review. Wound practice & research,2011,19(4):222-228.

12. Schultz G. S. ,Barillo D. ,Mozingo D. ,et al. Wound bed preparation and a brief history of TIME. International wound journal,2004,1(1):19-32.

13. Gardner S. ,Frantz R. ,Doebbeling B. The validity of the clinical signs and symptoms used to identify localized chronic wound infection. Wound repair & regeneration,2001,9(3):178-186.

14. 刘胜,陈达灿. 中医外科学. 北京:人民卫生出版社,2015.

15. 王肯堂. 证治准绳·疡医. 上海:上海科学技术出版社,1959.

16. 吴谦. 医宗金鉴·外科心法要诀. 北京:中国医药科技出版社,2012.

17. 孙思邈,著. 焦振廉等,校注. 吴少祯,主编. 备急千金要方. 北京:中国医药科技出版社,2011.

18. 陈实功,著. 刘忠恕,张若兰,点校. 外科正宗. 天津:天津科学技术出版社,1999.

19. 巢元方,著. 南京中医药学院,校释. 诸病源候论校释下册. 第 2 版. 北京:人民卫生出版社,2009.

20. 徐强,张朝晖. 护场理论在治疗糖尿病足创面中的应用. 新中医,2012,02:1-2.

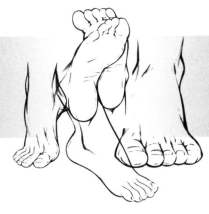

第七章　糖尿病足创面治疗

第一节　创面修复基础

一、创面分类

根据创面的愈合周期,分为急性创面和慢性创面。

有关急性/慢性创面的定义尚未有统一的标准。一般认为急性创面是指自创面形成的前2个星期内的所有创面。之后,由于某些不利的影响因素如感染、异物等导致创面愈合过程受阻,愈合过程部分或完全停止,使创面愈合时间超过2个星期,这时的创面称之为慢性创面。由此可见,所有慢性创面都是由急性创面发展而来。

（一）常见的急性创面有

1. 手术切口(surgical incision)

2. 皮肤擦伤(abrasion)

3. 烧伤(burns)

4. 供皮区(donor site)

（二）常见的慢性创面有

1. 压力性损伤(pressure sores)

2. 下肢血管性(动脉性/静脉性)溃疡(leg ulcer)

3. 糖尿病性足溃疡(diabetic foot)

4. 其他难愈合创面(hard-to-healing)

创面一旦形成,机体就会迅速做出反应,启动愈合过程进行修复。然而不同的创面具有不同的特点,其愈合过程也有差异,这就导致了创面愈合的不同方式。

（三）根据创面损伤的深度,可将创面分为三种

1. Ⅰ类创面表皮性损伤,损伤仅限于累及皮肤的表皮层,表现为表皮剥脱。当创面较小时,其愈合系通过基底细胞的分裂、增生和分化后向上移行而实现创面愈合;如创面较大,则愈合是从创面周缘健存的基底细胞开始分裂、增殖来启动愈合过程的。通常于伤后2~4天即可完全恢复其原有的结构和功能。故这类创面的愈合也相应地非常简单。

2. Ⅱ类创面真皮性损伤,损伤较深,达真皮层甚至皮下组织。

3. Ⅲ类创面全层性损伤,损伤深达筋膜、肌腱或肌层,常伴随着血管、神经甚至骨骼的断裂。

二、伤口创面的修复与愈合

（一）创面愈合

创面愈合（wound healing）是指由于致伤因子的作用造成组织缺失后，局部组织通过再生（regeneration）、修复（repair）、重建（reconstruction），进行修补的一系列病理生理过程。本质上是机体对各种有害因素作用所致的组织细胞损伤的一种固有的防御性适应性反应。这种再生修复表现在丧失组织结构的恢复上，也能不同程度地恢复其功能。然而，丢失的组织细胞的修复可以是原来组织细胞的"完全复原"——称之为"再生"（regeneration）；也可以是由非特异性的结缔组织增生来替代原有的组织细胞，形成"不完全复原"——称之为"修复"（repair），不过，这两种不同的结果，其过程却是相同的。

（二）再生

再生（regeneration）是对于丧失组织和细胞的补偿，因此是创面愈合的始动和基础。正常情况下，有些组织和细胞会不断地消耗、老化和死亡，又不断地由同种细胞分裂增生加以补充，称之为生理性再生（physiological regeneration），如表皮的脱落与更新，又如血细胞周期性的凋亡与补充。其特征是再生后的细胞完全保持了原有的结构与功能，故称之为完全性再生（complete regeneration）。而损伤所致的组织细胞丢失后的再生，称之为病理性再生（pathological regeneration）或修复性再生。当创面浅表、组织细胞丢失轻微，则可由同种组织细胞分裂增生来补充，使之具有同样的结构和功能，形成完全性病理性再生；见于表皮基底膜完整的创面如皮肤擦伤以及I度烧伤等。但当组织细胞缺失较多时，则机体修复时常由另一种替代组织——结缔组织来填补，使之失去原有组织的结构和功能，形成不完全性病理性再生。临床上绝大多数是这种类型的再生。

（三）创面愈合的过程

创面愈合的基础是炎症细胞如巨噬细胞、中性粒细胞以及修复细胞如成纤维细胞、表皮细胞等的一系列生物学活动，同时，细胞基质也参与其中。

1. 愈合过程之一凝血期　从创面形成的一瞬间开始，机体首先出现的反应是自身的止血过程。这一过程包括一些非常复杂的生物学反应：先是创面周围的小血管、毛细血管等反应性收缩使局部血流量减少，即之而来的是暴露的胶原纤维吸引血小板聚集形成凝血块；随后血小板释放血管活性物质如5-羟色胺及前列腺素等，使血管进一步收缩，血流减慢，同时释放的磷脂和ADP将吸引更多的血小板聚集。最后，内源性及外源性凝血过程也将被启动。凝血过程结束后，机体即开始进行创面的愈合。

2. 愈合过程之二炎症期　炎症期（inflammation phase）这一时期自创面形成开始的前2~3天。

由于局部血管的收缩，导致局部组织缺血，引起组胺（histamine）和其他血管活性物质的释放，使创面局部的血管扩张；同时，因坏死组织，以及可能的致病微生物的存在，引发机体的防御反应（炎症反应）：免疫细胞如中性粒细胞、淋巴细胞、巨噬细胞等，炎性细胞向创面移动和集中。一方面，粒细胞吞噬入侵的细菌；另一方面，巨噬细胞吞噬消化坏死的组织细胞碎片。同时，这些炎性细胞组织破坏后释放出来的自身蛋白溶酶，即胶原酶，也可以消化溶解坏死的组织细胞碎片，使创面清洁，以便启动组织的修复过程。胶原酶分解的胶原肽段作为一种趋化因子可促进单核-吞噬细胞移向伤处而加速清创。

巨噬细胞除吞噬消化组织细胞碎片外,同时也是刺激成纤维细胞增殖分化,合成胶原蛋白的关键因素。这一过程也被称为清创阶段(debridement phase)。同时,创面会反应性地出现收缩,以期减少创面面积。临床上因这一时期的创面大多被黑色的坏死组织所覆盖,因此也被称为黑色期。而当这一层坏死组织被清除后,创面仍会被一层薄薄的腐烂失活组织所覆盖,使创面外观呈黄色,因此临床上分期时常将此时的创面称为黄色期。

3. 愈合过程之三修复期 修复期(reconstruction phase)这一时期又可以分为 2 个阶段:上皮再生(repithlialization)和肉芽组织形成(granulation),也称之为增生期(proliferation)。

这一时期约从创面形成后的 2～24 天。

(1)上皮细胞再生:创面修复首先是创面周缘健存的基底细胞开始增生,并向中心部位移行。这个过程中,巨噬细胞、组织细胞可释放 FGF,刺激内皮细胞释放纤溶酶原激活剂(PA)和胶原酶原,前者将纤溶酶原转化成纤溶酶,进而将胶原酶原转变成活化的胶原酶,共同消化基底膜,使内皮细胞透过基底膜到达伤口位置,胶原酶还能使内皮细胞的移动速度增加。

与此同时,基底细胞的增殖刺激创面基底部毛细血管和结缔组织的反应性增生。当创面被新生的上皮细胞覆盖后,创面外观呈粉红色,故而又称此时的创面为粉红色期。

(2)肉芽组织形成:随后,基底细胞的增生刺激肉芽组织的生长,胶原酶通过分解残存的胶原促使成纤维细胞向伤口潜行,并通过降解膜蛋白而促使其生长和繁殖。同时,巨噬细胞释放的生长因子如血小板衍生生长因子(PDGF),β 转化生长因子(β-TGF)和 α 转化生长因子(α-TGF)等,加速肉芽组织的形成。

肉芽组织的形成有着重要的生物学意义,主要表现在:

1)填补组织的缺损;

2)保护创面,防止细菌感染,减少出血;

3)机化血块和坏死组织及其他异物;

4)由于新生健康的肉芽组织外观呈鲜红色,因此,临床上又将此时的创面称之为红色期;

5)随着肉芽组织的不断形成,创面组织的缺失被填充,上皮细胞便从创面周缘向中心移行,最终使得创面得以完全被再生的上皮细胞覆盖。

4. 创面愈合过程之四成熟期 然而,当创面被再生的上皮细胞完全覆盖后,创面的愈合过程并没有完全结束。这就是创面的成熟期(maturation phase)。因为新生的肉芽组织和上皮细胞还需要进一步分裂分化、转型,使其力量增强,才最后使创面得以完全愈合。

这一过程主要表现在以下 3 个方面:

(1)新形成的上皮细胞不断分裂,使表皮层增厚。

(2)肉芽组织内部转型:形成的胶原纤维排列发生改变,使新生的结缔组织力量增加;同时,毛细血管数目减少,使创面局部颜色减退,接近于正常色。

(3)这一过程需要的时间很长,常常超过 1 年。在创面愈合未完全成熟以前,创面仍然容易被再次损伤,由于表面上创面已经完全愈合,因此这一时期经常被患者和医务人员忽视。这就是为什么临床上,慢性创面常常发生在同一部位的原因。

三、创面床的准备

(一)创面床的定义

新鲜的外伤、手术缝合后的伤口、取皮后的伤口等创伤,可以自然地发生上述创伤愈合过程,并按预期愈合,被称为急性损伤(acute wound)。反之,由于某些原因,创伤治疗过程不能顺利进行、治疗困难的创伤被称之慢性创面(chronic wound)或难治性溃疡。本书讲述的糖尿病及血液循环障碍所致的下肢创伤就是慢性创面的代表之一。

(二) 创面床准备的定义

"创面床准备"WBP(wound bed preparation)是一个全新的体系型概念,既涉及慢性创面病理性愈合的整体过程,也兼顾创面愈合各个时期所需的条件并强调创面床的外观和达到愈合所需的状态。慢性创面或难治性溃疡大多由于创伤愈合过程不能完整地进行所致,因此调整创伤的状态很重要,这种处理的措施被称之"创面床的准备"。这个概念的提出,使慢性创面的局部处理和急性创面区分开来,成为一个相对独立的而又系统的过程。"创面床准备(WBP)"对创面总体的要求是识别和清除创面愈合的屏障、促进创面的愈合。

现代的慢性创面治疗,应是基于循证医学的观点,将糖尿病足部溃疡本身的发病及难愈机制的特点与现代慢性创面治疗的最新进展——"创面床准备"理论结合,进行较为全面和系统的处理方法。

首先,必须对患者进行系统的、全面的评估,对原发疾病及并发症进行治疗及细心的护理,这是保证创面处理成功的前提。针对创面,应根据创面的分期分型,做到有的放矢,运用WBP理论动态调整治疗手段,将清创、处理感染和湿性平衡序贯地运用于整个治疗过程。以下着重分析针对创面的评估及处理。

(三) 慢性创面的分期评估

以往临床应用的慢性创面分类方法都没有充分体现出创面愈合过程中的需求变化,不能很好地为各个阶段的临床治疗给予指导。近年我们将"创面床准备"应用在慢性创面治疗的过程中,即基于创面颜色特征分期评估系统,以糖尿病足创面为例,分为绿、黑、黄、红、粉五期,将慢性创面进行"创面床准备"各期分别对应愈合进程中的组织坏死期(黑期)、炎性渗出期(黄期)、肉芽组织增生期(红期)、上皮化期(粉期),同时也提出预防与治疗一样重要(绿期)。

1. 绿期 有可能造成皮肤溃疡的因素存在,但溃疡还未形成,应着重预防。

2. 黑期(组织坏死期) 指缺乏血液供应而坏死并有硬痂的伤口,创基牢固覆盖较多黑色、坏死组织或焦痂。

3. 黄期(炎性渗出期) 指伤口外观有坏死残留物,伤口基底多附有黄色分泌物和脱落坏死组织,以炎性渗出为主,创基组织水肿呈黄色"腐肉"状或有少量的陈旧性肉芽组织。

4. 红期(肉芽组织增生期) 指治疗过程有健康肉芽组织伤口或增生期外观红色伤口,创基新鲜红润肉芽组织增生、填充创面缺损、伤口渗液明显。红期为创面达到愈合的"准备阶段",是手术的理想时机。对于面积较大者,推荐采用游离植皮术和复合植皮术式。

5. 粉期(上皮化期) 肉芽组织基本填满创基,上皮增殖爬行或皮岛间融合呈粉红色。

黑期和黄期的创面存在大量坏死组织和无活性细胞负荷或细菌性负荷,应注重对坏死组织的清创及控制感染。此时可根据患者全身状况、局部循环等具体情况灵活采用外科手术清创、水凝胶或水胶体敷料封闭创面自体清创、酶学(外源性胶原酶)等方式清创,也可采用机械清创方式进行清创。所谓自体清创,是指利用体内白细胞和蛋白水解酶消化创面上坏死组织的过程,即利用创面的潮湿环境自动清除坏死组织的清创方式。外科清创目的是将慢性创面变成急性创面,将病理性愈合变成生理性愈合。在粉期和红期,国内外学者推荐应用"湿性创面愈合"能够促进肉芽生长,加快创面上皮细胞增生移行的速度,促进创面愈合。

现已证实,湿性环境可以调节氧张力与血管生长,有利于坏死组织与纤维蛋白溶解,促进多种生长因子释放,从而加快创面愈合速度。经过"创面床准备",较小面积的创面(3cm×3cm 以下)通常可以自愈。在整体评估下实施的慢性创面的"创面床准备"WBP(TIME)是一系列连续综合的临床过程,要求针对创面的不同时期实施不同的干预措施,现已在临床上得到很好的推广。

(四) 创面床理论 TIME 问题

创伤状态的调整是指什么呢? 就是指去除妨碍创伤愈合的局部因素。WBP 理论指出了影响愈合的四个方面问题,即 T(tissue non—viable)坏死组织、I(infection or inflammation)感染或炎症、M(moisture imbalance)湿性不平衡、E(edge of wound)创面边缘,简称 TIME。TIME 体系最初由 Schultz 等人提出,着重于去除影响创面的细菌性、坏死性和细胞性负荷(T,I),设法保持创面的湿性平衡,运用各种生物因子主动创造一个相对适宜的创面微环境,加速创面愈合或为手术创造条件(M,E)。

(五) 创面床理论的 TIME 疗法

慢性长久不愈合的伤口,就是因为伤口长期处于不利于愈合的环境中,停滞甚至无法愈合。Schultz 独创了 TIME 疗法。因此,简单地讲:TIME 疗法就是要找出影响或阻滞伤口不愈合的原因,并给予适当的治疗来加速伤口愈合。

TIME 疗法

影响伤口愈合的主要因素,有全身因素(年龄老化、营养低下、用药不当等)和局部因素(感染与异物、局部血液循环不良、神经支配受损、照射等)。从具体到伤口的病理学上讲,有四个原因:组织坏死(tissue)、感染(infection)、湿润环境不平衡(moisture imbalance)、伤口边缘营养不良或水肿(edge of wound),这四个原因的首字线分别是 T,I,M,E。Schultz 专家简称为"TIME",巧合的是,在英文中,TIME 是"时间"的意思。让伤口愈合,"时间"是必不可少的,TIME 疗法就是针对这四个原因进行修复。

T(tissue)代表组织的修复。伤口内如果有坏死组织,不及时去除,不可能实现愈合。传统方法采用手术清创,优点是速度快,但伤口内的坏死组织与健康组织不可能有个明显的分界线,所以手术清创难以清得很干净,并且容易造成组织更大缺损。其次可采用自溶清创、机械清创、化学清创、生物/寄生虫清创等,同时配合选择合理的药物或敷料,溶解坏死组织,并在坏死组织溶解的同时,促进肉芽和血管的新生。

I(infection or inflammation)代表感染或发炎的修复。感染伤口处理的目标:①将创面/伤口微生物负荷控制在宿主(患者)控制的范围内(即宿主控制微生物,而不是微生物控制宿主);②为修复细胞营造良好的工作环境(温度、湿度、酸碱度、生长因子等)。传统方法对付感染,就是使用抗生素或消炎药物,虽然能起到防止感染的作用,但是它们却杀死了有益于愈合的细胞,例如巨噬细胞。合理选择药物或敷料,使用后可以起到防止感染作用,却能使巨噬细胞增多。

M(moisture imbalance)代表伤口湿润环境平衡的修复。如果伤口太干燥,会影响角质细胞上皮化(就是难长表皮),如果伤口过分潮湿也不利于伤口愈合。伤口必须处于恰当的生理环境中,才能按正常的愈合过程进行愈合。处理的目标在于:促进伤口的湿润平衡,选择适合的敷料,可以修复原来的不平衡状态,达到一种生理湿润的环境。注意在 WBP(TIME 疗法)体系中,湿性环境需贯穿各期创面。

E(edge of wound)代表伤口边缘的修复。伤口边缘的情况与伤口愈合息息相关,因为伤口的修复最终是靠边缘组织提供输送营养。如果边缘水肿、无上皮细胞移行、或有潜行深洞或边缘细胞提早衰老,逐渐丧失了丧生能力,则它们对生长因子的刺激没有反应,必须修复后才能实现伤口的愈合。伤口干燥时,伤口边缘的上皮化和再修复就会迟缓,伤口边缘就会出现坏死组织和结痂。肉芽过度增生也会影响上皮化,需要去除诱发因素(最常见的是菌群失衡或创伤)。变钝或破坏的创缘,可能提示菌群失衡。合理选择使用敷料,促进伤口边缘的修复。

TIME 疗法总体来讲,都是遵循"无损疗法"的原则。在修复坏死组织、感染或发炎、湿润平衡和伤口边缘情况的时候,强调"无损"原则。反对粗暴的操作和过度的清洗消炎,反对过多使用抗生素,反对使用有副作用药物。

第二节 糖尿病足伤口辅助治疗

一、伤口分类

根据受伤时间可分为急性伤口和慢性伤口(伤口愈合大于 8 周);根据受伤累及皮肤深度可分为部分皮层损伤伤口和全层伤口;根据受伤的原因可分为机械性或创伤性伤口、热损伤和化学性损伤伤口、溃疡性伤口、放射性损伤伤口;根据颜色可分为红色、黄色、黑色和混合伤口。

二、伤口护理总原则

伤口的良好修复有赖于合理的伤口处理,目的是尽可能在短时间内闭合伤口,完成再上皮化。评价各种伤口处理方法的标准应是愈合时间与愈合质量的统一。

(一) 清除刺激源

如热烧伤、化学烧伤必须立即终止烧伤源,将伤口置于自来水下冲洗 30 分钟,去除附着于伤口和皮肤表面的刺激源。

(二) 清除坏死组织

现代伤口护理的观点认为:对坏死组织应尽早清除。因为:①坏死组织自溶后经创面吸收可成为毒素,引起机体中毒;②坏死组织富含蛋白质等营养,是细菌生长繁殖的良好培养基,易感染;③坏死组织附着于创面可成为不良刺激源,影响毛细血管重建与生长,阻止肉芽生长和上皮再生,因而阻碍伤口愈合。

(三) 预防和控制感染

包括清洁伤口(可用无菌生理盐水清洗伤口,清洗范围包括伤口周围 2.5cm。理想的冲洗压力是用 50ml 空针抽取生理盐水用 19 号针头冲洗,减少局部细菌数量);加强营养支持,纠正低蛋白血症;更换敷料时戴无菌手套,专物专用,预防交叉感染;每周做一次伤口培养,监测感染情况等。

（四）保护伤口及其周围组织

使用减压垫减除伤口及其周围组织的压力;保持伤口局部的密闭性,预防分泌物、排泄物污染;采取保护性体位或放置保护性支架等。

（五）为伤口愈合提供一个湿润环境

根据伤口的大小、深度、颜色及液量等情况,选择恰当的封闭敷料敷贴伤口,为伤口愈合提供一个低氧、湿润的愈合环境。

（六）控制流出的液体和气体

对于渗液量较多(大于 10ml/24h),特别是感染性渗液伤口,应采用吸收渗液的敷料。如采用藻酸盐敷料可吸收自身重量 20 倍的伤口渗液或采用 TenderWet® 敷料在吸除渗液的同时吸除创面细菌,对于洞穴性伤口可用封闭式负压吸引技术吸除流出的液体和气体,以免对伤口造成不良刺激和浸渍。

（七）使患者感到舒适

不管采用何种方式,伤口护理都不应给患者带来或加重疼痛,应采取减轻疼痛的方法,尽可能使患者感到舒适,这种舒适包括躯体上的和心理上的,因此伤口护理中应重视做好身心整体护理。

三、糖尿病足创面辅助治疗

（一）负压封闭引流技术

糖尿病足溃疡是糖尿病患者最常见的严重并发症之一,其溃疡创面由于局部炎性反应强度低、肉芽组织形成不足而难以自然愈合。除了积极改善导致溃疡的全身及局部因素外,有效的创面床准备也应得到同样的重视。常规换药治疗在糖尿病足溃疡创面术前准备方面不但时间长、花费巨大,而且并发症多。而负压封闭引流技术(vacuum sealing drainage,VSD)具有操作简便、安全、减轻或预防伤口感染、缩短创面术前准备时间等优点。

伤口负压治疗技术(negative pressure wound therapy,NPWT)是近几年兴起的一种加快伤口愈合的新型方法,已被广泛应用于一系列难愈合伤口的治疗,包括急性、慢性、感染性伤口。这一技术不但增强伤口创面的引流作用,而且能显著加快感染腔隙的闭合,促进伤口愈合,大幅度减少抗生素的使用,有效防止感染的发生,缩短患者住院时间,减轻患者痛苦,减少医护人员工作量。封闭式负压创伤治疗技术——国际上对这项新技术还没有固定的命名,其常见英文翻译缩写有多种,比如:NPWT、RNPT、VSD、VAC,但是均为对负压创伤治疗技术的描述。

1. 发展史　在过去 30 年的外科技术发展史上,封闭式负压创伤治疗技术已经被国际外科界普遍认为是针对各类型创面治疗的一场革命性突破,最早利用负压封闭引流技术雏形(利用纱布和简易负压装置或中心负压完成)实际上起源于前苏联,早期仅用于小型慢性创面的治疗。早在 20 世纪 70 年代,在前苏联就有多篇文献关于探索应用负压治疗难愈的创面和伤口。1985 年,两位美国医生 Chariker 和 Jeter,开发出独特的一套器材用于 SWCT,下面有详细的描述,他们用纱布包裹一根扁的外科引流管,将他们放进伤口内,盖上透明的密封贴膜,并用贴膜包裹引流管,将引流管连接到负压泵,他们进行了一组患者的临床研究,发表了他们的结果"封闭吸引伤口引流系统,对腹部外伤后合并肠瘘的处理的革命"。1986年,Kostiuchenok、Kolker 和 Karlov 等在俄罗斯科学文献上发表了一篇文章,证明用负压吸引与外科清创来治疗化脓的感染创面,能显著地降低创面的细菌负荷,明显提高创面愈合的速度和质量。负压封闭引流技术(vacuum sealing drainage,VSD)是一种处理各种复杂创面和用于深部引流的全新方法,相对于现有各种外科引流技术而言VSD技术是一种革命性的进展。该技术于1992年由德国ULM大学创伤外科Fleischmann博士所首创,最先用于骨科领域治疗软组织缺损和感染性创面。1994年,裘华德教授等在国内率先引进、并发展、改良了新型引流技术——负压封闭引流技术。

VSD技术自发明之初就是为了改善慢性及难愈性伤口的治疗,其通过采用特殊材料对坏死、感染或者缺损的创面进行填充,使用生物半透膜将病变部位全面封闭后利用负压装置将液化的坏死组织、创面分泌物及时有效地引流排出,不但隔绝了外界环境与创面的接触,有效避免了接触性感染的发生,还能够确保肉芽组织在VSD敷料内部持续均匀地生长。常规换药方式虽然在能够在一定程度对溃疡创面的感染起到治疗作用,但治疗过程花费的时间较长。这种新型引流技术的设计思维独特、合理,实用性强,是对传统外科引流方法和引流物的重大改进。临床应用千余例临床实践证明,这一技术明显改善了引流效果,能显著加快感染腔隙的闭合和感染创面的愈合,大幅度减少抗生素的应用,有效防止院内交叉感染发生,缩短住院时间,减轻患者痛苦,减少医务人员工作量,近年来国内外诸多学者将其应用于各种急慢性复杂创面的治疗或促进移植皮肤的成活方面取得了良好的效果。经过近十几年的临床应用和积极发展,VSD技术已成为处理骨科和外科多种创面的标准治疗模式。

1995年由美国首先研发和生产出第一代专业负压创面治疗仪和其配套耗材之后,使得这一项安全有效的外科技术在全世界得以迅速推广和肯定,适应证也大大拓宽。目前在发达国家已广泛应用于治疗各种急性创面、慢性创面、烧伤和难治愈创面的修复,被证实取得了良好的经济效益及社会效益,深受广大患者好评及医护人员的认可。就该项技术与传统治疗方法相比较,具有促进创面快速愈合、减少抗生素用量、减轻换药带来的痛苦和频率、可早期愈合创面、缩短住院天数和疗程、将复杂手术变得简单化、节约医疗卫生资源、降低患者致残率和死亡率等诸多优点。患者综合治疗费用明显减少(据美国FDA统计,患者治疗总费用降低26%,负压创伤治疗技术已经被纳入美国医保范畴),是一种简单、安全、有效、成熟的易于推广的治疗方法。

封闭式负压创伤治疗技术按照其发展历史、设计理念和耗材优势,分为两大类:

(1)内置吸管式封闭式负压引流技术(VSD负压封闭引流技术);

(2)外置吸盘封闭式负压治疗技术(VAC负压辅助闭合技术\RNPT间歇负压治疗技术)。

两类技术操作与传统的创面治疗方法对比,均有良好的治疗效果。但是与同类技术横向比较则有很大区别,治疗理念也有所区别。基于内置吸管式封闭式负压引流技术设计方法和材料的限制,技术操作较繁琐(须在手术室缝合固定敷料和拼接)、易堵管(耗材孔径小,硬度大,韧性差)、无剪切力作用(耗材顺应性差,不具挛缩后再复位能力,使用后期变硬)和需使用较大负压才可达到引流作用等缺陷,会给不同的临床创面治疗带来不同的风险,在国际上属于早期一代产品。

2. 适应证 急性创伤和慢性创面,如:严重软组织挫裂伤及软组织缺损;严重感染性创面,如:开放性骨折可能或已经感染者、关节腔感染需要切开引流者、急慢性骨髓炎需开窗引流者、体表脓肿、化脓性感染;压力性损伤、糖尿病足和血管性病变导致的慢性溃疡;深度小面积、中等面积烧伤；植皮术和皮瓣术；手术后切口感染；乳腺癌根治术后和直肠癌根治术后创面的预防性引流；脾脓肿及腹膜后感染或脓肿引流；重症胰腺炎的治疗；术前清创。

3. 禁忌证

(1) 绝对禁忌证：活动性出血的创面及血管暴露创面、恶性肿瘤溃疡、高位动静脉瘘所致溃疡。

(2) 相对禁忌证：清创后仍残留较多坏死组织的创面、痛风创面、可疑与体腔(胸膜腔、腹腔等)或空腔脏器相通创面、合并凝血功能障碍性疾病、未经过处理的骨髓炎。

4. VSD 治疗糖尿病足的作用机制　近年来，国内外的多位学者以人及动物急慢性创面为实验模型，以客观的技术指标，从创面愈合的生物学(如炎症、修复细胞增殖、肉芽形成、细胞外基质沉积)和创面微环境(如渗出液、血供、细胞因子)变化和影响等方面，对这一技术的治疗效应进行了较系统的观察，为阐明其作用机制提供了实验依据。研究结果汇总包括：

(1) 对创面血液循环的影响：糖尿病足溃疡创面中的局部血运障碍是阻碍创面愈合的主要原因之一，因为在创面修复过程中只有通过血流，才能将必需的氧分和营养物质运输到创面，而局部产生的代谢产物和大部分毒性物质等也经血流输送出创面。VSD 治疗通过为创面的血运提供持续的辅助动力而明显提高了创面微循环的血流速度、增加已经存在的血管内的血流、使微血管扩张从而增加创面血供；促进新生血管的生长，提供持续的新鲜血液的供应，给创面带来促进愈合的氧和营养成分；降低了血管通透性、减轻了炎性反应和组织水肿。到目前为止，对于维持多少负压值可以更好地改善血流尚没有统一的认识。有研究指出，负压值应维持在 450 ~ 600mmHg 之间，局部血流明显增加。但在实际操作过程中，发现许多患者对于负压值在 400mmHg 以上时经常因出现局部缺血疼痛而不能耐受。由于负压值在 300mmHg 时既可以在创面区形成一个相对清洁的环境，又可以减轻患者因局部组织脆性增高引起的出血及缺血性疼痛，还可以避免负压值偏低导致的引流不彻底，起到加速组织水肿消退和肉芽组织生成的作用，从而达到加速糖尿病足溃疡创面愈合的目的。血供不佳的患者应从负压值 125mmHg 开始，依据治疗过程中患者的感受及引流液的量和性质逐渐增加至 300mmHg；此外，在敷料面积相同的条件下，敷料下的压力随负压值的增大而增大。因此，为了将溃疡创面较大患者的深部渗液、脓液及坏死组织彻底引流出来，调节负压值应从 200mmHg 开始逐渐增加。

理想的负压压力应根据肢体的局部供血状态来评估，以避免过高的负压力对组织造成正压迫时，产生组织缺血坏死。付小兵所著的《糖尿病足及下肢慢性创面修复》书中推荐：对于脂肪和皮下组织的创面，最佳压力为 -13 ~ -10kPa，而对于肌肉的创面最佳压力为 -13kPa，临床上将负压值设定为 -13 ~ -10kPa，这样既能维持创面压力，又不致引起局部组织的损伤。

间歇的负压工作模式会诱导局部形成缺血-灌注-缺血-再灌注的过程，加速细胞修复，促进创面愈合。John 建议对于糖尿病足溃疡可间断使用或间歇负压，负压设定于 80mmHg，每天治疗 6 ~ 8 小时，治疗中启动与停止的循环，是启动 5 分钟，停止 3 分钟，大约每三天更换一次敷料。在试用 4 周后若无效则需要更换治疗方法，若出现创面情况恶化，则不到四周也应更换治疗方法。

(2) 对创面细菌的清除作用：Kostiuchenok 等人发现，对于化脓的伤口，在清创手术以后使用真空治疗可以明显减少伤口组织中的微生物数量，1997 年 Morykwas 报道了相似的结果,提示 VSD 技术在创面治疗应用中可能减少或杀死细菌,减轻创面的感染,促进创面修复。

（3）对创面肉芽组织形成的影响:大量研究均提示 VSD 技术对创面治疗的作用中有促进肉芽组织的形成。基质金属蛋白酶是伤口愈合的重要蛋白质,但这些蛋白质的表达失衡可能损害伤口愈合,慢性伤口的特点是细胞外基质不能重塑、再上皮化失败和存在长期炎症,研究已证明 VSD 技术可以使基质金属蛋白酶在慢性伤口创面的渗液含量提高。同时血液灌注的改善使得局部肉芽组织的含氧量提高,从而促进创面愈合。

对于糖尿病足溃疡患者而言,常规治疗要根据创面的渗出量及敷料的饱和程度来进行更换创面敷料,当渗出量大时,每天会更换两到三次敷料。而 VSD 治疗只需要每隔 48～72 小时甚至更长时间更换一次,明显降低了更换敷料的频率,避免了频繁清创换药时带来的痛苦和对创面肉芽组织的再损伤,促进了糖尿病足创面的修复。

（4）对消除水肿和血管通透性的影响:有学者的研究表明,负压吸引可以去除水肿液,作用非常好,甚至使淋巴水肿引起的严重肿胀组织皱缩;产生压迫和吸引,去除乳酸;保持创面湿润;推压血管而降低水肿液和血浆的漏出;消除水肿,降低血管通透性。

（5）其他影响:包括封闭负压引流术在应用机械力时,细胞会发生变形,刺激细胞增殖,促进细胞爬伸,促进细胞增殖和抑制凋亡,促进创面愈合。对于慢性创面外基质和创面微环境影响方面,如:保护胶原避免变形;给创面带来生长因子的新鲜供应;应切力促使伤口边缘收紧,组织靠拢聚合等。

5. 需要材料

（1）医用泡沫:VSD 医用泡沫敷料大多成分为聚乙烯乙醇水化海藻盐,外观同海绵,其内密布大量孔隙,有极好的透水性、可塑性及生物相容性。VAC 采用疏水性聚氨酯泡沫塑料的黑色敷料,具有高引流能力,尤其适合重度渗液和感染的伤口,确保均匀的传输负压,促进肉芽组织形成。VAC 的白色敷料采用聚乙烯醇泡沫,亲水（无菌水浸泡）非网状的高密度细胞结构,具有物理特征可防止组织向敷料内生长,具高拉伸强度,在窦道或更小空间使用,敷料容易安放和移除,不粘连。

（2）引流管:VSD 装置的引流管多采用多侧孔硅塑引流管,亦有 VAC 和 RNPT 治疗装置的引流管采用外置吸盘式硅塑引流管。

（3）半透膜:应用的无菌生物半透膜,成分多为聚氨酯,具有阀门功能,创面坏死物质分解的气体可渗透到薄膜外,而外界的空气、细菌不能侵入,同时也最低限度地减少对创周皮肤的副损伤。

（4）负压源:VSD 的负压源可为医院中心负压设备或电动吸引器,而 VAC 和 RNPT 治疗需要使用专用的负压治疗仪作为负压源。

6. 操作方法

（1）清创和清洗:经常规换药、清创,彻底清除脓液、坏死物质、异物等,有潜行腔道者则设法保持通畅,必要时结合全身营养支持、抗感染等准备治疗后,可以开始负压封闭引流术治疗。

（2）修整、放置医用泡沫:行清创术按创面形状修剪医用泡沫敷料,特别注意潜行腔道的填塞。填充时要确保医用泡沫与需要引流的创面充分接触,不留缝隙;注意避免泡沫材料接触或跨越大的血管、神经;切忌在医用泡沫周围填置大网膜。

（3）封闭创面：VSD 将医用泡沫敷料附带的多侧孔硅塑引流管引至创面以外，如创面较大时，常需要 2 根甚至 3 根引流管，一并接入三通管连接医院中心负压装置。再用半透膜封闭创面，封闭粘贴时薄膜覆盖范围至少要包括 2～3cm 创缘的健康皮肤，并检查封闭的严密性。

手足部封闭可采用"包饺子"法，即在手足周围将半透膜相互粘贴，使手指或足趾如同饺子馅，半透膜如饺子皮，达到密闭目的。粘贴时要保持半透膜低张力状态，尽量贴到足趾间，避免足趾间皮肤接触过紧，影响排汗。

（4）连接负压源：连接医院中心负压装置，负压调整为 $-13～-10$kPa，连续 5～7 天为 1 个疗程。7 天后解除 VSD 装置，如见创面肉芽组织新鲜、生长旺盛而无脓性分泌物后，即可行皮片移植或皮瓣转移创面修复术等创面修复手术，如创面肉芽组织生长情况尚未达到要求条件或仍有脓性分泌物，则于常规换药 1 天后再继续第 2 个疗程，技术要求、步骤与前相同，直至创面达到要求后，再行创面修复手术。坏死组织较多时应缩短更换间期，对静脉溃疡、单纯软组织窦道最长时间可达半月。

（5）观察和调整

1）封闭是否严密：VSD 治疗中出现装置漏气，有报道发生率为 10.9%，占所有并发症的 55.6%，表现为医用泡沫敷料压缩状态消失，引流管内无液体流动，负压源显示负压消失。其中发生于压力性损伤特别是骶尾部创面的漏气情况引人注意，由于臀沟的解剖形态致封闭引流装置的气密性得不到保障，且患者取坐位或翻身时易牵拉半透膜导致移位。我们的经验是，左右臀部各贴一块半透膜，两者重叠 0.5～2.0cm，再于中间覆盖 1 块，以确保严密覆盖重叠面且远端部分直接接触皮肤，呈反"品"字形。其次，漏气多见于引流管口部位而并非半透膜与皮肤的接触面，我们采用"系膜"法，系膜至少长 3.0～5.0cm，以保障了装置的气密性。

2）引流不畅问题：引流管道堵塞，有报道发生率为 7.6%，占并发症总数的 36.8%，堵塞时间 6 例为术后 24～48 小时内，堵塞物为渗出物凝块和（或）凝血块。其原因：首先为引流物黏稠而量较大，且清创后创面的血性渗出，两者的混合引流物常在三通接头附近出现堵塞；其次为被引流区内的压力和负压源的压力相等时，引流管道内无液体流动发生，致滞留于管道内的引流物发生干燥、凝结。所见征象为引流物数量的减少甚至消失，管道内的液体不见移动或无气泡翻滚。采取无菌生理盐水正压注入，注意速度及量不宜过大，及时回抽，如回抽顺利则即接通负压源，如回抽不顺利则需保持生理盐水持续浸泡 5～10 分钟，待堵塞物软化后再接通负压。亦可试用稀碘附冲洗，并无优于生理盐水的效果，反因医用泡沫染色而影响临床观察。

3）其他问题：医用泡沫应将引流管的端孔及侧孔完全包裹，以防引流管吸入组织块堵塞。每一根引流管两侧的泡沫材料宽度不宜超过 2～3cm，以保证医用泡沫表面有足够的负压。

引流量的多少不是使用或停用负压封闭引流的唯一指征。

不可在恶性肿瘤创面或静脉怒张、活动性出血创面使用。

半透膜下积液，有报道发生率为 1.09%，占并发症总数的 5.2%，由于医用泡沫敷料覆盖范围不足造成。如患者软组织缺损面积较大，形态不规则，有小部分创面未能与负压系统直接接触而被半透膜封闭，术后该处创面的渗出致半透膜下积液。经及时添加医用泡沫、更换贴膜而解决。

偶有患者在半透膜粘贴处出现张力性水疱,经更换半透膜使其不过度牵拉皮肤,尽量避免粘贴同一部位后,水疱可自行愈合。

如果创面有严重厌氧菌、产气荚膜杆菌感染,要反复清创、冲洗,确认该种感染消除后,再做负压治疗。

7. 注意事项

(1) 负压创伤治疗技术共同关注的安全隐患

1) 急性大出血:负压治疗仪选择、使用过程中需首先考虑到治疗的安全问题。要选择具有安全监护系统的智能负压仪和优质耗材。

2) 超级感染发生:创面密封,但存在漏气或因其他原因导致创面内部无法始终形成有效的负压,对此类创面要做好及时补救操作以达到全程有效负压引流;否则应立即终止密闭,将创面暴露于空气中,停止负压治疗。

(2) 如何在使用中减少和避免并发症发生,提出以下几点

1) 术前彻底清创、全身情况的改善均不容忽视;

2) 熟练掌握负压系统封闭技术,如引流管口采用"系膜"法,生理性凹陷区采用"品"字法或反"品"字法,手足封闭采用"包饺子"法;

3) 密切关注引流管的通畅性、引流物性状和量的变化,另需额外注意医用泡沫及负压源等项的及时严密观察;

4) 和谐、充分的医患沟通:VSD 治疗常需 1~3 次(1~3 周)甚至更长时间,如能得到患者及家属的配合,发生异常情况随时向医护人员报告,尽快处理,可减少并发症的发生率,提高并发症的检出率。

8. 负压封闭引流技术 在治疗糖尿病足时的优势糖尿病足所致的难愈合性创面在临床上较为常见。VSD 作为一种新型的引流技术,在减少感染、改善创面微循环、促进肉芽组织生长、减轻组织水肿等有突出的优势。具体如下:

(1) 提高创面愈合的质量,减少创面感染。

(2) 缩短疗程,减少抗生素使用,降低总治疗费用,降低护理时间和护理费用。

(3) 以简单手段来解决复杂问题,降低手术风险和难度。

(4) 有效减少并发症。

(5) 较短的伤口床准备期,降低创面管理的并发症。

(6) 增加创面完全闭合痊愈的愈合成功率满意度,提升创面修复的成功率和满意度。

(二) 高压氧治疗

近年来,高压氧治疗在临床上常被应用于糖尿病足溃疡的治疗。在其他治疗基础上配合高压氧治疗可以促进溃疡愈合、减少糖尿病足溃疡导致的截肢危险。

1. 高压氧治疗的概念 高压氧治疗(hyperbaric oxygen therapy,HBOT)是指在高于一个大气压的高压环境下,吸入纯氧或高浓度氧,增加动脉血浆内的可溶解的氧浓度,提高血液运输氧的能力,从而在低氧状态下改善末梢组织缺氧的特殊氧疗方法。

2. 发展史 Priestley 在 1775 年成功分离出氧气,到 19 世纪在欧洲 HBO 作为可移动手术室安装的氧气加压装置被开发并推广。1877 年法国医师 Fontain 以移动 HBO 手术室著名。1960 年 Boerema 等报道利用去红细胞的血液,通过 HBO 加压到 3ATA(atmospheric pres-

sure absolute,ATA),可以让猪的生存时间延长 15 分钟。这个报道后 HBOT 被广为认知,在临床各种疾病的治疗中得到运用。

糖尿病足治疗的临床研究中,证实高压氧治疗本身或是加上下肢动脉血管扩张手术,可以明显增加糖尿病足溃疡伤口附近组织的氧气浓度,加速伤口愈合,大幅度地降低患者截肢手术的比率。实证医学已于 2008 年后,将高压氧治疗糖尿病足溃疡晋升为第一等级(LevelⅠ),多种人体报告及动物实验都证实高压氧治疗可强化伤口感染控制,加速伤口愈合,降低肢体截肢的机会,更可以因此而避免糖尿病患者身心创伤,降低医疗资源付出。

3. 高压氧治疗糖尿病足的机制　气体与液体相互接触时,遵循 Henry 法则,两者的气体压力保持平衡,液体中溶解的气体与分压成比例。HBOT 利用这个物理特性,使血浆内溶解的氧气含量增加,从而达到治疗效果。

与血红蛋白结合的氧气量即使压力增加也不会变化。通常情况下空气中的氧浓度为 21%,100% 的纯氧当加压到 2ATA(2 个绝对压)时,血浆中物理溶解的氧浓度与 1ATA 时比较升高约 14 倍,全血氧含量也增加到 22%。末梢组织的氧分压上升至 150mmHg。

高压氧可提高血氧分压,组织氧分压和有效血氧弥散率及弥散半径,改善微循环;还能促进毛细血管的开放和功能恢复,改善毛细血管通透性,有效减轻渗出水肿,并能使血液黏度和红细胞凝聚性下降。在综合的糖尿病足治疗基础上,合并应用高压氧治疗,能够明显改善下肢的缺血症状。组织氧气分压测量可帮助评估周边血管通畅的程度,伤口的血液循环是伤口愈合的关键,也是是否需要截肢治疗的重要原因,而严重组织缺氧又是糖尿病足创面整个问题的重心。目前有关 HBOT 可以加快缺血创面愈合的报道很多,其原理可能与在高压氧条件下,成纤维细胞与内皮细胞、角质细胞会发生明显的增生,暴露于 HBO 时,PDGF 的受体产生数量会增加,高浓度氧环境中,中性粒细胞和巨噬细胞的杀菌和吞噬作用亢进,免疫功能、杀菌效果增强;成纤维细胞的胶原生成和交联结构增多。

4. 高压氧治疗适应证　普通适应证:减压病、空气栓塞症和一氧化碳中毒等大多数急诊医学领域都在适应证的范畴。适用于高压氧治疗的下肢疾病包括气性坏疽、厌氧菌感染、慢性骨髓炎、周围血管疾病(PAD)、糖尿病足溃疡等。

(1)气性坏疽:HBO 时会生成过多的氧和活性氧,活体组织内的超氧化物歧化酶(SOD)作用下活性氧可以减轻对细胞的损害,活性氧还对厌氧菌,特别是梭状芽孢杆菌属(不含 SOD 和过氧化物酶)具有抗菌作用。

(2)骨髓炎:慢性骨髓炎时,常伴发缺氧、微循环障碍。实验室研究显示,如果将动物模型暴露于 2ATA 的纯氧中,感染侧的氧分压可从 23mmHg 升高到 104mmHg。

(3)糖尿病性溃疡:HBOT 能够减少糖尿病性坏疽患者大部截肢术的比例。如果根据面积比进行评价,HBOT 对 Wagner 分类Ⅰ~Ⅲ级的糖尿病溃疡的治愈率是非溃疡的 2 倍。治疗重症下肢缺血(CLI)时,注意不要进行无计划的清创处理。清创术和小截肢经常会为感染和坏死向上逆行扩散提供机会。尤其是皮肤灌注压(SPP)低于 30mmHg 的创伤一般很难治愈。因此,无法进行血运重建的病例,即使有坏死加重的风险,也不能实施旨在控制感染的清创术,只能采用高位的大部分截肢术。

对于这样的病例,日本有研究显示,在清创术和截肢术前给予 HBOT,通过外科治疗尝试抑制进展中的坏疽,结果可以避免高位截肢和大部分截肢。提示适合 HBOT 的适应证为不适合血运重建或 SPP 在 30mmHg 以下的病例。

5. 高压氧治疗并发症和禁忌证　有报道,视觉障碍、听力下降、恶心、痉挛、眩晕等中枢神经损害、氧中毒等的发生率为 0.002% ~0.3%。由于患者必须暴露在高压环境下,因此气胸、慢性阻塞性肺疾病(COPD)、心肺功能障碍的患者是 HBOT 的绝对禁忌证。而耳咽鼓管堵塞、封闭环境恐惧症是相对禁忌证。

6. 高压氧的治疗操作　高压氧设备分为单人高压舱(纯氧舱)和多人高压舱(空气加压舱)。常规的治疗方法可采取在约 2 ~3 个大气压的高压氧舱内,间断地吸取 100% 纯氧,持续 1 ~2 小时,坚持 30 ~40 次。

具体操作如:采用多人高压氧舱,患者接受高压氧治疗时间为 20 天。患者进舱后用面罩吸氧,20 分钟内加压至 0.12MPa,每吸氧 40 分钟停 5 分钟,反复 2 次,然后减压,25 ~30 分钟内舱内压力减至大气压,每天 1 次,10 天为一个疗程。

研究报告显示,某些伤口经过长时间的传统治疗后,并没有任何疗效,持续观察六周后的伤口面积变化并不明显;然而此时,若于六周内加上三十次高压氧治疗后,溃疡伤口面积明显缩小,伤口复原明显获得改善。高压氧治疗也有一定的副作用,包括耳朵鼻窦的气压伤、气胸、短暂性视力模糊、癫痫发作等。

7. 安全管理的注意事项　因为使用高浓度氧,现场严禁使用火柴、打火机、一次性打火机等火源。事先根据目录进行检查,替换治疗用的服装再进行 HBOT。

（三）超声清创技术

糖尿病足为慢性难愈合伤口,创面通常有很多种微生物,如细菌等,而暴露的无活力的组织为微生物的繁殖提供了良好的环境。细菌的繁殖可以产生生物膜,其为一种多聚蛋白质复合物;细菌菌群就隐藏于其中成为细菌生存的保护层,并可导致抗生素抵抗,最终延缓或阻碍伤口的愈合。慢性伤口的愈合需要合理的创面处理,包括清创术和控制感染。慢性伤口必须转变为急性的有愈合条件的伤口环境,也就是必须通过清创术清除伤口内的异物、坏死组织、细菌等,减轻伤口的感染。

超声治疗主要是将一定剂量的超声波作用于人体组织,使之产生生物效应,如热效应、机械效应以及空化效应等,利用这些效应改变生物组织的结构、状态或功能,从而治疗某些疾病。

1. 超声清创原理伤口　超声清创机作用原理:超声通过流过通道的液体传导至组织,利用空化效应和微射流的作用,通过声空化泡崩塌产生的微射流和高达 1000 个大气压的压力去除、破坏伤口、创面表面和深层的细菌、病毒及真菌。将伤口中坏死组织去除。同时很好地保护了正常肉芽组织,同时超强的杀菌功能以免伤口再次感染。使用超声治疗仪对伤口实施清创,能够涤荡污染伤口的异物,有效清除细菌,促进创面愈合。

2. 超声清创的适应证　凡是需要清创的伤口,包括感染伤口如糖尿病足溃疡伤口,慢性溃疡性伤口,烧伤伤口等均可以采用伤口超声清创机。

（1）外伤、手术伤、感染伤口/创面、烧伤创面、化脓性伤口、创面、软组织创伤、开放性骨折等。

（2）慢性难愈合伤口,如糖尿病伤口、压疮外伤性溃疡等。

3. 超声清创的禁忌证

（1）感染有向深部扩散征象的创面。

（2）慢性静脉功能不全的患者要慎用。

（3）开放性创伤,肌腱和骨组织暴露但血液运行差的创面。

（4）有耐甲氧西林金黄色葡萄球菌(MRSA)和人类免疫缺陷病毒(HIV)感染的创面。

（5）非典型性溃疡但不能排除动脉炎和基底细胞癌的创面。

4. 超声清创性能特点

（1）操作安全、方便:超声清创利用超声波的空化效应,有针对性地对坏死组织进行空化爆破,而对正常组织和新生组织没有影响。超声清创的针对性的清创相比传统方式而言一方面进行了彻底清创,另一方面保护了正常组织,减少了创口大小,有助于创口的愈合从而增加了安全性,降低了清创手术的难度。

（2）无痛清创:超声清创有效针对性地清创,保护了神经血管,可以进行无痛清创,对于需要多次清创的慢性溃疡、糖尿病难愈创面、压疮外伤性溃疡、感染较严重的伤口,大大降低了患者的痛楚。

（3）深层清创:各类超声清创机械的手柄采用优化设计技术,可促进清创喷头处超声波的空化作用,增强冲洗液的雾化效果,结合多种类的道具,可以有效地应对普通超声清创无法应对的复杂部位、创口较深、感染较严重或溃疡式的伤口。

（4）独特的液体浓度控制器:可以设置液体浓度发生器,在进行不同部位的清创手术时,控制冲洗液的浓度和流量的大小,为不同程度创口的清创手术提供方便。

5. 超声清创与传统清创对比　伤口超声清创机作为一种低频超声清创术的新方式,与传统的清创术(外科清创术、机械性清创术、化学性清创术、生物性清创术)相比具有创伤很小基本不损伤正常组织,失血少,基本没有疼痛的感觉,同时具有超强的杀菌作用等优点,现已经广泛地运用于临床。

（四）生物治疗

糖尿病足等一系列创伤和疾病所致的慢性难愈合创面,时常发生于体表的长期未愈合的创面,失活坏死的组织阻止伤口愈合,并有利于细菌定植;而目前的手术清创及其他多种清创方法均存在一定的局限性,生物清创或者蛆虫治疗(larval therapy,LT)目前被认为对坏死组织清除效率仅次于手术清除,而且还有其他方法无可比拟的多种优点,因此 LT 目前在世界上使用越来越广泛。

1. 蛆清创治疗(maggot debridement therapy)　LT 的历史早在 1829 年,拿破仑的军医就发现:寄生了蛆虫的伤口不易被感染,且愈合加快。第一次世界大战期间蛆虫成功用于治疗战争创伤。至 20 世纪 30 年代中后期,LT 得到了较广泛的应用。文献记载,最早的蛆治疗是 1931 年 Bear 在慢性骨髓炎中采用的,20 世纪 40 年代,由于抗生素的广泛使用,外科手术的进步,创伤治疗方法飞速发展,LT 退出了历史舞台。20 世纪 60 年代,在战争的时代背景下,蛆治疗被用于战场救生。随着耐药菌株的出现及人们对有效的非手术清创手段的需要,20 世纪 70 年代,LT 重新兴起,蛆治疗或者蛆清创治疗(maggot debridement therapy),或生物清创术(biodebridement),或生物外科(biosurgery),蛆被誉为"世界上最小的外科医生"。1988 年,LT 作为对现代军事及生存医学有益的方法而写入美军军医手册。美国 FDA 于 2004 年批准市场化的医用蛆虫用于临床。国内亦有用 LT 治疗难治性创面成功的报道。

2. 蛆清创治疗 LT 的步骤

（1）蛆虫的选择:蝇类属于昆虫纲双翅目,约 12 000 种。为全变态发育,生活史有卵、幼虫、蛹、成虫 4 期。目前世界范围内医用蛆大多属于绿苍蝇科的丝光绿蝇。临床 LT 就是将蝇的幼虫(俗称蛆)放置于创面。蛆的口器中有一对下颚,可使其紧密贴附于组织,并刮食组织。由于蝇卵被大量细菌污染,直接使用会引起感染,必须应用无菌蝇蛆。有一些种类的蝇的幼虫能侵袭创缘或体表黏膜,导致人类蝇蛆病,因此并非所有蝇类的幼虫均可使用。最常用的为丝光丽蝇的幼虫,这种蝇的幼虫是严格腐生,不能消化健康的人体组织。

(2)无菌蝇蛆的制备

1)目前用0.1%氯化汞(升汞)、25%乙醇和0.05%盐酸浸泡蝇卵5分钟,幼虫孵出后放置在无菌环境中,用无菌食物喂养,即可得无菌蝇蛆,供临床使用。

2)幼虫虫体消毒法:将3日龄的幼虫分别放在3.5%甲醛生理盐水溶液中5分钟;放入2%过氧化氢溶液溶液中3分钟;放入5%碘仿溶液中3分钟;放入5%含氯的消毒液中5分钟;放入75%乙醇中3分钟,不影响蛆虫的活力。无菌蝇蛆的制备必须从蝇卵开始消毒,因为带菌蝇蛆消化道内的细菌极难清除。

(3)创面一般处理方法

1)伤口准备,蛆需要潮湿环境,对干燥的创面要用敷料覆盖数天。

2)准备好后,将水凝胶敷料剪开一个窗口,用以保护健康皮肤,露出创面。

3)网眼纱布铺于无菌吸水敷料上,将蛆冲洗后,放置于网的中央,创面每平方厘米放置5~10条蛆虫,将网反转盖于创面,蛆虫在中央,用防水胶密封网的周缘。

4)最后用有孔的吸水敷料覆盖,但必须有氧气通入,否则,蛆会因缺氧死亡。

5)每日检查伤口,按需要更换吸水敷料,3天后,蛆已将腐烂组织吞食完毕,应予以除去。如伤口仍然有坏死组织,有感染的表现,可以再实行一次蛆虫清创治疗。

3. 蛆清创治疗LT的机制 LT主要有4个方面的作用:清创、抗感染、加速愈合、阻止并清除生物被膜。有日本学者认为蛆治疗的机制应有三点:清除坏死组织(debridement effect);杀灭细菌的作用(antimicrobrial effect);促进健康肉芽组织增生的效果(wound healing effect)。

(1)清创作用:蛆虫清创伤口既快又好,不会损伤健康组织。由于蛆虫是畏光的,它会很自然地进入到外科手术难以达到的深部创面。王寿宇等报道了6例糖尿病足部溃疡,经外敷抗生素头孢哌酮和常规清创换药治疗无效的金黄色葡萄球菌感染患者,经蛆虫清创,平均治疗12天,溃疡创面坏死组织清除干净,有大量新鲜的肉芽组织生长,创面表面培养无细菌生长。蛆虫在进食时分泌很多消化酶,其中包括羧肽酶A和B、亮氨酸氨基肽酶、胶原酶、丝氨酸蛋白酶等。这些酶有很强的降解作用,在创面腐败组织的消化及有效的清除上具有重要意义。蛆虫在充满坏死组织碎片的创面内蠕动亦有助于对创面的清理。蛆虫拥有一副下颚,可刺入伤口组织,分解细胞膜,促进蛋白酶向内渗透,这些机制共同参与对创面的清理。

(2)抗感染作用:首先要控制感染。大多数创面是由多种细菌感染,包括需氧菌及厌氧菌,最常见的病原体是金黄色葡萄球菌,这种细菌对多种抗生素耐药,因此受到广泛关注。针对这种创面,临床不常使用广谱抗生素,但是,使用LT可以使感染更快地得到控制。患慢性溃疡患者在医院内可出现交叉感染,这些病原体常表现耐药,病原体有耐甲氧西林金黄色葡萄球菌(MRSA)、铜绿假单胞菌等。BeasIey W. D. 等报道,MRSA感染的骶部压疮的创面,传统治疗无效,使用LT 5天,创面得到显著改善,坏死组织全部清除,且检查无MRSA存在,很快得以康复。

蛆虫抗感染包括如下机制：

1）由于活蛆置于创面上，其蠕动不断刺激创面产生浆液性渗出，蛆虫消化坏死组织后的排泌物及其自身的分泌物增加了创面的渗出，定植于创面的细菌被不断产生的渗出液机械冲洗，并由吸水性敷料吸附，随之被清除。

2）绿蝇幼虫的一种代谢产物——氨，可增加创面的 pH，使其偏碱性，碱性环境不利于多种细菌繁殖；另外，绿蝇的幼虫肠道内有一种共生菌——奇异变形杆菌，它们可产生一些物质如苯醋酸和苯乙醛，也具有抗菌活性。

3）当细菌随坏死组织通过蛆虫消化道时被杀灭，将蛆虫分泌物相对分量分成 500～10 000 和 <500，发现 <500 的分泌物町抑制多种细菌生长，且町引起细菌形态学变化，包括 12 株 MRSA。2 组分泌物町均抑制包括金黄色葡萄球菌、大肠埃希菌在内的多种细菌活性。Cerovsky V. 等在绿蝇蛆分泌物内分离出一种含有 40 个氨基酸残基，分子内有 3 个二硫键的多肽，将其命名为丽蝇防卫素，它存在于蝇蛆多种组织及器官中。并认为丽蝇防卫素是蛆虫主要的抗感染物质。

（3）促进溃疡愈合作用：经 LT 的创面，可见新鲜肉芽组织生成及创面愈合加快。蛆在这种创面，除可分解、消化坏死组织、灭菌外，还可通过在创面蠕动刺激正常组织修复。蛆虫分泌的尿囊素及碳酸氨可使创面 pH 由酸性变为中性或弱碱性，从而可促进肉芽组织生长。

绿蝇的肠道分泌物及血淋巴液均具有促进人的成纤维细胞增殖的作用，在适当表皮生长因子存在时，还可以使成纤维细胞生长。蛆的肠道分泌物可刺激成纤维细胞移动，诱导细胞变形，重塑细胞之间基质。

（4）阻止并清除生物被膜：细菌生物被膜（bacterial biofilm，BF）是细菌产生多聚复合物基质将自身包绕，黏附于无活性物体或活体表面，形成有一定结构的细菌群体。BF 中细菌对抗菌药物高度耐药并可逃避宿主的免疫作用，导致感染迁延不愈。蛆虫分泌物能降低各种细菌生物被膜的形成，其降低效率最大可达 92%，这种作用是由多种不同的分子共同作用的结果，与蛆虫分泌物的抗菌作用无关，且对不同细菌的生物被膜的有效性不同。

4. 蛆清创治疗 LT 的适应证及优点

（1）LT 可用于治疗各种常规治疗无效的慢性创面，如：下肢溃疡、压力性溃疡（压疮）、糖尿病溃疡和合并感染的外科创伤、烧伤、肿瘤合并溃疡等。

（2）LT 其优点包括

1）适用人群广泛：门诊和住院患者、可行走的及卧床患者，包括并发症多、常规手术清创不能进行的患者，但化脓性关节炎可能不是 LT 的适应证。

2）清除坏死组织速度较快、干净，经 LT 后可使剩余的坏死组织手术清创更容易。

3）对健康组织损伤小。

4）与传统方法相比，显著降低截肢率。

5）清除创面恶臭。

6）不良反应少、安全。

7）LT 不仅效率高，而且花费小，尤其适用于贫困地区及广大发展中国家。

关于 LT 疗效近年来也出现不同看法，最近较大规模关于 LT 治疗腿部溃疡临床研究提示：与传统治疗方法相比，LT 并不能加速创面愈合，也不能降低创面细菌负荷，但它可以显著加快清创速度，并加剧患者疼痛；与传统治疗方法相比，LT 在清除坏死组织方面获益相似,且花费相似。但有作者对此提出疑问,他们认为:该研究选择病例不合适,应选择更加广泛的病例而非仅为腿部溃疡,LT 更适合糖尿病足及压力性损伤等;加压包扎是下肢静脉性溃疡治疗的基石,而此治疗在传统治疗组占 70%,LT 组仅 50%,因此,加压包扎可能是影响创面愈合的一个重要原因。笔者近年来的临床试验显示,蛆虫在糖尿病足治疗方面较传统方法具有明显的优势。

(3)LT 一个重要缺点就是外观不雅,这是导致一些患者及医务人员不愿接受的原因。为解决上述问题,Grassberger M. 等,使用厚度仅 0.5cm 的聚乙烯醇水化海绵制成生物袋装蛆,膜具有多孔特性,液化的坏死组织可渗入生物袋内,为蛆虫提供营养,而蛆虫的分泌物也可透过膜进入创面起到清创、促进愈合及抗感染作用。

袋装蛆的优点包括:①患者及医务人员不再能看到蛆,克服了缺乏美感的缺点;②放置、取出及更换位置方便(使用方便);③由于蛆虫不直接接触创面,因此不增加疼痛;④由于避免了蛆虫逃跑,放置时间可适当延长;⑤骶部压力性损伤由于敷料容易被大小便污染,致蛆虫逃跑,因此袋装蛆更适合使用;⑥特殊部位如会阴部也可使用;⑦可用于有凝血障碍、创面邻近大血管或自然腔道、患者个人偏好等情况。但袋装蛆多数情况下不能完全覆盖创面,窦道内腐肉亦不能有效清除,因此它清创不及将蛆虫直接放入创面来得干净、彻底,且价格也较后者贵 40%。

5. LT 的不良反应及禁忌证

(1)不良反应:①外观不雅、缺乏美感仍是 LT 最大的不足,它使患者及医务人员产生焦虑感。袋装蛆克服了上述缺点;②部分患者治疗过程中出现疼痛加剧、发痒、感冒样症状、发热等并发症,对症治疗一般可以缓解;③行 LT 过程中,创面分泌物会增多,渗出多略带血性,曾有 LT 引起严重出血的报道;④蛆虫逃逸,袋装蛆也克服了此缺点;⑤脑病:丝光丽蝇幼虫可寄生于绵羊体内,一只羊体内可寄生 16 000 只以上的蛆虫,这时羊可出现脑病,是因为大量的蛆虫在代谢过程中产生大量的氨进入羊体循环。人类行 LT 尚未见此类报道。但若患者在治疗过程中出现意识改变,应密切观察病情,查血常规、血氨,请相关科室会诊。

(2)禁忌证:①干燥的创面为相对禁忌证,但适当加水湿润后也可行生物清创;②创面与体腔或重要脏器相通;③患者对鸡蛋、大豆蛋白、蛆等过敏;④如果创面有很深的窦道,最好不要使用,因为取出蛆虫可能很困难;⑤创面邻近大血管,如果暴露在外的血管壁已损伤,蛆虫可吃掉损伤的血管壁,造成大出血;⑥有凝血功能障碍者;⑦没有获得患者或其家属知情同意者;⑧创面感染急性期,随时有可能截肢或威胁生命者。

6. 蛆治疗的实例

病例:患者女性,65 岁,糖尿病合并动脉硬化行闭塞症。

首先,蛆治疗需要获得医院伦理委员会的认可。用于创面局部治疗的磺胺嘧啶银等软膏对医用蛆具有不良影响,因此在蛆治疗进行的前一天需停药。静脉和口服抗生素对蛆治疗几乎没有影响,必要时继续使用,如果耐药菌感染之外合并严重下肢缺血,单纯蛆治疗难以彻底治愈,需要同时进行腔内介入治疗。

通常,蛆治疗选用出生 4 ~ 5 天内的蛆,从而保证在治疗期间蛆处于食欲最旺盛的生长期,蛆留置于患处大约 1mm 大小,治疗结束时大多能够超过 1cm,即超过原来的大小 19 倍左右。蛆附着于创面后,用纱布保护周围,网袋和塑料薄膜保护创面。这是一个治疗周期,必要时可以重复。

蛆治疗存在的问题。首先,疼痛加剧,通常,蛆放置的第 2 天开始由于机械刺激导致疼痛加重的情况很多见,如果去除局部的蛆,疼痛很快改善,接受蛆治疗前有明显疼痛,正在应用镇痛药和安眠药的患者原则上可以实施硬膜外麻醉,糖尿病足的溃疡疼痛大多不明显。

发热也有超过 38℃ 的情况,有学者认为是蛆分泌的细胞因子的不良反应,目前尚在研究这个现象的机制中。偶有遇到创面出血的情况,对有出血倾向和创面有血管壁暴露的情况需特别注意。

四、糖尿病足溃疡中医外治法

在反复清创术的基础上,根据糖尿病足溃疡的 4 个不同阶段的特点分期外用中药制剂,国内很多医院均有采用,并取得较好的疗效。下面以佛山中医院内分泌科创立的专科糖尿病足三期辨证外治法来详细讲述。

(一) 消肿祛腐期

1. 创面表现肢端动静脉血流受阻及微循环障碍,创面感染致局部或患肢红肿、疼痛(多数患者或已经无疼痛感觉)。

2. 创面处理患肢肿胀,影响药物到达,这时避免过早清创,宜采用抬高患肢及局部湿敷伤科黄水,该药物含有黄连、栀子等成分,起到抗炎消肿、活血化瘀、祛腐生肌的作用。

(二) 祛腐生肌期

1. 祛腐生肌早期

(1) 创面表现:伤口红肿明显消退后,坏死组织和分泌物较多,有少许新鲜肉芽组织长出。

(2) 创面处理:先用生理盐水清洗,如分泌物较多,清洗时可先用双氧水冲洗,较少分泌物,再用生理盐水冲洗干净,但应注意不宜过度冲洗,防止细菌或污物沿肌腱、肌膜间隙扩散。并用组织剪分次剪去坏死组织或进行超声清创,并刺激局部组织,促进肉芽组织生长。如坏死面积大或需行截肢时,请外科医师配合行外科清创术。处理后局部可用红外线灯照射 20 ~ 30 分钟。内层敷料选用玉红纱外敷,或做窦道引流,玉红纱具有清热解毒、祛腐生肌的作用,能加速肉芽组织的生长,外层敷料选用伤科黄水纱湿敷创面。视渗液情况,每天换药 1 ~ 2 次。

2. 祛腐生肌晚期

(1) 创面表现:伤口坏死组织和分泌物明显减少,有较多新鲜肉芽组织生长出。

(2) 创面处理:用生理盐水清洗创面,红外线照射局部 20 ~ 30 分钟。外敷药物选用原则与祛腐生肌早期相同,视渗液情况,每天换药或隔天换药 1 次。

(三) 皮肤生长期

(1) 创面表现:新生肉芽组织基本生长满溃疡面,皮肤开始生长。

(2) 创面处理:用生理盐水清洗创面后,可应用皮肤生长因子(如贝复济)喷于创面,敷料选用伤科黄油纱(含黄芩、黄柏、地榆等成分)外敷,伤科黄油纱具有清热解毒、凉血散瘀、止血生皮的功效,且为油性纱,可避免撕开敷料破坏新生上皮组织,隔天换药 1 次。除加强患肢局部按摩外,如条件允许可鼓励下床活动,但应注意保护好创面。

五、传统敷料与湿性敷料

糖尿病创面的正确处理是糖尿病创面或创面手术治疗成败的关键之一,而创面良好的愈合是创伤后机体功能康复的前提,因此,加快创面愈合的研究非常重要,其中对创面敷料的正确选择和研制是研究的热点之一。

随着对糖尿病伤口愈合研究的深入,人们认识到使用敷料的目的远远不止是为了覆盖创面,敷料还必须能帮助伤口愈合,以前的观点认为,应尽可能地为伤口创造一个干燥的环境,减少感染机会,有利于伤口的愈合。

（一）传统伤口处理方法

保持伤口干燥,促进伤口结痂,每日换药,干性敷料粘连伤口,频繁换药,损伤新生成的肉芽组织,延迟伤口愈合时间。

传统的伤口敷料是在传统干性愈合理念的基础上建立的,传统敷料虽具有保护创面,吸收渗液,原料来源广泛,价格便宜操作简单等优点,但传统治疗干性环境延迟伤口的愈合,换药工作量大,敷料本身对创面愈合无促进作用,无保湿作用,肉芽组织容易长入纱布网眼中致粘连结痂,且敷料渗透时易导致外源性感染,频繁换药易致再次损伤和破坏创面等。因此人们采用各种方法来提高这类敷料的性能,如浸渍、涂层和化学或物理改进方法等传统的敷料已不能满足糖尿病足溃疡等慢性创面的需求。

（二）湿性愈合理论的发展

1962 年,英国皇家医学会 Winter 博士证实:伤口在适度湿润的环境下,细胞再生能力及游移速度较快,其复原速度比完全干燥的环境下快一倍以上。从而提出"伤口湿性愈合学说",奠定了新型敷料处理创面的理论基础,从而使得医用创面敷料快速创新发展。近年来的研究表明,在湿润的环境中伤口愈合得更快。在"湿润伤口愈合"理论的指导下,并随着材料学及工业学的进步,伤口敷料也发生了革命性的变化。从传统纱布敷料,经合成敷料和生物敷料,再到新型医用生物合成敷料的应运而生,它也被称为活性敷料或革命性敷料。目前市场上所售的敷料品种繁多,调查研究现状将在后文叙述。

湿性愈合定义:通过在伤口处覆盖封闭、半封闭或在伤口表面形成凝胶从而使创面保持湿润状态下达到快速愈合。

与传统敷料相比,湿性敷料具有如下特点:

（1）调节创面张力,促进毛细血管的形成;

（2）有利于坏死组织和纤维蛋白的溶解;

（3）促进多种生长因子释放,促进创面的愈合过程;

（4）保持创面恒温恒湿,利于组织生长,无结痂形成,避免新生肉芽组织在换药时再次机械性损伤,延缓创面愈合;

（5）保护创面神经末梢,减轻疼痛。

六、糖尿病创面敷料选择

1. 糖尿病创面敷料选择要点

- 根据渗出量选择敷料的吸收能力;
- 根据创面大小选择敷料尺寸;
- 根据创面深度选择辅助敷料种类;
- 根据局部创面决定是否减压引流或加压包扎;
- 根据创面位置选择敷料的形状、薄厚;

- 根据皮肤耐受性选择敷料的黏性强度。

2. 临床上糖尿病足创面理想的敷料特点保持湿性环境,促进伤口愈合,吸收过多的渗液,允许气体交换,阻止细菌通过,换药无残留,无痛换药。

目前临床上用于糖尿病足的新型敷料,根据其功能不同,操作人员需要认真评估伤口,了解敷料的特性,才能选择合适的敷料。

新型的伤口敷料几乎全部具有保湿的特征,不粘连伤口,可减少机械性损伤,减轻疼痛,可促进肉芽组织及上皮组织生长,溶解坏死组织,预防瘢痕的增生。现在出现了异体组织敷料、生物敷料、组织工程敷料、人工合成敷料及纳米敷料等新型材料,其不仅可以充分保护创面,操作简单,更换敷料间隔延长;还能促进组织修复、抗菌灭菌及加速创面愈合。

七、糖尿病创面敷料分类

(一) 凡士林油纱

最常见、最经典、最廉价、使用历史最长。

1. 凡士林 1859 年美国化学家罗伯特·切森堡(Robert Chesebrough)从石油的副产品中提纯获取,命名并申请了专利。

2. 碳氢化合物稳定性极高,具有润滑、防粘连、止血止痛、隔绝细菌污染的作用。本身没有抗污染作用。

3. 与棉纱植物一起制成油纱,覆盖裸露组织的创面。

但是,以更高的现代创面愈合标准要求,传统敷料尽显不足。

(二) 功能性内层敷料

了解敷料性质和原理,选择应用。

1. 植物类敷料

(1) 植物纤维原料:纱布、油纱。

(2) 海藻提取物:藻酸盐敷料,吸湿能力提高,有一定抗感染作用,藻酸盐(钙)敷料,吸收渗液、止血。

(3) 碳纤维敷料:吸收能力强,有抗感染作用。

2. 动物类敷料

(1) 异体皮:异种皮(包括脱细胞真皮基质)。

(2) 甲壳制纤维(chitin):天然多糖物质,有天然抗菌、止血和止痛作用。

(3) 胶原:生物相容性好,组织修复的重要材料。

3. 功能性敷料

(1) 矿物质敷料:含硅敷料——抑制瘢痕。

(2) 合成敷料:水凝胶敷料——保湿作用好、抗感染能力弱。

(3) Hydrosorb——水凝胶敷料伤口敷料:用于已完全清创和未感染伤口的进一步治疗。

4. 药物性敷料

(1) 含抗生素敷料:并不理想(毒副作用、耐药性)。

(2) 含 Ag 离子、生长因子敷料:抗感染能力得到证实。

1) 能够有效地对抗广泛的菌群;

2) 能够有效地对抗高浓度的细菌;

3）能够杀死高浓度的细菌；

4）有效时间长；

5）适度的银离子对人体正常细胞没有任何副作用。

（三）敷料分层使用

1. 内层敷料

（1）防粘连敷料：（non-adherent dressings）：通常这类敷料表面有防粘连的特殊涂层结构,例如：硅酮、脂质水胶体、水凝胶等,特别适合于浅-中度创面,缩短愈合期,提高舒适度。

（2）吸收性敷料（absorbent dressings）：主要吸收创面渗液——伤口管理的重要一环,适合渗出多的创面。如藻酸盐敷料（alginate）。

（3）湿性敷料（moist dressings）：主要分为两类,藻酸盐敷料和水凝胶敷料（hydroco-lloid）,两类敷料均可以促进伤口的自溶性清创（autolytic debridement）,帮助机体清除坏死组织。

2. 外层敷料不直接接触创面,参与维持、保护微环境,吸收渗液,保暖、保湿、抗菌。

（1）内外层敷料可以合为一层。

（2）拜尔坦泡沫敷料独特的 3D 发泡结构决定了卓越的渗液吸收处理能力。

3. 固定敷料作用是固定、塑性、制动、压迫。

4. 理想的内层敷料应具备的特点

（1）为创面愈合创造适宜的环境。

（2）适宜的湿润度,酸碱度、温度、聚集有利于组织修复底物成分,形成利于组织细胞匍行增殖的支架结构。

（3）抑制和减少病原微生物（抗感染）。

（4）引流、渗液和保湿的能力。

（5）屏障作用（部分是外层敷料的功能）。

（6）易操作性。

（7）提高患者的舒适度。

八、临床常用敷料种类

主要分以下几种：

1. 吸收渗液类　一般根据伤口渗液量的多少作为选择这类敷料的标准。临床上,对于大量渗液的伤口,可选藻酸盐敷料；中等量渗液的伤口,可选泡沫类敷料；少渗出的伤口,选择水胶体敷料。以下为各类吸收渗液类敷料的研究进展如下：

（1）喷雾型合成敷料：喷雾型合成敷料其原料是高分子聚合物和溶酶,将该类敷料直接喷于创面,溶酶蒸发后即形成薄膜敷料。使用方便,适用于早期清创后的创面,浅Ⅱ度烧伤创面和供皮区。大多柔软透明,可直接观察创面,对细菌有良好的屏蔽作用。但其黏附性和抗张力强度较差,创面水分蒸发量大,保湿性差,无控制感染作用,用于污染创面易发生膜下感染。例如 Aeroplast、Hydron 等。

（2）水状胶体敷料：该敷料是黏着性敷料,对水和氧气都没有通透性。由它创造低氧环境可促进自溶清创、纤维增生、刺激新生血管形成,从而加速溃疡愈合。水状胶体敷料含有嗜水性颗粒,和伤口渗出物相互作用形成湿性胶体,吸收性能中等。当嗜水性颗粒与伤口渗出液作用时能够溶解纤维性碎片和坏死组织,从而进行自溶清创。水状胶体敷料适用非深部伤口、表皮伤口及有少量分泌物的深部伤口。水状胶体的缺点为伤口有气味、过敏及变态反应和浸软伤口。不适用于有大量分泌物、有窦道形成的伤口。

(3) 水凝胶型合成敷料:水凝胶型合成敷料是在可渗透的聚合物衬垫上使用了水凝胶材料,可以形成水凝胶的天然高分子主要有胶原和明胶、透明质酸及其盐、纤维蛋白、藻酸盐和壳聚糖等,该类敷料含水量达96%,可保持创面的湿润环境;与组织接触时可发生反复的水合作用,连续吸收伤口的渗出物;水凝胶自身温度只有5℃,故有温和的冷却作用,可显著减少术后的疼痛和炎症;半透明利于观察伤口的愈合情况。缺点是无黏性,需要外层敷料固定;对细菌的隔离作用不强,可选择性允许革兰阴性细菌生长;易污染需勤换药,适用于皮肤擦伤、激光和化学损伤等表层伤口。例如 Duoderm、Comfeel、Span Gel、Gelipem 等。

(4) 透明质酸酯敷料:透明质酸酯作为细胞外基质中一个主要分子,能影响炎性反应、血管形成、肉芽组织形成及上皮细胞再生。Vazquez 等对 36 名糖尿病患者的研究表明,透明质酸吸水纤维敷料能够促进糖尿病足伤口肉芽组织形成、减少纤维化组织形成,提高伤口愈合率。临床研究进一步证实加有碘附的复合透明质酸酯敷料能够治愈绝大多数(67.7%)的糖尿病足溃疡,且无不良反应出现。

(5) 藻酸盐类合成敷料:藻酸盐类敷料的原料是从海藻中提取的藻蛋白酸,它是一种类似纤维素的不能溶解的多糖,在制作过程中它被转换成一种钙盐,含有85%的天然藻酸盐纤维,15%的羧甲酸纤维素钠。该敷料具有极强的吸收性,形成凝胶,能吸收相当于自身重量20倍的液体(为纱布的 5~7 倍),能有效控制渗液,从而延长使用时间,还可与渗液发生 Na^+/Ca^{2+} 离子交换,发挥止血功能,并能在伤口表面形成一层稳定的网状凝胶,有助于血液的凝固。特点:①透气性好,无毒、无刺激、无抗原性;②兼具机械压迫止血和促进凝血的功效;③可减少创面水、盐与营养物质的丢失;④限制细菌在创面的生长繁殖;⑤使创面保持湿润环境,有利于上皮生长;⑥携带和使用方便,感染率低。因其密闭性好,可促进局部血管增生,增加血液供应;潮湿、微酸环境有利于中性粒细胞发挥作用,增强巨噬细胞杀菌能力。缺点:无黏性,需要外层敷料固定,有异味,敷料本身有脓液样外观,易与伤口感染混淆,如伤口没有足够的渗液,表面会形成硬痂,易导致伤口再损伤。适用于术后需促进止血的伤口及高渗出的慢性创面如压疮、溃疡。例如褐藻胶、藻酸盐伤口敷料及填充条、Algoderm、Sorbsan、Kaltostat 等。

(6) 泡沫型合成敷料:泡沫型合成敷料多为内层为亲水材料,外层为疏水性材料,其结构具有多孔性,对液体具有较大的吸收容量,氧气和二氧化碳几乎能完全透过。合成原料有聚乙烯乙二醇、聚乙烯丁醛、聚氨基甲酸乙酯、聚氨酯、聚乙烯醇等,其对伤口渗出液的管理是靠敷料对水蒸气转运和吸收来控制的。加有薄膜敷层的泡沫性敷料,通过薄膜敷料层蒸发部分水分,进一步增加敷料的吸收能力,还可以解决有压力状态下,液体外渗的问题。该类敷料可制成各种厚度,对创面具有良好的顺应性,料轻,患者感觉较舒服。适用于压迫绷带,特别是用于受体重压迫的部位,如骶骨和足跟。可以维持湿润环境的同时而不引起组织浸渍,还可做填充作用,对于洞穴型伤口,可以避免伤口的两壁粘合。但有的敷料因粘贴性较差而需外固定材料,有的材料易碎,创面残留敷料成分将影响愈合,敷料普遍不透明,难以观察创面情况,敷料孔隙大,创面肉芽组织易长入,造成脱膜困难,且易受细菌污染。故至少每 3 天更换一次敷料,以防止敷料和伤口粘连,且不能用于干性伤口,以防组织长入孔径带来二次损伤,而且会遗留残屑在伤口。例如 Allevyn、lvalon 等。

2. 银离子敷料类　银抗菌剂是现在人们所发现的抗菌性能最好的金属离子抗菌剂。载银抗菌医用敷料结合银的抗菌性和医用敷料的优良性能,成为医用敷料发展的重要方向。

银敷料、纳米银敷料利用银的高效抗菌性,将银和敷料有效结合在一起,使得敷料中的银离子发挥抗菌抑菌的作用,减轻创面感染,改善局部微环境,促进伤口愈合。银离子的作用机制:当伤口渗出液被敷料吸收后即与硫酸银等银盐进行接触,银离子被释放到渗液中,与细菌 DNA 结合,抑制细菌繁殖生长,从而发挥抑菌作用,且抑菌作用在 30 分钟内起效,长达 7 天。纳米银在使用过程中,银离子和银原子均可从其表面溶出,发挥抗菌作用。磺胺嘧啶银敷料,利用磺胺嘧啶银抗感染作用功能,它不仅有银离子的广谱抗菌作用,又有磺胺嘧啶的抗菌作用,对铜绿假单胞菌有强大的抑制作用,同时对革兰阳性菌、革兰阴性菌、酵母菌和其他真菌有良好的抗菌作用。

尽管银抗菌剂是人们所发现的抗菌性能较好的金属离子抗菌剂,但其还可能导致银离子中毒和其他阴离子对机体产生副作用,载银敷料还会引起皮肤变色,造成电解质紊乱以及引发患者不适等不良反应,但目前国际指南中,因缺乏循证学资料支持,故银离子敷料用于糖尿病创面还需要进一步考证。

3. 薄膜型合成敷料类　该敷料是在生物医用薄膜的一面涂覆上压敏胶而形成,制作薄膜的材料大多是一些透明的弹性体。如聚乙烯、聚丙烯腈、聚乳酸、聚氨基甲酸乙酯、聚己酸内酯、聚四氟乙烯、硅氧烷弹性体等,其内层亲水性材料可吸收创面渗液,外层材料则具有良好的透气性和弹性,该类敷料有弹性,外观透明,便于观察,使用后可维持创面湿润,促使坏死组织脱落,对气体和水蒸气有一定通透性,但敷料吸收饱和后易致膜下渗液积聚,可能诱发或加重感染,故只适用于相对清洁的创面,不适于渗出性和感染性创面。适用于低渗出的表皮化伤口,可用来覆盖轻度的表皮擦伤、初期的溃疡伤口,起到保护伤口防止摩擦的作用。例如 Tegaderm、Dermafilm、Oprafiex、Opsite 等。

4. 高级伤口愈合产品敷料类　糖尿病足溃疡愈合存在内在缺陷,包括成纤维细胞功能减弱、角化细胞缺乏及细胞基质异常等。高级伤口愈合产品可以弥补内在缺陷,促进溃疡伤口愈合。

(1) 生物敷料是一种接近于理想要求的敷料,根据目前市场调查研究情况,可将其分为以下几类:

1) 同种自体皮:覆盖创面最理想的方法是移植自体皮肤,避免了免疫排斥反应的发生,但大面积烧伤的患者供皮区<植皮区面积,会出现自体皮源不充足,需要进行皮肤培养。

2) 同种异体皮:主要是尸体皮,也是一种较为理想的创面覆盖物,主要是作为一种对比的实验材料,临床应用较少。

3) 异种皮:由于同种皮的来源极为有限,因此动物异种皮取代自体皮和异体皮移植的研究取得了一定的进展。因为猪与人有较高的同源性,且来源广泛,价格低廉,故应用猪皮加工制成的创面敷料被广泛应用。青蛙皮是一种活性物质,本身具有抗细菌和促进结痂的作用,其与大蒜等作基料合成的敷料,可用于烧伤创面,但必须低温保存。羊膜无血管神经组织,因为单层羊膜质脆,易裂,不耐压,低温保水性差等,临床上将其制成复层辐照羊膜或经戊二醛浸泡处理,无免疫原性,附着性和透气性也较好。

(2) 人造生物敷料:其主要基质是胶原,故又称为胶原生物敷料,近几十年来,该类敷料研究得到很大发展。

具体有以下几种：

1）膜型胶原生物敷料：将提炼纯化的胶原用戊二醛、紫外线等方法进行交联后制成膜状，其止血效果较好，外观透明，只适用于相对清洁的创面，不适用于渗出性和感染性创面。

2）海绵型胶原生物敷料：该类敷料的多孔结构可诱导修复细胞在敷料中浸润和增殖，可较长时间地用于创面覆盖，并具有明显的促进创面愈合作用，并可以在敷料中加入某些活性物质或抗生素等。

3）复合型胶原生物敷料：该类敷料含多种成分，如有人将橡胶加入尼龙网中制成敷料，在Ⅱ～Ⅲ度烧伤创面上使用。Biobrane支架为高分子聚合物，其中加入了由猪皮胶原提取的多肽，用于供皮区浅Ⅱ度和深Ⅱ度创面；Intrgra由胶原等构成"真皮""表皮"，外层为硅橡胶薄膜，"真皮"可逐渐降解，自体内皮细胞和成纤维细胞长入形成新的真皮结构，可用于覆盖度Ⅲ烧伤创面等。

（3）组织工程创面覆盖物：角质形成细胞膜片：1975年Rheinwald等建立了角质形成细胞膜片滋养层培养法，后来Green和O'Conor等将其用于创面覆盖，开创了其在临床上的应用。通过刺激创面残余的角质细胞增生而促进创面愈合。缺点是薄而易碎，在深度创面上很难存活，创面愈合后瘢痕挛缩明显，易破溃，抗感染能力差。因此，其临床应用受到一定限制。

（4）真皮替代物

1）活真皮替代物：即在胶原支架上由真皮基质培养成成纤维细胞。如Dermagraft是将新生儿的成纤维细胞种植在可降解的聚乳酸纤维网上形成，可用于治疗难愈的糖尿病性溃疡。但其培养需要大量成纤维细胞，培养条件要求严格，移植效果只能达到真皮重建。

2）无细胞的真皮替代物：是去除了真皮和表皮细胞的全厚皮肤。如AlloDerm。由于除去了抗原性，移植后不会发生免疫排斥反应，并可显著减少自体皮的需要量，其效果相当于全厚皮片移植。

3）复合皮肤替代物：即在培养的成纤维细胞表面覆盖一层角质形成细胞，如Apligraf是将角质形成细胞接种于含有成纤维细胞的Ⅰ型牛胶原上组成，但其细胞培养期较长，难以大量生产，并且成本昂贵。

其设计的基本思想：①不仅要覆盖创面，还要主动参与创面愈合的主要过程；②舒适，患者使用无痛苦，无毒性和不良反应；③抵御细菌的入侵，防止感染；④透湿、透气并使创面处于湿润又没有积液的环境；⑤有良好的生物相容性。

该敷料是根据生物敷料和合成敷料的特点，将两者相互结合而研制的一种新型生物合成敷料。其主要原料是由醋酸杆菌属中的木醋杆菌在人为的操纵下产生的一种微生物合成纤维素，具有细小单位的超微结构（厚3.2nm×宽133nm），其结构与植物纤维素的结构基本相同，属于天然纤维素。醋酸杆菌属广泛存在于自然界中，是一种简单的革兰阴性细菌，在特定条件下它能产生大量和高纯度的纤维素，生产成本较低，价格低廉。在实际的生物合成过程中，营养培养基中的各种碳元素被醋酸杆菌吸收利用，并聚合形成β-1,4葡聚糖链，该链是合成纤维素的重要成分。

细菌合成纤维素敷料与其他临床常用敷料相比，具有以下特点：①可与活性组织特别是血液相兼容，无免疫原性和免疫反应性。②调节创面氧张力，促进毛细血管形成从而加速伤口愈合。③潮湿,微酸的环境有利于中性粒细胞发挥作用,增强局部杀菌能力,降低感染发生率。④对于水分和电解物有良好的通透性,并能与不平整的创面紧密贴合但不粘连,减少细菌滋生的机会。机械强度和可塑性强,根据创面需要可制备成各种形状和大小。⑤外观柔软透明,感觉舒适,可直接观察伤口的愈合情况等。应用范围非常广泛,可用于大面积创伤、烧伤、慢性创面和难治性压疮、面部及体表美容手术;手、足和关节等结构复杂难以进行包扎固定的部位等。

它是生长因子、结缔组织生长因子等其他促进伤口愈合物质的强大生产系统,可以弥补慢性伤口中刺激纤维形成、趋化作用、血管形成及其他细胞活动的生长因子产生不足。研究显示,使用人工皮肤的糖尿病足患者伤口愈合率为56%,远远高于对照组38%的愈合率,伤口愈合时间平均为65天,短于对照组(90天)。

4)人造皮肤:可提供活的人类皮肤成纤维细胞而有助于基质蛋白沉积和血管形成。同时它还有伤口闭合上皮细胞迁移所需的胶原基质、受体及生长因子。一项随机、对照、多中心前瞻性研究显示,使用人造皮肤的糖尿病足患者12周时的伤口愈合率为30%,高于常规治疗对照组(18.3%)。

5)自体角化细胞敷料:它是自体皮肤提取出的角化细胞融化种植在TranCell上制成的敷料。Moustafa等研究发现自体角化细胞敷料可促进糖尿病足溃疡的愈合,愈合率达66.7%,且在为期6个月的随访中愈合溃疡无一例复发。Moustafa等在一项随机、对照研究中发现,多次给予自体角化细胞敷料能够改善难治性糖尿病溃疡的愈合,21处溃疡有10处溃疡完全愈合,8处明显好转。自体角化细胞敷料促进溃疡的机制有待研究。

6)Graftjacket:是一种无细胞基质移植物。是人类组织经过处理去除活细胞而保留其完整的基质,移植后能在受者身上定植和血管再通,为溃疡愈合提供再生组织基质,从而加速溃疡愈合。Martin等观察17名Texas分级为2A级的糖尿病足溃疡患者,结果表明Graftjacket对糖尿病溃疡的治愈率为82.4%,愈合时间为(8.9±2.7)周。Brigido在一项前瞻性、随机对照研究中观察28名糖尿病足溃疡患者应用Graftjacket的疗效(治疗组和对照组各14名),结果发现16周后治疗组有12名患者溃疡愈合,而对照组中只有4名患者溃疡愈合。治疗4周后的溃疡面积减少的百分比能够有效预测溃疡完全愈合的几率,且两者呈正相关。

5. 中药外敷制剂制备

(1)疮面糜烂:脓腔,秽臭难闻,肉腐筋烂,多为早期(炎症坏死期),宜祛腐为主,方选九一丹等。

(2)正邪分争:疮面分泌物少,异味轻,肉芽渐红,多为中期(肉芽增生期),宜祛腐生肌为主,方选红油膏等。

(3)毒去正胜:疮面干净,肉芽嫩红,多为后期(瘢痕长皮期),宜生肌长皮为主,方选生肌玉红膏、象皮生肌膏等。例:制象皮生肌膏治疗。该药物组成:象皮15g、冰片10g、乳香15g、没药15g、白芷15g、当归30g、珍珠9g、紫草6g、血竭12g、儿茶6g。将上药研成粉末(无声为度),然后与凡士林按3∶7比例调成药膏备用。用法:疮面处理后,把药膏首先涂在无菌纱布上,厚度不超过2mm,然后覆盖伤口,边缘以超过伤口周边2~3cm为宜,再盖上1~2层纱布,用绷带固定纱布,换药每日1次,脓液多时也可每日换药2~3次,治疗10天为1个疗程。

九、糖尿病创面修复

（一）压疮

压疮，又称压力性溃疡，为人体组织过长时间承受局部压力影响血液循环而导致的皮肤病理变化，是指由压伤、剪伤或擦伤引起的血液供应中断而局部受伤。压疮的分期（目前国内外普遍接受 2007 年美国国家压疮顾问小组提出的分类法，该法将压疮分为 4 期）：

（1）Ⅰ期：红斑期（淤血红润期）。

（2）Ⅱ期：水疱期（炎性浸润期）。

（3）Ⅲ期：溃疡期（浅度溃疡期）。

（4）Ⅳ期：坏死期（坏死溃疡期）。

（5）可疑深部组织损伤的压疮。

（6）不可分期的压疮。

（二）伤口的愈合过程

1. 清创期在糖尿病创面中如：干性坏疽、湿性坏疽、感染等，均需经历此期。

清创术是一个强制步骤，不进行清创不能愈合。

有 3 种类型的清创术：

（1）外科清创；

（2）酶或自溶性清创；

（3）使用外部治疗手段清创。

敷料：藻酸盐（湿性坏死）、水凝胶（干性坏死）、蛆虫疗法和负压治疗。

2. 肉芽生长期提供适宜环境，促进肉芽生长，渗液管理。

3. 上皮形成期提供湿性环境，保护新生组织。

（三）局部创面清创处理

1. 锐性清创术   锐性清创术促进溃疡愈合的机制有：通过清除胼胝减轻足底压力，清除坏死组织去除细菌生长媒介，减少感染；将慢性溃疡转为急性溃疡。此方法不适合有出血倾向、服用抗凝剂、组织灌注不足、有免疫系统疾病及病情危重的患者。

2. 生物性清创术   蛆虫疗法主要用于抗生素和外科清创术无效的顽固性坏疽和骨髓炎，最近也用于糖尿病溃疡的治疗。Sherman 通过回顾性研究发现，蛆虫疗法在 4 周时町已完全清除坏死组织，而外科治疗组 5 周后伤口还有 33% 的坏死组织覆盖。

3. 化学性清创术   该方法是用一些酶类制剂湿敷创面，来去除坏死组织。Hunt 在应用水凝胶敷料清创的随机、对照回顾性研究中发现，水凝胶敷料清创比标准治疗组能更有效地促进糖尿病足溃疡愈合，并发症更少。

4. 机械性清创术   该方法是用冲洗或用湿敷纱布干燥后揭掉的方法来除去创口上的异物、炎性物质及坏死组织。

5. 糖尿病足分期清创和敷料的选择（表 7-1）。

在糖尿病足感染（IDSA2012）指南中，对糖尿病足不同类型和分期伤口的清创及敷料选择均有要求。

表 7-1　糖尿病足分期清创和敷料的选择

中医糖尿病足创面分期	主要针对该期创面病理特点	推荐此期的清创选择	推荐使用敷料种类
黑期	此期较多的坏死性负荷,细菌性负荷,细胞性负荷	采用外科、自溶及酶学的清创方式	水凝胶、水胶体敷料、外源性胶原酶
黄期	此期存在的感染,过度的炎症反应,大量的炎症渗出液	应用敷料保持相对湿润的创面微环境,以及对残余坏死组织灵活采用外科,自溶或酶学清创方式	泡沫型、藻酸盐、水胶体型或抗菌性敷料
红期	此期针对保护和促进创面的肉芽组织生长	使用超薄水胶体敷料、生物蛋白海绵、成纤维细胞生长因子等快速填充创面缺损	超薄水胶体敷料、生物蛋白海绵、成纤维细胞生长因子
粉期	此期针对保护和促进创面上皮化进程,在创面床准备中保持清洁	在"创面床准备"过程中保持清洁,(半)封闭、相对湿润的创面床	超薄或脂质型的水胶体敷料、生物蛋白海绵、成纤维生长因子和表皮细胞生长因子

(四) 糖尿病足创面的中医辅助治疗

1. 中药浸泡熏洗

(1) 清化湿毒法:适用于脓水多而臭秽重、引流通畅者,药用土茯苓、马齿苋、苦参、明矾、黄连、蚤休等煎汤,待温浸泡患足。例:黄连浸出液配制方法:黄连 20g,75% 医用酒精浸泡 1 周后过滤;换药方法:将坏疽局部用生理盐水冲洗和 0.1% 强力碘溶液消毒后,先将无菌纱布敷于创面,再把黄连浸出液浸湿纱布,覆盖无菌干纱布。对窦道较深的患者,先将药液浸湿纱布制成引流条填入其中,后覆盖无菌干纱布。

(2) 温通经脉法:适用于阳虚络阻者,药用桂枝、细辛、红花、苍术、土茯苓、黄柏、百部、苦参、毛冬青、忍冬藤等煎汤,待温浸泡患足。

(3) 清热解毒、活血化瘀法:适用于局部红、肿、热、痛明显,热毒较甚者,药用大黄、毛冬青、枯矾、马勃、元明粉等煎汤,待温浸泡患足。中药浸泡熏洗时,应特别注意引流通畅和防止药液烫伤。

2. 中药辨证施护

(1) 无坏疽期:

1) 阳虚阴寒型:症状:患足凉感,肤色苍白或苍黄、紫暗,局部隐痛,舌淡,苔白,脉沉细或沉迟。治则:温经治血止痛。药物:桂枝 10g,透骨草 30g,金银花 15g,干姜 6g,花椒 10g。洗护方法:用热开水浸泡药物 30 分钟,待水温降至 38～42℃时,将患足浸泡药液中 20～30 分钟,水温降至 35℃以下时,可适当兑入开水,保证温热适度。同时防止药液和开水烫伤。

2) 热毒炽盛型:症状:患足踝或踝以下足部肤色红或紫红,触及有热感,疼痛,按之痛重。舌红绛,苔黄燥,脉洪数。治则:清热凉血止痛。药物:蒲公英 20g,野菊花 20g,金银花 20g,紫花地丁 20g,牛膝 10g,赤芍 15g,川芎 10g,丹皮 15g。洗护方法:用 60～80℃热水浸泡药物 30 分钟,待水温降至 38℃左右时,将患足浸泡药液中 20～30 分钟,水温降至 30℃以下时,可适当兑入开水,保证温度适宜。芒硝 10g,黄芩 15g,泽兰 30g,赤小豆 30g,紫草 15g,丹皮10g。洗护方法:以上药物用武火煮沸10分钟,再用文火煎20分钟,待药液降至37℃左右,洗泡患足20~30分钟。已成脓的部位,用剪刀打开脓腔,引流脓液,有坏死组织的,用剪刀清除,然后用药液浸湿的纱布湿敷,每天1~2次,每次10~15分钟。也可用黄柏、芒硝、青黛各等份研细粉撒于溃烂处。

3)余邪未清型:症状:患足坏疽后期,创面久不愈合,色泽暗淡,呈苍白、暗红色,脓腐不脱或创面干枯欠湿润,创周皮肤、肌肉僵硬无弹性,或角化增生,创底肉芽无生化迹象,舌红绛或淡,苔薄白少津,脉细弱。治则:益气活血,托毒生肌。药物:黄芪60g,党参15g,茯苓30g,白术15g,当归15g,川芎15g,二花藤30g,连翘15g,穿山甲10g,牛膝10g。洗护方法:以上药物水浸30分钟后,用武火煮沸,再用文火煎30分钟,待药液降至40℃左右,洗泡患足。洗泡后,对腐肉未脱者,用玉红膏纱条换药;肉芽如镜面者,用溃疡油纱条换药;创面塌陷不起,久不生长着,可用艾条温灸创面或隔姜灸。

(2)坏疽期

1)瘀毒阻络型:症状:足端坏疽,多有疼痛,色暗不鲜,局部坏死组织色泽暗黑,边界不清,有少量脓腐。治则:解毒化瘀,通络止痛。药物:二花藤30g,红藤30g,当归15g,牛膝15g,丹参30g,制乳香制没药各10g,生黄芪30g,生甘草10g。洗护方法:以上药物用武火煮沸后,文火再煎20分钟,待药液降至37℃左右,洗泡患足20~30分钟。已成脓的部位,用剪刀打开脓腔,用药液洗涤创口,洗涤时,创口垂直向下,每日一次,每次15~20分钟。创面可用药液浸湿的纱条内置脓腔,保持引流通畅,每日换药1~2次。

2)湿热阻滞型:症状:患足感染或溃疡出现,局部红肿疼痛,脓腐稠厚,可伴身体低热,舌暗红,苔黄腻或白腻,脉滑数。治则:清热利湿,化瘀解毒。药物:苍术15g,黄柏15g,土茯苓30g,牛膝15g,赤芍15g,茵陈15g,生苡米30g。

(朱春影　柏宏亮)

第三节　糖尿病足减压治疗

糖尿病足是糖尿病的严重并发症之一,也是截肢的主要原因,足溃疡的发生与多种因素相关。根据糖尿病足损伤的6个分级,0级伤口如果足部有溃疡风险可采用改造鞋子、模具式内垫或是加深的鞋子来治疗,并进行健康教育,定期随访。一旦出现皮肤开裂,则必须进行积极的干预,以免损伤进一步发展。缓解1级伤口所受外来压力的方法有,穿术后鞋、使用足踝支具、穿预制可行走支具,或使用全接触石膏。除了恰当地减压受压部位以外,还需要恰当地溃疡伤口护理,以避免组织脱水性细胞坏死,加速伤口愈合。

手术指征为局部压力改善失败或评级较高的伤口。2级和3级的伤口需要进行手术干预,3级的伤口需要应用抗生素,还可能需要截肢。与身体其他部位对比,后足溃疡因局部组织很难减压且血运也很差,故更需要手术干预。手术方法包括溃疡清创、骨突切除、足与踝关节畸形矫正等。纠正爪状趾或锤状趾可以减少前足背侧溃疡的发生率或复发率。此外,也可考虑行跟腱延长术,以减轻前足或是中足跖侧的压力。

足底局部压力增高,常在足部损伤的过程中起到重要作用,在站立或行走中,足底承受不同的压力,承受压力的集中区域往往是病变区域,长期承受异常增高的压力,就易形成溃疡。形成足压力增高的原因还有糖尿病足的神经病变、足畸形等。预防和治疗中,减轻局部压力可以缩短伤口的愈合时间,穿能减轻压力的鞋子,也可以减少糖尿病足的局部损伤。减压的措施根据糖尿病患者的体重、行走姿势、足关节结构不同而不同,糖尿病足的减压治疗应遵循个性化方案。

糖尿病足的局部压力检查和治疗包括足底压力测量、压力增高原因的辨识、治疗性鞋子或支具的设计等。目前国际理想的足保健队伍应该包括糖尿病专家、外科医生、手足病治疗专家或足病专家,矫形专家(他们能在糖尿病鞋袜、鞋垫方面提供专业服务)和教育工作者(通常是糖尿病专业护士)。如果队伍中没有减压支具技术的专业人员,也需要支具的技术员参与,还需要与矫形外科、足外科、血管外科医生密切联系,如果内科医生在参与会诊时与矫形专家一起看患者而不是分开独立地工作,那么外科医生会对矫形的质量更加满意的。目前我国这些还处于探索阶段。

一、足底压力及其测量技术

足底应力是指足和支撑地面之间的互相垂直作用力,足底压力是指单位面积的足底应力,是足底应力除以足底受力面积所得的数值,是一种压力强度。在实际生活中,随足底和地面摩擦产生水平方向的剪切力,在足底损伤和溃疡形成上也发挥着重要的作用。

足底压力的测量是生物力学的特殊分支,可以分析人在站立、行走时的足底压力变化。早在1882年,英国人Beely就已开始测量足底压力,出现了足印法、直接形象化技术、测力板技术等静态足底压力测定技术。随着计算机技术的发展,出现了动态足底压力测定,计算机分析也由平面转为二维、三维仿真模拟。

足印技术:是比较直观且简单的技术,被检测者站在粘有墨汁的橡胶垫上,橡胶垫下面铺有纸张,压力大的位置纸张墨迹颜色深。通过足印形态可以了解压力的分布。该技术可以对足底压力做大致的判断,足底扫描技术就是通过活动摄像机记录足印,定性分析足底压力。

测力板测量技术:一般采用1m或者3m板,板上嵌有传感设备。人站立或者行走时传感器感知压力,并且将足底压力变成电能,然后通过计算机转化成数字。计算机完成数据采集、存储、分析等。可以定量地分析足底压力,是目前常用的技术。

鞋内垫测试技术:把带有传感器的聚酯膜放在鞋内,通过计算机软件分析,观察日常生活中足底压力变化,可以帮助了解患者穿着的鞋袜是否合适。

测定足底压力对于足病的预防十分有意义。Lavery等对于1666例糖尿病患者进行的长达2年的前瞻性研究发现,263例患者已经存在或者发展为足溃疡,有溃疡者足底压力显著高于无溃疡者(95.5N/cm±26.4N/cm vs 85.1N/cm±27.3N/cm,$P<0.001$)。研究者认为足底压力是发生足溃疡的重要危险因素。Caselli等进行为期2年余的前瞻性研究发现,严重神经病变患者前/后足压力比值增加是发生溃疡的危险因素。还有许多其他研究也支持足底压力增加对溃疡的预测作用。

糖尿病神经病变是造成足底压力增高的原因。神经病变可以造成足和下肢肌肉萎缩,形成爪型趾或者其他足趾畸形。自主神经病变造成皮肤干燥、单薄、足底压力增高还可以促进局部角化细胞活跃,形成胼胝,而胼胝又增加了局部压力。

二、减压治疗方法及评价

减压治疗应注意引起足底压力异常的因素,分内在因素:骨突出、关节活动受限制、关节畸形、胼胝、组织性能改变、有过足手术史、神经性骨改变;外在因素:不适当的鞋袜、赤足步行、跌倒和意外事故、鞋内异物、活动水平等。

减压治疗是减轻足底压力可以预防高危足发生溃疡,改善局部血供,减轻疼痛,促进溃疡愈合,减少截肢的治疗方法。传统的减压法长期仍被采用,如:卧床。卧床患者还可以佩戴较少足压的护具,借助轮椅或拐杖等行动。这些方法花费低,但是患者的日常活动受限。为了有效地促进溃疡的愈合,提高患者生活质量,许多积极的能够缓解局部压力的装置、支具、治疗鞋被广泛应用,包括全接触性石膏支具、可拆卸的支具或半鞋、治疗鞋等。

(一)全接触石膏支具

全接触性石膏支具(total contact cast)是最经典的减轻溃疡足压力的技术。具体方法是应用普通石膏或者玻璃钢根据足和小腿的形状塑形,石膏高度达膝关节以下,达到最大的接触面积,有效地分散足底压力。有研究证明,该方法减轻压力的效果达到70%~100%。对于病程在1年内的溃疡,平均愈合时间为5周,全接触石膏支具的作用方式是患者在行走时,足底压力负载在足和小腿部位均一地分布。该方法的优点是保证患者一定的行走能力,不增加溃疡局部压力,减轻水肿,不增加感染和创伤的机会。患者不能自己拆除石膏,能够强制性地保证患者穿着。该方法适合于无缺血病变、无感染和窦道的溃疡,患者和家属有比较好的依从性。缺点是需要专业人员制作,技术要求高;许多患者由于足和下肢水肿减轻、更换敷料等需要多次制作,从而增加了制作费用;制作方法不当可以造成新的溃疡。因此,患者必须与医务人员密切联系,以及时发现感染或者其他不适。由于以上问题,该项技术在我国尚未开展。

(二)可拆卸的石膏支具

为了弥补全接触石膏支具的缺点,可拆卸石膏支具(removable cast walker)出现在临床,就是在制作全接触石膏支具后,用刀将其切开,用尼龙拉扣连接,患者在休息时可以将其拆除,同时方便医务人员观察和处理伤口。其缺点是患者可以随意拆卸,不能保证患者经常穿着。临床研究结果表明,全接触石膏支具和可拆卸石膏支具具有同样的减压效果。

此外,还有可以充气的足溃疡靴子。这种靴子采用轻质的塑料,高度达到膝关节以上。内部有多个充气的气囊。当患者足部包扎后,医务人员根据溃疡位置,足压力情况对气囊充气,防止硬质的材料压迫。靴子是事先定制的,制作过程简单,可以拆卸,便于观察和处理伤口。患者穿着后可以短距离行走。

(三)速成全接触石膏支具(iTCC)

速成全接触石膏支具(iTCC)是在可移动、可拆解支具上绕一圈玻璃纤维石膏改造而成。这样患者就不能自行拆解支具,从而提高依从性。Katz等通过随机、对照研究显示,iTCC促进糖尿病足神经性溃疡愈合的效果等同于TCC,并且具有快速安装、快速拆卸、方便使用、经济实用及不需要专门的技师等优点。

(四)足病治疗鞋和鞋垫

糖尿病足治疗鞋和鞋垫需要根据患者溃疡的位置、足压力情况设计。如患者的前足掌出现溃疡,则需要足后跟增高、前脚掌悬空的半鞋;如果患者足跟有溃疡,就需要脚后跟悬空的半鞋。如果足心内侧溃疡,可采用保护足心内侧的鞋。当然,这是在患者的溃疡包扎后穿着的鞋子。

毛毡泡沫衬垫对 28 名 Wager 分级 2 级的糖尿病神经性溃疡患者进行研究,结果显示毛毡泡沫衬垫能够有效减轻溃疡处压力,使用毛毡泡沫衬垫 3 天,溃疡处压力明显下降。可每天更换溃疡处敷料,适用于有轻度感染的溃疡减压。

当患者出现足的畸形或者在截趾术后,普通的鞋子就不能满足需要了。这就需要先对患者的足部进行压力测定,然后设计特殊的糖尿病治疗鞋。方法是先做出与患者足部一致的模型,然后根据模型和足压力特点制作鞋子。在患者穿着后再进行修改,直到满足需要为止。制作鞋垫的材料一般是多层的,用具有"记忆"功能的泡沫敷料拼接成完全符合足压力的鞋垫。或者选择可以拆卸材料的鞋垫,把足底高压力位置的鞋垫抠去或者减薄。

糖尿病足治疗鞋 Maciejewski 等对 1980—2003 年间关于糖尿病足治疗鞋的文献进行回顾性究,发现治疗鞋对糖尿病足有保护作用。王玉珍等对 85 例 2 型糖尿病患者研究发现,Darcos 糖尿病治疗鞋与布鞋、皮鞋相比,能显著降低足跟内侧和外侧、第 1～5 跖骨头、第 1～5 足趾、足弓、足跟中部、足跟侧部的压力。最近有研究报道,垫有带多个柱状填塞物鞋垫的糖尿病治疗鞋能够减轻行走中足底的压力,尤其足跖部的峰值压。

(五) 黏性泡沫敷料

溃疡周围的压力增高可以影响其愈合。将单层或者多层泡沫垫经过剪裁,置于溃疡周围,使溃疡悬空,用以减轻压力。研究发现,这种方法可减轻局部压力 60%,取得良好效果,尤其对于不能避免负重的患者更有价值。进行这种处理后,患者需要穿特制的鞋子。泡沫敷料需要每 3 天更换一次。患者不需要专门测定足的压力,比较方便。

(六) 预防性鞋子和袜子

个性化的糖尿病专用鞋袜是新兴的产品。在欧美国家,这种糖尿病防治专用鞋、袜、鞋垫已经纳入基本健康保险的范畴。鞋的要求是有足够深的鞋帮,有弹性的鞋面料保证足的舒适;保证足趾有足够空间,避免垂直和水平挤压。同时,放置根据足底和足弓生物力学塑性设计的三维鞋垫,保证足的压力分散。患者的袜子采用透气舒适的羊毛、棉纤维,无缝制作。如果合并下肢静脉曲张,袜腰则需要有一定的弹性。应教育患者不能穿坚硬的尖头鞋、高跟鞋等。由于糖尿病神经病变患者出现跖趾关节下方脂肪垫变薄或者消失,继发胼胝,因而有些医生使用在跖趾关节下方皮下注射硅胶 0.2ml 的方法,可以增加脂肪垫的厚度,减少胼胝。

(七) 伤口处理中的减压

在溃疡的处理过程中,需要充分注意减轻压力问题,比如避免在伤口内填塞油纱条,保证充分的引流。当分泌物多时,需要采用局部负压治疗,或者及时更换敷料,防止敷料吸收分泌物后硬结干燥;还可以采用吸收能力很强的藻酸盐敷料;包扎注意松紧适度,注意观测足趾颜色、温度等。避免应用不透气的敷料。对于不易包扎的足跟、足趾等,许多公司出产了适应该区域的敷料,使患者感觉舒适,减少了局部压力。

三、减压治疗的选择

足部减压治疗方法种类繁多,技术要求高,价格不菲,在20世纪80年代开始应用,在欧美等发达国家逐渐普及。由于病例数的限制,目前还没有大样本、多中心、前瞻性的循证医学研究。部分经过很好设计的小样本研究进行了治疗方法的临床评价。Amstrong等研究了全接触石膏支具、可拆卸石膏支具和半鞋的治疗效果。63个无感染、无缺血性病变溃疡的患者参加研究。观察时间为至溃疡愈合或者治疗12周。结果提示三种治疗治愈率分别为89.5%、65.0%、58.3%。而全接触石膏支具达到愈合时间短于其他两种治疗方法,这可能与应用该治疗方法的患者活动较少有关。Vkswanathan等研究了不同的鞋垫在糖尿病足治疗中的应用。241个有溃疡病史的高危足病患者参加研究。组1穿着用多孔橡胶制作的鞋垫,组2穿聚亚胺酯鞋垫,组3穿模塑的鞋垫,而组4穿自己的鞋垫。测定足底压力和进行溃疡发生率的观察。经过9个月的观察,发现糖尿病治疗鞋组(1~3组)足底压力低于组4,溃疡的发生也少于组4,证明了糖尿病治疗鞋垫的效果。

Zimny等研究了泡沫敷料对于减轻前脚掌神经性溃疡局部压力的作用。共16个患者参加(Wagner 2级),溃疡局部应用含盐水的泡沫敷料,表面包扎纱布。每天给予测定足底压力,共4天。足底压力检查提示溃疡局部压力较应用前减低,但减低程度不及全接触性石膏支具。一般应该3~4天更换一次敷料,不能超过此时间范围。在溃疡的处理过程中,需要充分注意减轻压力问题,比如避免在伤口内填塞油纱条,保证充分的引流。当分泌物多时,需要采用局部负压治疗,或者及时更换敷料,防止敷料吸收分泌物后硬结干燥;还可以采用吸收能力很强的藻酸盐敷料;包扎注意松紧适度。注意观测足趾颜色、温度等。避免应用不透气的敷料。对于不易包扎的足跟、足趾等,许多公司出产了适应该区域的敷料,使患者感觉舒适,减少了局部压力。

Van等对比研究了开窗的不能活动的玻璃钢靴与糖尿病治疗鞋对糖尿病足的治疗作用。93例非感染、无缺血的前足溃疡患者参加了研究,结果显示两组治愈率分别为81%和70%,$P=0.017$,治愈时间为(68.6 ± 35.1)天 vs(134.2 ± 133.0)天,发生继发性骨髓炎者分别为3例和13例。研究认为,不能活动的玻璃钢治疗靴效果优于糖尿病治疗鞋。文献报道的各种减压治疗方法的疗效结论各异。其中非常重要的是全接触石膏支具的安全性和患者的接受程度。有研究发现,患者不能接受的是出现第二次溃疡、穿着后站立不稳定(尤其是合并体位性低血压的患者和老年患者)、洗浴困难等。而能够拆卸的靴子和石膏支具的疗效会受患者实际穿着时间的影响。

Amstrong等研究一组20例患者实际应用可拆卸糖尿病治疗鞋的情况。研究采用安置在患者腰间的计算机接收装置,记录患者穿治疗鞋活动的步数。患者为德州大学糖尿病足分期1~2级。记录结果提示每天活动中穿着治疗鞋的时间比例为28%,远低于患者自己报告的60%的时间比例。而且只有30%的患者长期应用治疗鞋。

四、中国糖尿病足减压治疗展望

随着糖尿病足防治越来越被重视,糖尿病足的减压治疗也会越来越被采用,有关足病预防和治疗的经济投入会不断增加。

在中国目前可采用的减轻压力和溃疡保护方法：

（1）机械性减压治疗生物力学压力增加的溃疡；

（2）总体接触及其他铸造减压支具治疗足底溃疡；

（3）临时鞋类；

（4）个性化定制的鞋垫和鞋；

（5）限制站立和行走、或用拐杖等使双足不承重。

在许多城市，已经开始出现了专业的足医服务，并且引进了糖尿病治疗鞋、袜、靴子等。但我们和欧美国家还有很大的差距，足部减压治疗的开展只能循序渐进。

首先要重视局部换药时的减压措施，如采用现代敷料，促进溃疡愈合，不增加局部压力，摒弃传统的厚纱布包扎，开展泡沫敷料溃疡周围粘贴等易于被患者接受的方法。其次，可以在骨科专业人员的指导下，开展全接触石膏制作应用。在应用该方法时需要借鉴国外学者的经验，注意患者在治疗中的顺应性。在进行高危足患者的预防中，减轻足部压力的方法更应因人而异，为患者提供经济条件和观念上能够接受的方法。如一般的患者可以穿着运动鞋，显著足部畸形患者可以进行足压的测定和定制预防、纠正足压力异常的鞋子。

第四节　糖尿病足血管重建治疗

一、概述

对于糖尿病足周围血管病变，通过血管下肢血流重建，大多数患者可以达到一定疗效。在临床实践中发现，下肢动脉血流的重建在治疗糖尿病下肢混合病变是最重要和关键的措施，如果血流重建成功，其神经病变也会部分缓解。

1. 下肢血供的重建方法

（1）下肢动脉腔内介入治疗：包括股浅动脉以上病变的介入和膝下小动脉的介入，以及其他措施：如血管内超声消融术，血管内斑块旋切等。

（2）下肢动脉旁路移植：包括常规的主-髂动脉-股-腘动脉旁路移植，下肢远端小动脉旁路移植。

（3）下肢自体干细胞移植（骨髓血、外周血、脐血和胚胎干细胞）。

（4）其他措施：下肢静脉动脉化、动脉内膜剥脱、动脉内膜下成形、大网膜下肢移植、近段的动脉旁路移植+小腿大隐静脉动脉化等。

2. 下肢血供的重建的原则

（1）原则一：大血管（腹主、髂动脉）病变

1）介入或搭桥或二者同时应用——杂交手术。

2）不适合做干细胞移植或其他措施。

（2）原则二：中等血管（股、腘动脉）病变

1）首选介入或搭桥或二者同时应用。

2）有条件者可次选自体干细胞移植或其他措施。

（3）原则三：小血管病变；膝下小动脉；胫前动脉、胫后动脉和腓动脉以及足部动脉。

1）远端动脉流出道好,且患者身体允许,可以选择动脉旁路移植。

2）远端动脉流出道好,且患者身体差,可以选择小球囊成形。

3）远端动脉流出道差,可以选择小球囊或者自体干细胞移植。

注:由于自体干细胞移植没有在全国普及,因此,这里仅仅作为一种方法提出,此方法没有在指南中特别强调和细化。

二、糖尿病足血管重建手术

外科血管重建的方法很多,常用的手术方式有腹主动脉与髂动脉旁路移植术、腹主动脉与股动脉旁路移植术、髂动脉和股动脉旁路移植术、股动脉和股动脉旁路移植术、股动脉和腘动脉旁路移植术、股动脉和胫或腓动脉旁路移植术、股动脉-足动脉旁路移植术、解剖外径路血管移植术、血栓内膜切除术等多种手术方式。其手术方式随病变部位和程度而定。

（一）糖尿病足的血管重建术式

下肢动脉旁路移植治疗糖尿病性下肢缺血主要有两种传统方法,一种是目前最常用的股动脉-膝上或膝下腘动脉旁路移植,此方法是血管外科最常见的手术之一,尤其是股动脉-膝上腘动脉旁路移植,目前几乎所有的血管外科医师都能完成。另一种是下肢远端小动脉旁路移植,由于下肢动脉移植最远端的吻合口是吻合在小腿动脉或足部动脉上,所以手术有较大难度。

（二）糖尿病足动脉重建手术指征

糖尿病足静息痛、缺血性坏死被公认为是动脉重建的绝对适应证。目前有争论较多的是间歇性跛行有无手术的必要。多数学者认为间歇性跛行应作为手术的相对适应证,这不但取决于跛行的距离、进展速度、还要取决于患者工作、生活的需要。

（三）糖尿病足动脉重建手术术前准备

由于外科手术使糖尿病患者处于高度的应激状态,可使糖尿病病情加重,也可使心、脑、肾并发症复发或加重,影响手术效果和预后。高血糖、酮症和低蛋白血症均可降低机体抗感染能力以及延缓组织修复愈合。因此,手术前应明确诊断和手术适应证,选择相应的手术方式,做好手术前准备。手术前要积极控制糖尿病,纠正心、脑、肾并发症及低蛋白血症,及早用胰岛素控制高血糖,抗生素预防感染。活血化瘀改善循环,加强营养,增强心、脑、肾应激能力,确保手术顺利进行。

（四）动脉旁路移植适应证

1. 下肢远端有比较好的动脉流出道;

2. 患者体质较好,能够耐受手术。

（五）疗效评价

基本与下肢动脉腔内介入治疗评价相似。要强调的是,由于手术创伤较大,对于同时伴有严重心脑血管疾病或其他疾病的患者要慎重,可以选择下肢动脉腔内介入治疗或其他措施,以免手术成功,而牺牲生命或者引起了其他严重后果。

三、糖尿病足介入治疗术

影响糖尿病足溃疡愈合的最主要因素之一是下肢血管病变,介入治疗是目前有效改善下肢动脉血流的措施之一,能增加下肢、足部血运,为溃疡愈合创造基础条件。介入治疗之血管重建较旁路血管移植更安全,比药物和物理治疗更有效,有助于缓解下肢缺血导致的冷、痛,减少截肢率或降低截肢平面,减少糖尿病足的整体治疗费用。

(一)介入治疗方法

1. 经皮血管腔内成形术　经皮血管腔内成形术(PTA)是经导管等器械扩张再通血管的狭窄或闭塞性病变,主要采用球囊导管进行治疗,其中包括几种新技术,主要是激光血管成形术、粥样斑块切除术、血管内支撑器。最新研究的小直径、长球囊、长支架对血管内皮损伤较小,避免血管内膜的大范围撕脱。

2. 血管腔内支架置入术　支架通畅性、位置及其形态变化是支架置入术后的必要观察指标。腔内支架置入术常发生于支架内再狭窄(ISR)。近年来,针对ISR的各种发生机制已经研究出了多种药物涂层支架。糖尿病足根据不同的症状选不同的支架,有抗炎作用的地塞米松(DEX)涂层,抗增殖作用的涂层支架,抗血栓作用的肝素涂层支架。近年来临床上开始进行有别于传统方法的直接支架植入术,可减少血管内膜撕裂、血管痉挛或血管闭塞等急性并发症。直接支架置入术最主要的缺点是当支架不能一次通过狭窄病变时,必须将支架退出,进行再次手术。但相对而言,直接支架置入术没有预先扩张病变血管,血管损伤轻,支架置入时间较短,造影剂用量较少,另外,由于节省了球囊导管,减轻了患者的经济负担。

3. 血管腔内硬化斑块旋切术(PAC)　血栓旋切器是近年来较新的介入器械,利用高速旋转的切吸导管将血栓抽吸到导管中,可减少尿激酶的用量甚至不用尿激酶,从而减少使用尿激酶所带来的并发症。对于新鲜的血栓效果较好,但对于陈旧性斑块效果欠佳,导管费用也较高。同时因为其导管较粗,只适用于大血管的血栓,对膝以下的血管不合适。

4. 血管腔内溶栓术

(1)导管溶栓术:导管溶栓术是将导管植入静脉血栓或同侧动脉内灌注溶栓药物。导管直接溶栓术是经健侧股静脉、颈内静脉或同侧腘静脉途径,直接将溶栓导管置入新鲜血栓中进行溶栓。经腘静脉置管途径较为常用。经导管溶栓术提高了血栓局部溶栓药物的浓度和药物与血栓接触时间,提高了溶栓效果,同时减少溶栓药物剂量,降低出血并发症的可能性。溶栓导管比普通的端孔导管增加了血栓接触面积,疗效更好;每隔12~24小时应在透视下造影观察血栓情况,向近端回撤导管;溶栓时结合机械性碎栓,能提高溶栓的效率;提倡低剂量尿激酶使用,一般50万~100万U/d,维持3~5天;溶栓过程中,应监测血常规和凝血功能。尿激酶是临床上最常用的溶栓药物之一。胰岛素泵持续皮下注射用于持续股动脉输注尿激酶治疗糖尿病足的围术期,可以安全快速控制血糖,缩短术前准备和住院时间。

(2)介入性溶栓治疗:介入性溶栓治疗可以采用大流率、大压力、造影剂总剂量加大的方法,操作导管插入血栓内部或尽可能接近血栓,可进行溶栓药物灌注。首次应采用冲击量,溶栓导管应边溶边进,逐渐深入。当造影证实血栓完全溶解或大部分溶解后,应留置导管,后维持尿激酶灌注24小时。因血管病变具有弥漫性、多节段性和常累及中小动脉的特点,故支架植入术或血管搭桥术均存在操作困难、疗效不佳等问题。介入溶栓治疗中的增加辅助性使用 α-硫辛酸治疗可有效保护胰岛 β 细胞、内皮细胞等免受自由基攻击,从多种环节改善糖尿病足氧化应激损伤,加速血糖达标,改善下肢供血,促进溃疡面愈合。

（3）血栓斑块切除（取出）术:利用带有刀片的切除导管对斑块进行切除,条件必须是导丝能够通过血管真腔,否则会损伤血管,其导管费用较高,但其可以解决2mm下肢血管的狭窄。

（4）激光血管成形术:激光血管成形术20世纪80年代初用于再通外周动脉,现已大量用于临床,取得了很好的疗效,激光能量消融粥样斑或血栓使血管再通的机制,主要在于热效应和化学解吸作用。激光源有气体、固体和液体等物质。激光血管成形术用得较多的是钕钇铝石榴石（Nd-YAG）激光和准分子（excimer）激光。传输系统用多根石英纤维。为减少血管发生穿孔,在石英端头加用金属帽、蓝宝石帽。激光以连续或脉冲方式发射。连续发射可造成组织的明显热损伤。脉冲发射能量多,易消融病变组织,也无明显的热损伤。故现多用脉冲波。激光波长可采用紫外线（200~400mm）、可见光（400~700mm）或红外线（700~1000nm）。激光血管成形术可能有以下优点:①治疗血管慢性闭塞、弥漫病变、钙化病变优于球囊血管成形术,而且对球囊成形术后出现的急性血管闭合有效;②热效应热抛光或封焊作用,在球囊扩张后接着应用,可使球囊扩张所造成的血管腔面由不规则变平滑,且封焊剥离的内膜,从而减少血小板黏附剂和血栓形成;③光热作用可改变血管壁的顺应性,降低动脉壁对血管活性物质的反应,减轻球囊扩张后所引起的血管壁弹性回缩,有利于血管的持久扩张。

（5）血管内超声消融术:利用低频高能超声粉碎血栓及斑块,其对于新鲜血栓效果较好,但对于陈旧性斑块仍存在一定的难度,因此必须掌握其手术指征。选择病变段流出道狭窄但仍未完全阻塞的病例或流出道狭窄并发急性血栓的患者进行该手术。

（二）介入治疗的适应证

1. 主髂动脉病变、股浅动脉、膝下血管病变,有明确的临床缺血症状和（或）缺血证据的下肢动脉病变患者,临床指征包括:

（1）典型的下肢发凉、间歇跛行、静息痛、下肢缺血性溃疡、坏疽、股动脉机器分支、胭动脉、足背动脉减弱或不能触及。

（2）无症状但有下肢缺血性证据:彩色多普勒超声检查、磁共振血管造影（MRA）、CT血管造影（CTA）提示下肢动脉明显狭窄者。

（3）狭窄程度>70%。

2. 下肢动脉腔内介入治疗适应证

（1）有较好的动脉流入道和流出道;

（2）适用于年老体弱,合并其他疾病,无法耐受手术;

虽然动脉流出道较差,但近段有局限性病变（狭窄或闭塞）时,也可以考虑。

（三）介入治疗的禁忌证

1. 凝血功能障碍。

2. 严重肝功能、肾功能不全。

3. 无流出道的慢性长期闭塞病变,临床及解剖学判断其成功可能性极低时。

4. 不能合作的患者。

（四）介入治疗疗效评价

如果介入治疗成功,一般症状可以缓解或改善。目前的评估指标包括主观指标和客观指标。前者包括主观症状的改善,如疼痛缓解或程度减轻,肢体发冷感觉改善等;后者包括踝肱指数、溃疡面愈合情况、截肢平面的降低等。对于糖尿病下肢缺血患者,只要有 1 项指标得到改善就属于临床成功。

并发症:介入治疗糖尿病足的并发症发生率低。

（1）急性并发症

1）急性动脉血栓形成:此种并发症是由于动脉扩张后痉挛或动脉壁在扩张中损伤而继发血栓形成。

2）动脉穿孔或破裂:操作不细,动作粗暴,易导致动脉穿孔或破裂。

3）穿刺部位血肿及假性动脉瘤:无论做何种动脉腔内的介入治疗和诊断,均有发生穿刺部位血肿或假性动脉瘤的可能。

4）动脉夹层:是术者操作时误将穿刺针或导丝送入动脉夹层,是常见的并发症之一。

5）其他:动静脉瘘、穿刺部位血肿或动脉穿孔,常不需要手术治疗。

（2）远期并发症——再狭窄:介入治疗后再狭窄一直是一个世界性的难题。

（五）血管重建的并发症和预防

1. 穿刺部位并发症包括出血、血肿、假性动脉瘤、动静脉瘘等。因此穿刺时要选择正确的穿刺点,避免反复穿刺,术前控制患者血压。术后充分压迫止血。

2. 动脉夹层选用合适的介入器材,熟练掌握技术,操作时动作需轻柔,全程应在透视镜下进行,球囊长度应与动脉狭窄段长度相匹配,避免多次逐段扩张。

3. 急性下肢动脉血栓形成或动脉栓塞手术前后给予抗凝治疗,扩张球囊时应缓慢充盈和回抽。对于附壁血栓或动脉硬化斑块脱落造成动脉栓塞的患者,可采用抗凝、溶栓、扩血管等处理,或手术取栓。

4. 动脉痉挛操作时动作轻柔,减少操作时间。发生动脉痉挛,可通过导管注入硝酸甘油或罂粟碱等解痉药物。

5. 动脉破裂或穿孔导管、导丝在通过病变段血管时动作应轻柔,熟练操作,选用大小合适的球囊,扩张过程中避免压力过高、充盈过快。

6. 动脉再狭窄糖尿病足腔内成形术治疗远期再狭窄、闭塞发生率较高,与球囊扩张后血管平滑肌细胞过度增生、管壁弹性回缩及血管重构、血栓形成等有关。目前尚无理想的预防手段。因此,加强对糖尿病足患者介入治疗后随访尤为重要,对随访中症状复发、踝肱指数下降,以及彩色超声提示血流减慢等,应早期干预治疗。

四、糖尿病足血管重建治疗方式的选择

在临床上如何选择治疗糖尿病下肢缺血的方法和疗效评价,也是我们面临的挑战。因为,治疗方法不当,就会影响疗效。选择治疗方法的总原则应当是,按患者病情需要选择,而不是按医师个人掌握的方式选择。

以下是治疗糖尿病下肢缺血方法的选择原则:

（一）大动脉（腹主动脉、髂动脉）病变

血管腔内介入或动脉旁路移植或两者同时应用。具体可根据患者身体状况和经济状况选择。如患者体质良好，年纪较轻（<70岁），可选用动脉旁路移植或介入治疗，也可采用杂交手术，即介入和动脉旁路移植同时应用；如患者体质弱，年龄大，同时又伴有其他疾病，可选择介入治疗。

（二）中等动脉（股动脉、腘动脉）病变

介入或动脉旁路移植或两者同时应用，或者自体干细胞移植。

（三）小动脉（小腿动脉或足部动脉）病变

介入或动脉旁路移植或两者同时应用，或自体干细胞移植。与股动脉、腘动脉不同之处是可以选择小动脉介入，也可首选自体干细胞移植，而且一般疗效比较好，尤其是骨髓刺激后的骨髓干细胞移植，疗效更好。

五、血管重建围术期处理

无论采用何种血管重建治疗方法，均要重视围术期的处理。它不仅对治疗效果有直接影响，而且也会影响其远期疗效。目前主要有以下措施：

（一）抗凝处理

在糖尿病下肢缺血患者中，有不少血液呈高凝状态，可以采用抗凝措施，以防血栓形成。

（二）抗血小板治疗

阻止血小板聚集，预防血栓形成。

（三）扩血管药物

扩血管的目的是降低外周血管阻力，延长移植血管、经皮血管腔内成形术和（或）支架的通畅时间，并有利于干细胞分化。

（四）降纤维蛋白原治疗

糖尿病足患者的纤维蛋白原经常高于正常，因此降纤维蛋白原治疗尤为重要。

六、血管重建问题与展望

（一）糖尿病足血管重建相关问题

介入治疗是糖尿病足血管病变的一种最直接有效的治疗方法，作为微创治疗，避免了心脑血管方面的风险，住院周期短而易于重复进行，具有很大的优势。但目前仍存在术后再狭窄的问题，且因糖尿病本身的原因，其术后再狭窄的几率较非糖尿病患者高。血管壁的弹性回缩影响了PTA的远期疗效。另外，在PTA操作过程中容易导致血管夹层和撕裂。血管内支架通过挤压斑块和压迫管壁，克服了PTA的2个主要缺陷，是一种新的腔内治疗手段。但支架置入后的再狭窄也是个棘手的问题。其在膝下血管发生率更高。因此，如何预防和治疗术后血管再狭窄已经成为时下医学界备受关注的热点问题，随着介入器材的不断改进，一些新技术在糖尿病下肢动脉闭塞性病变的治疗中得到了一定程度的应用，如斑块切除器、激光旋切术、冷冻成形术、切割球囊和药物洗脱支架、血管内照射等。但这些技术手段因受材料、价格等因素的限制，目前还无法成为腔内治疗的主流手段，其临床疗效也尚未得到有力的证明。另外，糖尿病所致糖尿病足病变常累及小动脉，影响微循环。而小动脉和微循环病

变无法使用导管、导丝解决,必须与药物治疗相结合,经导管或应用扩血管药物、抗凝药改善微循环。由此可见抗凝药物的使用非常重要。糖尿病足只要能够恢复下肢的血流,就能有效促进溃烂的愈合。而随着腔内治疗技术的发展和新设备、新手段的不断涌现,能有效避免截肢风险的发生。糖尿病足微创介入治疗安全、疗效明显,在此基础上再结合常规药物治疗,能使糖尿病足的治疗达到最佳的效果。

(二) 糖尿病足血管重建现状与展望

糖尿病足下肢血管重建目前在国内的开展尚在探索发展阶段,该项技术对设备和临床医生的自身经验要求高,目前开展的医院还比较局限,下面介绍国内几位有经验的临床医生他们常用的血管重建和介入方法选择原则和临床经验汇总,以助临床实践中参考。

1. 中国中西医科学院西苑医院庄白溪教授根据自身工作经验提出以下观点:

(1) 糖尿病足膝下动脉特点:逐级 Y 型分支,管径纤细,管体修长,管壁三层变薄,远端形成环路,易激惹痉挛,有专属供血区。糖尿病足膝下动脉病变特点:动脉粥样硬化为主病变,多合并糖尿病血管病变,膝下血管多支、长段、闭塞为主且侧支循环差,病变弥漫,内膜钙化严重,动脉基底膜增厚,踝以下多存在"休眠管腔"。

(2) 腔内治疗糖尿病足膝下动脉时可能出现的并发症:

1) 穿刺点相关并发症、膝下病变治疗,多选择同侧顺行穿刺。

常见并发症:出血、夹层、闭塞;原因大致为:血管钙化严重、穿刺封堵技术不规范、不熟练。预防:微穿刺针穿刺;掌握安全穿刺范围;熟悉各类封堵器材适用范围。

2) 栓塞/微栓塞:正常的血管在治疗中狭窄或闭塞。原因多为上游脱落,可采取对策有抽吸、扩张、支架置入等。微栓子脱落预防:应在术前充分肝素化,术中按原则正规操作,条件允许时术中选择应用"栓子保护装置"。微栓子的处理:抗凝、溶栓、扩血管、解痉药物使用等,但一旦发生,处理效果差。

3) 血管痉挛。

4) 血管破裂

主要原因见于:对常规动脉走行路径生疏,误入侧支动脉,操作欠轻柔,客观原因主要有CTO 病变合并糖尿病动脉管壁弹性下降致血管脆性升高,其次有血管变异原因。

5) 动静脉瘘形成:常见于导丝通过 CTO 病变时,控制力度及方向均具有一定难度,错误的方向及过大的力度均可造成医源性动静脉瘘,经局部压迫可以消除漏口,少数严重病例需要腔内修复或手术。

总之下肢血管重建和介入疗法,需要步步为营原则,切忌操作盲目暴力,要善于总结,经验越丰富并发症几率越低,预防处理手段越多。

2. 谷涌泉教授指出膝下血管病变复杂,处理常困难;近几年来,国内膝下动脉病变腔内治疗的发展非常迅速,无论腔内治疗的理念上,还是在腔内治疗的器材改善上以及治疗的技巧上都有比较大的进展,重视 Angio 介入治疗作为微创技术有其独特的优势;复杂手术简单化,并开通闭塞的血管是手段,保肢是目的。他认为糖尿病性下肢缺血的临床有"三高一低"的特点,即发病率高,致残率高,致死率高,治愈率低。

(1) 他认为针对大血管(腹主动脉、髂动脉)病变的血管重建,建议:

1）血管腔内介入或动脉旁路移植或二者同时应用，或者腹腔镜下动脉旁路移植。

2）具体可根据患者身体状况和经济状况选择。①患者体质好，年纪轻(<70岁)可动脉旁路移植或介入治疗，也可杂交手术，即介入和旁路移植同时应用；②如果体质弱，年龄大，同时又伴有其他疾病，可以选择介入治疗。

3）从目前的技术发展来看，介入技术应当成为首选，腹腔镜下动脉旁路移植作为新技术，虽然具有动脉旁路移植和腔内介入优点，但由于技术要求高，目前没有得到推广。

（2）对待中等血管(股、腘动脉)病变的下肢血供的重建，提出建议：

1）如果患者体质好，可以行动脉旁路移植，也可以采用动脉腔内技术或二者同时应用的杂交技术，也可以采用自体干细胞移植；

2）如果体质弱，首选介入技术或者自体干细胞移植，不选动脉旁路移植；

3）目前我们的经验是无论体质好与差，均首选介入治疗，如果介入不成功(>95%成功率)，体质好，可动脉旁路移植，体质差无法耐受动脉旁路移植，可首选自体干细胞移植。

（3）针对小动脉(小腿动脉或足底动脉)病变，提出建议：

1）可首选介入或动脉旁路移植或二者同时应用，或者自体干细胞移植；

2）与股动脉、腘动脉不同之处，可以首选自体干细胞移植，而且一般疗效比较好，尤其是骨髓动脉刺激后的骨髓干细胞移植疗效好。

3. 大连医科大学附属第一医院，纪华东教授推荐逆行穿刺技术在糖尿病膝下闭塞性病变中的使用。他认为膝下逆行穿刺技术对于顺行开通困难及失败的病例来讲是安全、有效的辅助开通手段，由于血管和解剖原因，需要一个学习曲线；膝下逆行穿刺技术的技术成功率较高，并且对远期疗效无显著影响；血管介入器械的发展可以使该技术得以更多的发展。

4. 苏州大学附属第二医院血管外科李晓强教授、上海交通大学医学院附属第九人民医院血管外科刘晓兵副教授提出 Angiosome 概念在糖尿病性重症下肢缺血中的应用进展相关观点，对下肢动脉血管重建中也颇有意义。

重症下肢缺血(critical limb ischemia，CLI)特指周围动脉血管疾病(peripheral arterial disease，PAD)中最具严重症状者，出现静息痛、肢端溃疡、坏疽等，病程持续至少 2~4 周，主要病理改变是多节段多平面大小腿动脉的粥样硬化闭塞，病变程度相当于 Rutherford 4~6 级或 Fontaine III~IV 期。对于 CLI，无论是行旁路转流术或是腔内血管成形术，Angiosome 概念的应用对挽救肢体起到至关重要作用。只要通过这两种术式给予 Angiosome 相对应的缺血区域溃疡以直接血供，就可以获得非常高的保肢率。下面对 Angiosome 概念在 CLI 中的应用进展作一述评。

（1）Angiosome 概念：Angiosome 概念最初是由 Taylor 和 Palmer 于 1987 年提出，其应用改进了保肢率、愈合率和截肢无病生存率。Angiosome 概念表现为一个三维血管的"复合单位"，其对应区域为特定血管供应的相关组织和皮层，国内有学者翻译成"血管区域"，笔者认为，反而原文使用"Angiosome"更能表达其内涵。Taylor 和 Palmer 后来特别定义了小腿的Angiosome 概念，通过开通特定的血管及侧支血管供应的 Angiosome 来帮助伤口或截肢残端的愈合。Attinger 等通过对 50 具尸体的离体下肢的多普勒超声检查，将整个足踝部按不同血管的供血范围分成 6 块 Angiosome 区域。3 块来自于胫后动脉，1 块来自于胫前动脉，另 2

块来自于腓动脉。胫后动脉通过内踝后动脉供应踝部内侧(1区),后移行为足底内侧动脉供应足底内侧(2区),另一分支跗外侧动脉供应足趾腹面及趾间(3区);胫前动脉至足背移行为足背动脉,主要供应足背区和足趾背面(4区);腓动脉至外踝下方移行为外踝后动脉,分为腓动脉前支及跟骨的腓动脉足底支,分别供应外踝(5区)及足跟后外侧(6区)。这些区域相对固定,溃疡发生在哪个Angiosome区,最好对直接供应此区的血管进行重建,溃疡愈合效果就最为肯定。如果无法完成直接供血,对邻近Angiosome区供应血管进行重建,也可达到间接供血效果,对溃疡的治愈也有一定的疗效。

(2) Angiosome与非Angiosome区血管重建的结果比较:足部血供来源于胫后、胫前及腓动脉,足部缺血性溃疡是血管外科患者大截肢术的最常见原因。可以推测,Angiosome区直接动脉血运重建要优于间接非Angiosome区血运重建。Kabra等的前瞻性研究2007年1月至2008年9月64例CLI的足部单支血管重建结果,实施缺血性Angiosome区直接血运重建术(direct reconstruction,DR)占61%($n=39$),而间接血运重建术(indirect reconstruction IR)占39%($n=25$),其中开放性手术比例为60.9%,血管腔内介入术为39.1%。术后1个月、3个月、6个月,对所有患者伤口和保肢的状态进行评估,研究终点为大截肢或死亡,比较6个月保肢率和创面愈合率。DR与IR溃疡愈合率,1个月、3个月、6个月分别为7.9%和5%,57.6%和12.5%,96.4%和83.3%,两组差异有统计学意义($P=0.021$),DR组(84%)和IR组(75%)的保肢率无统计学差异($P=0.06$),6个月内死亡率为DR10.2%,IR20%。研究结果认为,为了达到更好的溃疡愈合率和较高的保肢率,应考虑尽可能在缺血性Angiosome区直接进行血运重建,也不应该否定缺血性Angiosome的间接血运重建对患者保肢率的疗效。足底动脉弓或腓动脉末端的交通动脉的再血管化也可以改善Angiosome区血供,促进足部溃疡愈合。

CLI合并糖尿病患者多见,Maria等对226例糖尿病患者的足部溃疡的血管腔内治疗进行了分析,是迄今最大的一组Angiosome相关研究数据,共250个糖尿病足溃疡,施行直接Angiosome区供血121例,间接Angiosome区供血129例,术后12个月,溃疡愈合率直接供血组明显优于间接组(72% vs 45%),其结果明显优于同期其他研究结果。对于糖尿病患者,各Angiosome区间的血管连接已近失代偿,所谓的"Choke血管"功能渐失,因此缺血性Angiosome区的直接供血更为重要。

(3) Angiosome概念在BTK疾病中的应用:CLI膝以下(below-the-knee,BTK)血管闭塞的治疗通常比较复杂。而转流手术在中老年人CLI中一般不采用,因为手术发病率和死亡率明显增加,移植物失败多发,失败后CLI条件更加恶化。传统观念认为,在BTK动脉介入中,只要保证1条小腿动脉直线供血至足部,就可避免截肢的发生,但Angiosome概念的应用,使血管介入医生认识到优先开通哪一支病变血管对足部严重缺血部位的溃疡愈合至关重要。然而尽管有这些概念的应用,BTK的通畅率仍较低,1年最低为58%。虽然介入术后通畅率不高,但总体疗效Angiosome区直接供血仍优于间接组。Osamu等基于Angiosome概念对孤立膝下病变的CLI患者行腔内血管重建术,并分析了直接和间接腔内开通Angiosome的长期结果,共报道329例患者369个肢体,平均18个月的BTK腔内血管成形结果,免于截肢的生存率(49%±8% vs29%±6%;$P=0.0002$)、免于重大副作用事件(51%±8% vs28%±

8%,$P=0.008$)、免于高位截肢率(82%±5% vs68%±5%,$P=0.01$),各项数据均证实直接开通 Angiosome 区组明显优于间接组。因此,能否直接开通 Angiosome 区的动脉是治疗 BTK 疾病成败的关键。技术技能、设备类型和开通入路点均会影响 BTK 血管腔内治疗成功率。过去认为,由于小腿动脉极高再狭窄率,PTA 后有残余狭窄或夹层形成,因此对于支架的置入有所保留。2004 年,Feiring 等在 BTK 患者中应用支架,具有95%的有效率,可缓解缺血性疼痛及帮助组织愈合。最近研究还表明,球囊 PTA 在 BTK 中可达77% ~ 100%的技术成功率。此外,低剖面长段高顺应性血管成形球囊和微导丝系统的诞生,可明显改善血管内通过率,延长病变治疗范围。研究显示,运用低剖面长球囊(80 ~ 120mm)治疗的 58 例患者的 15 个月保肢率为100%。球囊扩张成形的主要缺陷之一是,在小腿部位血管可能会形成夹层,发生机会不高,应用支架可成功缓解夹层引发的急性血流动力学异常。目前,最广泛使用的小腿段支架包括冠状动脉球囊扩张支架(裸支架或药物洗脱支架)和小血管自膨式 Xpert 支架(Abbott Vascular,ST Paul,MN)。Xpert 支架的主要优势是可选用 40 和 60mm 长度的款式,适用于弥漫性小腿血管病变。一般情况下,典型的 CLI 患者,膝下小腿血管病变严重,药物洗脱球囊扩张型支架可能会危及血流,并增加支架内血栓形成的风险。球囊和支架技术的发展对于开通 Angiosome 区动脉起到了极大的推动作用。

(4) Angiosome 区动脉血管开通的难点:已有报道 20%的基于 Angiosome 的腔内血管成形术可能由于技术原因和病变严重度而血运重建不能成功。高龄是众所周知的动脉闭塞性疾病的主要危险因素。在不能直接开通 Angiosome 区动脉的间接组往往比直接开通组的患者年龄大,灌注溃疡病变的动脉的闭塞程度也比直接组更严重。在 Angiosome 区,供应溃疡的相关动脉由于比其他小腿动脉粥样硬化病变更严重,所以腔内开通的难度明显加大。糖尿病患者的股动脉管壁由于严重的硬化和钙化,腔内血运重建非常具有挑战性,加上远端流出道动脉的条件比较差,间接增加了小腿 Angiosome 区血管开通的难度。在间接供血组中,腓动脉往往是主要的目标动脉,开通数目明显高于直接组。已有报道,腓动脉是动脉粥样硬化病变最晚累及的血管,往往是糖尿病患者最后存在的小腿血管。

(5) Angiosome 区开通后的注意事项:Angiosome 区血管开通后,必须注意对局部微循环血管的保护。CLI 患者往往会出现水肿,有可能是毛细血管舒缩反应受损导致毛细血管高压和多余的液体渗出。因此,在处理完主干动脉的血运重建后,必须注重对末梢微循环状态的保护,减少缺血再灌注对其的损伤,保护内皮细胞的功能,减少局部水肿炎症对溃疡愈合的影响。

对于糖尿病足的患者,局部溃烂创面必须及时清理,是先处理创面还是先进行血管重建,不能一概而论。在创面感染可控的情况下,以先开通血管为主,而后尽早处理局部溃疡或坏死组织,尽量清除感染组织,必要时行截趾术,截趾时必须清除相应残骨软骨面,一期不能缝合的行创面开放,碘附纱条充填。传统清创后清洁换药,病程长、费用高,增加患者痛苦,应用负压封闭引流(vacuum sealing drainage,VSD)技术可解决传统方法的不足。VSD 使用特殊的敷料及生物半透膜,通过可控的负压来促进创面的愈合。一期清创后立即使用,待创面内新鲜肉芽组织增生,创面缩小后即可行皮瓣或皮片移植术修复创面。在皮片移植术中,也可运用 VSD 替代传统的油纱。VSD 通过多个机制促进创面愈合:持续负压移除创面液体和感染源,促进血流灌注和肉芽组织生长,刺激多种促愈合基因和修复信号的表达,促进创面和创周多种生长因子和酶类的增殖和释放,促进上皮再生,减轻创周组织水肿,增强创面与创周之间物质交换,将创面愈合与创周更好地结合在一起,从而促进创面更快更好地愈合。血管重建与 VSD 结合有望将糖尿病足溃疡患者的治疗提升到一个新的台阶。增加对疾病的认识,早期诊断、早期干预,缩短病程、缩小感染创面,减少感染并发症,也是治疗的关键所在。但目前由于医疗环境因素,有限的住院时间和医保费用极大限制了该病的诊治。在住院期间,尽早开通基于 Angiosome 区的动脉血供,及时清理创面,争取门诊换药,可能是一折中办法。

(6) Angiosome 在下肢动脉缺血中应用的展望:基于以上研究现况,对于 CLI 疾病,Angiosome 区域血管的术前评估至关重要,目前的 CTA 和 DSA 的检查手段还比较局限,对于"living angiosome"的检出率相对有限。所谓"living angiosome"即是指存在血管间互相沟通的两个或多个 Angiosome 区,即使非直接开通溃疡供血动脉,亦能有效改善溃疡愈合,能否准确评估 Angiosome 区血管状态是技术关键。运用超声微泡显影剂对于肿瘤或皮瓣小血管的检查技术已渐趋成熟,是否可将此技术应用于 Angiosome 区血管或足部动脉弓的评估目前还未有相关报道,这可能是一条新的、简洁、敏感、价廉的检测途径。

七、糖尿病足自体干细胞移植治疗

自体干细胞移植是最近几年发展起来的新技术。在国内尚未普及,有条件单位可根据情况决定是否选择。干细胞移植一般采用骨髓血、外周血、脐血和胚胎干细胞。目前用于临床的主要是骨髓血和外周血干细胞移植。血管外科主要用自体干细胞治疗下肢缺血。自体干细胞至少有 2 个优点:不存在免疫排斥;无胚胎干细胞伦理道德问题。远端没有动脉流出道者,首选干细胞移植。

自体干细胞移植的方法

1. 下肢缺血区域肌内注射下面以肌内注射,自体外周血干细胞和骨髓干细胞的血管新生疗法为例详细介绍原理及操作:

(1) 使用自体外周血干细胞区域肌内注射的方法:造血干细胞因具有高度分化能力,可分化为血管内皮细胞,形成新生血管,故将患者自体外周血中的干细胞分离出来,移植到其缺血的下肢肌肉内,使其逐渐分化并形成新的毛细血管,促其血管再生,改善和恢复下肢血流,能达到治疗下肢缺血的目的。首先患者选择和干细胞动员,用重组人粒细胞集落刺激因子对患者进行动员,(rhG-CSF) 200 ~ 500μg/d,(按 5μg/kg 计算),皮下注射,PBSC 动员 5 天。

(2) 使用自体骨髓干细胞区域肌内注射的方法:1997 年有学者发现在成年人末梢血内存在血管内皮祖细胞(EPGs),在原有的与血管发生相关的血管新生(angiogenesis)基础上出现了脉管发生(vasculogenesis)的新概念,这样就可以利用比末梢血管含有更丰富的 EPGs、各种细胞因子的自体骨髓,用骨髓液分离装置分离浓缩单核细胞、血小板层,注射入自体缺血肢体局部的肌肉内,诱发新生血管。病例选择遵循确认 5 年内没有恶性肿瘤的既往史和增殖期糖尿病性视网膜病的基础上,征得患者同意即可实施。术前必要的检查包括一般血液检查之外,恶性肿瘤检查(肿瘤标志物:CEA、CA19-9、AFP,上消化道内镜等),心脏、脑缺血检查(心脏冠脉造影、运动负荷试验、头部 MRI、负荷 RI 等)。具体操作:全身麻醉下,取俯侧位从两侧髂骨取 500ml 骨髓细胞液,用血液分离装置 AS TEC 204(fresenius germany),取骨髓单个核细胞和血小板的细胞层,浓缩至 60~80ml,直接由 24~26G 注射器肌内注射至缺血下肢和清创术后的溃疡周围。临床疗效评价用 VAS(visual analogscale),对治疗前和 4 周后进行疼痛检测,进行 DSA(digital subtraction angiography),ABI(ankle-brachial presure index),经皮氧分压 TcPO$_2$(transcutaneous oxygen tension),热敏成像法,用跑步机测试法,TF(^{99m}Tc-Tetrofosmin)灌注闪烁成像法测定无痛步行的距离和时间。本疗法对疼痛的治疗非常有效,静息痛的病例几乎疼痛都消失了。对新生血管的客观、有效、定量的评价方法还没有确立。本疗法的不良反应主要表现在肌内注射部位出现局部炎症(发红、肿胀、轻度发热),7 天以内红肿消失。

2. 下肢动脉腔内注射下肢缺血区域肌内注射联合下肢动脉腔内注射。

移植方法:干细胞移植手术在手术室进行。采用局部缺血肌内注射法,均选用静脉复合麻醉,将采集的单个核细胞配制成(1~9)×10^8/L 的细胞混悬液,按 2cm×2cm 间距进行肌内注射,病变严重的足部按 1cm×1cm 间距注射,溃疡周围重点注射。每针注射 1ml。注射后用酒精纱布消毒皮肤后包扎注射部位。进行下肢动脉腔内注射法,选用局部麻醉,穿刺动脉,放置动脉鞘管,肝素抗凝;用导丝和导管选择到下肢病变动脉,送入并充盈球囊,阻断动脉后将干细胞悬液缓慢推入动脉腔内,3~5 分钟完成,放松球囊并撤除;退出动脉鞘,压迫并包扎穿刺点。

有研究资料显示,无论干细胞来源于自体骨髓干细胞或是外周血干细胞,也不论移植方法采用局部肌内注射或是下肢动脉腔内注射,移植后 12 周反映缺血肢体状况的主客观指标明显改善,从变化趋势上来看,24 周效果更加显著,尽管随后改善效果有降低,但至 48 周时仍存在良好效果。同时各组间疗效在主观评价和客观评价方面均无明显差异,提示两种不同来源、不同移植途径的干细胞治疗下肢缺血病变血管新生方面都是有效的,可能无明显的优劣之分。

谷涌泉等认为可能原因有:①移植细胞数量达到有效浓度后,移植效果并不随细胞数量增加而增加;②干细胞移植后的疗效并不完全取决于干细胞本身,而与移植环境有关,包括细胞生长所需的基质环境、细胞生长因子以及缺血部位的酸碱度等。

(朱春影 禄韶英)

参 考 文 献

1. 李炳辉,谷涌泉,王鹏华. 糖尿病足及下肢慢性创面修复. 北京:人民军医出版社,2011.
2. Anton N. Sidawy. 糖尿病足下肢动脉疾病与肢体保全. 许樟荣,顾洪斌,译. 天津:天津科技翻译出版公司,2011.
3. (美)卡姆. 美国负压创面治疗技术. 周常青译. 北京:科学技术文献出版社,2005.
4. 市冈滋,寺师浩人. 糖尿病足创伤治疗策略. 樊箐,王岭,译. 北京:人民军医出版社,2013.
5. 谷涌泉,张建,许樟荣. 糖尿病足病诊疗新进展. 北京:人民卫生出版社,2006.
6. 裘华德,宋九宏. 负压封闭引流技术. 北京:人民卫生出版社,2008.
7. 张昱,罗增刚,杨晓辉,等. 糖尿病足. 北京:科学技术文献出版社,2011.

8. 郎江明,魏爱生,吕丽雪,等.糖尿病足临床研究图解.广州:广东科技出版社,2014.

9. 许樟荣.糖尿病足防治中的多学科协作.中华损伤与修复杂志(电子版).2008,3(6):608-683.

10. 金晶,陈育群,朱慧芬.负压封闭引流技术在糖尿病足溃疡治疗中的应用研究.浙江创伤外科.2014(6):981-983.

11. 宋飞,简华刚.糖尿病足溃疡创面床准备及清创处理.创伤外科杂志,2011,13.180-182.

12. 吴冬波,廖明.糖尿病足治疗进展.临床合理用药,2014,7(1A):178-179.

13. 廖二元.内分泌学下册.北京:人民卫生出版社,2004.

14. 赵辉,赖西南.医用超声波冲洗治疗仪的研制.第三军医大学学报(医疗卫生装备),2004,9(3):20.

15. 王寿宇,王江宁,吕德威,等.蛆虫治疗糖尿病足溃疡的临床和实验室研究.中华实用美容整形外科杂志2005,16(6),349-350.

16. 蒋克春.慢性创面的蛆虫治疗.实用临床杂志2010,11(12),128-132.

17. 高木元,宫本正章,水冶杏一.蛆治疗.糖尿病足创伤治疗策略.北京:人民军医出版社,2013.

18. 陈明卫,李燕萍,唐益忠,等.不同来源和移植途径的自体干细胞治疗糖尿病缺血性下肢血管病变的随机对照研究.中华临床医师杂志(电子版)2013,14(14),6418-6423.

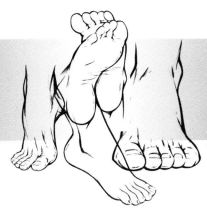

第八章　糖尿病足感染防治与护理

第一节　糖尿病足感染评估

一、概述

感染是指人体组织内有微生物入侵或大量繁殖,引起局部组织和全身性炎症反应,临床上表现为局部细胞组织损伤,全身症状由代谢增强、毒素作用、细胞内复制反应及免疫反应引起。糖尿病足(diabetic foot,DF)指发生在糖尿病患者,与下肢远端神经异常和不同程度的周围血管病变相关的足部感染、溃疡和(或)深层组织破坏,患者从皮肤到骨与关节的各层组织均可受累,严重者可以发生局部或全足的坏疽,需要截肢,是糖尿病慢性并发症之一,也是导致糖尿病患者致残、死亡的主要原因之一。由于糖尿病足患者往往存在周围神经病变和(或)周围血管病变,加之糖尿病患者本身处在高血糖状态,容易在局部创伤和(或)受压等诱因的作用下,导致皮肤软组织破坏,外源细菌侵入,同时由于细菌清除效率低,最终导致包括蜂窝织炎、皮肤浅表感染性溃疡、深部软组织感染(如脓肿、坏死性筋膜炎)、骨髓炎以及坏疽(干性和湿性)等各种类型的糖尿病足感染(diabetic foot infection,DFI)。随着社会的发展,糖尿病的发病率逐年上升,糖尿病足感染也越来越普遍,一方面给糖尿病患者带来了巨大的痛苦,甚至不得不截肢,严重影响劳动力及社会功能,或因严重的感染导致死亡;另一方面也会给患者及社会带来严重的经济负担。研究表明,在全球约 1.5 亿糖尿病患者中,15%～20% 出现足部溃疡,40%～80% 的溃疡合并糖尿病足感染。糖尿病住院患者中因 DFI 入院者占 1/4,糖尿病足总截肢率为 10%～30%,但是合并感染后截肢率可升高至 60%。汤森路透科技信息平台(ISI)的数据显示,近 20 年间 DFI 的研究分析由不足 20 个上升至超过 100 个。因此,积极防治糖尿病足感染已经成为医护人员义不容辞的责任,也成为降低糖尿病致残率、致死率的重要措施。

二、糖尿病足感染的评估

糖尿病足感染的及时、正确的诊断及对糖尿病足感染严重程度的全面评估对糖尿病足感染的治疗至关重要,可减少因糖尿病足感染而引起的截肢或死亡。

(一) 糖尿病足感染的诊断

治疗感染的前提是确立诊断,决定其侵犯范围、病理表现及病原学检查。任何糖尿病足都要考虑到感染的可能,特别是存在 DFI 高风险的患者,包括伤口骨探查(PTB)检查阳性、溃疡>30 天、足溃疡复发史、足部伤口创伤、患者出现周围血管疾病、下肢既往截肢、保护感觉丧失、肾功能不全、赤脚步行史，更要考虑感染的可能。糖尿病足合并感染的诊断必须从临床表现、实验室检查、影像学检查等几方面综合考虑。

1. 临床表现　糖尿病足感染的诊断主要依靠临床表现，诊断的确立需根据至少两个典型炎性症状或体征或脓性分泌物。DFI 典型的炎性体征包括发红、热感、肿胀或硬结、疼痛或触痛、脓性分泌物，严重者可伴有全身不适、败血症或毒血症等，但由于部分糖尿病足患者特别是存在周围神经病变（导致痛觉减退或缺失）、血管病变（导致肢体缺血）以及对感染的反应较差时，不一定有上述典型的临床表现，此时非化脓性分泌物、易碎或变色肉芽组织、伤口边缘破坏、难闻气味等其他非典型表现对诊断也有一定的帮助。

2. 实验室检查

（1）血常规：白细胞计数升高（特别是中性粒细胞比例升高）是感染（尤其是细菌感染）常见的实验室表现。对于糖尿病足的患者，Armstrong 等研究指出，约有一半的 DFI 患者会出现白细胞计数升高，故血常规可作为诊断糖尿病足感染的依据之一，但此项检查缺乏特异性。

（2）红细胞沉降率（ESR）：ESR 在机体发生感染、组织损伤、坏死或某些疾病活动、进展、恶化时会加快，是一种常用的炎性标志物，研究表明，在糖尿病足患者中，Wagner 分级越高，ESR 也就越高，在评估糖尿病足炎症及其严重程度中有重要意义。

（3）超敏 C 反应蛋白（CRP）：CRP 是炎症的急性时相蛋白中最敏感的指标。在炎症、创伤或感染时，CRP 迅速增加，而炎症好转后其水平迅速下降，因此 CRP 经常被用来监测炎症状态的发生与转归。大约有 50% 的 DFI 患者，局部炎症症状及体征和（或）全身中毒症状是不典型的，故仅凭临床表现往往会低估其感染的严重性，延误或丧失最佳的治疗时机，而临床上无论有无典型症状，CRP 几乎总是升高，经治疗炎症改善后，CRP 明显下降，故 CRP 是判断 DFI 及其转归有效的敏感指标。

（4）降钙素原（PCT）：PCT 是一种降钙素的前体蛋白质，体外稳定性好，易于检测。健康人 PCT 的水平很低或几乎检测不到，但当机体发生细菌感染时，细菌内毒素、白介素6（IL-6）及肿瘤坏死因子可刺激机体产生 PCT，并且其升高程度与病情严重程度相关。一项关于"降钙素原和 C 反应蛋白检测对糖尿病足重度感染患者临床应用价值"的研究表明 PCT 持续升高的患者具有病情恶化、出现脓毒症可能及需外科手术积极干预风险，表明 PCT 水平与感染的严重程度及疾病转归有密切关系。

（5）其他实验室检查：肝肾功、电解质、酸碱度等实验室检查对判断感染的严重程度及指导治疗有很大的帮助。

3. 影像学检查

（1）X 线片：所有有足部溃疡的糖尿病患者均应该行基线 X 线检查来作为最初评估的一部分，来评估神经性关节病（Charcot joint）或者是骨髓炎。Peters 和 Lipsky 研究指出 DFI 患者 X 线主要表现为骨骼变形、骨质疏松以及软组织肿胀等，合并骨髓炎时还可出现典型变化（如皮质侵蚀、骨膜反应、混杂透明和硬化）。但是单独的 X 线片不是诊断溃疡是否合并有骨髓炎的敏感的检查方法，因为早期的骨髓炎 X 线片表现为正常的结构，从骨感染发病到 X 线片出现证据需要 3 周的时间，即使是慢性骨髓炎，X 线片的阳性率仅仅是 25%。国外一项研究指出，X 线诊断骨髓炎的敏感性是 89%，但是它的特异度较差，假阳性率为 32%，因此，虽然作为疑似糖尿病足感染或骨髓炎患者的常规检查方法，但为了能够更好地诊断骨髓炎,还得与其他方法结合起来。一般骨质感染 10~14 天以内平片可表现为阴性,因此如果 X 线检查表现为阴性则需至少相隔几个星期进行 X 线片复查以明确诊断,若仍未见骨异常,则可排除骨髓炎。

(2) CT:CT 的敏感性优于 X 线片,DFI 患者在 CT 上可出现骨皮质中断、骨膜反应、骨吸收等征象,但对于糖尿病足感染尤其是骨髓炎的诊断特异性较低。

(3) 磁共振检查(MRI):磁共振检查对 DFI 特别是骨髓炎的诊断具有较高的价值。其对软组织感染包括窦道、深部组织坏死等有高的敏感性,Meta 分析结果表明对于诊断骨髓炎,其敏感性和特异性分别为 90% 和 80%。糖尿病足合并骨髓炎时 MRI 表现为 T_1 加权影像的信号减弱、T_2 加权和强化后影像的信号增强,另外还可出现骨皮质破坏、软组织肿胀等特异性表现。MRI 也常用于帮助确定所需手术干预类型。考虑到其费用高、有效性有限等因素,MRI 常不作为一线检查,当根据临床表现及 X 线片可诊断骨髓炎时,不需要行 MRI 检查。

(4) 核素扫描:在 X 线检查诊断困难的 DFI,可考虑选择核素扫描,而且 Butalia 等认为核素扫描可以较好地鉴别糖尿病足骨髓炎与夏科骨关节病。目前国内外研究较多的主要是 ^{99m}锝-MDP(亚甲基二磷酸盐)骨扫描、白细胞标记(^{99m}锝或 ^{111}铟)骨扫描等。糖尿病足骨髓炎时,^{99m}锝-MDP 骨扫描表现为血流的增加、局部骨组织血流强度的增加。^{99m}锝-MDP 在诊断骨髓炎时灵敏度甚至会高于 X 线片,为 80%~90%,但其特异性却不到 50%,故不能很好地将骨髓炎与其他炎症或畸形(如夏科关节病)等相鉴别,而且在感染的精确定位及感染范围的判断方面具有一定的局限性。白细胞标记(^{99m}锝或 ^{111}铟)骨扫描在诊断骨髓炎时灵敏度和特异度分别可达到 80% 和 70% 以上,并且还可以用来诊断软组织感染,将其结果与普通骨扫描(即 ^{99m}锝-MDP(亚甲基二磷酸盐)骨扫描)相结合,其灵敏度和特异度可升高至 80%~90%,但是这种方法的缺点是昂贵及花费时间。

(5) ^{18}F-FDG-PET(fluorine-18-flurodeoxyglucose positron emission tomography)和单光子发射 CT(hybrid technique with computed tomography(PET/CT):^{18}F-FDG-PET 和单光子发射 CT 是糖尿病足骨髓炎诊断的一个新模式。其优点是 ^{18}F-FDG-PET 在感染部位积累,有助于骨髓炎的诊断以及其与神经性关节炎的鉴别;高分辨率,使精确示踪识别较小骨头;定量或半定量的图像分析。其在诊断骨髓炎从软组织感染到神经性关节病的灵敏度波动在 29%~100%。

4. 病原学检查 糖尿病足感染的病理生理机制非常复杂,其患病率及严重程度主要与自身的一些功能紊乱(如免疫功能受损、神经病变、血管病变)及病原相关的因素(如毒力、抗生素耐药性及病原体的数量)有关,随着广谱抗生素的大量应用和耐药菌株的不断增加,病原菌及药物敏感性也随之发生了很大的变化,故了解糖尿病足感染的病原菌种类,选择敏感的抗菌药物对治疗糖尿病足感染至关重要。因此糖尿病足感染的病原学检查对治疗的指导意义至关重要。

(1) 病原学检测方法:由于糖尿病足伤口病原菌培养易受环境杂菌的干扰,因此如果没有感染的足部伤口,并不推荐进行细菌学检查,轻度的 DFI,并没有使用过抗生素治疗的,可以不经过细菌检查直接经验性选择抗生素进行治疗。但应注意,近来 DFI 分离到耐甲氧西林的金黄色葡萄球菌(MRSA)、高度耐药的铜绿假单胞菌和耐万古霉素的肠球菌(ESBL)等多重耐药菌的现象越来越多,故对于潜在多重耐药菌感染的伤口,在开始抗生素治疗前获得准确的伤口培养是必不可少的。糖尿病足感染伤口的病原菌检查的方法很多,包括拭子、刮除术、组织活检、细针抽取活检,以往比较常用的方法是拭子,因为此方法取样操作简便、标本易于储存和运送,但由于其容易受伤口周围杂菌的影响,常常不能取得正确的结果,故不推荐采用拭子的方法,仅仅对 DF 浅表感染的患者,进行拭子细菌培养有一定的价值,其细菌培养和药敏试验结果可用来指导临床抗生素的选择,蜂窝织炎用针吸取脓液培养可能有用。但是当深部感染形成时,拭子的可靠性就降低了,应避免用拭子行未清创创面及分泌物培养,以组织细菌培养结果为准,注意对有临床感染的伤口在使用抗生素之前,进行伤口清洗和清创后,从深部组织活检或刮除术获得培养标本,样本应用清洁容器迅速送往实验室,行革兰染色涂片、需氧菌和厌氧菌培养及药敏试验等检查。最近有研究表明,伤口的标准化培养(包括 DFI)培养出微生物的比例很小,PCR(polymerase chain reaction)、宏基因组学、POC 试验等一些分子生物学方法可以较快地检测出病原体,并且同时能够对病原菌的耐药基因进行编码,可能会成为糖尿病足感染病原学检查新的选择。

(2)常见病原菌:糖尿病足感染常见病原菌包括:革兰阳性球菌:金黄色葡萄球菌、表皮葡萄链球菌、肠球菌等;革兰阴性菌:大肠埃希菌、变形杆菌、肺炎克雷伯杆菌、铜绿假单胞菌(耐药)等;厌氧菌:类杆菌属、梭状芽孢杆菌。需氧的革兰阳性球菌在急性糖尿病足感染最常见,最常分离出的是金黄色葡萄球菌。下肢缺血病变或者坏疽的患者可能还感染厌氧菌。慢性伤口,特别是应用过抗生素治疗的患者,常常是混合感染,并且致病菌更多样化,经常包括革兰阴性的需氧杆菌、专性厌氧。关于伤口需氧菌及厌氧菌 62 项研究的结果都表明厌氧菌在感染的慢性伤口中分离出。但是,在慢性的、非临床感染的伤口,一些细菌的存在可能是有益的,包括被动抵抗、代谢合作、群体感应系统和基因分享,因此,对于慢性伤口中的细菌(特别是金黄色葡萄球菌)到底是病原菌还是定植菌是很难确定的。最近一些来自欠发达国家,特别是具有湿热气候的国家的研究表明,革兰阴性杆菌,特别是铜绿假单胞菌更常引起糖尿病足,这些现象可能与各种环境、卫生或当地文化有关。为了更好地找到致病菌,提供合适的抗生素治疗,临床医师同时必须对患者所在地区的微生物类型熟悉。

5. **糖尿病足骨髓炎的诊断**　糖尿病足骨髓炎(diabetic foot osteomyelitis,DFO)是糖尿病足部感染的主要并发症,是在软组织和骨膜受损后通过毗邻组织传染至骨膜和骨而引起的。糖尿病足感染并发骨髓炎的可能性随着感染严重程度增加而增加,轻度至中度感染存在DFO 的可能性为 20%,而重度感染则高达 50% ~60%。2010 年欧洲一次关于住院 DFI 患者的研究发现,近 300 例个案中接近一半有骨髓炎。糖尿病足并发骨髓炎会给糖尿病患者带来严重的危害。一方面,未经诊断或治疗的骨髓炎常常会导致截肢,研究表明,在糖尿病足急性感染中,合并骨髓炎的截肢率比仅有软组织感染的截肢率高 4 倍;另一方面,骨髓炎需要长时间的住院及抗感染治疗,因此明显增加了糖尿病患者的住院费用。故对糖尿病足患者,特别是合并感染的患者应警惕是否并发骨髓炎。但由于轻度的骨异常一般不会表现出来,除非是骨矿物质密度降低至正常相邻骨的 35% ~50%,而且,足部并发有神经病变及周围血管病变的患者轻度的骨髓炎的出现很难与其他病变相鉴别。故需要结合临床表现、实验室检查、影像学检查及病原学检查,根据以下流程对骨髓炎做出及时、正确的诊断,指导治疗(图 8-1)。

(1)临床表现:骨髓炎一般好发于足部负重部位,如第一跖骨头、第五跖骨头、足跟部(图 8-2)。存在以下情况时如:溃疡很深、骨外露、溃疡面积超过 $3cm^2$、或者在血供充足的情

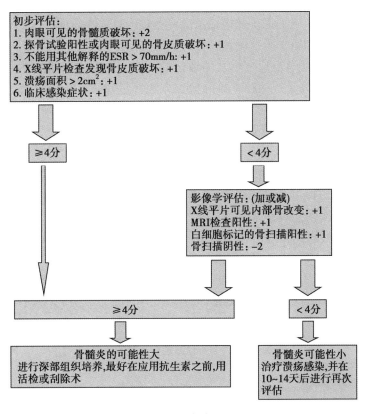

初步评估:
1. 肉眼可见的骨髓质破坏: +2
2. 探骨试验阳性或肉眼可见的骨皮质破坏: +1
3. 不能用其他解释的ESR > 70mm/h: +1
4. X线平片检查发现骨皮质破坏: +1
5. 溃疡面积 > 2cm²: +1
6. 临床感染症状: +1

≥4分

<4分

影像学评估: (加或减)
X线平片可见内部骨改变: +1
MRI检查阳性: +1
白细胞标记的骨扫描阳性: +1
骨扫描阴性: −2

≥4分

<4分

骨髓炎的可能性大
进行深部组织培养,最好在应用抗生素之前,用活检或刮除术

骨髓炎可能性小
治疗溃疡感染,并在10~14天后进行再次评估

图 8-1　骨髓炎诊断流程

况下,经过适当的伤口护理和抗感染治疗至少6周后不愈合,提示骨髓炎的可能性高。

（2）实验室检查:显著的炎性标志物升高,如 CRP>3.2mg/L,或 ESR>60mm/h 时,对可疑骨髓炎的诊断有参考价值。最近的一项研究表明,ESR 只有在合并骨感染时才会持续升高超过 3 个月,因此 ESR 可作为骨髓炎患者随访的一项指标,而且被认为是最有价值的实验室检查方法。CRP、白细胞计数及分类对诊断骨髓炎的价值有待于进一步研究评价。

（3）探骨试验（probe-to-bone PTB）:PTB 指用无菌金属探针通过溃疡来触碰骨面来检测骨髓炎,是评估糖尿病患者足部溃疡的一个广泛应用的方法,此种检查方法是能够早期判断骨髓炎的存在以及最能预测组织检查结果的试验,特别是对于神经性溃疡的患者,低危骨髓炎患者探查阴性可排除诊断,高危骨髓炎患者探查结果阳性,则很大程度上能够确诊,并且此检查方法具有花费少、可行性好、有效性高等优点。

（4）影像学检查:普通 X 线检查对诊断骨髓炎是有较好的敏感性,但是它的特异性较差,而且,其结果与骨组织病理学的检查结果的一致性差,因此,即使是一个便宜、快速的检查方法,但是对于骨髓炎的提示诊断的帮助是有限的。MRI 是诊断骨感染的最准确的

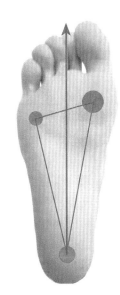

图 8-2　足部负重部位

影像检查。另外,白细胞标记的放射扫描、单光子发射 CT(SPECT)或 18 氟-双葡萄糖正电子发射 CT(^{18}F-FDG-PET/CT)扫描等其他影像学检查对诊断骨髓炎也有一定的帮助。

(5)病原学检查:病原学检查对骨髓炎的确诊及治疗(尤其是选择保守治疗)具有很重要的指导意义。组织病理学及微生物学的评估被认为是诊断 DFO 的金标准。来自相邻软组织和窦道标本的细菌培养是一种有效的检查方法,但是其结果不能真实反映骨细菌培养结果,限制了骨髓炎的及时诊断,应避免使用这些结果作为选择治疗骨髓炎敏感抗生素的依据,而且培养的结果至少得 3~4 天才能出来,这个延迟的结果可能会导致病情的加重,甚至导致需要截肢。骨组织培养较邻近软组织培养可靠性大一些,若为保守治疗,骨组织培养的标本可以来源于通过未感染的软组织取得的骨组织病理标本。许多研究者认为骨标本的组织病理学检查比软组织标本培养微生物学更可靠,可以确定引起骨髓炎的病原体及其对抗菌药物的敏感性,指导抗生素的选择。但因为获取病理学标本的过程为侵袭性的操作,有一定的风险,所以这种方法没有得到系统的应用,但当有以下情况时,诊断性骨活检是必要的(表8-1)。因此,对于 DFO 患者,最好以骨组织为样本行微生物学检查或行骨组织病理学检查来指导抗生素的选择。骨髓炎的病原菌最常见的是金黄色葡萄球菌,其次是表皮葡萄球菌,革兰阴性杆菌中,大肠埃希菌、肺炎克雷伯菌、变形杆菌最常见,其次是铜绿假单胞菌,厌氧菌株的频率很低。

表 8-1　需要行诊断性骨活检的情况

需要行诊断性骨活检的情况
1. 尽管经过临床诊断和影像学评估,但仍不能确诊骨髓炎,患者或医生希望得到最终诊断,以证明尽早手术有利于长期治疗
2. 患者存在骨髓炎高风险,且软组织或血培养表明抗生素耐药
3. 经验性或根据软组织培养结果进行抗生素治疗无效(治疗期间出现进行性骨恶化或炎症标志物持续升高)
4. 怀疑骨髓炎的骨是骨科金属制品插入的目标骨

(二)糖尿病足感染的评估

由于 DFI 具有一定的复杂性以及迅速恶化的可能性,故在确定糖尿病足感染诊断后,临床医师需要根据病变面积、深度及全身感染情况对感染的严重程度进行迅速、细致、反复地评估,进一步指导治疗。在对糖尿病足感染进行评估的时候,先从患者整体状况开始,进而评估患足或患肢,最后则是伤口局部,同时需评估患者和患足动脉缺血、静脉功能不全、保护感觉和生物力学问题。

1. 患者整体状况　患者的整体状况对糖尿病足感染情况及其治疗效果均有重要的影响。首先要通过完整的病史询问和体格检查对患者的整体病情进行了解。完整的糖尿病病史,包括糖尿病病程,血糖控制情况(目前使用何种降糖方案及血糖水平),糖尿病相关并发症情况(尤其是糖尿病周围血管病变、糖尿病周围神经病变),其他并发症情况,以及之前是否发生过足部溃疡。目前使用的药物应清楚地记录,尤其是抗生素的使用情况。初步评估还应包括患者社会状况和心理状态,应特别注意患者吸烟及饮酒的情况、日常的活动能力、运动习惯、平日负重的情况、饮食习惯以及家庭支持系统等一些可能影响患者对医嘱的理解及遵从进而影响治疗效果的因素。感染的全身症状和体征有发热、畏寒、意识改变、盗汗、电解质异常、酸中毒、肾功能恶化、心跳加速、低血压或呼吸急促等,同时应该记录患者的生命体征及 BMI。实验室检查可有白细胞增多及炎症指标升高(如血沉、C 反应蛋白、降钙素原)。全身感染症状及体征的出现往往提示组织受累广泛或致病性强的病原体引起严重的感染。然而,有约 50% 患者,甚至是重度感染的患者,体温、白细胞计数或 ESR 并不升高,相反,体温过低,低血压,心动过速,呼吸急促都可能是败血症的征兆。一项有关糖尿病合并骨髓炎的研究表明,82% 的患者在住院时没有上述临床表现。因此,在对患者整体状况评估的基础上,需要进一步对患足(或患肢)以及伤口进行评估。

2. 患足或患肢 对患足(或患肢)需要评估生物力学(足畸形)、肢体血供情况、神经病变等情况。

(1) 生物力学评估:应对患者的足部进行仔细的观察,及早发现足部畸形(如鹰爪趾、踇外翻、骨性突起)或指甲增厚(或变形)、真菌感染、胼胝、鸡眼、烫伤、切割伤、鞋子磨破引起的水疱或血疱、关节活动范围与步态异常等可能导致糖尿病足感染的危险因素。

(2) 血供情况评估:血供情况的评估对糖尿病足感染的治疗及预后至关重要。糖尿病患者周围血管病变的患病率为 20% ~ 30%,糖尿病足感染患者中有 40% 合并有周边动脉阻塞疾病,糖尿病相关 PAD 最常影响股动脉、腘动脉和胫动脉。患者肢体缺血的主要临床表现有皮肤颜色改变、肢冷、疼痛或静息痛及间歇性跛行。足部动脉(包括足背动脉、胫后动脉、腘动脉)搏动的触诊是诊断糖尿病周围血管病变的一种常用的检查方法,足动脉搏动缺失支持 PAD,这种评估动脉灌注的方法尤其对糖尿病患者常常可靠。表皮温度检查也是评估血供的一种简单易行的方法,存在周围血管病变时,可由于血供不足导致皮温降低,但应注意,在感染存在时局部皮温是升高的。手持式多普勒机配合 ABI 血压组件确定踝部、足趾血压、踝肱指数(ABI>1.30 提示血管可压缩性不良,动脉钙化,0.91 ~ 1.30 提示正常,0.60 ~ 0.90 提示轻度的 PAD,0.40 ~ 0.59 提示动脉重度阻塞,0.00 ~ 0.40 提示重度 PAD)、趾肱指数(TPI>0.7 提示正常,0.65 ~ 0.7 为临界值,<0.65 提示存在病变)是评估 PAD 的快捷、可靠、无创、方便的方法,对于触诊足部动脉搏动减弱的患者应行此项检查来评估是否存在周边动脉阻塞。经皮氧分压监测(TcPO$_2$)是一种直接反映血管向组织供氧情况的微循环测量方法,也是全球通用的三大评估血管疾病的金标准之一,它具有检测肢体缺血、肢体缺血情况的定量评估、预测伤口愈合情况等功能,并且具有无创、低成本、可重复使用等优点。趾收缩压和经皮氧分压能够预测伤口愈合:ABI<0.9、TBI<0.6、经皮氧分压<60mmHg 提示伤口缺血。踝压<50mmHg、趾压<30mmHg、经皮氧分压 20 ~ 30mmHg 提示趾端严重缺血。对于下肢脉搏不易诊查的患者,可以用手持式超音波侦测动脉血流的波型作为确认。对于任何的周边动脉阻塞疾病都需要按照血管外科的标准进行评估,因为 PAD 治疗情况对糖尿病足感染治疗的成败有重要影响。同时,临床静脉功能不全可能导致水肿,阻碍伤口愈合,影响糖尿病足感染的治疗效果。

(3) 神经病变评估:包括感觉、运动与自主神经的评估,尤其是保护感觉的评估非常重要。周围神经病变一般表现为小纤维神经病变(无法察觉温度变化,麻、刺、灼热感、疼痛(特别是夜间)、麻或感觉消失、感觉冰冷、足部水肿、触碰衣物会造成疼痛)及大纤维神经病变(手套、袜套样感觉)、无法平衡、无法知觉脚与脚趾之间位置、行进间无法知觉足部位置的变动)。足部外观检查会发现皮肤(饱满感、湿润度、皮屑、干燥、毛发分布的异常)、脚趾间(裂痕、龟裂、感染）、足底（厚硬、皮屑、干燥、裂痕、龟裂）、或在脚趾、足底、足边、足背等部位发现溃疡，以及存在足部变形（如 Charcot 关节等）。还可借助一些辅助检查对神经病变进行检查，如检查大纤维神经病变的振动感检查（包括美国 Bio-thesiometer 振动感觉域检查（VPT）能够早期发现周围神经病变，预测糖尿病足溃疡风险以及半定量音叉检查）以及小纤维神经的检查（包括 10g 尼龙单丝触觉检查，凉温觉反应检查、40g 压力针头刺痛觉检查）以及踝反射、肌电图检查，均有助于评估周围神经病变。。

3. 伤口的情况　糖尿病足感染的诊断主要依靠临床诊断，故局部伤口的情况对糖尿病足感染的诊断及病情评估非常重要。在伤口评估时应注意先清除坏死物质或胼胝，然后轻轻探测伤口，若有脓肿或窦道应该切开，充分暴露伤口。必须详细地观察并记录伤口的特征，明确伤口深度和累及的足部组织，注意描述伤口的长度、宽度、深度，分泌物的颜色、质地、数量，有无异物与瘘管，伤口底的性状是肉芽组织、纤维状或坏死，并注意发现骨或关节受累的证据，必要时可借助探骨试验、影像学检查或手术探查明确感染的程度。对于出现足弓疼痛或发胀的患者，不管伤口的位置，应考虑跖足底深部间隙存在脓肿的可能，并需要有经验的外科医生及时评估患者。在伤口检查的同时正确地留取标本培养可指导抗生素的使用。根据侵犯的深度，可将糖尿病足感染分为蜂窝织炎、皮肤浅表感染性溃疡、深部软组织感染（脓肿、坏死性筋膜炎）、骨髓炎、坏疽（干性、湿性和气性）等类型。

第二节　糖尿病足感染分类

糖尿病足部感染是威胁糖尿病患者肢体的严重并发症，合理的糖尿病足感染严重程度的分类对制订正确的抗感染方案，决定是否住院治疗、手术以及评估截肢的风险有非常重要的意义。目前有许多评估糖尿病足及糖尿病足感染的分类系统，大多数分类系统只是按照伤口的深度及大小来评估其严重程度，只有少部分分类方法涉及一些重要的参数，如：血管病变、神经病变及感染的严重程度。这些分类方法各自用途不同，并没有使用共识。常见的几种分类方法见本书第五章第一节。

（赵心蕊　郭辉）

第三节　糖尿病足感染治疗

如果感染早期得不到及时的治疗，感染可蔓延到深部组织甚至深至骨骼，造成更大的伤害。糖尿病足感染的治疗要根据对感染的严重程度，以及全身及局部状况对治疗影响的因素进行评估。糖尿病足感染的治疗是需要多学科团队协作处理，包括应用敏感抗生素、外科手术、外周血管病的治疗、骨髓炎治疗及清创、局部减压等。

一、内科治疗

（一）基本治疗

控制良好的血脂、血压、血糖对于糖尿病足感染的快速愈合非常重要。控制血脂对于延缓血管的粥样硬化有较大的帮助；保持良好的血压亦可有效延缓周围血管的硬化及狭窄；根据病情变化调整降糖药物，将血糖控制到接近正常水平，降糖应以胰岛素为首选药物；及时纠正电解质紊乱、心功能不全、肾功能不全;溃疡面较大、感染严重、营养不良、低蛋白血症的患者,可给予补充白蛋白、氨基酸等支持治疗。

(二)抗生素治疗

抗生素治疗为糖尿病足感染治疗的一个重要组成部分,所有感染伤口在适当的伤口护理下应进行抗生素治疗。使用抗生素需遵循早期、足量、足疗程,并应根据患者对治疗的反应状况和细菌培养结果进行调整的原则,但临床未感染伤口不建议使用抗生素治疗。

1. 经验性用药 一旦发现糖尿病患者足部感染,由于患者抵抗力低下,局部血供差等因素,即使清创,仍很难确定感染的病菌被彻底清除。根据临床经验,除局部有目的的治疗外,基本都需要全身使用抗生素。局部病原菌培养与药敏,多数需要 5~7 天时间,这段时间没有得到有效治疗,患者的局部感染可能进一步扩散加重,因此临床上均推荐经验性早期使用抗生素。2012 年美国感染病协会建议应根据感染的严重程度、最近的培养结果和当地流行的病原体,尤其是抗生素耐药菌株等微生物资料开始经验性治疗。对于最近没有接受抗生素治疗的多数轻度、许多中度感染患者,可选择针对需氧革兰阳性球菌(GPC)的窄谱药剂。在气候温暖的地区,革兰阴性菌株(特别是铜绿假单胞菌)较为普遍,可考虑针对铜绿假单胞菌的经验治疗。有耐甲氧西林金黄色葡萄球菌(MRSA)感染病史的患者、居住地有此种菌定植或感染发生率较高或患者感染较重时,应经验性地给予针对此菌的抗生素治疗。轻度、中度感染患者如无胃肠道吸收问题,可选择高生物利用度的适当菌谱抗生素口服。面积更大的慢性中度感染和重度感染,细菌培养结果出现之前宜迅速展开广谱抗生素治疗。鉴于此类感染多为混合性感染,为确保有足够的组织浓度,药剂应选择针对 GPC、常见革兰阴性菌和专性厌氧生物活性的抗生素。抗生素治疗 DFI,所达浓度不同,与具体药剂的药效学性质和足部动脉血供有关,而不是糖尿病本身。这些严重感染选择以肠外治疗开始最为安全可靠,至患者全身状况好转和培养结果指标正常时,常可在几天内换为口服。表 8-2 为各种抗生素经验性治疗的建议,临床医生可根据感染的严重性考虑用于 DFI 的治疗。

2. 根据细菌培养和药敏试验结果选用抗生素 糖尿病足感染患者的细菌培养可以通过手术、活检组织、拭子涂抹获得。如怀疑骨髓炎需要进行骨组织培养,严重感染的患者则需血液培养。深部组织培养很重要,因为其结果直接指导抗生素的应用。临床医生应考虑培养和药敏试验结果,确定感染经验治疗方案的临床疗效。无临床感染征象的神经性溃疡患者且细菌培养阴性,治疗不需要应用抗生素。除了对严重缺血的溃疡,建议应用抗生素治疗直到溃疡愈合,其他缺血性溃疡、细菌培养阴性或许可以停用抗生素。不管是神经性溃疡还是神经缺血性溃疡,如果拭子培养阳性,应结合药敏试验结果,给予抗生素治疗直到下一次拭子培养结果阴性为止。对临床诊断感染的患者结合细菌培养和药敏试验结果进行针对性的或明确抗生素治疗,最好调整为抗菌谱较窄的药物,但必须结合临床感染控制情况而定。如果患者对所用经验性药物有效并能耐受,即使所分离出来的致病菌中部分或全部药物耐药,疗程仍可继续,甚至菌谱可能缩窄些("降级"疗法)。相反,应用经验性药物感染控制不佳,治疗应扩大到包括所有分离到的生物体。如果感染逐渐加重,则需考虑更换药物。最重要的是,应用抗生素治疗 48~72 小时后,必须对感染的状况重新评价,如感染无任何好转,就必须重新考虑抗生素治疗是否合理。在感染性糖尿病足的治疗中,由于污染、疾病时间迁延,会导致局部细菌的改变。还应该注意进行多次的细菌培养,随时调整抗生素。临床未感染伤口不需使用抗生素治疗,因此并不建议使用抗生素治疗加强愈合或预防明显的临床感染伤口。

表 8-2 根据糖尿病足感染临床严重性建议的抗生素经验治疗方案

感染程度	可能致病菌	抗生素	评价
轻度（常用口服制剂）	金黄色葡萄球菌（MSSA），链球菌属	双氯西林	每日 4 次,窄谱,廉价
		克林霉素[a]	对社区相关 MRSA 有效,但用于 MRSA 之前,需检测大环内酯类药物的敏感性,并考虑做"D 试验"[c]。一些细菌毒素抑制蛋白质合成
		头孢氨苄[a]	每日 4 次,廉价
		左氧氟沙星[a]	每日 1 次,金黄色葡萄球菌次选
		阿莫西林克拉维酸钾[a]	包括覆盖厌氧的相对广谱口服制剂
	耐甲氧西林金黄色葡萄球菌（MRSA）	多西环素	对许多 MRSA 及一些革兰阴性菌有效,对链球菌属不确定
		甲氧苄啶/磺胺甲噁唑	对许多 MRSA 及一些革兰阴性菌有效,对链球菌属不确定
中度（可口服或开始肠外制剂）或重度（常用肠外制剂）	MSSA，链球菌属，肠杆菌,厌氧菌	左氧氟沙星[a]	每日 1 次,金黄色葡萄球菌次选
		头孢西丁[a]	覆盖厌氧的第二代头孢菌素
		头孢曲松[a]	每日 1 次,第三代头孢菌素
		氨苄西林/舒巴坦[a]	如果低度怀疑铜绿假单胞菌则足够
		莫西沙星[a]	每日 1 次口服,相对广谱,包括大多数专性厌氧生物
		厄他培南[a]	每日 1 次,相对广谱,包括厌氧菌,但对铜绿假单胞菌无效
		替格环素[a]	对 MRSA 有效。可能过于广谱。需谨防高比率的恶心和呕吐及升高的死亡率。在 1 项对厄他培南+万古霉素的随机临床试验中显示两者是不等效的
		左氧氟沙星[a]或环丙沙星[a]+克林霉素	支持克林霉素抗重度金黄色葡萄球菌感染证据有限;两种都有 PO、IV 制剂
		亚胺培南西司他丁[a]	非常广谱(但不抗 MRSA),只有在需要时才使用。怀疑会产生广谱 β-内酰胺酶(ESBL)
	MRSA	利奈唑胺[a,b]	昂贵;使用超过 2 周时毒性风险增高
		达托霉素[a]	每日 1 次。需连续监测 CPK
		万古霉素[a]	万古霉素对 MRSA 的 MIC 逐渐增加
	铜绿假单胞菌	哌拉西林/三唑巴坦[a]	每日 3 次/每日 4 次。用于广谱覆盖。除特殊情况,DFI 病原体罕见铜绿假单胞菌
	MRSA，肠杆菌科,假单胞菌,厌氧菌	万古霉素[b]加以下一种:头孢他啶,头孢吡肟,哌拉西林-三唑巴坦,氨曲南[a],或碳青霉烯类[a]	非常广谱抗生素;经常只用于重度感染的经验治疗。如果选择头孢他啶、头孢吡肟、氨曲南可增加必需厌氧菌覆盖

如果怀疑多种微生物感染(尤其是中度或重度),窄谱制剂(如万古霉素、利奈唑胺、达托霉素)应结合其他药物(如喹诺酮)。黑体字药物是指已在临床试验中做比较最常用的药剂。重度感染、有 MRSA 微生物在其他地方感染或定植的证据、有 MRSA 感染流行病学危险因素的患者使用 MRSA 有效药物。考虑伤口标本培养和药敏试验结果,以及对经验性治疗临床反应后,选择最终治疗方案。同一类药物的类似桐可替换建议的药剂。一些治疗方案未经美国 FDA 批准用于复杂的皮肤和皮肤结构感染。缩写:CPK,肌酸磷酸激酶;ESBL,超广谱 β-内酰胺酶;FDA,美国食品和药物管理局;IV,静脉注射;MIC,最低抑菌浓度;PO,口服。
a:包括 DFI 患者的临床试验证明药剂有效。b:达托霉素或利奈唑胺可替代万古霉素。c:葡萄球菌对克林霉素诱导耐药检测

3. 抗生素治疗时间　任何类型DFI的最合适治疗时间尚未确定。重要的是要考虑感染严重性、残留死骨或感染骨有无、数量及软组织状态、临床治疗反应。通常建议轻度和中度感染,治疗1~2周有效,更严重的感染可能需要长达4周的治疗。当临床感染体征和症状缓解后,即使创面尚未愈合,抗生素常可停用。骨和关节部位感染有软组织感染残留,一般抗生素治疗1~3周;如果存在感染骨残留(但存活),则需应用抗生素4~6周;当感染的组织被完全切除或截肢,用药时间则相对缩短,与软组织感染的用药时间相当;未进行手术,或术后有残留死骨,抗生素治疗时间需≥3个月。常规处方抗生素的固定期限可能导致疗程不足,或更常见的是不必要的长期治疗,会增加成本、副作用可能和发生抗生素耐药风险。

目前抗生素应用于局部治疗糖尿病足感染尚有争议。近年来虽有可供感染伤口局部使用的一些抗生素,但由于其循证学依据并不充分,因此,局部使用抗生素治疗糖尿病足感染尚不能成为系统性抗生素治疗的组成部分。

4. 影响抗生素治疗的常见因素和注意事项　影响抗生素作用的常见因素为感染的严重程度,是否在3个月内应用过抗生素;累及骨组织的感染;罕见细菌的感染;耐药菌株感染和当地抗生素耐药状态等;患者是否对抗生素过敏、免疫系统状态、肝肾功能、胃肠道对于抗生素的吸收能力、下肢血液供应状态差等因素也影响抗生素效果。其他还要考虑药物是否安全、药物互相作用、药物使用的频次是否合理;药物的费用是否为患者接受;耐药性问题和临床用药知识指导和更新是否及时等。一项对18个DFI研究的随机对照荟萃分析揭示22.7%治疗失败的患者分离出MRSA,MRSA是治疗失败的一个重要因素,不管是否出现骨髓炎都并不影响其结果。另一个DFI的回顾性队列研究结果显示保守治疗、发热、血清肌酐升高、住院前就已经出现了糖尿病足感染或坏疽也是治疗失败的重要因素。

抗生素治疗的过程中,肝功受损的患者应避免使用大环内酯类、阿莫西林、克拉维酸类抗生素,肾衰竭的患者慎用氨基糖苷类、糖肽类药物,应用头孢菌素类及其他经肾代谢的药物时,要适当减少药物剂量;部分患者应用利奈唑胺可出现骨髓抑制或5-羟色胺类似物反应,少数患者克林霉素治疗时可导致艰难梭状芽孢杆菌感染;喹诺酮类药物与口服阳离子药物反应,可使QT间期延长,其对厌氧菌的疗效很差,对需氧革兰阳性菌有中度杀菌作用;第二代及第三代头孢菌素对葡萄球菌的疗效弱于第一代头孢菌素;青霉素类药物与内酰胺酶抑制药联合使用对肠球菌才会有效。

二、外科干预治疗

单独使用抗生素如果不能有效控制感染,则需考虑联合外科治疗。对糖尿病足感染进行紧急外科干预的指征为:存在大块感染坏死组织;局部有波动或脓液流出;捻发音,在X线上软组织显示气体;皮肤出现蓝色或紫色变。指南建议深部脓肿、骨筋膜室综合征、几乎所有的坏死性软组织感染都需要进行外科处理;骨髓炎伴有蔓延的软组织感染、软组织包膜毁坏、X线片示进行性骨破坏、或溃疡中有骨突出等情况,均需要外科干预。严重的糖尿病足感染必须由外科医生进行紧急处置,一旦决定控制感染外科干预是必要的,外科医生就必须遵循一个系统的方法,这种方法包括:切口,检查,清创,生物学培养,冲洗、止血及术后护理。

(一)清创和引流

任何抗生素也代替不了清创引流的作用。清创治疗包括:从伤口中取出坏死或无生存能力的组织、死肉或异物,以及修剪周围角化(胼胝),还要消除定植细菌,促进肉芽组织形成和表皮细胞再生,减轻肿胀压力,有利于适当采集培养标本,并检查受累深部组织(尤其是骨骼)。目标是使伤口愈合和潜在病原体源消除。外科清创应该在抗生素治疗的基础上进行。首先应用尖锐器具清除创面的腐烂坏死组织、伤口周围痂皮,这一措施优先于其他措施,但要注意相对禁忌证,例如严重的缺血。如果无生命力组织不断形成,有必要重复清创。其他清创方法包括自溶敷料和生物蛆[即丝光绿蝇幼虫(绿瓶苍蝇)]清创。自溶清创原理是使用水活性敷料湿敷于伤口,通过软化、水解、自溶过程,去除失活或坏死组织,达到清创目的。适用于黑色硬痂、黄色坏死组织覆盖的伤口。生物蛆治疗的确切机制尚未知,适用于坏死组织已软化或腐肉难以清除的慢性伤口。清创后应用干净清水或生理盐水清洗创面,利用清洗液的物理作用,应用无菌惰性敷料包裹创面以吸收创面过多的分泌物、保持创面温暖湿润,促进伤口愈合。

　　图 8-3 ~ 图 8-10 是一个感染足从清创到愈合过程。这个过程包括持续的保守性锐性清除坏死组织,局部使用 0.01% 纯次氯酸来清除定植细菌,创面上使用了真皮基质敷料促进创面愈合,外用碳纤维敷料吸收渗液延长换药间隔,从而使得伤口顺利愈合(图 8-3 ~ 图 8-10)。

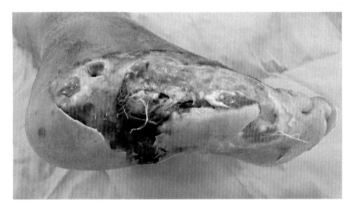

图 8-3　糖尿病足感染

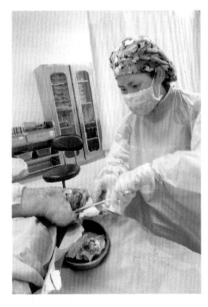

图 8-4　持续保守性锐性清创

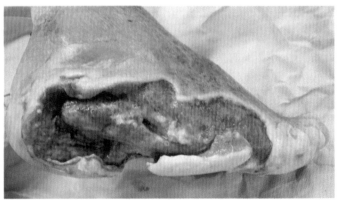

图 8-5　坏死组织清除

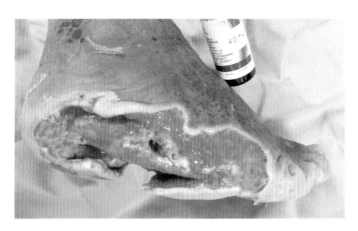

图 8-6　针对细菌定植和生物膜使用 0.01% 纯次氯酸湿敷

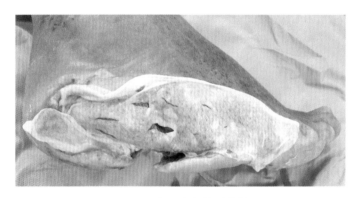

图 8-7　使用真皮基质敷料

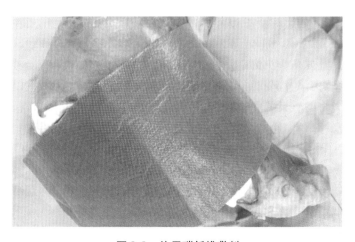

图 8-8　外用碳纤维敷料

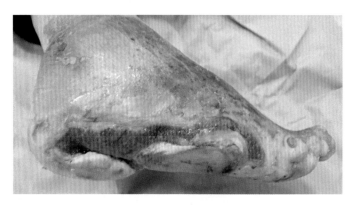

图 8-9　上皮细胞爬行

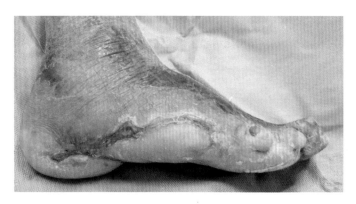

图 8-10　伤口愈合

4D 方法即减压(decompression)、引流(drainage)、清创(debridement)及药物(drugs)治疗,有助于对深部脓肿制订适当的治疗方案。足内间隔之间的高压会进一步导致软组织坏死,因此,给脓肿减压很重要。感染导致水肿可引起血栓形成而阻断远端动脉血流。感染的外科手术方式取决于它的入口。切口的方向将遵循足的伸肌或屈肌腱走向。急性 DFI 在足内传播途径是阻力较弱的肌腱。1980 年 Loeffler 和 Ballard 就描述足的解剖间隙以及它们之间的内在联系,例如,源于踇趾上或第 1 跖骨下溃疡感染最有可能会通过踇长屈肌腱传播到内侧,出现在中间足趾或跖骨头的感染将会局限于中心位置,位于第五趾或第五趾骨头的感染病灶会导致侧室感染。背部间隔感染主要由网状间隔引起,这些隔室以各种方式相互联系,很小的间隔压力将使感染从一段距离到另一段距离扩散。在这些情况下,这就是为什么需要快速切开引流的原因。通常,这些患者需多次到手术室清创,直到伤口干净。负压伤口治疗已经彻底改变了慢性病,特别是手术后的伤口的管理,可以加快伤口的愈合和降低截肢率。

图 8-11 ～图 8-16 是糖尿病足 MRSA 多重耐药菌感染病例,患者因足底钉子扎伤导致足间隙感染,入院时病情危重,败血症,酮症酸中毒,左心衰竭,尿毒症。双下肢及足部高度水肿,足底皮肤坏死破溃,大量的黄褐色脓液渗出,恶臭。局部处理:锐性清除脓液及坏死组织,深部间隙扩创引流,做了简易负压治疗,配合全身抗感染支持治疗,两周后创面新鲜。患者因为疾病死亡,伤口没有最终愈合(图 8-11 ～图 8-16)。

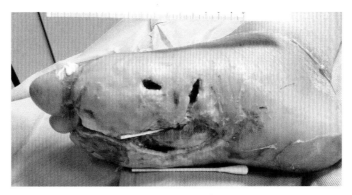

图 8-11　足底皮肤切开,清除坏死组织

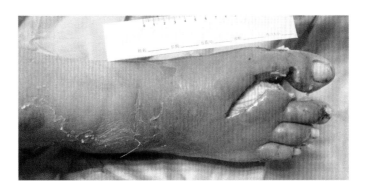

图 8-12　足背皮肤切开,清除脓液和坏死组织

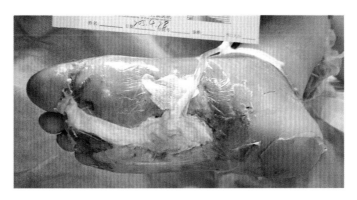

图 8-13　足底简易负压

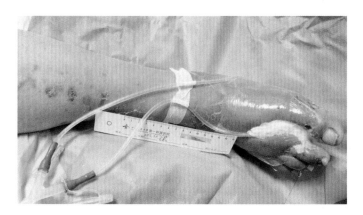

图 8-14　双负压用 Y 形接头连接

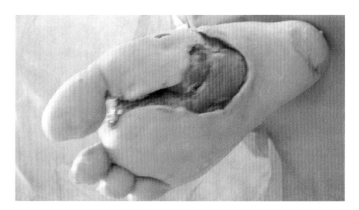

图 8-15　2 周后足底创面

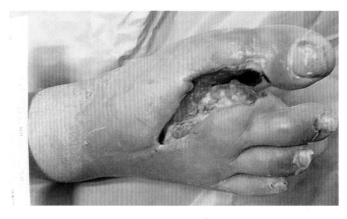

图 8-16　2 周后足背创面

（二）截趾（肢）

除广泛坏死或感染危及生命很少需紧急截肢。尽管采取了充分的预防措施溃疡仍然复发、足部功能缺损不可逆、不可接受长期或医院强化管理的患者可考虑选择截肢。有限切除或截肢等清创手术及时和充分，可能减少需更广泛截肢的可能性。截肢不可避免时，要进行血管造影等检查，并进行相应的改善血管的手术后，选择合适的截肢平面，医生一般应尽力保存尽可能多的肢体，在保证尽可能降低病死率的同时，考虑血管、重建、康复问题。如果选择截肢平面过高，固然可以保证伤口的愈合，但是患者可能失去或减少康复和行动的能力；而截肢平面过低，则使一个供血不足的残端可能需要较长时间的愈合，甚至面临第 2 次截肢。理想的平面是在保证伤口愈合的最远端。

（三）血管重建术

另一个重要的问题就是对于合并感染的足溃疡，必须充分地评估感染组织的血液供应，合并缺血的感染预后差，缺血既影响了抗生素的效果，又使得清创后的组织容易坏死。因此，对于合并严重缺血的足溃疡，合理的处置是先行清创引流，紧接着立即解决供血问题，否则清创后面临的是组织坏死。糖尿病足合并有严重下肢缺血时，优先进行下肢血管介入或重建术是必要的。目前较常用的血管重建方法有：血管旁路转流术：在阻塞段的近、远端之间进行搭桥，使血流再通；主动脉内膜剥脱术：主要适用于动脉发生局限性病变而远端动脉流出道好者；带蒂大网膜移植术：适用于各种手术治疗无效的患者，此法缓解疼痛效果明显；经皮腔内血管成形术，采用同轴导管系统治疗动脉粥样硬化所致的下肢动脉狭窄，使阻塞的血管再通；干细胞移植：近年来国内外多次报道了对缺少动脉流出道、无法进行动脉旁路移植或介入治疗的患者进行自体干细胞移植，并取得了初步的疗效。

三、辅助治疗

经典的负压创面处理技术应用在经过手术处理的伤口被证实是有效的，但支持广泛运用，尤其是感染伤口的高水平证据有限。高压氧能促进伤口愈合、降低截趾率，但并未解决感染问题。粒细胞集落刺激因子、血小板衍生的生长因子用于 DFI 伤口，尚需进一步研究。

四、糖尿病足骨髓炎的诊断与治疗

糖尿病足合并的骨髓炎是骨附着的软组织感染导致的一种骨和关节破坏，多为多种细菌感染，其中金黄色葡萄球菌是最常见的微生物。糖尿病足患者中约有20%的患者合并骨感染，糖尿病足伤口中三分之二合并骨髓炎。一旦合并骨髓炎，治疗失败率和截肢率均有可能增加。因此，正确诊断和治疗骨髓炎至关重要。由于细菌的酶和其他物质破坏了骨结构，导致骨的完全破坏而使治疗困难。换药时探针探及骨组织是诊断骨髓炎最重要的依据。早期骨髓炎影像学检查不敏感，骨穿刺或病理诊断很有必要。治疗中强调对于坏死组织和骨组织的清除，部分患者可以不手术而治愈。治疗多长时间难以确定，确定患者是否治愈比较困难，因为部分患者在 6 个月后复发。骨髓炎可以分为急性和慢性。急性骨髓炎多为细菌血源性传播或直接扩散，很少有死骨形成。感染迅速控制后骨修复立即开始。感染没有控制则形成慢性骨髓炎，常需要外科清创去除坏死的组织和异物，抗生素只是辅助治疗手段。

目前骨髓炎的随机对照研究结果较少,许多治疗方法的探讨来自于动物实验、专家共识和回顾性研究。指南推荐中度以上感染的治疗是抗生素和手术方法结合,抗生素使用时间根据感染骨的范围而决定。抗生素应用途径取决于患者情况。如果坏死骨组织清除比较彻底,抗生素的使用时间一般为 2 ~ 5 天,如果仍有残留,抗生素至少应用 1 个月。感染局限,可以耐受口服药物者采取口服治疗方法,可以避免导管带来的并发症和不便。静脉途径用药适合于感染广泛或不能忍受口服药物、能够耐受静脉输液等情况的患者。特别需要关注当地细菌分布和抗生素耐药的流行病资料,尤其是关注 MRSA 和革兰阴性菌的感染状态。根据患者基本情况,无手术禁忌证的可行截趾手术治疗,控制感染的进一步扩散,促进伤口的愈合。目前不支持蛆虫治疗、高压氧、生长因子、负压等辅助治疗糖尿病足合并感染。

第四节　糖尿病足感染护理

糖尿病足感染的护理是对患者从生理到心理进行全面护理的一个过程,对糖尿病足感染患者的病情控制起着关键的作用,可明显改善患者的生活质量,提高其创面愈合水平及降低感染水平。

一、定期组织健康教育

建立初发及反复发生糖尿病足感染患者的资料库,开办糖尿病健康知识讲座,进行宣传教育,使患者及家属通过学习了解糖尿病基础知识,认识糖尿病足危害性及可预防性。指导患者积极治疗糖尿病,改善其基础疾病,减少并发症危险因素,尽可能地避免足部再损伤及感染。应教育患者进行自我检查,识别感染的表现,动态观察足部皮肤颜色、温度和湿度的变化,检查有无水肿、皮损、脚病以及足背血管搏动、足部皮肤感觉情况,有表皮破溃时及时处理。

二、加强心理护理

由于感染伤口会对患者日常行动造成严重不便,伤口反复也加重了患者生理痛苦,且糖尿病的病程较长,治愈困难,并发症多,致残率较高等。因此在治疗过程中,患者会普遍存在一定的负面情绪,另一方面由于治疗费用给患者带来沉重的经济负担,导致患者心理压力较大。患者易出现脾气暴躁,言语过激,常因悲观和失望而迫切地需要别人的鼓励、关心、安慰。所以需掌握患者近期心理变化,加强与患者和家属的沟通,通过心理护理,及时地告知患者及其家属治疗的进展,消除患者的紧张、焦虑情绪,使患者了解自身疾病,保持情绪稳定,心情舒畅,从而积极地配合治疗。

三、控制饮食及监控血糖

饮食控制和胰岛素的应用为糖尿病足反复感染的患者控制血糖的主要方法。一般来说糖尿病足多为十年以上病程的糖尿病病史患者发生,这类患者抵抗力较为低下,创口多可表现为颜色暗淡,分泌物较为清稀、无味,生长恢复的速度也较为缓慢。饮食中如过度控制了蛋白等营养物质摄入,创面组织的生长则缺少营养,愈合时间较长,愈合困难。所以糖尿病足感染反复发作的患者饮食中须有充足蛋白质,护理人员需鼓励患者进食高蛋白质、高维生素饮食,限制高脂饮食,对于抵抗力低下,伤口不愈合的患者,可指导其多进食含胶原蛋白和精蛋白的食物。血糖升高是糖尿病足发生的根本原因,血糖的控制是糖尿病足患者进行所有治疗的基础,因而糖尿病足合并感染的治疗过程中应积极监测血糖的变化,及时地调整胰岛素和降糖药的口服剂量,使血糖维持在正常水平。同时向患者讲解血糖的控制在治疗中的重要性,告诉患者只有严格控制血糖达标才能更有利于病情的恢复,使患者能积极地配合治疗。

四、创面护理

糖尿病足合并感染后,伤口处会形成溃疡面,由于患者局部血液循环差,免疫功能异常,感染的创口愈合能力差。做好创面的护理,有利于创口的恢复。

(一) 神经性感染足

神经性感染足在感染早期炎症未局限时不能急于清创(蜂窝织炎)。有局限性脓肿并有波动感或者窦道时,应在全身治疗基础上及时切开排脓减压,避免挤压或冲洗,以免感染沿着肌肉间隙扩散;清创时要注意保护正常的肌腱韧带,有利于足部功能恢复。

神经性感染足的清创一般是通过锐性清创清除伤口周围所有的胼胝;如果溃疡位于趾甲下,先剪除趾甲后暴露溃疡基底部,清除探查术检查到的潜在的坏死组织,对伤口创面已经发生坏死或颜色改变的部分进行锐性清创,直到健康出血组织;伤口创面出现局部的颜色改变通常是位于底部的窦道或含脓的波动区的一种标志。当窦道还没有突破至表面,有时它存在的唯一暗示就是位于窦道上面的伤口创面组织可呈现灰白色或者紫色等不同的颜色,应用手术刀及镊子清除颜色改变区域以暴露其基底的部分。伤口窦道存在的地方如果很小,为帮助引流和清除坏死组织则需要用手术刀将其扩大。窦道有时可能表现为伤口创面上一个细长的裂口或者是一个明显的洞,前者往往容易被忽略。有时裂口的边缘凸出,溃疡很潮湿,触诊时脓液或者浆液性液体从窦道里溢出。波动区在引流时如有脓液流出,需用注射器或小的无菌瓶收集脓液以培养。用生理盐水冲洗溃疡,从溃疡基底部用刮匙或深部拭子取组织,送至实验室培养。为使下次打开敷料时观察到蜂窝织炎的范围有无扩大,需用记号笔标记其炎症范围。可用一个轻的管状绷带将无菌的、能吸收的、容易抬起的敷料固定在合适的位置。要求患者卧床休息,不能走路,并抬高患足,应用拐杖或轮椅。每天掀起敷料注意观察伤口变化并检查蜂窝织炎的范围。重新形成的胼胝或坏死要定期进行清创(不超过1周)。

神经性感染足禁止使用自溶性清创。

(二) 缺血性感染足

对于无感染的缺血性溃疡应谨慎清创。溃疡缺血有明显的波动区或者窦道时,需充分切开引流,避免大面积的外科清创。伤口内的坏死组织在血管重建之前可采用锐性清创方法逐渐去除,伤口创面堆积的坏死组织应用手术刀和镊子轻柔地进行清除,尽可能不损伤有生机的组织。除非有一个与该窦道非常明显的相关波动区,否则深部窦道探查定位,不应将其扩大,在这种情况下,引流脓液的优点往往胜过损伤缺血组织的缺点。潜在的边缘不需剪除,如果在溃疡周围形成一个很薄的干性胼胝,则需要仔细清除,若溃疡位于趾甲下,上面的趾甲要轻柔地拔除,这样有利于溃疡引流。

(三) 急性深部组织感染护理

急性深部组织感染应锐性清除伤口部位溃疡合并坏死的组织,包括坏死的足趾,伤口部位探针探查皮下窦道。注意观察窦道外皮肤有不同于足部其他部位肤色的改变及局部温度的升降。抽出坏死组织或脓性分泌物以确诊手术方法,根据探针探查的窦道走向,切开引流,彻底清除坏死肌腱和感染的碎骨。用碘纱布填塞,多个棉垫加压包扎。出血可使用藻酸钙敷料止血。神经病变足的深部间隙感染:用普朗特的液体敷料纱布引流就可以。如果中央间隙脓肿,同时脚部肿胀感染明显的,需要足底正中脓肿选择正中切口,足底两侧脓肿行侧方引流术,去除坏死和感染组织以减轻腔隙内压力,切开受累及的腱鞘和筋膜,可以配合伤口简易负压治疗。缺血性病变足的深部间隙感染,使用普朗特凝胶敷料,直到坏死组织清除干净。需经验性或根据细菌培养和药敏试验结果进行抗感染治疗。

五、伤口外敷

有规律地更换敷料对所有感染的糖尿病足溃疡是非常必要的。应根据溃疡的面积、深度和性质(如干燥性、渗出性、化脓性)来选择敷料。伤口外敷主要是有助于愈合环境优化,湿润伤口愈合和控制过剩渗出。不同类型的敷料具备伤口保护、促进伤口愈合和感染预防或治疗等不同功能。但由于糖尿病足伤口异构性,没有哪种敷料适于所有类型。因此需根据包扎伤口的位置、面积和深度、渗出液量、感染或坏死表现和周围组织病情选择不同敷料,进而达到促进肉芽生长,加快自溶性清创过程,加速新血管形成以及创造湿润的伤口愈合环境使创面表皮细胞更快移动的目的。此外,需根据伤口床特点进行伤口外敷:干燥性伤口注意补水;渗出性的则应吸收渗液;如果坏死需进行清创。不同伤口常用不同敷料:干燥性或坏死伤口宜使用生理盐水蘸湿纱布;凝胶敷料可促进自溶,适合干燥性或坏死伤口;薄膜敷料用于闭合或半闭合,干燥性伤口;藻酸盐敷料促进渗出性伤口干燥;亲水胶体敷料能吸收渗出物,促进自溶;泡沫敷料适用于渗出性伤口。

六、外用抗生素

目前伤口生物负荷过大的概念尚有争议,近年来抗生素使用越来越多,尤其是外用消毒剂和银基敷料。但这些敷料的好处优于常规疗法的证据不多,除可能产生局部副作用及导致医疗费用增加外,还可能促发细菌耐药。因此,不提倡大多数临床未感染伤口外用抗生素,也不建议用含有抗生素的敷料改善创面愈合或预防创面二次感染。此外,目前一些证据不支持使用银基敷料对临床感染伤口有好处。抗菌肽凝胶敷料是一种从生物提取的活性抗菌敷料,特点是使用安全,抗菌谱广,有自溶性清创作用,促进伤口愈合,减少瘢痕形成,临床上用于糖尿病足感染创面有很好效果(图 8-17 ~ 图 8-20)。

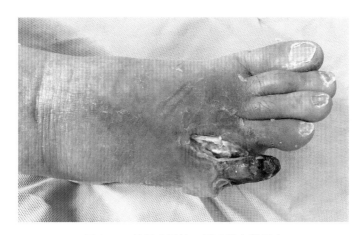

图 8-17　糖尿病足第 5 足趾混合性坏疽

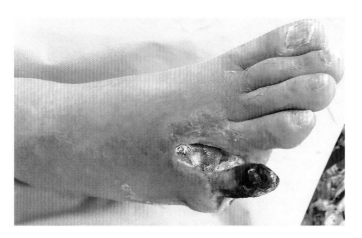

图 8-18　清除松软坏死组织和脓液、局部使用抗菌肽凝胶敷料

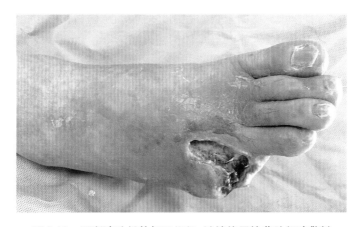

图 8-19　逐渐清除松软坏死组织、继续使用抗菌肽凝胶敷料

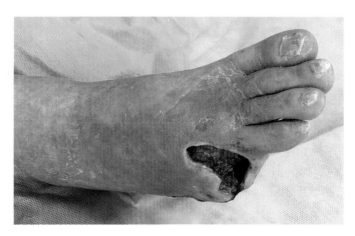

图 8-20　坏死组织清除干净,伤口新鲜

七、压力卸载

足部压力异常增高和压力异常分布是糖尿病足溃疡发生的重要原因之一。因此,糖尿病足伤口压力缓解(卸载)是伤口护理的一个重要组成部分。伤口压力重新分配到整个负重脚面上"卸载"对足底伤口尤为重要。同时,需减轻敷料、鞋或行走所造成的伤口表面压力。选择卸载方式应根据伤口的所在位置、外周动脉粥样硬化有关表现、感染严重程度,以及患者身体特征及其心理和社会状况。全接触石膏固定是用来分散足底压力最有效的方法,常被视为减压治疗的"金标准"设备,可在整个负重面重新分配压力,加快神经性溃疡愈合,其主要优点可能是不可活动,但因不利于局部创面观察,全接触石膏固定应慎用于严重外周动脉粥样硬化或感染活动患者。可移动可拆解支具在减轻足底溃疡压力方面与全接触石膏固定相当,但其移动的特点可以造成间断使用,患者在家时常常拆掉,从而人为地降低疗效。

八、并发症护理

糖尿病患者因患病时间长,血糖未很好控制,多继发心、脑、肾、眼、神经、皮肤等并发症,影响心肾功能、智力等,应因人、因病制订具体的护理措施。

(伍丽萍　崔巍)

参 考 文 献

1. 冯书红,王鹏华,褚月颉,等.糖尿病足感染患者病原菌分析及耐性分析.中国糖尿病杂志,2009,17(4):293-295.

2. 肖婷,李翔.相关指标评价糖尿病足溃疡严重程度的临床意义.中国慢性疾病预防与控制,2010,18(4):377-9.

3. Morales Lozano R, González FernándezML, Martinez Hernández D, et al. Validating the Probe-to-Bone Test and Other Tests for Diagnosing Chronic Osteomyelitis in the Diabetic Foot. Diabetes Care, 2010, 33 (10), 2140-2145.

4. Ramakant P, Verma AK, Misra R, et al. Changingmicrobiological profile of pathogenic bacteria indiabetic foot in-

fections：time for a rethink on whichempirical therapy to choose? Diabetologia，2011，54：58-64.

5. Palestro CJ，Love C. Nuclear medicine and diabetic foot infections. Semin Nucl Med，2009，39：52-65.

6. Basu S，Chryssikos T，Moghadam-Kia S，et al. Positron emission tomography as a diagnostic tool in infection：present role and future possibilities. Semin Nucl Med，2009，39：36-51.

7. Palestro CJ. 18F-FDG and diabetic foot infections. Nucl Med，2011，52：1009-1011.

8. Anne Spichler，Bonnie L Hurwitz，David G Armstrong，et al. Microbiology of diabetic foot infections：from Louis Pasteur to 'crime scene investigation'. BMC Medicine，2015，13（2）：1-13.

9. Senneville E，Gaworowska D，Topolinski H，et al. Outcome of patients with diabetes with negative percutaneous bone biopsy performed for suspicion of osteomyelitis of the foot. Diabet Med，2012，29：56-61.

10. Singh SK，Gupta K，Tiwari S，et al. Detecting aerobic bacterial diversity in patients with diabetic foot wounds using ERIC-PCR：a preliminary communication. Low Extrem Wounds，2009，8：203-208.

11. Mutluoglu M，Sivrioglu AK，Eroglu M，et al. The implications of the presence of osteomyelitis on outcomes of infected diabetic foot wounds. Scand J Infect Dis，2013，45：497-503.

12. Lipsky BA，Berendt AR，Cornia PB，et al. Infectious Diseases Society of America clinical practice guideline for the diagnosis and treatment of diabetic foot infections. Clinic Inf Dis，2012，54：132-173.

13. Lipsky BA，Peters EJ，Senneville E，et al. Expert opinion on the management of infections in the diabetic foot. Diabetes Metab Res Rev，2012，28：163-178.

14. Michail M，Jude E，Liaskos C，et al. The performance of serum inflammatory markers for the diagnosis and follow-up of patients with osteo myelitis. Low Extrem Wounds，2013，12：94-99.

15. Karthikesalingam A，Holt PJ，Moxey P，et al. A systematic review of scoring systems for diabetic foot ulcers. Diabet Med，2010，27：544-549.

16. 李志红，郭淑芹，李亭亭，等. 糖尿病足 Wagner 分级方法和 TEXAS 大学分类方法临床应用价值比较. 中华糖尿病杂志，2012，4（8），469-473.

17. Seabrook GR，Edmiston CE，Schmitt DD，et al. Comparison of serum andtissue antibiotic levels in diabetes-related footinfections. Surgery，1991，110：671-6；discussion 76-77.

18. 埃德蒙斯. 糖尿病足诊治实践彩色图解. 天津：天津科技翻译出版公司，2006.

19. Lipsky BA，Polis AB，Lantz KC，etal. The value of a wound score for diabetic foot infections in predicting treatment outcome：a prospective analysis from the SIDESTEP trial. Wound Repair Regen，2009，17：671-677.

20. Gariani K，Uçkay I，Lipsky B. A. Managing diabetic foot infections：a review of the new guidelines. Acta Chir-Belg，2014，114：7-16.

21. Kuck E. M，Bouter KP，Hoekstra JB，et al. Tissue concentrations after asingle-dose，orally administered ofloxacin in patientswith diabetic foot infections. Foot Ankle Int，1998，19：38-40.

22. Traunmuller F，Schintler M. V，Metzler J，et al. Softtissue and bone penetration abilities of daptomycinin diabetic patients with bacterial foot infections. JAntimicrob Chemother，2010，65：1252-1257.

23. . Majcher-Peszynska J，Haase G，Sass M，et al. Pharmacokinetics and penetration of linezolidintoinflamed soft tissue in diabetic foot infections. EurJClin Pharmacol，2008，64：1093-1100.

24. Nicolau D. P，Stein G. E. Therapeutic options fordiabetic foot infections：a review with an emphasison tissue penetration characteristics. J Am PodiatrMed Assoc，2010，100：52-63.

25. Armstrong D. G，Bharara M，White M，et al. The impact and outcomes of establishingan integrated interdisciplinary surgicalteam to care for the diabetic foot. DiabetesMetab Res Rev，2012，28：514-518.

26. 许樟荣，冉兴无. 糖尿病足病规范化诊疗手册. 北京：人民军医出版社，2015.

27. Richard JL,Sotto A,Lavigne JP. New insights in diabetic foot infection. World JDiabetes,2011,15:24-32.

28. La Fontaine J,Bhavan K,Talal TK,et al. Current concepts inthe surgical management of acute diabetic foot in-fections. Foot(Edinb),2014,24:123-127.

29. Storm-Versloot MN,Vos CG,Ubbink DT,et al. Topical silver for preventing wound infection. Cochrane Database Syst Rev,2010,3:CD006478.

30. Bergin SM,Wraight P. Silver based wound dressingsand topical agents for treating diabetic foot ulcers. Cochrane Database Syst Rev,2006,1:CD005082.

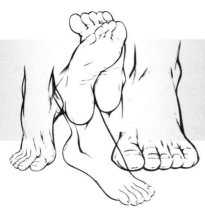

第九章　糖尿病足全程护理

糖尿病足治疗首先要有全身疾病治疗,严格的代谢控制、水肿治疗及抗感染治疗,需要多学科协作完成。从专科护理角度出发,干预糖尿病足发生、发展过程,达到有效保足避免截肢的效果。

目前很多学者都对糖尿病足进行分类研究,目的是指导临床选择合适的治疗和护理方法。英国的 Edmonds 和 Foster 提出了一种简单的分类方法。即 1 级:低危足;2 级:高危足;3 级:溃疡足;4 级:合并感染的足;5 级:坏疽足;6 级:不可挽回的足。糖尿病足的护理应从正常足开始,提高糖尿病患者保足意识,主动参与保足护理中,从而达到降低足病发生和发展,提高患者生活质量的目的。笔者在临床工作中,针对各类糖尿病足特点,规范临床护理方法,让每位糖尿病患者参与到保足的护理中。

第一节　低危足护理

低危足是指患者无感觉性神经病变及血管病变,发生足溃疡几率低,此期患者以预防为主。

糖尿病足的预防应有五个方面,即定期监测全身代谢指标、警惕高危足、定期接受糖尿病教育、落实合适的足部保护措施、对非溃疡病变积极治疗。保足从低危足开始做起。

(一) 糖尿病患者全身代谢指标的监测

对糖尿病患者的各种代谢指标应定期进行检查,以便及早发现并发症,并及早治疗。糖尿病患者至少每年去医院进行 1～2 次双下肢神经、血管的检查,一有问题,必须积极、正确地处理(表 9-1)。

表 9-1　糖尿病患者各项指标监测频率

监测项目	监测频率	监测项目	监测频率
糖化血红蛋白	每 3 个月	眼底	每 12 个月
肝肾功能	每 12 个月	心电图	每 12 个月
尿蛋白	每 12 个月	血管及神经检查	每 3～12 个月
血脂	每 12 个月		

(二) 糖尿病患者足病高危因素的辨识

糖尿病患者要了解相关的足病危险因素,才能及早发现,做好防范。常见的有以下原因:①穿不合适的鞋、足部卫生保健差;②有足溃疡的既往史;③神经病变的症状,如足的麻木、感觉、触觉、痛觉减退或消失等;④缺血性血管病变症状,如静息痛、间歇性跛行;⑤神经病变的体征,如足部皮肤不出汗、肌肉萎缩、压力点皮肤增厚等;⑥周围血管病变的体征,如足部发凉、足背动脉搏动减弱或消失等;⑦糖尿病合并其他慢性并发症,如肾衰竭、视网膜病变;⑧存在严重足畸形或关节活动受限;⑨个人因素,如社会经济条件差、老年独居、拒绝治疗、吸烟、酗酒等;⑩糖尿病诊断延误。

糖尿病患者及家属均要学会识别糖尿病足高危因素,警惕高危足。从以上高危因素中可以发现,凡是存在神经病变和(或)血管病变、合并足畸形或关节活动受限、鞋袜不合适的糖尿病患者均属于高危足人群,且曾经一侧肢体发生过糖尿病足的患者,其糖尿病足复发率和健侧肢体发生糖尿病足的几率明显高于未发生过糖尿病足的患者。因此,识别和警惕高危足是糖尿病足预防的重要措施。

(三) 定期接受糖尿病教育

健康教育是一种以健康为中心的全民性教育,是一种有目的、有组织、有计划的系统性教育活动。糖尿病教育作为糖尿病综合治疗"五驾马车"的一部分,需要患者、家庭、医院、社会等各方面共同的努力。糖尿病足患者应通过接受规范、系统的糖尿病教育,详细了解糖尿病足防治基本知识和技能。这样才会实现足部健康的终极目标。

糖尿病教育应包括如何进行饮食控制、规律运动、如何监测血糖、遵医嘱用药、如何合理使用降糖药和胰岛素、情绪的控制和应对、如何防治糖尿病急慢性并发症等七个方面知识,部分患者在糖尿病知识掌握上仅局限于某一方面,如遵医嘱用药和饮食控制,不能全方位进行血糖的调控,这对患者的躯体健康及生活质量极其不利。

随着健康模式及健康概念的转变,人们越来越重视发挥自身对健康照顾的主观能动性。美国已经将个体对健康照顾的责任作为医疗改革的基石。今后我们的健康教育工作应该由传统的说教式教育向以人为本的教育模式发展。在提供知识的同时,还应该重视患者自我照顾的动机和责任,提高自我效能。

接受糖尿病教育的方式很多,患者可以在病房或糖尿病教育门诊接受一对一的个体化教育,也可以参加糖尿病俱乐部、小课堂教育或小组教育。总之,糖尿病患者和家属要定期接受专业、系统的糖尿病知识和技能教育,听从糖尿病专科医生、糖尿病教育护士、营养师及造口治疗师的指导,遵医嘱用药,科学饮食,适当运动,定时监测血糖,将血糖、血压、血脂控制在正常或基本正常的水平,这也是糖尿病足防治的根本。

(四) 落实合适的足部保护措施

1. 每天检查足部　建议每天用37℃左右的温水清洁足部一次,使用白毛巾拭干。每天常规检查足部、脚趾间有无外伤、破损、皮肤问题。

2. 选择合适的鞋袜　宜选择平底、棉质、软底、透气、松紧合适的鞋,袜子以白色或浅色棉袜为宜,不能穿有洞或补丁、袜口过紧的袜子。对有神经病变和(或)血管性病变的患者,鞋袜则要满足足部的特殊需要,尤其是存在足部畸形时,可找专业的医疗机构订制专门的个性化的糖尿病治疗鞋、鞋垫。

3. 穿鞋的注意事项　首次穿新鞋的时间不宜过长。每次穿鞋后要仔细检查鞋底有无钉子、石子、碎玻璃等尖锐异物,并且要把鞋内杂物清除。鞋内面若开线或鞋垫有皱褶应及时修理好才能穿。穿新鞋后要仔细检查双足是否起水疱、破损甚至红肿,如发现有上述症状需要立即就医,新鞋不宜再穿。

（五）糖尿病患者发生足部皮肤破损的处理

日常生活中，由于不慎导致各种皮肤破损或小的伤口，这是难以避免的。对于糖尿病患者而言，一个小的伤口，如果不够重视，处理不当，则可能产生严重的后果。

为什么糖尿病患者更加容易发生足部皮肤破损呢？随着糖尿病病程的延长、各种并发症的出现，糖尿病患者可能合并不同程度的神经病变，导致足部感觉迟钝或消失。当外来刺激或损伤到来时，患者常可能难以感觉或察觉，易导致足部皮肤破损，尤其在赤足行走时。

发生足部皮肤破损时，糖尿病患者如何进行居家自护呢？

（1）用纯净水或温盐水清洗伤口：许多患者习惯使用碘酊或酒精处理小伤口。碘酊和酒精用于创面消毒时，可能导致创面上正常组织不可逆的损伤，同时导致明显疼痛感。盐水的制作如下：备开水一杯，放一匙清洁食盐入内，搅匀后静置，等温度37℃左右即可使用。清洁伤口前应洗净双手，持棉签或棉球沾少许自备清洗液进行反复彻底清洗。

（2）拭干：用无菌纱布或面巾纸轻轻拭干，动作轻柔。

（3）用医用敷料覆盖：用来覆盖伤口的敷料尽量是无菌的，普通药店内均有医用敷料出售，如普通纱布、创可贴、伤口敷贴等。如果家里没有，可暂时用清洁手帕覆盖，立即前往医院处理。

（4）每天更换敷料：更换时注意查看敷料上渗液量、颜色、味道，发现异常应立即前往医院处理。如果伤口在24～48小时内没有好转迹象，或局部出现红、肿、热等表现，即使你感觉不到任何疼痛，也应去医院找专业医生、伤口治疗师或换药护士处理。

（六）对糖尿病患者足部非溃疡病变进行积极治疗

糖尿病患者足部发生轻微的擦伤、烫伤水疱时，可能导致溃疡，成为感染窗口。糖尿病足高危患者应该由训练有素的足部医疗、护理专家来治疗，尤其合并胼胝、趾甲病变和皮肤病变时，应该寻求专业、积极的多学科治疗。

（1）高度角质化（胼胝）的处理：胼胝常发生在有压力或摩擦的部位，通常与不合适的鞋有关。如果忽视或擅自处理就会发生溃疡。专家建议不要应用角质溶解剂或偏方治疗胼胝。任何胼胝只要有出血征象、变色、水疱形成等表现时，都应该及时找专业的医生、护士或足病治疗师进行科学规范处理。

（2）足（趾）癣：皮肤真菌感染可以成为伤口更为严重的感染的入口，表现为大量的小水疱，有神经病变时可能无瘙痒感。应在皮肤科医生指导下进行适当的抗真菌治疗，切忌盲目地滥用药物，以免引起不必要的副作用。日常生活中应注意：避免搔抓，避免热水洗烫，避免碱性过强的肥皂洗浴，宜选用透气好的鞋及棉质袜子，袜子洗后应用开水浸泡消毒，保持局部皮肤干燥，不与他人共用浴具。

（3）趾甲的真菌感染：这种感染对局部治疗常不敏感，往往需要在皮肤科医生指导下考虑进行全身性的抗真菌治疗。为了预防趾甲真菌感染的复发，应每天洗脚，洗完后擦脚时，脚趾之间部位一定要完全擦干。此外，要小心修剪趾甲，依照趾甲自然的形状进行修剪，不要剪得太靠近皮肤，指甲刀或剪刀用完之后要用开水浸泡或用碘酊消毒，趾甲剪完后一定要洗手，避免交叉感染至双手。

（4）足疣状突起：足疣状突起并不需要治疗，除非有疼痛或扩散（因为这些疣通常在两年之内会自动消失）。在这段时间内，患者会产生免疫力。治疗上可进行液氮冷冻治疗，局部可用水杨酸，或行外科切除。外科切除后，对其余的足趾应该进行必要的治疗，以免压力减低后产生表皮溃疡。

（5）糖尿病大疱：一般无明显诱因导致，常发生在四肢部位。小的水疱可用消毒剂擦拭，然后用无菌敷料包扎。张力大的大水疱发生时，应及时就医。医务人员在无菌操作原则下，对水疱内液体进行低位抽吸或排空，同时观察损伤的基底部分，损伤处用消毒敷料包扎保护。

（6）甲畸形的处理

1）甲生长过度（嵌甲）：人们为了适应趾腹的形状，而将趾甲修剪成圆弧形，将脚趾甲两侧边缘修剪得太深或太低，在这种情况下，如果再穿一双尖头鞋，就会将甲沟组织挤向趾甲，最终导致嵌甲。患了嵌甲后，首先表现为疼痛，即针刺样的疼痛，随后引起甲沟组织感染，临床上称之为"甲沟炎"。一旦出现甲沟炎，疼痛更加明显。患者应请外科医生手术拔甲，剥离或部分剥离嵌入趾甲；或由足病治疗师将甲边缘部分拔除，把甲根生发层进行处理，使趾甲边缘不再有新的趾甲长出，以达到彻底根治嵌甲的目的。

2）甲增厚和畸形：趾甲增厚常与真菌感染有关，足病治疗师常采用电锉或手术刀定期进行修正以降低趾甲的厚度。否则，鞋子压迫增厚趾甲易引起溃疡。甲畸形，也应由足病治疗师进行专业的处理。

第二节　高危足护理

糖尿病高危足是指患者有感觉神经病变和（或）足畸形、骨的突起；和（或）外周缺血的体征；和（或）曾患溃疡或截肢。目前足部皮肤完整无破损。

（一）高危足患者自查

每天检查足部，穿合适的鞋袜是预防足溃疡发生的重要事情。

通过自我检查方法可预防足溃疡的发生。首先必须注意足部卫生和健康，定期做足部检查以及早发现糖尿病足症状。足部检查应注意：首先，查看脚的外形、脚趾、趾甲是否存在不正常的挤压；是否有胼胝；是否有溃疡；脚的卫生状况和趾甲的修剪；足部皮肤颜色；是否有肿胀；是否有因鞋袜造成的压痕和发红；每个趾间、脚面、脚底、脚后跟是否有皮肤破损、真菌感染；然后，用凉的金属体轻轻触碰脚部皮肤，检查脚部皮肤是否感觉到凉，并用 37～37.5℃的温水浸泡双脚，询问其本人是否感觉到温热，如果没有感觉，表示双脚已有明显的温度感觉减退或缺失。之后，用手背放在脚背上滑动，从踝以上缓缓滑至脚趾，感觉有无温度变化，若感觉足皮肤温度凉，提示下肢末端缺血，热则提示有感染；同时，检查有无肿胀或水肿；测试感觉有无异常；用手指轻触脚踝前方，触摸足背动脉搏动及搏动的强弱，并与正常人足背部动脉搏动情况进行比较。如摸不到或搏动细弱，表示足背动脉供血不足，这种情况常提示在足背动脉上端有大动脉血管狭窄或梗阻。可用棉花捻成尖端状，轻轻滑过脚底皮肤，看自己是否可以感觉到，如果没有感觉则表示轻触觉消失或减退。再来试试重触觉：用大头针（或缝衣针）钝的一端轻轻触碰脚部皮肤，看是否有感觉，如感觉差，表示触觉减退。糖尿病足常见症状为肢端感觉异常，如麻木、针刺感、灼热及感觉减退等，呈手套或短袜状分布，有时痛觉过敏，出现肢痛，呈隐痛、烧灼样痛，夜间及寒冷季节加重，振动感减弱或消失，触觉和温度觉有不同程度减弱。足部疼痛是常见症状之一，可出现刺痛、灼痛、凉痛。

高危足患者要注意以下几个事项：下肢及足部皮肤干燥、无汗，变脆皲裂，毛发脱落，皮温下降，皮色变暗。最典型的症状是间歇性跛行、休息痛及夜间痛；手足麻木、刺痛、烧灼感，甚至感觉丧失；足部肌肉萎缩，屈伸肌张力失衡；部分患者出现自发性水疱；部分患者还会出现足背动脉搏动减弱甚至消失。

（二）定期去医院进行足部检查及糖尿病并发症筛查

患者每1~3个月来门诊足部检查护理。包括疾病史（溃疡截肢史等）、生活习惯（赤脚）、家庭状况等。脚的外观检查也很重要，因为足畸形是导致糖尿病足的重要原因（图9-1）。同时对周围血管、感觉神经进行评估。

（三）非溃疡病变处理

糖尿病足高危人群，即使小小的损伤都有可能引发溃疡，因此，当出现胼胝、脚癣、趾甲增厚、趾甲真菌感染等应到专科的门诊由专业的人员来进行修剪，防止损伤。

1. 增厚处理　趾甲增厚是老年人常见的情况。老年人由于趾甲的钙减少、铁元素增多，常表现为增厚、坚硬、扭曲、卷甲畸形、嵌甲等，当患有糖尿病时，下肢微循环障碍，趾甲甲板下组织角化增生过度，进一步导致甲板增厚，与甲床紧密相连，进而压迫相邻组织，增加足溃疡发生的危险。及早发现、适时正确地修剪趾甲对老年患者预防足溃疡的发生发展有着重要的意义。白姣姣等人设计了专门针对糖尿病足患者的趾甲修剪工具，并制订了规范的趾甲修剪技术，取得了良好的效果。具体操作方法：①修剪前先软化趾甲，用37℃左右的温水浸泡双足30分钟左右，擦干水分，特别是趾缝间；②患者采取平卧位，操作者用带手柄的探舌将头端探入趾甲与皮肤接触的间隙底部，以帮助引导趾甲修剪探入到适宜的部位，避免误伤。使用新型糖尿病足专用趾甲钳将钳端自探舌引导处探入间隙处、钳端咬合对准趾甲，再夹断趾甲；③用趾甲挫沿趾甲弧形面朝一个方向修磨趾甲边缘处，使之浑圆；④用碘附棉签消毒被趾甲受压的皮肤组织。操作过程中注意不要误伤周围组织。该技术采用带有手柄舌状探舌来帮助操作者找到坚硬趾甲与皮肤间的适宜间隙，避免了趾甲钳在钳端探入时误伤皮肤组织。该趾甲钳的选择设计方面，考虑到常规的趾甲钳由于张开后开口幅度太小，无法伸进已经嵌在甲缘的趾甲边缘，结合了趾甲钳与普通剪刀的优点，避免了刀头误伤患者趾甲附近皮肤组织的风险，提高了操作者使用的安全性。

2. 趾甲真菌感染的护理　老年糖尿病患者趾甲真菌感染发生率为85%~93%。趾甲真菌感染的常见临床表现为趾甲增厚、钩甲、嵌甲、甲剥离等，如不及时治疗，容易引起局部的疼痛和压迫症状，使患者活动受限，增加患者足溃疡的发生风险。发生趾甲真菌感染的患者，应尽早到规范的足病中心进行趾甲的治疗和护理。

（1）钩甲：钩甲的临床表现为甲板增厚、扩大，使其呈羊角状或牡蛎状，弯曲向下生长。修剪时应从甲板外侧和甲缘下慢慢向内侧和深部探查，边修剪边分离（图9-1）。

（2）嵌甲：嵌甲是指由于甲板嵌入周边甲皱襞导致甲沟软组织受压，易发生感染，严重者发生甲沟炎。修剪时应从甲缘下压迫点内侧缘开始探入，慢慢向压迫点滑行探查，分离清除后慢慢修剪。

（3）甲剥离：甲剥离是指甲板从远端开始逐渐与甲床分离，并向近端延伸，循环受阻和外部创伤，均可导致甲分离。从分离翘起的部位开始修剪，逐渐向近端，将趾甲剪薄。

剪除完毕后，将甲缘挫圆磨平，并修剪周围角化坚硬的组织，注意修剪要轻柔缓慢进行，避免损失趾甲周围组织。修剪完毕局部消毒，并涂抹抗真菌药物。常用的药物有1%联苯苄唑乳膏，可以采取局部药物封包法，及局部用药后采用保鲜膜封包，每晚一次，晨起后去除。

3. 胼胝的护理　胼胝发生在压力或摩擦部位，通常与足底持续高压及不合适鞋有关（图9-4）。处理方法用解剖刀定期进行清除，去除胼胝使局部压力减少。削除胼胝时用手将足部皮肤绷紧；禁止将胼胝用水泡软，容易使胼胝与正常组织的分界线混淆；对不能卧床

193

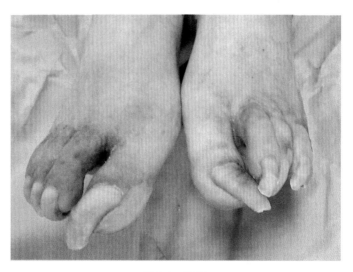

图 9-1　钩甲

休息的患者不能削得过薄。

健康教育:对患者及家属进行针对性、简单、有效及持续性健康教育。鞋袜和溃疡发生直接相关,指导鞋袜选择、减压治疗、足畸形保护等。告知发现出血、变色、水疱形成表现时及时到专科就诊。

（金鲜珍　宋美利）

第三节　溃疡足护理

糖尿病足发病初期,皮肤有浅表的开放性损伤,无或者轻度感染,伤口边缘周围炎性波及小于 2cm。常见情况如:胼胝压迫皮下组织引起的破溃;烫伤、鞋子磨破引起皮肤水疱或者血泡;切割伤等。

一、糖尿病足溃疡的评估

（一）全身评估

患者的年龄,全身疾病,血糖,血压,有无糖尿病的并发症,全身营养状况,重要脏器功能(特别是心、肺、脑、肾等重要脏器功能)。

（二）局部评估

1. 神经血管功能的评估　糖尿病溃疡足常分为神经性溃疡、缺血性溃疡和神经-缺血性溃疡。每种溃疡处理的原则不同,因此,处理前要先分析溃疡的原因,进行相关的检查。作为临床医务人员,处理前要常规检查患者足部的外形,有无关节的变形,皮肤的颜色、温度、动脉搏动和足部感觉。如单纯由神经病变引起的溃疡,足部血液循环良好,足部往往温暖,足部动脉搏动良好,感觉麻木或感觉异常等。

2. 局部创面的评估　创面局部评估包括溃疡的部位、大小、深度、周围皮肤状况、创面颜色、渗液、局部感觉,有无感染等。临床常用一些分级系统进行临床的评估,最常用的为Wagner 分级系统。

二、糖尿病足溃疡的护理

（一）水疱、血疱的处理

1. 水疱　查明原因防止复发。如压力性溃疡、缺血性疼痛、异物通常先于水疱存在。是否有感觉神经受损；下肢动脉粥样硬化；尿毒症水肿、鞋子压迫等因素影响。

2. 处理方法　小水疱可不必处理，待其自然吸收；大于 1cm 以上的水疱在全面消毒情况下用刀片在最低处做切开引流疱液，碘附纱布包扎使其干瘪；尽量保持疱皮完整，可以很好地保护创面；如果水疱已经破裂，怀疑污染则直接清除。

（二）神经性溃疡护理

1. 伤口处理　进行全身治疗同时清创。增生期可以根据渗液多少选择新型敷料如藻酸盐、泡沫或水胶体敷料，保持伤口适度湿润。

2. 溃疡减压治疗　畸形足趾采用硅胶托缓解脚趾间的压力。足底溃疡，可以用泡沫敷料或羊毛毡剪比伤口大 5mm 的洞。每周更换一次，保持干燥，如果潮湿立即更换，此方法简单，经济实用。使用治疗鞋如前足减压鞋和后足减压鞋缓解压力。

（三）缺血性溃疡护理

1. 伤口处理　不宜主动清创。保持干燥，尽量控制感染，在全身情况得到改善，血管重建治疗后，才可以根据血供情况进行清创，而且清创宜缓不宜急，临床常采用"蚕食状"清创，在下肢血管评估，足部血运恢复，溃疡稳定不发展后逐步清理创面。禁止使用自溶性清创（肢体缺血情况下造成溃疡扩大和（或）加重感染）。糖尿病足缺血的患者，在缺血状态改善前，盲目的清创，可能会导致局部微循环障碍加重，溃疡创面扩大，截肢率增加。在清创过程中，要考虑足功能的保留，对于健康的组织，要避免钳夹等损伤性操作，对于间生态组织，可以适当的保留，待界限完全清楚后，再行清除，对于足底肌肉及负重区域皮肤，要尽量地保留，为后期的修复及足功能的保留创造条件。

2. 糖尿病足溃疡的中医治疗　中医将糖尿病足下肢病变称为"脱疽"。我国著名中医专家奚九一教授将糖尿病足皮肤损害归为湿犯皮损。将其临床表现归纳为水疱症，湿糜或浅溃疡症、皲裂或鳞痂症、跖疣性溃疡、趾丫甲癣症。采用清热利湿的治疗方法。内服药物有：①陈兰花颗粒；②茵陈、山栀、黄芩、黄连等。外用药物：①海桐皮、威灵仙、皂角刺煎洗；②当归 15g、独活 30g、桑枝 30g、威灵仙 30g 煎汤熏洗后外敷肌玉红膏。

（四）健康教育

足部溃疡要以预防为主，日常在鞋袜的选择时要注意，选择柔软、宽松、舒适的鞋袜，避免穿小鞋。每日检查鞋子和足部，特别是足底，发现损伤或非溃疡病变尽早处理。对于血管功能受损的患者，可进行足部功能锻炼促进侧支循环建立，每日可做足部运动 30~60 分钟，如甩腿运动、提脚跟-抬脚尖运动、下蹲运动等。也可以做 Burger 运动：患者平卧，先抬高患肢 45°，1~2 分钟后再下垂 2~3 分钟，再放平 2 分钟，并作踝部伸屈或旋转运动 10 次，如此每次重复 5 次，每天数次。中医建议行足部按摩：从趾尖开始向上至膝关节，经行间、三阴交、足三里、冲阳、阳陵泉等穴位进行按摩，早、中、晚各一次，每次 10 分钟。

【典型病例1】

患者，男，54 岁，发现糖尿病 13 年，2 天前购买一双新皮鞋，今日发现右足底跖骨区有一水疱破裂，有清亮泡液流出（图 9-2），局部肤色正常，感觉和温度觉减退，患侧足背动脉搏动正常。处理：常规消毒创面，清除破损疱皮（图 9-3），局部使用银离子泡沫敷料（图 9-4），换

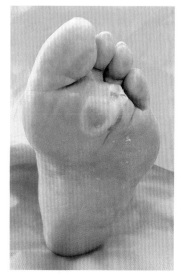

图 9-2　水疱破裂

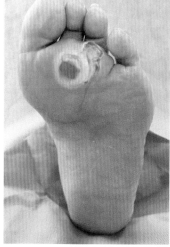

图 9-3　清除破损疱皮

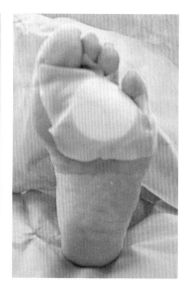

图 9-4　局部使用银离子泡沫敷料

药 7 天伤口愈合。

　　思考:引起此患者足底水疱的原因是什么? 为了防止复发,如何对他进行针对性健康教育?

【典型病例 2】

　　患者,男,56 岁,发现糖尿病 8 年,因左足外侧面胼胝处皮肤发紫就诊(图 9-5)。处理:评估患足外侧皮肤发红皮温高(图 9-6),足背动脉搏动正常,保护性痛觉缺失。局部清洁消毒后修剪胼胝,见其下溃疡形成(图 9-7),内敷料选用抗菌肽凝胶敷料,外敷料采用泡沫敷料。健康教育:局部避免受压,3 天换药 1 次,3 周后愈合。

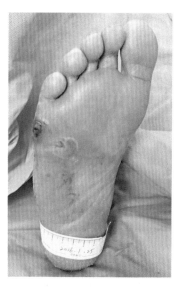

图 9-5　左足外侧面胼胝处皮肤发紫

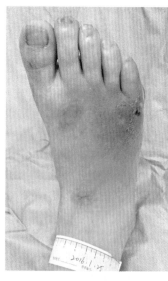

图 9-6　患足外侧皮肤发红

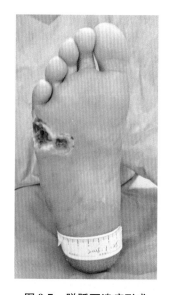

图 9-7　胼胝下溃疡形成

思考:该患者足底胼胝形成的原因是什么? 为了预防溃疡发生,采取什么护理措施?

第四节 感染足护理

糖尿病足感染是糖尿病患者截肢的重要因素。糖尿病足患者由于其全身免疫应答系统损伤,局部血管、神经及足部骨骼外形的改变,使糖尿病足合并感染后的治疗异常复杂。

一、糖尿病足感染的评估

(一) 全身评估

患者的年龄,全身疾病,血糖,血压,有无糖尿病的并发症,全身营养状况,重要脏器功能特别是心、肺、脑、肾等重要脏器功能。患者有无体温升高等全身中毒症状。血液生化检查,特别是血常规的检查,有无白细胞升高。

(二) 局部评估

1. 神经血管功能的评估检查患者足部的外形,有无关节的变形,皮肤的颜色、温度、动脉搏动和足部感觉。必要时行血管造影等影像学检查。

2. 糖尿病足感染的诊断

(1) 糖尿病足感染的诊断要考虑3个因素:①伤口周围有红肿热痛等炎症性反应存在;②伤口有脓性分泌物;③全身中毒症状,如发热、寒战、白细胞升高等。糖尿病的患者由于局部血液供应和感觉障碍,局部红肿热痛可能不典型。全身症状也有可能因为患者免疫系统的损害而不是很明显,因此,一旦确定存在感染,要给予充分的重视,患者往往表现比较轻,临床上可能会根据表象而低估感染的严重程度,而且,糖尿病足感染可能会迅速发展,危及患者的生命。深部组织间隙感染的诊断:首先清创,锐性清除伤口部位坏死组织,包括坏死的足趾。窦道探查:伤口部位探针探及皮下窦道。肤色改变:可以观察窦道外皮肤有不同于足部其他部位肤色的改变,暗红色,肿胀,局部温度可以升高或者降低。穿刺确诊:用20ml注射器,16号穿刺针头穿刺,抽出坏死组织或脓性分泌物确诊。

(2) 创面的细菌培养:创面的细菌培养是明确感染的重要方法。操作者要注意正确地留取标本,在伤口清洗完毕后,可以采用刮勺在伤口的基底刮取组织碎片,也可以抽吸伤口的分泌物,或者将外科清创过程中的组织,存放于无菌的培养容器中送检。在伤口清洗前,直接留取分泌物,可能会导致标本污染,影响结果。对于有全身中毒症状的患者,可以留取血培养标本,细菌培养应在使用抗菌药物之前留取。可靠的细菌培养可以指导临床抗菌药物的应用和局部敷料的应用。

(3) 感染严重程度的判断:判断感染的严重程度要考虑感染累及的范围、部位、深度、有无缺血等因素。临床常分为浅表感染、深部感染及急性深部组织感染。浅表感染见于早期,表现为蜂窝织炎、疼痛、局部发热及脓性分泌物表现。深部感染见于感染晚期,表现为脓肿、骨髓炎、化脓性关节炎等。急性深部组织感染,由某一个足趾的感染引起,可以迅速扩散到足底间隙,局部压力升高诱发筋膜室综合征,造成动脉血流急剧减少和组织坏死。细菌直接从一个腔隙向另一个腔隙扩散,发展迅速,病情危急,是导致截肢的主要原因。美国感染疾病学会和国际糖尿病足病工作组建议将感染程度简单分为非威胁肢体的感染和威胁肢体的感染。非威胁肢体的感染是指那些表现为浅表溃疡、下肢无明显缺血、探针不能触及骨或关节、感染的蜂窝织炎不应超过溃疡或伤口边缘的2cm,无全身中毒症状。威胁肢体的感染常表现为蜂窝织炎超过溃疡或伤口边缘2cm,存在深部溃疡和严重的下肢缺血、可出现全身中毒症状、探针探查可触及骨及关节。在糖尿病足PEDIS分类系统中,将感染的严重程度分为4级。1级指临床上无感染的症状;2级感染为轻度感染,感染局限于皮肤及浅表的皮下组织,溃疡周围蜂窝织炎的范围≤2cm,无全身感染中毒症状;3级感染为中度感染,患者全身状况良好,代谢平稳,但有蜂窝织炎范围≥2cm,或伴有淋巴管炎,感染可累及浅筋膜、肌肉、肌腱、骨或关节,可有深部组织脓肿、关节炎、骨髓炎、坏疽等;4级感染为重度感染,表现为中度感染的局部表现同时伴随全身的中毒症状及代谢紊乱,如寒战、高热、心动过速、白细胞计数升高、严重的高血糖,甚至低血压、昏迷等。

二、糖尿病足感染的治疗

(一) 全身治疗

血糖的控制对糖尿病足感染的治疗至关重要,对于糖尿病足合并感染的患者,必须有内分泌医师加入诊疗计划的制订,进行全身状况的评估和全身疾病的治疗。对于出现全身中毒症状的患者,应进行早期、足量、足疗程的抗生素治疗。抗生素的选择最好依据细菌培养的结果,选择敏感的抗生素,但是在培养结果出来之前,需要经验性应用抗生素。表浅的溃疡、症状轻、时间短、未治疗的感染常为革兰阳性菌,深部感染多为革兰阴性菌或混合菌。厌氧菌常存在于有坏死、深部组织感染或者有粪臭味伤口。MRSA和铜绿假单胞菌常在患者接受过住院或者社区治疗后出现。通常轻到中度感染1~2周足够;更严重感染需要2周或更长时间;骨髓炎患者存在感染骨组织,抗生素用药需要6周以上;如果感染的骨组织被完全切除或者截肢,用药时间就可以缩短2周。

(二) 局部伤口的处理

1. 神经性感染足 在感染早期炎症未局限时不能急于清创,有局限性脓肿并有波动感或者窦道时,应在全身治疗基础上及时切开排脓减压,避免挤压或冲洗,以免感染沿着肌肉间隙扩散;感染得到初步控制后要加强清创力度,去除失活组织;清创时要注意保护正常的肌腱韧带,有利于足部功能恢复。

2. 缺血性感染足 避免大范围清创,锐性清创时手法轻柔,尽可能不损伤有生机的组织;采取有效方法引流脓液。切口选择要在脓腔张力最高点或与窦道相连的最低点,尽量避开足的承重摩擦部位,并且要避开足底血管、神经走行,及顺行切开。

3. 急性深部组织感染 急诊切开引流,去除坏死和感染组织以减轻腔隙内压力,切开受累及的腱鞘和筋膜。切口选择:足底正中脓肿选择正中切口,足底两侧脓肿行侧方引流术。足底中央间隙脓肿需要急诊切开引流。糖尿病足急性感染,细菌穿过浅筋膜进入深部组织,引起深部组织间隙感染,是糖尿病足感染的严重的阶段,也是威胁肢体的主要原因。手术皮肤切开的时机和伤口护理的方法直接影响到伤口顺利愈合以及成功保足。

4. 进行皮肤切开 手术足外观为神经病变特征,其深部间隙感染多形成脓肿,极易发展为足底中央间隙脓肿。手术目的充分引流,同时方便清除坏死肌腱和感染的碎骨。手术方法:从伤口处皮肤切开至脓肿部位。如果中央间隙脓肿的,手术分两步完成。第一步:足底皮肤切开2cm的切口,通常会有脓液流出,用弯钳分离肌腱间坏死筋膜组织,探及足底中央间隙,充分引流。第二步:用探针探查从足趾伤口探到足底皮肤切口窦道后,从足趾伤口皮肤切开至足底伤口。切开后当日创面出血,用藻酸钙敷料止血,伤口用Ⅲ型安尔碘纱布填塞,多个棉垫加压包扎。

足外观为缺血性病变特征,其深部间隙感染多因足趾坏死,趾根部感染引起,表现为区域性皮肤暗红,皮下肿胀但不饱满,清除坏死足趾后沿着感染坏死肌腱可探及皮下窦道,合并厌氧菌感染有恶臭(图9-8)。手术方法:不建议使用利多卡因局部麻醉,全身使用止疼药物。从伤口边缘开始沿着窦道方向切开皮肤至变色皮肤和正常皮肤交界处,充分暴露感染坏死深部组织(图9-9)。通常出血不多,分开皮肤看到发黑坏死的肌腱甚至坏死的骨组织。锐性清除坏死组织后,Ⅲ型安尔碘纱布填塞,干纱布覆盖包扎。

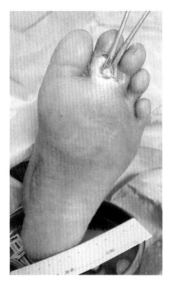
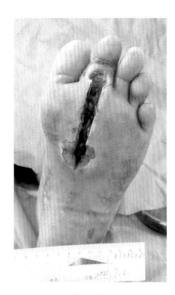

图9-8　深部组织感染,探查窦道　　　　图9-9　沿窦道皮肤切开,充分暴露

5. 伤口护理　对此类伤口而言,换药的过程就是持续的清创过程。根据伤口情况,选择合适的敷料行自溶性的清创,和锐性清创有效地配合,可以减轻疼痛和缩短病程。

神经病变足的深部间隙感染,可以选择具有抗菌作用又能有效引流的敷料,如选用具有抗菌作用的普朗特液体敷料浸湿纱布做引流,也可以用乳酸依沙吖啶纱条引流。如果是中央间隙脓肿,同时脚部水肿明显的,还可以配合伤口负压治疗。临床当中常用纱布进行填充,进行负压治疗的方法:常规清创后,使用生理盐水浸湿纱布,填塞伤口,注意纱布一定要填塞至伤口的最深处,但不可填塞过紧,感染严重的伤口,可配合具有抗菌作用的液体敷料使用,如普朗特等,用其浸湿纱布填塞伤口,浸泡15分钟后,用纱布包裹一次性导尿管侧孔、并放置伤口中,薄膜覆盖封闭伤口,连接负压吸引装置,压力70~125mmHg之间,持续负压吸引,脚趾等易漏气部位使用防漏膏密封。每日或隔日换药。足部水肿消退,感染控制,伤口进入增生爬皮阶段,根据渗出量和换药间隔时间选择藻酸盐、水胶体或泡沫敷料,银离子敷料可以延长换药时间间隔。

缺血性病变足的深部间隙感染,首先要确保有效充分的引流,坏死组织的清除应采用"蚕食"清创的办法,不宜过急,可以联合血管外科,改善血管状况,局部敷料选择具有抗菌引流作用的敷料即可,通常清创结束时伤口也接近愈合。

（三）健康教育

糖尿病患者足部感觉血运往往受损，在日常生活中，应保持足部清洁卫生，避免局部损伤，出现非溃疡病变应及时就诊，不可以自行在家中处理，小小的损伤，往往就是感染的诱因。足部检查时发现局部异常就应到医院就诊，对于足部的溃疡等要及时诊治，避免严重感染的发生。

【经典病例3】

患者，女，56岁，因左足第1足趾溃疡感染就诊，患糖尿病18年，血糖控制不佳，空腹血糖在12.3~18mmol/L，临床诊断:2型糖尿病，糖尿病视网膜病变，高血压高危，心功能三级，糖尿病血管病变，糖尿病肾病，尿毒症透析5年。左足静息痛，因疼痛影响睡眠。左足第1足趾溃疡开始（图9-10），感染沿着肌腱发展，经过7次皮肤切开术，足内侧（图9-11），外侧（图9-12，图9-13），足中央发生感染时候依次切开（图9-14），使用抗感染凝胶敷料，经过7个月，伤口愈合（图9-15）。半年后患者复查时，患肢已经能走路（图9-16），对其进行健康教育，建议其穿足底减压鞋，防止溃疡复发。

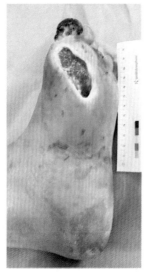

图9-10　第二次皮肤切开

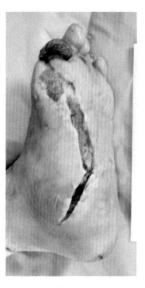

图9-11　第三次皮肤切开

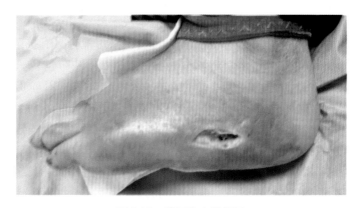

图9-12　第四次皮肤切开

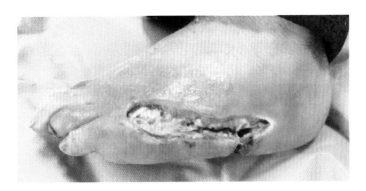

图 9-13　第五次和第六次皮肤切开

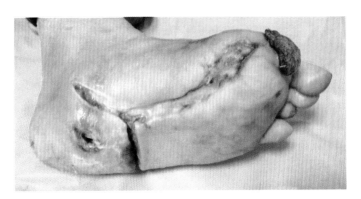

图 9-14　第七次皮肤切开

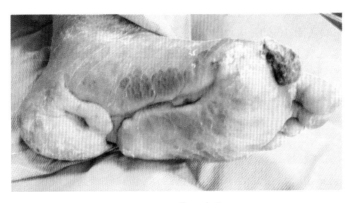

图 9-15　伤口愈合

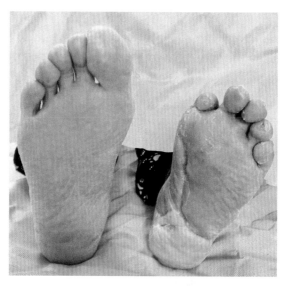

图 9-16　半年后复查情况

　　病例点拨：足外观为缺血病变特征，尽早的皮肤切开，方便清除坏死组织，控制感染，同时缺血皮肤得到充分减压，血供改善，挽救了皮肤，就保障了伤口愈合和保足的成功。

　　抗感染凝胶除了长效抗菌，延长换药时间间隔外，有很好的保湿自溶性清创作用，能让我们清创时做到"切之不出血，触之软如泥，夹之不收缩"。缓解了缺血性病变足疼痛，还最大限度地保存了有活性的肌腱，对于足部功能恢复有很重要的意义。

　　【经典病例 4】

　　患者，男，57 岁，于 2015 年 12 月 14 日就诊于我院内分泌科，主诉左足趾发黑疼痛 1 月余，左足肿胀伴高热 3 天，内分泌科以糖尿病足感染、感染性休克收住。患糖尿病 19 年，患乙肝 6 年，糖尿病肾病 2 年，平时血糖波动在 11.8 ~ 18.3mmol/L，入院时患者全身状况差，精神萎靡，血压 92/57mmHg，脉搏 125 次/分，呼吸 30 次/分，体温 35.7℃，血糖 29mmol/L，白细胞 $25×10^9$/L，血红蛋白 90g/L，白蛋白 16g/L，伤口细菌培养提示鲍曼不动耐药菌感染。入院后使用敏感抗生素静脉滴注，泵入胰岛素控制血糖。12 月 15 日局部评估见左足水肿明显，足底脓肿形成，足底感觉麻木，足背动脉弱，ABI0.5。清除坏死足趾，探查通向足底的皮下通道，经行皮肤切开术，见大量脓液流出，伤口可见 75% 黄色坏死组织，25% 红色组织，清洗伤口后，行细菌培养，局部清创后，采用皮肤黏膜型安尔碘进行伤口填充引流，外用纱布，每日换药一次，使用 3 天后，改用银离子脂质水胶体进行伤口填充引流，使用 2 天，患者水肿逐渐减轻，伤口为 75% 红色组织，25% 黄色组织，伤口内可探及多个腔隙，12 月 20 日开始使用无菌中药油纱布敷料进行填充，12 月 25 日，换药第 10 天，伤口为 100% 红色组织，伤口渗液为大量淡黄色渗液，患肢水肿消退，逐渐清除伤口内坏死的骨组织。2016 年 1 月 4 日，换药见伤口开始缩小，伤口边缘有粉色上皮生长。1 月 19 日，使用 0.01% 纯次氯酸敷料局部湿敷 15 分钟后，覆盖脱细胞真皮敷料，并填充伤口通道内，外用碳纤维敷料，每周换药 1 次。2 月 2 日，伤口周围皮肤可见湿疹，局部涂抹曲咪新乳膏后湿疹消退。2 月 27 日换药见伤口周围皮肤干裂，皮肤瘙痒，局部涂抹液体敷料后瘙痒缓解。3 月 7 日伤口全部愈合（图 9-17 ~ 图 9-29）。

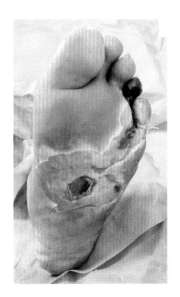

图 9-17 清除足底坏死组织和脓液

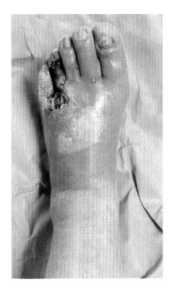

图 9-18 首次接诊时足背部照片

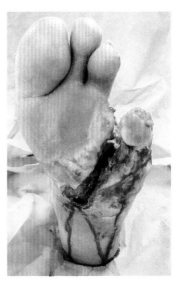

图 9-19 皮肤切开后皮下褐色坏死组织

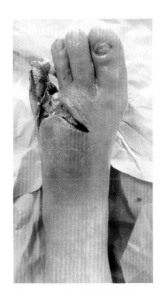

图 9-20 足背脓肿部位皮肤切开减压排脓

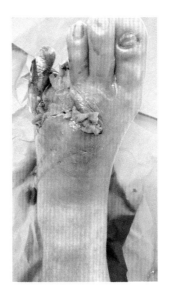

图 9-21 安尔碘黏膜消毒剂浸湿纱布填塞引流

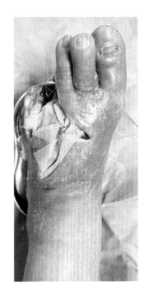

图 9-22 伤口使用 SSD 延长换药间隔

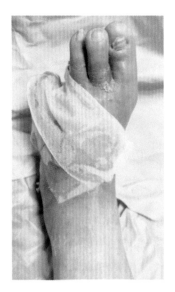

图 9-23　使用无菌中药油纱布

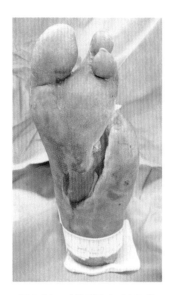

图 9-24　创面用 0.01％纯次氯酸湿敷

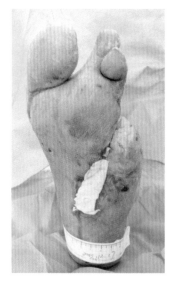

图 9-25　伤口窦道内填塞真皮基质敷料

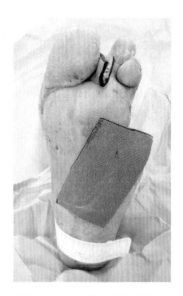

图 9-26　外用碳纤维敷料覆盖

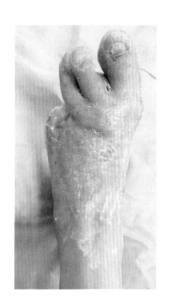

图 9-27　曲咪新乳膏处理皮疹

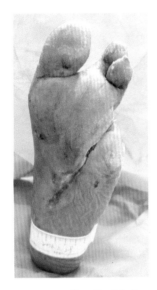

图 9-28　伤口接近愈合

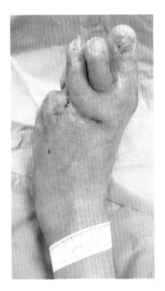

图 9-29　足部伤口愈合

病例点拨:由于深部间隙感染(甚至脓肿形成)的临床症状不典型,而肌腱、筋膜及皮下组织坏死先于皮肤存在,误诊错过手术皮肤切开减压的时机,紧接着出现皮肤缺血坏死而不可挽救。对于深部间隙感染的诊断,及时实施皮肤切开手术,目的充分引流,同时方便清除坏死肌腱和感染的碎骨。足外观为神经病变特征多形成脓肿,需要切开引流。已经形成足底中央间隙脓肿,立即切开引流,去除坏死和感染组织以减轻腔隙内压力,避免发展为全足感染。本病例开始采用银离子油纱,不仅可以有效引流,银离子具有抗菌的作用。后期由于患者经济问题,改用中药油纱,也取得了良好的效果,中药当中有很多去腐生肌的药物,对治疗糖尿病足有一定的疗效。在伤口肉芽新鲜后,为了加快愈合速度,本病例采用了脱细胞真皮,外用碳纤维敷料,联合使用,每周换药 1 次,使用后伤口很快收缩,最终伤口愈合。

【经典病例 5】

患者,男,62 岁,以"发现血糖高 15 天,双足肿胀 5 天"之主诉就诊,诊断:糖尿病,糖尿病足并感染,在外院行切开引流,伤口负压治疗术,医生建议行截肢手术,因患者拒绝,转入我院内分泌科。首次评估,患者神志清楚,轮椅推入,消瘦,全身使用抗生素治疗,每日睡眠 4 ~ 6 小时,担心截肢,情绪焦虑,生命体征均正常,空腹血糖 11.3mmol/L。伤口局部评估:左足底及足背、第一足趾与第二足趾间可见创面,足背 12cm×5.5cm×4.5cm(图 9-30),中间可见 2cm×2cm 的组织颜色为黑色,第 1 足趾与第 2 足趾间软组织离断,创面渗血,使用藻酸钙止血(图 9-31),足底 6.5cm×4cm,均为红色组织。处理:①控制血糖,进行糖尿病足及胰岛素注射等相关糖尿病教育。②血管神经评估:测量 ABI 为 0.7。局部感觉麻木,存在神经病变。③局部伤口处理。创面使用水胶体油纱保护(图 9-32),外用盐水纱布,吸痰管置于纱布中,使用薄膜敷料封闭伤口,伤口持续负压治疗,负压值−75mmHg(图 9-33)。治疗 50 余天,足背伤口肉芽过长(图 9-34),使用泡沫银离子敷料(图 9-35),足底伤口愈合(图 9-36),治疗 4 月余,伤口全部愈合(图 9-37)。

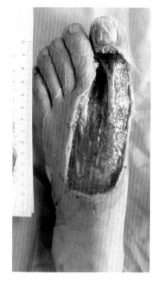

图 9-30　足背坏死组织清除

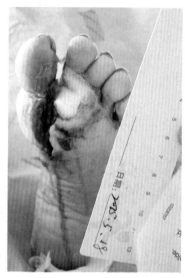

图 9-31　藻酸钙止血

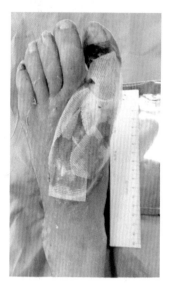

图 9-32　水胶体油纱保护

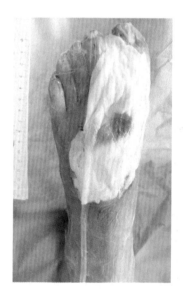

图 9-33　持续负压治疗

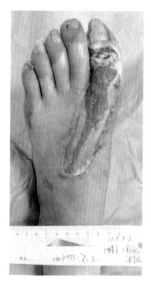

图 9-34　足背伤口肉芽过长

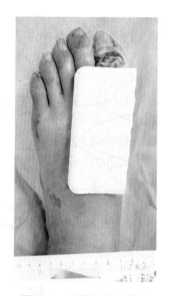

图 9-35　泡沫银离子敷料

　　病例点拨与思考：该患者足趾间隙感染，有效充分的引流是治疗关键，负压治疗在伤口主动引流方面有很大的优势，但是在应用之前要充分评估患者局部的血管情况，对于缺血严重的患者，负压则有可能加重局部的缺血而导致伤口局部组织坏死，应该特别注意。请您思考一下，该患者伤口愈合后，我们应该给予哪些方面的健康教育呢？

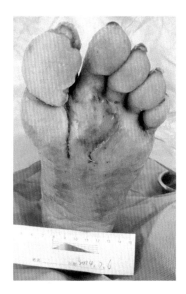

图 9-36　足底伤口愈合

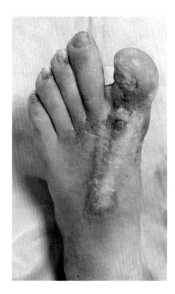

图 9-37　足背伤口接近愈合

【经典病例 6】

患者,男,58 岁,以左足感染就诊。临床诊断:2 型糖尿病,左足神经病变,糖尿病足感染。患者患有糖尿病 18 年,空腹血糖 16～18mmol/L。局部评估:左足踝部以下红肿明显(图 9-38),足趾苍白,足底可见脓肿形成(图 9-39),行足底切口引流术(图 9-40),引出大量脓液,清除大量的坏死组织,使用液体敷料局部填塞引流,感染控制后局部使用中药油纱布填塞,经过 36 天,伤口愈合(图 9-41)。

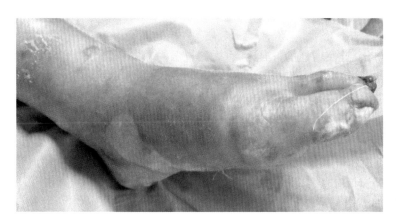

图 9-38　左足踝部以下红肿

207

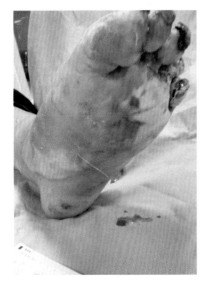 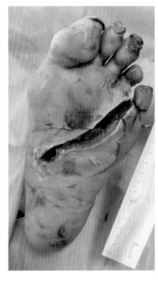 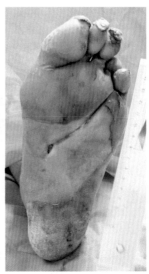

图 9-39　足底可见脓肿形成　　　图 9-40　足底切口引流　　　图 9-41　伤口愈合

第五节　坏疽足护理

糖尿病足坏疽是指皮肤与皮下组织(肌肉、肌腱、关节或骨)持续性坏死,提示不可逆损害,需要通过清创或者手术去除坏死足趾才能治愈。

一、糖尿病足坏疽的评估

(一)全身评估

患者的年龄,全身疾病,血糖,血压,有无糖尿病的并发症,全身营养状况,重要脏器功能特别是心、肺、脑、肾等重要脏器功能。患者有无体温升高等全身中毒症状。血液生化检查,特别是血常规的检查,有无白细胞升高。

(二)局部评估

1. 神经血管功能的评估检查　患者足部的外形,有无关节的变形,皮肤的颜色、温度、动脉搏动和足部感觉。必要时行血管造影等影像学检查。评估患者神经血管的功能,辨别引起坏疽的原因,对伤口局部处理方法的选择非常重要。

2. 糖尿病足坏疽的分类

(1)湿性坏疽:患者足背、足底、趾跖部红肿,局部可有波动感或已破溃,局部渗液或分泌物较多,可见黄色或黑色的坏死组织,可有肌腱外露。

(2)干性坏疽:坏疽部位组织多呈黑色,渗出少或没有渗出。

二、糖尿病足坏疽伤口的护理

(一)神经性坏疽足清创

1. 神经性湿性坏疽　全身状况良好的湿性坏疽是进行外科手术清创的主要指征,主要原则控制感染,去除所有坏死组织,截除坏死足趾,清创术后应尽量开放伤口以利于引流。

2. 神经性干性坏疽　不宜过早处理,应等炎症减轻,坏死与正常分界清楚,自坏疽分界线处切除足趾或从跖骨关节处离断,感染轻、血供良好可一期缝合。

(二) 缺血性坏疽足

1. 缺血性湿性坏疽　伴有严重扩散感染时,湿性坏死组织应该马上去除,采用中心负压主动引流促使湿性坏疽变为干性坏疽。

2. 缺血性干性坏疽　清创时机把握对伤口愈合、疾病转归及至患者生命都有非常重要的影响。笔者多年经验觉得局部缺血伤口清创原则完全符合中医外科护场理论。所谓"护场","护"是指一种自身防御体系,"场"是指自身防卫体系在局部所形成的防御范围。对于缺血性伤口,清创时机就是护场形成。缺血性伤口愈合过程呈现出"黑-黄-红-粉"四期变化,而四期的代表物质基础分别为坏死组织、变性组织、肉芽组织和上皮组织。伤口局限,肉芽组织从变性组织基底部出现,提示护场形成,则伤口能够顺利通过四期变化而愈合。如果护场没有形成而贸然清创,结果伤口扩大威胁肢体乃至生命。伤口周围护场形成判断,主要从伤口周边皮肤和伤口内部肉芽两个方面进行观察。护场形成,则伤口周边皮肤向伤口内部收缩塌陷,颜色变深呈环形包绕伤口,与正常上皮组织有明显的红色分界线,邻近伤口可见上皮生长,伤口内部肉芽鲜红,有光泽,分泌物较少。而未形成护场的伤口,周围皮肤肿胀,与正常组织无分界,邻近伤口的皮肤呈鱼口状外翻,边缘苍白,伤口内部肉芽水肿,颜色晦暗,并有脓血样分泌物。严重缺血坏疽护场难以形成,如果坏死组织只局限于足趾,在进行血管治疗前应尽量避免外科治疗。即使进行了血管重建手术,也仍然不能贸然截除坏死足趾。对于严重缺血足跟部坏死,应尽量控制感染让其干燥,对已形成干性黑痂不能进行清创。对于老年人血管闭塞严重患者,即使是经过血管介入等治疗,血供的改善是有限的,并不能满足伤口愈合的需要,保留坏死的足趾是必要的。

(三) 混合性坏疽足

糖尿病足坏疽足往往同时伴有血管和神经功能障碍,血管功能的判断对伤口的预后及处理方式有着重要的作用,因此,换药前要常规进行血管功能的评估。对于混合型坏疽足,尽量先纠正缺血状况,改善局部循环,清创要遵循缺血性坏疽的清创原则,伤口愈合后,在健康教育中要重点强调对足的保护,对易受压部位进行保护,防止复发。

健康教育:糖尿病足坏疽是严重的糖尿病并发症,也是导致糖尿病患者截肢的重要因素,每日足部检查,发现足趾变色是要及时诊治。对于缺血性足病的患者,一定要戒烟,局部可进行功能锻炼,促进侧支循环建立,发现下肢冰凉、间歇性跛行等情况及时到血管科就诊,改善血管状况,尽量避免严重的足部坏疽。神经性坏疽的患者多由于不当的足部护理引起,伤口愈合后应注意采取保护措施,如穿减压鞋等,防止再次复发。

【经典病例7】

患者,男,39 岁,以左足组织发黑就诊。临床诊断:1 型糖尿病,视网膜病变。空腹血糖 20mmol/L。左下肢 ABI0.3,足背动脉未触及。伤口局部评估:左足第 3、4 足趾逐渐发黑(图 9-42),疼痛,夜间休息时加重,足趾根部可见脓性分泌物,恶臭,足底肿胀,足底皮肤约 4cm×5cm 发黑。消毒、清洁局部伤口后,清除坏死足趾,足底进行切开引流,局部使用抗菌肽功能性敷料凝胶保湿换药。换药 2 个月,伤口愈合(图 9-43 ~ 图 9-48)。

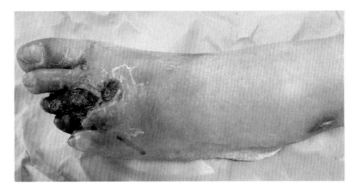

图 9-42　接诊时足背照片

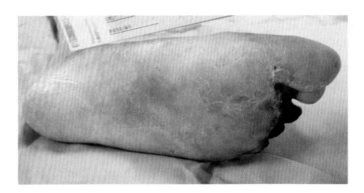

图 9-43　接诊时足底照片

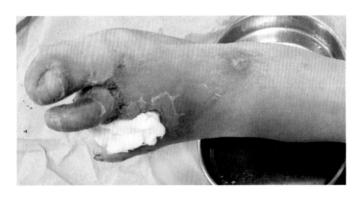

图 9-44　清除坏死组织

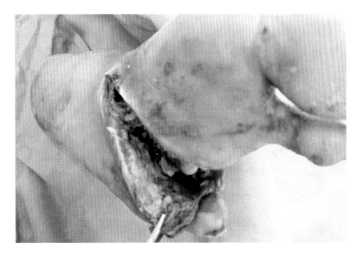

图 9-45　足底皮肤切开清创

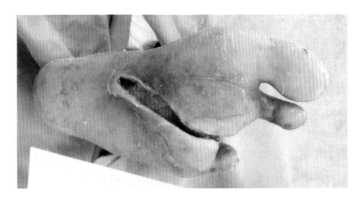

图 9-46　逐渐清创伤口新鲜

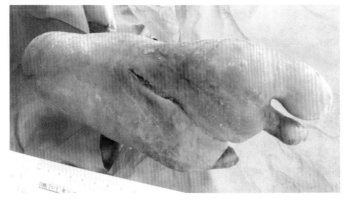

图 9-47　足底伤口愈合

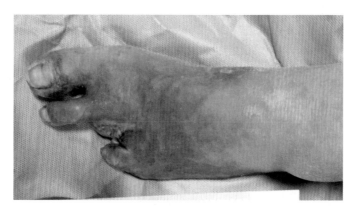

图9-48　足背伤口愈合

　　病例点拨:该患者足趾缺血伴随感染,足底感染引起局部明显肿胀,局部皮肤发黑坏死,及时切开减压不仅能有效控制感染,也有效地挽救了局部的皮肤,为后期愈合提供了基础。当干性坏疽伴随局部感染时,要及时有效地切开引流,在治疗过程中,血管的治疗与血糖的控制对伤口愈合至关重要。

　　思考:该患者在清创前,还需评估哪些内容,全身还需给予哪些治疗?

　　【经典病例8】

　　患者,86岁,女,患糖尿病21年,因左足足趾坏死就诊。近日来左足第2、3、4足趾溃烂坏死并脱落,第1足趾发黑坏死,因患者高龄,患有糖尿病肾病,肾衰竭,高血压极高危,心功能三级,不能耐受截肢手术,患者及家属也拒绝截肢,遂进行换药治疗。测量左下肢ABI0.4,足背动脉未触及。请血管外科会诊,给予扩血管药物治疗,监测血糖变化,血糖波动在12~19mmol/L,请内分泌科调整胰岛素剂量,并对患者进行饮食指导。局部伤口处理:伤口局部消毒、清洁,局部使用0.01%纯次氯酸进行湿敷,蚕食清创,逐渐清除坏死的第1足趾,感染控制后,局部使用中药油纱布,创面清洁后使用藻酸盐填充创面,外用纱布棉垫。患者伤口逐渐缩小,后因疾病死亡(图9-49~图9-51)。

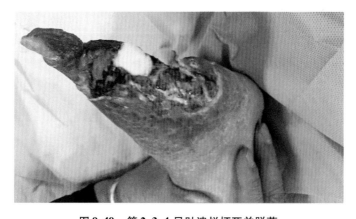

图9-49　第2、3、4足趾溃烂坏死并脱落

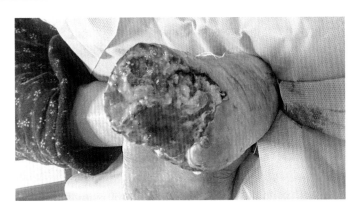

图 9-50　清除第 1 足趾

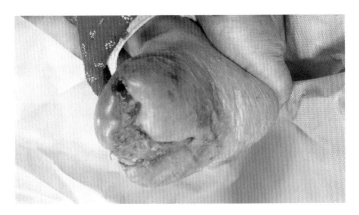

图 9-51　伤口逐渐缩小

病例点拨：该患者高龄，全身往往合并多种疾病，伤口换药过程切不可盲目求快，否则可能会加重足趾坏死的面积或者使创面扩大。

第六节　不可保留足护理

糖尿病足不可保留足是指足底中央间歇感染导致全足感染或全足坏疽。此类足病通过治疗和护理，足的功能也难以保存，往往需要截肢（图 9-52）。

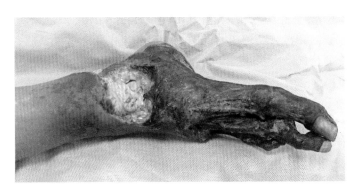

图 9-52　不可保留足

一、糖尿病足不可保留足的评估

(一) 全身评估

全足感染或坏疽的患者,一定要全面评估患者的全身状况,评估患者年龄,全身疾病,血糖,全身营养状况及重要脏器功能,判断其能否耐受截肢的治疗。同时要评估患者的心理状况及家庭支持情况。大范围截肢的患者30% ~50%都无法自主活动,可能长期需要照顾,而截肢后身体外形的改变,也使许多患者难以接受。

(二) 局部评估

神经血管功能的评估:局部神经血管功能的评估,决定患者截肢的范围和平面。截肢平面的准确把握可以提高截肢的成功率。局部伤口评估包括坏疽的范围、渗出的情况等。

二、糖尿病足不可保留足的护理

(一) 对坏死组织做相应的处理

1. 清除脓液,保持引流通畅,变湿性坏疽为干性坏疽,为后期截肢做准备。

2. 全身情况不能耐受截肢手术者做好伤口局部处理,控制感染,保持局部湿润,促进肉芽组织生长,条件成熟可以做局部开放性截肢。

3. 严重缺血情况姑息性处理。控制感染,保持干燥,延缓坏死范围发展。

(二) 健康教育

全足坏疽的患者,往往病情比较重,患者无法穿鞋袜,要注意患侧肢体的保暖与清洁。对患者进行截肢相关知识的教育,讲解截肢的重要性,同时指导其截肢后的生活护理。

【经典病例 9】

患者,男,78 岁,患糖尿病20 年,糖尿病肾病6 年,高血压5 年,冠心病5 年,左足足趾全部发黑,因患者全身状况差,无法行动脉造影检查,左足足背动脉、胫后动脉未触及,ABI 测不出 (图 9-53)。患者因无法耐受截肢手术,选择保守治疗,局部换药,变湿性坏疽为干性坏疽,延缓恶化。

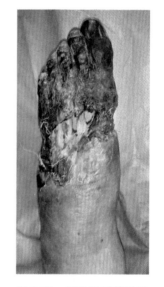

图 9-53　无法耐受截肢手术保守治疗

病例点拨: 此患者,全身状况极差,难以耐受截肢手术,治疗时需谨慎,保持局部伤口清洁,避免感染即可,不可以盲目清创或截肢,伤口局部治疗,一定要结合患者全身的情况。

【经典病例 10】

患者,男,86 岁,以糖尿病足并感染收住。临床诊断:2 型糖尿病,糖尿病肾病,高血压极高危,冠状动脉粥样硬化。全身评估:患者意识淡漠,体温 38.6℃,血糖 22mmol/L,白细胞 13.8×10^9/L。伤口局部评估:患者左足第 1 足趾及周围组织发黑,破溃,恶臭,足底肿胀,左足胫前、胫后动脉均未触及,踝部血压测不出。因患者全身状况差,无法耐受截肢手术,给予全身抗菌素抗感染治疗,局部伤口给予清创引流,足底脓肿深达踝部,清除坏死组织,使用

0.01%纯次氯酸局部湿敷引流。因患者足部血管已闭锁,坏死仍继续扩大,换药清创坏死软组织,充分引流,患者体温逐渐下降,全身感染症状得到控制,局部使用抗菌肽功能性敷料凝胶保湿自溶性清创,最终将坏死的骨组织及软组织全部清除,患者整足全部清除,踝部残肢创面肉芽新鲜后,使用脱细胞真皮,外用碳纤维敷料,经过8个月的换药,患者残肢伤口愈合(图9-54~图9-63)。

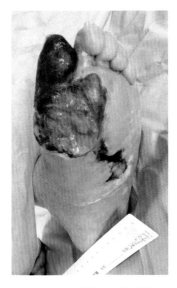

图9-54 感染深达踝关节

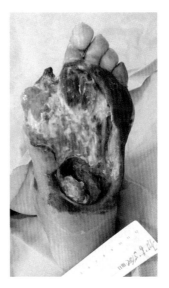

图9-55 持续清除湿性坏死组织

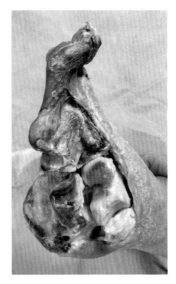

图9-56 变湿性坏疽为干性坏疽(足外侧)

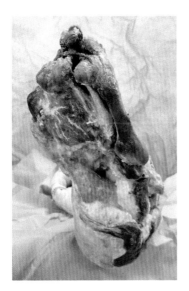

图9-57 变湿性坏疽为干性坏疽(足底部)

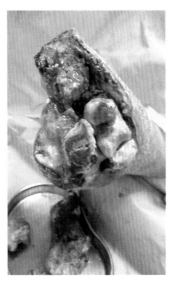

图9-58 清除坏死骨组织

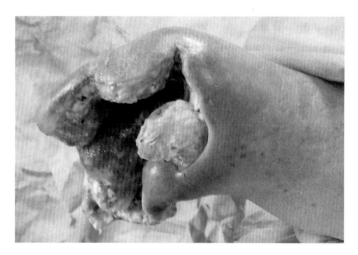

图 9-59　封闭伤口

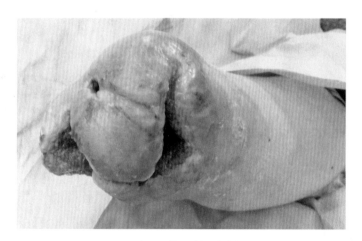

图 9-60　伤口创面新鲜

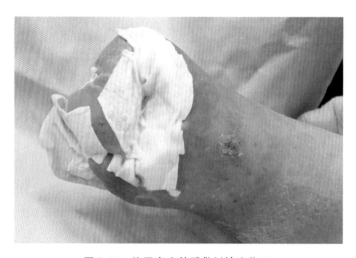

图 9-61　使用真皮基质敷料填塞伤口

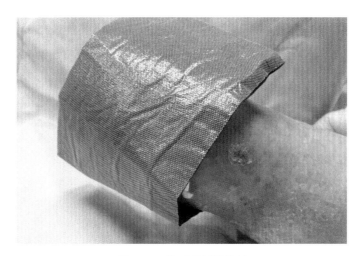

图 9-62　外用碳纤维敷料

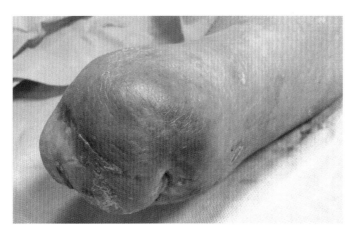

图 9-63　伤口愈合

　　病例点拨:对于不可保留足的处理,在患者不能耐受截肢手术时,局部的感染会严重威胁患者的生命,及时地切开引流,变湿性坏疽为干性坏疽,控制感染,对于挽救患者的生命有着重要的意义。

(阮瑞霞　吴永红)

参 考 文 献

1. 黄德斌,李晓行,邵芬,等.糖尿病足发生多重耐药菌感染的危险因素分析.中国全科医学杂志,2012,15(5c):1689-1691.

2. 许樟荣,冉兴无.糖尿病足规范化诊疗手册.北京:人民军医出版社,2015.

3. Eneroth M,van Houtum W.H. The Value of Debridement and Vacuum-Assisted Closure(V.A.C.)Therapy in Diabetic Foot Ulcers. Diabetes Metab Res Rev,2008,24(Suppl 1):76-80.

4. Attinger C.E,Janis J.E,Steinberg J,et al. Clinical Approach to Wounds:Débridement and Wound.

5. Coerper S,Sch affer M,Witte M,et al. Impact of Local Surgery on the Healing of Refractory Diabetic Foot Ulcer-

ations. Foot Ankle Surg,2001,7(2):103-107.

6. 孙素芬,陈金虎,魏立民.不同方法治疗糖尿病足 Wagner Ⅲ 级创面的效果观察.现代中西医结合杂志,2013,22(11):1203-1204.

7. 付小兵.慢性难愈合创面防治理论与实践.北京:人民卫生出版社,2011:82,361-363.

8. 潘志军,李建兵.临床软组织修复学.北京:科学技术文献出版社.

9. 徐强,张朝晖.护场理论在治疗糖尿病足创面中的应用.新中医,2012,44(2):1-2.

10. 白姣姣,孙皎.老年糖尿病患者顽固趾甲修剪技术的临床应用评价.老年医学与保健,2014,20(4):250-252.

11. 曹烨民,张朝晖.糖尿病下肢病变中医治疗思路.北京:中国中医药出版社,2015.

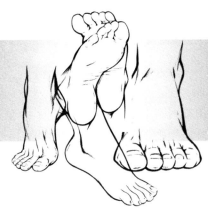

第十章 糖尿病足截肢与护理

第一节 糖尿病足截肢

一、概述

糖尿病足是糖尿病患者由于长期合并神经病变和各种不同程度末梢血管病变而导致的下肢感染、溃疡形成和(或)深部组织的破坏。据统计在美国,约25%的糖尿病患者在一生中会合并足部创伤。每年会有2%的糖尿病患者成为足部创伤的新增病例,其中15%以上需要进行截肢。糖尿病足使患者生活质量下降、并且治疗困难、医疗费用高、治疗周期长,给患者和社会造成沉重负担。由于糖尿病在全世界的发病率逐年上升,行截肢术的患者数量可能会有所上升。因此,在手术前根据临床检测结果和患者健康状况评估来选择一个合理、安全、有效的截肢平面对于患者的康复和生活质量非常重要。

(一) 糖尿病足截肢的流行病学

目前全球糖尿病患者约有4.15亿,预计2040年可达6.42亿。其中约60%的糖尿病患者来自亚洲。我国一项对全国14省市成年人调查研究发现,中国糖尿病和糖尿病前期患病率达9.7%和15.5%。在欧美国家5%~10%的糖尿病患者有不同程度的足溃疡,其中1%的糖尿病患者会被行截肢手术。美国每年进行的6万例非创伤性手术,其中超过一半是糖尿病足患者。糖尿病患者截肢率是非糖尿病患者的40倍之多。

国内报道糖尿病患者截肢具有年龄差异,在一项全国39家三甲医院2010年糖尿病足截肢患者的回顾性研究中发现440例患者中,老年截肢患者(≥60岁)占71.14%,中青年截肢患者(<60岁)占28.86%。老年糖尿病足截肢患者具有糖尿病病程较长、并发症较多、截肢Ⅰ期愈合率低、二次或多次截肢率高等特点。温州医科大学报告570例糖尿病足患者截肢率达15.4%,足背动脉搏动异常、饮酒、贫血和感染是主要危险因素。在一些特殊人群和地区截肢率较高,新疆维吾尔族糖尿病足患者研究中报道134例患者中有36例接受截肢手术,即截肢率达26.9%。分析原因主要为长期未接受正规降糖治疗。英国一项回顾性研究显示糖尿病足截肢患者右侧高于左侧,分析原因可能是大部分人起步或停步时惯用右脚,增加右脚负荷。

(二) 糖尿病足截肢的定义

糖尿病足国际临床指南的截肢定义为一个肢体远端被切除。尽量保留足末端对于保持残留肢体的平衡感很重要。日本研究显示足趾截肢和保留足跟的患者在出院后大多数可以自行站立行走。膝以下截肢患者行走比例为50%,而膝以上截肢患者几乎不能行走。糖尿病足截肢常见的几个类型如下。

1. 小截肢　小截肢指在踝关节及其以下水平关节离断,主要包括足趾关节离断术、趾列截肢术、横贯跖骨截肢术、Lisfrance 关节离断术、Chopart 关节离断术和 Syme 关节离断术。

2. 大截肢　大截肢指踝关节水平以上的截肢,主要包括膝下截肢(小腿截肢术)和膝上截肢(大腿截肢术)。

3. 重复截肢　先前截肢未愈合而再次从远端开始截肢。

4. 开放截肢、闭合截肢　按照创口关闭情况可分为开放截肢和闭合截肢。

(三) 糖尿病足截肢的目的及时机

对糖尿病足患者而言,截肢是一种导致肢体永久性残疾的手术,同时也是一种治疗性和修复性手术。一般 Wanger 分级(表 10-1) Ⅲ级和Ⅲ级以上经过降糖、抗感染等保守治疗无效,持续恶化、存在危及生命的因素时,常采取截肢手术。截肢的目的主要有清除坏死、病变组织,控制感染,缓解疼痛,减少死亡率,并且使患者获得相应独立的活动能力。截肢的指征主要有周围血管疾病、肢体缺血无法恢复,感染严重无法控制,供血明显障碍、无法恢复的创伤,或装配义肢更有利恢复健康和功能,溃疡恶变,先天畸形异常和功能上需要。

1. 大截肢的目的及时机　当创伤感染难以控制,面临败血症风险的情况,必须根据患者全身状况、临床病情、局部血流和坏死部位等多方面因素做出准确判断。继发于大动脉闭塞的广泛坏死已经破坏足部者,也可根据患者情况实施大截肢。另外当坏死和感染得到有效控制,但静息疼痛显著,无法回归正常社会活动的患者,也可以考虑截肢和康复锻炼。大截肢不仅给患者造成日常生活能力的下降和精神的创伤,其手术预后往往较差。大截肢的致残率、致死率非常高,如果没有良好的处理,50%的患者会在三年内死亡。

2. 小截肢首先进行末梢血运重建,再评价血流动力学情况,最后实施截肢手术。小截肢 5 年内保肢成功率为 70%~80%,患者能恢复自主步态,其他评价结果也远远高于膝下截肢的功能评定结果,手术死亡率低于 1%,术后 5 年生存率可达 43%,以往有三分之一的小截肢患者在 3 年内继续大截肢,现在大截肢的数量大大下降。

表 10-1　糖尿病足的 Wanger 分级法

分级	临 床 表 现
0 级	有发生足溃疡危险因素的足,目前无溃疡
Ⅰ 级	表面溃疡,临床上无感染
Ⅱ 级	较深的溃疡,常合并软组织炎,无脓肿或骨感染
Ⅲ 级	深度感染,伴有骨组织病变或脓肿
Ⅳ 级	局限性坏疽(趾、足跟或前足背)
Ⅴ 级	全足坏疽

二、术前截肢平面的判断

糖尿病足三大危险因素包括神经病变(自主神经病变、运动神经病变、感觉神经病变),周围血管病变和感染。随着医疗水平的提高,患者生存年限的延长,糖尿病足危险因素出现的机会增加。病情较轻的患者可采用降糖、抗感染等保守治疗,对于严重者单纯药物治疗效果不理想,常需进行截肢手术。

(一) 糖尿病足截肢手术的原则

糖尿病足治疗原则为力争不截肢、小截肢、少做大截肢,控制血糖,改善下肢血液循环,纠正足部畸形,积极治疗足部溃疡,控制足部感染和加强足部护理。关于糖尿病足截肢术,目前国际上尚无统一的标准个体化预测截肢平面,通常有两种不同的观点。一种方法倾向于大截肢,这样保护生命的同时可以保证切口愈合。但是大截肢患者生活质量及运动功能严重下降。另一种观点要求从远端足趾开始截肢,进而一步步行趾列截肢术、横贯跖骨截肢术、Lisfrance 关节离断术、Chopart 关节离断术、Syme 关节离断术、小腿截肢术,最后才行大腿截肢术。该方法可以最大限度地保留肢体残端,但是患者身体状况可能无法耐受多次手术创伤。因此截肢的范围需要根据溃疡生长部位和血管评估结果而定的同时,还应考虑患者手术后的生活状况。年轻患者应充分考虑肢体功能的恢复,截肢平面尽可能低,以便术后义肢的佩戴。老年患者手术应该去除病灶保证切口 I 期愈合。在此基础上,尽量做切除足骨为平面的小截肢、少做大截肢。在某些可能情况下,可选择局部开放性截肢。

(二) 糖尿病足截肢手术平面的选择

有研究报道显示,良好的血供是截肢残端愈合的前提,因此通过各种血管显影技术判断局部血管通畅及血供来指导截肢平面的判断是合理可靠的。截肢平面按照血管通畅程度来确定的原则如下:

1. 整条完全闭塞　　闭塞上方截肢;

2. 整条部分闭塞、侧支重建好　　坏疽上方截肢;

3. 阶段性闭塞血管　　介入、坏疽上方截肢;

4. 多阶段闭塞、侧支重建好坏疽上方截肢;

5. 多阶段闭塞、侧支重建差闭塞上方截肢。

Malone 等提出确定截肢平面的原则,使用血管重建术最大限度保留残肢,量化评估截肢平面,保证愈合的同时选择最远端截肢,有利于假肢的安装恢复,在康复的前提下缩短住院时间等。尽管这些原则具有一定的理论指导意义,但无法解决实际操作中截肢平面的选择。目前临床上仍有医生根据肢体颜色、皮温、外周动脉搏动、血管充盈等情况选择截肢平面,上述指标受主观因素影响较大,准确性受到限制,因此容易导致重复截肢。随着各种检查技术的发展,对糖尿病足脓肿、坏死的定位越来越精确,可以为外科截肢手术提供重要的参考依据。

1. 足背、胫后动脉搏动触诊　　用手来触摸足背动脉(踇长伸肌腱旁)或胫后动脉(内踝后下方)的搏动来了解足部大血管病变。若两条动脉搏动均可触及,提示该足严重缺血可能性小;若以上两条动脉搏动均消失,则应进一步对腘动脉、股动脉触诊,初步判断血管狭窄部位。

2. 踝动脉-肱动脉血压比值　　反映下肢血压与血管状态,正常值为 $1.0 \sim 1.4$,<0.9 为轻度缺血,$0.5 \sim 0.7$ 为中度缺血,<0.5 为严重缺血。重度缺血患者容易发生下肢或趾的坏疽。

3. 经皮氧分压监测　　皮肤经皮监测仪的特殊电极加热,氧气从毛细血管中弥散出来,可反映组织细胞的实际氧供应量。该检测可反映足部微循环状态,也反映周围动脉供血情况。如果测定结果低于 $30mmHg$,说明局部缺血,若低于 $20mmHg$ 则提示足部溃疡难以愈合。有研究显示选择合适的经皮氧分压平面作为合适的截肢平面可以避免过高的截肢,提高患者生存质量,同时也可避免重复截肢。有研究认为预测截肢平面的标准一般以经皮氧分压≥15～20mmHg 为标准,但也有研究认为其准确率只有 80%。

4. 彩色多普勒超声检查　该检查是常用的检测下肢血管狭窄、血流状态的手段,临床上作为判断下肢缺血程度的参考。下肢病变中多普勒超声检查敏感性为 91%,特异性达85%,总准确率达 89%～96%。结合患者临床表现及彩色多普勒超声结果综合考虑,截肢平面在多普勒超声检测动脉完全闭塞平面近 5cm 以上。但是由于空间分辨率较差,无法提供直观全面的病变信息。当伴有侧支循环不良或解剖变异等情况时往往对截肢平面的确定造成误判。B 超医师的操作水平及仪器状态也会影响结果的可靠性。有研究报道基于多普勒超声定位截肢平面术后再截肢率约为 30%。

5. 下肢血管造影(DSA)　DSA 是下肢血管检查和诊断的金指标,可以直接显示血管形态与走向、血管闭塞程度与部位,为截肢术前评估截肢平面提供重要参考依据。并且在检查过程中可行闭塞段球囊扩张、支架置入等治疗,降低截肢平面。其优点是对比分辨率高,血管显示清晰,对比剂浓度低、剂量少,实时动态功能检查,数字化信息储存。但是 DSA 仅能显示管腔投影,对横断面评价效果不良。并且 DSA 为有创操作,双下肢动脉造影需从健侧股动脉穿刺,将造影导管送至腹主动脉下端,操作相对困难,容易引发并发症。

根据 DSA 检查动脉血管闭塞及侧支循环建立状况综合分析后,结合患者临床表现,按照 DSA 评分标准(表 10-2)确定截肢平面。正常动脉:腘动脉、胫前动脉、胫后动脉及腓动脉各 10 分;完整的足部动脉弓 5 分;股深动脉 10 分,>50% 以上狭窄 5 分,>75% 以上狭窄 3分,闭塞 0 分,总分 55 分,各动脉评分累加后为最终评分。评分高于 25 分可仅行局部坏死组织清除或截趾;当分数介于 20～25 分时,行多趾或半足切除;当分数介于 12～19 分时,行膝下截肢;分数低于 12 分时,则需行膝上截肢。

表 10-2　DSA 评分标准

项　目	分数
一处动脉小于 50% 狭窄	−1
一处动脉大于 50% 狭窄	−2
一处动脉短段闭塞(<5mm)	−3
一处动脉长段闭塞(≥5mm)	−5
动脉正常腔到小腿下 1/3 处闭塞	−7
动脉正常腔到小腿上 1/3 处闭塞	−9
整条动脉闭塞	−10
多处动脉小于 50% 狭窄	−5
多处动脉大于 50% 狭窄	−6
多处动脉闭塞	−8
整条狭窄动脉(<50% 正常直径)	−6
部分通畅的足部动脉弓	−3
小腿上有丰富的侧支	+2
足背部有丰富的侧支	+1

6. 磁共振(MRA)　MRA 对于膝以下血管及足部动脉弓具有较高的敏感性和特异性,对于下肢动脉狭窄程度及范围的检测几乎可以代替 DSA。MRA 在狭窄动脉远端的血管影

像成像比 DSA 具有优越性。MRA 无创伤、无辐射、无碘造影剂过敏的危险、可重复性好,使多方向的影像检索成为可能,对即使有高度钙化的血管也可准确评价。但其缺点是常夸大狭窄程度,并且因为磁化现象无法评价置入支架部分的血管情况。

7. CT 血管造影术(CTA)　CTA 是指在静脉中快速注射造影剂的同时,利用 CT 扫描进行血管成像。CTA 具有高速、扫描范围广、无创、操作简单、直观显示、图像资料立体、清晰反映血管阻塞及狭窄情况等优势。有研究显示 CTA 用于评估周围血管疾病时和 DSA 具有相类似的效果,并且更安全、方便。目前关于 CTA 评价截肢平面的系统性研究较少,有必要进行前瞻性研究观察其准确性和安全性。目前 CTA 检查动脉血管闭塞平面参照 DSA 评分标准确定截肢平面(表 10-2)。

综上所述,糖尿病足患者截肢手术平面的选择既应当考虑努力保留残肢,也应当考虑避免重复截肢,促进伤口愈合。因此,医生应当充分考虑各方面因素,根据患者自身条件选择适当的辅助检查手段,结合临床表现及体格检查确定合理的截肢平面。

(王悦　杨益民)

第二节　糖尿病足截肢术围术期护理

一、糖尿病足截肢术围术期常规护理

糖尿病足坏疽又称糖尿病性肢端坏疽,是糖尿病患者由于合并神经病变及各种不同程度末梢血管病变而导致的下肢感染,溃疡形成和(或)深部组织的破坏。它是糖尿病后期血管、神经并发症之一,是糖尿病患者致残的主要原因之一。糖尿病患者经积极保守治疗后患肢病变难以改善,坏死、感染难以控制,不得不进行截肢治疗。为了减轻患者痛苦,配合截肢手术治疗,围术期的护理是十分重要的,它是糖尿病足截肢手术成功的重要保障。

(一) 术前护理

1. 足部护理

(1) 指导患者绝对卧床休息,并将患肢抬高;观察其皮肤温度、足趾活动、知觉、动脉末梢搏动情况,并做好记录;糖尿病足坏疽患者会出现肢端痛,温觉障碍,嘱患者勿长时间双腿交叉,以免压迫血管、神经。

(2) 对足部分泌物做细菌培养及药敏试验后,选用相对敏感的药物,如头孢他啶、莫西沙星、头孢曲松钠等。

(3) 溃疡面每天换药,清除分泌物后用无菌敷料包扎。严密观察患者的体温及下肢肢体的局部变化。

(4) 健侧肢体的足部护理非常重要:指导患者每日定时检查足部有无异常、伤口,每晚睡前用温水泡脚,水温不宜过高,以促进足底血液循环。用软布擦干双脚,修剪趾甲并把边缘磨光滑,穿松紧适宜的鞋袜,每天更换袜子。注意保暖,不可使用热水袋、电热毯等加热足部,避免烫伤。适当进行足部和腿部的运动,以促进血液循环,预防健侧糖尿病足的发生。

2. 饮食护理及血糖控制　饮食治疗在糖尿病患者病情控制方面具有非常重要的作用,是治疗糖尿病的基本措施。

(1) 饮食护理:需向患者及其家属介绍饮食对治疗糖尿病的重要性,在控制血糖的前提下加强营养。糖尿病患者由于控制饮食,平时进食不多,容易出现低蛋白性营养不良。在饮食上应该控制碳水化合物和脂肪的摄入,但不减少蛋白质的摄入。糖尿病足坏疽患者因感染消耗大,应适当增加热量,最好由营养师制订食谱。饮食搭配做到营养均衡,兼顾个人口味爱好,注重饮食的色、香、味和易吸收性。指导患者定时、定量进餐,适当补充维生素及营养物质,控制代谢紊乱。

（2）积极控制血糖:每日定时测空腹、餐后血糖,必要时可使用胰岛素泵,根据结果调整胰岛素的用量。胰岛素的注射与饮食时间相配合,为手术做准备。其血糖控制标准以空腹血糖在 8mmol/L 以内,餐后 2 小时血糖在 11mmol/L 以内方可实施手术。

3. 心理护理　患者长期受到糖尿病的折磨,加上要面临致残手术,常常表现为烦躁、焦虑、抑郁、恐惧,甚至悲观绝望,对治疗失去信心。上述心理特点易对手术及术后的恢复产生不利影响。因此,术前要对患者做好耐心的心理指导。我们要有针对性地评估患者的需求,同情、理解患者的心情,给予精神上的安慰,耐心讲解糖尿病坏疽截肢的必要性和不截肢的危害性,并介绍以往成功的病例,鼓励患者要有战胜疾病的信心,使其积极、主动地配合治疗及护理。

（二）手术后护理

1. 病情观察　手术返回病房后,嘱患者去枕平卧、禁饮食 6 小时。心电监护,每 30 分钟监测生命体征及血糖,病情稳定后改为每 2 小时监测 1 次。氧气持续吸入,4L/min。指导患者进行有效咳嗽、咳痰,保持呼吸道通畅。保持静脉通道通畅,给予输血、输液及补充水电解质等处理。观察并记录截肢处伤口敷料的渗血渗液情况。

2. 下肢残端护理　残肢垫高 20°～30°以利用静脉回流减轻肿胀。保持残端敷料清洁干燥,及时换药。术后 48 小时内要密切观察伤口有无出血现象,床头备好止血带。保持伤口引流管通畅,记录 24 小时引流液的量、性质、颜色的变化。为了持续吸引伤口内的渗血、渗液,减少组织反应,引流管一般于术后 3～5 天拔除。残端妥善包扎,所有骨突出均用软绵垫保护。弹力绷带包扎应松紧适宜,包扎过紧易引起肿胀、疼痛、淤血等并发症;包扎过松起不到早期加压止血的作用,还会引起伤口敷料不稳、脱落等,容易导致伤口感染。3 天后将残肢维持在伸展位或固定于功能位,预防关节僵硬及肌肉挛缩。定时翻身、拍背,加强基础护理。残端完全愈合后,应经常给予均匀的压迫、按摩、拍打和蹬踩,逐渐增加残肢的负重,加强残肢面的韧性和肌肉力量,为安装假肢做好准备。

3. 功能锻炼　术后功能锻炼是促进患者恢复生活能力的重要方法,护理上应告知患者加强残肢功能锻炼的重要性,协助其克服害怕术后伤口疼痛以及切口渗血等消极思想,积极主动地进行功能锻炼。根据病情指导患者循序渐进地进行残肢功能锻炼。术后 24 小时可在床上开始残肢部分的被动肌肉运动及抬起、放下运动;拆线后可进行肌肉的主动运动、抗阻力运动及残肢关节伸屈运动,并进行残端软组织收缩训练,如局部轻拍、按摩肌肉等。用力不能过猛,因糖尿病患者,尤其是老年患者,病程时间长,存在肢体远端的神经病变,局部感觉迟钝,营养障碍,一旦出现局部皮肤损伤,很难愈合且易引发感染。此外,每天用弹力绷带包扎残端多次并给予均匀的压迫,有利于局部肌肉的收缩及定型,促进血液循环。指导患者用残端蹬踩物品,由软到硬,次数和强度逐渐增加,为将来安装假肢做准备。

以下是文献中记载的一套具体的康复训练方法,以供参考:

（1）床上操:术后 6 小时,鼓励患者在床上做一些简单的运动。如上肢运动、深呼吸运动、抬臀等。抬臀方法:弯曲健侧膝关节,健足与双肘共同支撑床铺,腰部稍用力向上挺,将臀部抬起,如此既可以防止臀部皮肤因长期受压而形成的压力性损伤,又可以锻炼双上肢和健侧下肢肌肉的力量,为日后的下床做准备。术后1~2天,练习髋、膝关节屈伸动作。残肢抬高不可超过2天,躺卧时不应让残肢垂下床缘。截肢后不宜鼓励患者早日床上坐起或离床进行残肢运动训练。一般术后3~4天开始练习床上坐起,做健肢的运动和残肢关节的伸屈运动,同时应注意残端皮肤的按摩、拍打,提高皮肤的耐磨、耐压性,为装配义肢做准备。

(2)上下床方法的指导:上床前患者先移至健侧床边,健腿先离床并使足部着地,由护士或陪人抬起上身使残肢离床,再扶助步器站起。要密切观察患者病情变化,预防体位性低血压的发生。上床时,按相反方向进行,即残肢先上床。

(3)身体平衡的练习:应先由卧位到半卧位到坐位再站起,开始站立时必须有专人进行看护,扶双拐站稳后开始练习行走,严防摔倒。

4. 营养支持与血糖控制　术后6小时可进流质饮食,给予低脂、低糖、高蛋白、高维生素的饮食,在补充新鲜水果时要先注意血糖的控制情况,并以含糖量少、水分多的水果为宜。总体做到定时、定量、定餐,以稳定血糖。再次评估患者的营养状况,保证能量供应,维持水电解质平衡,可使用胰岛素泵强化降糖治疗,并密切监测血糖谱的变化。在截肢术后,患者体重将随患肢的丢弃而减轻,此时应根据新体重重新计算胰岛素用量和时间。术后1周血糖波动范围一般较大,且术后2周内出现低血糖的风险显著增高。护理人员必须密切观察患者注射胰岛素后的表现,一旦出现头晕、心慌、乏力、大汗淋漓等症状要考虑低血糖的发生。可以将饼干、糖果等放置于床头或上衣口袋内,及时进行补充。

5. 心理护理

(1)倡导尊重和关爱护理:糖尿病足患者在截肢术后容易产生孤独感、无用感,甚至负罪感或被遗弃感等不良情绪。护士对患者表现出的反常行为和言语应持理解态度,给予他们更多的尊重、关心和爱护,使其重新树立自信心和自我价值感,以坦然的心态对待截肢,使患者愿意把自己的顾虑、担心和烦恼告诉护士。

(2)寻求社会支持系统的帮助:对于截肢患者来说,家庭和社会的关心无疑是一副良药。护士要充分利用和发挥家庭与社会支持系统的功能,鼓励患者家人多陪伴患者,以减少其孤独感;并教育家属不要大声训斥患者或在患者面前表现出不快,避免其情绪波动,使其顺利度过手术期,尽早康复。

(3)加强疾病知识宣教:与患者、家属一起分析病情,讲解治疗措施的重要性,让他们共同参与到治疗护理中去;使他们理解围术期使用胰岛素的重要性,从而积极配合治疗护理。对胰岛素依赖的患者,需在住院期间教会患者或其家属注射胰岛素,并告知注射胰岛素的注意事项。

(4)树立正确的疾病观:注重开导患者采取积极乐观的态度面对疾病,介绍术后恢复较好的患者经验。多给患者身残志不残的积极心理信号,树立起患者战胜疾病的信心。

6. 疼痛护理　术后患者回到病房后,疼痛依然存在,首先应减轻患者的精神紧张和焦虑,帮其调整至舒适体位,避免压迫患肢。一些患者认为手术后就可以不再疼痛,所以会出现失望、不满等消极情绪。因此,我们要及时指导患者正确对待伤口疼痛及幻觉痛。术后第1~3天内疼痛发生率高达90%,术后常用镇痛泵24~48小时来缓解术后伤口疼痛,48小时后口服氨酚羟考酮片。一些截肢患者在术后一段时间内对已经切除的肢体存在一种虚幻的感觉,尤其是术前曾有长期严重疼痛病史者更易发生,疼痛多为持续性,以夜间为甚,特点和程度不一。因为幻肢痛属于精神因素疼痛,药物治疗虽有止痛和暗示作用,但并不能解决根本上的问题,且易形成药物上的依赖性,因此不主张使用镇痛剂。应以心理治疗为主,用理解和同情的态度去关爱患者,耐心倾听他们的诉求。教会他们一些简单的缓解疼痛方法:如松弛法、想象法、听音乐等方法,效果良好。如影响夜间睡眠时,可酌情给予镇静催眠的药物,保证睡眠质量,以利于疾病早日恢复。

7. 预防术后并发症 糖尿病足患者的抵抗力低,易发生感染(如肺部感染、尿路感染和切口裂开与延期愈合、局部坏死)。在护理上应做到:

(1) 保持伤口敷料清洁干燥,一旦污染须及时换药;

(2) 根据患者的全身情况和切口愈合情况,延长拆线时间或予以间断拆线。

(3) 患者躺、坐时不要让残肢垂于床缘或长时间处于屈膝位,以免影响局部血液循环。

综上所述,配合手术治疗,做好围术期的护理对糖尿病足截肢术患者的预后极为重要。由于患者多为老年人,伴随着多种疾病,所以更依赖于护理。了解和掌握糖尿病足坏疽截肢围术期的护理方法至关重要,针对性的护理指导是确保手术成功和使患者尽快康复的有利条件。

二、糖尿病足截肢术后并发症护理

(一) 出血和血肿

多由于大血管结扎不牢靠致线结脱落,止血不彻底,使闭塞萎陷的血管重新开放,血栓脱落,包扎加压不够以及受到意外创伤等所致。

护理措施:

1. 床旁准备止血带,以备大出血时及时止血。告知家属不得随意取走。

2. 床旁交接班,严密监测生命体征,注意倾听患者主诉,观察伤口渗血情况。

3. 术后 24 小时松动引流物,并于术后 48 ~ 72 小时取出。拔除引流物时可适当压迫周围组织,若发现大量积血流出,则应延缓取出引流物,并立即加压包扎。

4. 引流物取出后如发现残端血肿,可在无菌条件下行穿刺抽吸,并加压包扎。

5. 对严重大出血或血肿反复发生者,需手术探查止血。

(二) 残端不愈合、感染

糖尿病患者由于自身免疫功能下降,伤口愈合慢、容易感染。无论是残端软组织感染还是合并骨髓炎,都会使病情加重,延长愈合时间,并形成较大面积的瘢痕。在周围血管疾病的病例中(尤其是糖尿病)感染发生率较高。

护理措施:

1. 做好术前准备 积极治疗容易合并感染的疾病。术前有针对性地应用抗生素,术中注意无菌操作,严格清创。认真止血,尽可能排除易感染因素。

2. 术后嘱患者平卧位,将残肢抬高 30° 并制动,以促进局部血液回流,减轻肿胀,利于伤口早期愈合。加压包扎松紧度应适宜。根据术中情况留置引流物。

3. 严密观察患者的体温变化,感染一般发生在术后 3 ~ 10 天,注意保持床单的整洁。保持伤口敷料的清洁干燥,及时做局部渗出液的细菌培养及药敏试验,有针对性地使用抗生素。

4. 保持空腹血糖在 10mmol/L 以下,以预防高血糖造成的伤口愈合困难及感染。

5. 发现局部感染后,可拆除部分缝线,及时引流。严重感染或特异性感染(如气性坏疽)应完全开放伤口,积极抗感染治疗。必要时需在更高位置再行截肢术。

6. 如出现伤口不愈合的情况,应根据伤口的大小进行处理小伤口给予换药处理;伤口过大还应酌情给予肢体修整术。

(三)坏死

当截肢平面选择不当,残端组织血运不良如皮肤捻挫、剥脱、皮肤缝合时张力过大、血肿等均可造成皮肤坏死。手术中处理不佳导致渗血、操作粗暴加重组织损伤,清创不彻底、术后包扎不当,换药不及时等因素也可导致皮肤坏死。

护理措施:

1. 应注意患者的全身和局部情况 血清白蛋白水平低于 3.5g/dl 或淋巴细胞总数低于 1500/ml 的患者伤口愈合困难,补充营养可以促进伤口愈合。吸烟患者应立即戒烟。

2. 一般情况下,皮缘的坏死经换药等治疗可自行愈合;单纯的较大面积皮肤坏死,可行游离植皮或皮瓣覆盖;皮肤和深层组织的严重坏死常提示残端血供不足,截肢平面不够,应迅速做近端平面的再截肢。

(四)残端水肿或萎缩

常由于残端过短或肢槽不合所致,结果造成局部血液和淋巴循环障碍,残端水肿加剧,进而导致肌肉萎缩。如果后期出现残端水肿可引起近端狭窄,导致残肢充血。

护理措施:

1. 术后抬高患肢,促进静脉血液回流,注意 2 天后肢体放平。

2. 早期包扎有助于减少水肿,注意避免因近端包扎太紧而造成一个球形残端。应及时松解,并用弹力绷带包扎。

3. 石膏绷带和立即性假肢可减轻残端水肿。使用石膏时应注意观察,防止松脱。

4. 加强活动锻炼,改善局部血液循环。

5. 如残端过短或假肢槽不合适,易造成局部挤压。影响血液循环,加剧残端水肿进而出现肌肉萎缩,应及时更换合适假肢,局部行按摩、理疗,并加强功能锻炼。

(五)残肢疼痛

截肢术后出现残端疼痛的原因很多,主要有神经残端组织再生,形成神经瘤;残端组织挤压、牵拉;残端炎症血肿对症治疗;骨质增生、死骨残留等都会引起疼痛。

护理措施:

1. 对术后常规出现的伤口疼痛,可应用镇痛剂和镇静剂,以缓解患者痛苦。

2. 对残端感染、血肿,应及时给予对症治疗。骨质增生、死骨残留者可通过手术切除骨刺、清除死骨。

3. 术后理疗、热敷、按摩、适当变动假肢套筒,可避免局部的挤压与牵拉,均可减轻疼痛。

4. 对神经瘤引起的顽固性疼痛,可通过手术切除局部瘢痕组织和神经瘤。

(六)幻肢觉和幻肢痛

50% 以上患者可发生幻肢觉或幻肢痛。患者常主诉冷、热、潮湿、刺痛等症状,且多为持续性疼痛,以夜间为甚,其特点和程度不一,但少有剧烈疼痛。引起幻肢疼痛的病因尚不明确,因此也缺乏有效的治疗。

护理措施：

1. 术前做好解释宣传，使患者建立充分的思想准备。术后引导患者注视残端，以增强其对肢体截除事实的心理感受。

2. 心理护理是预防幻肢痛的有效方法。

3. 对疼痛史较长的患者可轻轻叩击其神经残端（或神经瘤），也可采用多种理疗方法进行治疗。

4. 早期装配假肢进行适应。下肢假肢者可早期下床，对残肢间歇性加压刺激。一般穿戴正规假肢后，幻觉幻痛有望自然消失。

5. 对于顽固性幻肢疼痛者除心理、专业治疗外，可行普鲁卡因封闭、交感神经阻滞或交感神经切除术。

6. 对幻肢疼痛多不主张使用镇痛药物，因为其属精神因素疼痛，药物治疗不能解决根本问题，且易形成药物的依赖性。

（七）关节挛缩

术后由于残端感染、疼痛、肌肉痉挛、患肢未固定于功能位或忽略了伸屈关节的功能锻炼，都可能导致残肢上方的关节发生挛缩。截肢平面不齐，使残肢肌力不平衡，也是导致畸形发生的原因。

护理措施：

1. 下肢截肢患者抬高残肢不可超过 2 天，应及时使残肢维持在伸展位或固定于功能位。

2. 术后应及时应用镇痛药物，解除痉挛，并注意预防残端感染。

3. 膝下截肢术后，患者坐、卧位时不要让残肢垂下床缘，长时间处于屈膝位。膝上截肢术后不应将枕头放在两腿之间，也不宜将残肢放在拐杖的手柄上。

4. 病情稳定后，应及早开始残肢的功能锻炼，鼓励患者勤翻身。每日俯卧 2 次以上，每次持续 30 分钟以上，俯卧时在腹部及大腿下放置一枕，嘱其用力下压软枕，以增强残肢伸肌肌力。并可在两腿间放置一软枕，使残肢用力向内挤压，以增强内收肌肌力，预防外展挛缩。

5. 对关节轻、中度挛缩者可通过强化肌肉力量运动，增加关节的伸屈及平衡运动，以获得改善。

6. 严重的关节屈曲挛缩者需通过楔形石膏和手术治疗。

（八）皮肤问题

主要由于负重、剪切力和压力过多造成，也可由酸碱致病性物质引起，例如肥皂、洗涤剂和皮革等。假肢肢槽中的环氧树脂和聚酯树脂可引起接触性皮炎。

护理措施：

1. 注意残肢的卫生 每日使用品质好的中性肥皂洗涤，保持干燥，观察异常情况与不适。不要擅自在残肢上涂抹非医生处方的药品。

2. 定期更换肢槽。

三、假肢选择和并发症预防护理

（一）概念

假肢是供截肢者使用的以代偿缺损肢体部分功能并弥补肢体缺陷（外观）的人造肢体。

假肢的选择必须与截肢平面相对应。目前糖尿病截肢患者康复锻炼的环境发生了以下显著变化：

1. 患者本身的糖尿病周围血管神经损伤伴随老龄化的加重，使康复过程越来越困难。

2. 近些年假肢制作技术迅猛发展，但从事严重缺血肢体治疗的医务工作者大多并不十分了解假肢的使用及相关知识。

3. 跨学科界限的综合治疗的迫切性随着生活水平的提高，人们对生活质量的追求要求医务工作者必须从各个方面满足患者的需求。因此，将内分泌学、骨科学、整形外科学、康复医学以及护理学的完美结合是治疗糖尿病足截肢患者的未来导向。

（二）方法

下面介绍针对不同截肢平面进行假肢设计的原则和康复时的注意事项。

1. 足部截肢

（1）足趾截肢术：足趾截除后通常不刻意填充残留间隙，因邻近足趾趋于填充该间隙。即使对剩余足趾进行整形也不能改善行走姿势与步态。姆指的缺失可导致邻近跖列负荷过重，增加足底溃疡及跖骨疲劳性骨折的风险。此外，鞋内合适的衬垫能对跖骨进行内在支撑。对有血管疾病的患者，足趾填充物可增加溃疡发生的风险。

（2）跖列截肢术：不同于跖骨截肢术，跖列截除会严重减少足底的承重面积，需定制多层高密度的鞋垫来适应残足的压力分布。第一跖列截除时，鞋垫需满足对足内侧缘的支撑。靴形鞋可通过加固的后跟托进一步加强和维持内外侧的稳定性。中间跖列截除则很少出现问题，稍作调整的矫形鞋也能适应。

（3）经跖骨和 Lisfranc 截肢术：经跖骨和 Lisfranc 水平的截肢术可以使用成品鞋或定制鞋，另外也可用定制的矫正模型替代缺失的部分。截肢残端要与矫形器紧密贴合以免产生摩擦。此外，残端需要一个能延伸到足底的硬壳保护，前足填充物的硬度将影响安装假肢后的步态。柔软的材料缓冲功能好，但降低了站立稳定性（功能性承重面积减少）。在行走时坚硬的材料能起到稳定膝关节的作用，其产生的杠杆作用降低了残端发生压迫性溃疡的风险。为了预防足跟滑移，矫形鞋必须完全适合残肢。经跖骨和 Lisfranc 截肢术是通过足弓顶部进行的，残端有旋后的趋势，矫形器须配有内侧楔和外侧壳状缘。

后跟钳夹假体是假足的一部分，通过后方"钳夹"悬吊。其后跟钳用尼龙绷带加固，鞋底用碳素纤维和丙烯酸树脂加固。使用此种矫形器使得假肢的穿脱更为困难。这种假肢不适用于因神经或血管疾病而截肢的患者，因为其非承重区软组织尤其是后跟钳部的压力通常会很高。后跟钳假肢可通过穿袜改善其外观。

前足的硅胶假肢对足部形态的恢复最为有效，它可适应不同的后跟高度。与足跟钳假肢类似，硅胶假肢设计也与标准鞋相配。通过表面黏附与全接触安装使假肢与残肢间固定良好。在假肢制成之前，可让患者先测试试验性假肢，然后做出适当调整。此种假肢的不足在于硅胶材料的重量重、价格高，且大多数不属于医保范围之内。此外，耐用型的硅胶假体不易发生变形，因此对于不规则残肢或压迫性溃疡者是禁用的。对于同时合并感觉性神经病变或周围血管病变的糖尿病患者，在选择此种假肢的时候也需十分慎重。

2. 小腿截肢

（1）PTB 接受腔：原则上讲 PTB 式接受腔（patella tendon bearing transtibial prosthesis，髌韧带承重小腿假肢）较好。PTB 接受腔由软性内接受腔和全面接触式塑料接受腔组成，分承重部分和非承重部分。适用于小腿中部截肢的患者。但因膝围和悬吊作用易导致股四头肌萎缩以及相关的皮肤损伤。PTES 接受腔（prosthese-tibiale-emboitage-supracondylienne，包膝式髌韧带承重小腿假肢）具有自身悬吊功能。该设计包裹股骨内外髁，完全覆盖髌骨，增大了接触面，稳定性好。其侧方稳定性优于 PTB 接受腔，适用于小腿残肢过短的患者，必要时和大腿束围合用同样有效。KBM 接受腔（kondylen-bettung-monster，楔子式髌韧带承重小腿假肢），与 PTS 一样具有自身悬吊作用和较高的侧壁，可以包裹内外髁，不同点是髌骨完全暴露。总结了 PTB、PTS、KBM 的接受腔形状。

（2）TSB 接受腔：TSB 接受腔（total-surface-bearing，全接触式小腿假肢）采用了以奥索（Iceross）为代表的硅胶衬套等各种凝胶衬套。TSB 接受腔与 PTB 接受腔不同，断端整个表面均匀持重。内接受腔通常使用具有伸缩性和柔软性的桶装衬套。滚动式装置的安装使断端可旋转，断端皮肤和衬套紧密连接以发挥悬吊作用。接受腔和衬套的连接悬吊方法分针悬式和吸附式两种。通常采用前者的设计较多。附着于衬套末端的固定针插入接受腔连接部分，悬吊起假肢。通过将针插入接受腔的插口，可完成机械锁定，插入针后再按下按钮可以解锁。

选择此种接受腔的适应证应慎重判断。保证截肢者的断端清洁和安装准确非常必要。针悬吊时，由于必须有预留内置锁定结构的空间，残肢较长的情况是禁忌证。吸附式连接时，奥索的密封衬套不适用于短残肢。

（3）假足：一般认为轻便的假足较好。随着各种储能式假足的开发，它成为活动量少患者的选择之一。

部分足假肢的分类及硅胶假半脚的定制流程：部分足假肢又称"假半脚"，是用于足部不同部位截肢患者的假肢。可分为鞋式、足套式、装饰性足趾套及小腿式部分足义肢四种。

1）鞋式部分足假肢：又称靴形假半脚，是与矫形鞋配合使用的一种部分足假肢。适用于跖部截肢、跗跖关节离断，伴有足底疼痛或足部畸形的患者，也可根据患者（例如穿惯皮靴的患者）的要求专门订做。它与普通补缺矫形鞋的不同之处在于，这种鞋有跗跖关节的代偿功能；当穿用这种鞋步行中难于后蹬时，可在鞋底加装船型底或跖骨条。

2）足套式部分足假肢：又称足套式假半脚，适用于跖部截肢或跗跖关节离断的患者。其作用主要是补缺。传统做法是先按照石膏型用皮革制作残足接受腔，再与带底革垫的橡胶足端部与海绵（代偿跗跖关节）等材料粘合而成，在侧面或后面开口，用带子系紧固定。现多采用聚氨酯树脂模塑制作，重量轻，易清洁，外形好，更便于配穿各种鞋。

3）装饰性足趾套：又称假足趾，用于部分或全部足趾截肢的患者。由于失去足趾的患者，如果足底不疼痛，一般都能穿用普通鞋步行，所以采用硅橡胶或聚氯乙烯树脂模塑成形制作的假趾套，套在残足上只是在装饰上进行补缺。

4）小腿式部分足假肢：是与小腿矫形器或小腿假肢结合起来的产品，多适用于部分足截肢后足的功能损失严重或伴有足部畸形的患者。如跗跖关节离断、跗间截肢。这种截肢往往产生脚后跟向内、向后歪,残肢的承重功能不好(残肢踩地疼痛、皮肤易破)。这种情况应选用小腿矫形器式或小腿假肢式的部分足假肢。以往的小腿矫形器式多采用支架式,使用皮革制作接受腔,与橡胶制的前足部粘结为一体,再用金属支条增强,用束紧带固定在小腿部。它存在重量重、易使肌肉萎缩的缺点。现在多采用热塑板材制作,如鞋拔式。若残肢不能承重时,则需像制作小腿假肢那样,利用髌韧带承重,接受腔开有窗口,前足部采用聚氨酯或橡胶制的假半脚。这种部分足假肢实际上可看作是一种特殊的小腿假肢。

3. 大腿截肢

(1) 接受腔:首选吸附式接受腔。四边形接受腔内外径宽,前后径窄,前臂顶压在股三角,后壁与坐骨接触。坐骨支持型接受腔应用最普遍,因可能导致会阴部和坐骨结节部疼痛、股三角压迫感、髋关节外展肌功能不全,故易引起侧方不稳。坐骨包容式接受腔内外径窄,前后径宽,接受腔恰好把坐骨结节和耻骨体的一部分包绕其内(骨锁结构),不易引起外展肌功能不全,在侧方稳定性方面有优势。接受腔的选择要结合截肢者的具体情况而定。插入式接受腔适用于短残肢无法吸附的场合和上肢功能异常不能安装的情况。以硅胶为代表的凝胶内衬套同小腿截肢一样分为针悬吊和吸附式两种。选择上的注意问题同前所述。

(2) 仿生人工腿:身体条件好,预测未来可能会恢复站立行走功能的患者,优先选择迈步相控制的仿生人工腿。高龄截肢患者为安全起见,应选择侧重于站立相控制的产品。膝关节固定的人工腿是高龄患者等体质虚弱者和要求安全第一时的最佳选择。

(3) 假足:同前所述。

康复注意的问题:高龄大腿截肢患者应该到专门的医院对是否适合康复进行评估。当评估后认为可能实际行走,需进行积极的假肢步行训练。此时的关键点是维持膝关节的稳定性,即选择擅长站立相控制的仿生人工腿。现在即使是重视站立相控制的人工腿,也可以达到一定的速度,获得步行能力是没有问题的。计算机控制的仿生人工腿也可考虑使用,但其缺点是价格高。如果判断实际行走困难,可以考虑使用轮椅等移动工具。可以采用适当的步行辅助工具,有助实现短距离步行目标。

(三) 穿戴假肢后的注意事项

1. 保持适当的体重　现代假肢接受腔形状、容量十分精确,一般体重变化超过3kg就会引起腔的过紧过松,使接受腔变得不合适。下肢截肢穿戴假肢者行走消耗能量比正常人大得多,体重越大耗能越大。此外,肥胖者残肢的长度与横径间比值下降,残肢外形接近半球形,其杠杆作用减弱,对假肢的控制力减弱,不利于假肢的代偿功能。因此保持适当的体重是十分重要的。

2. 残肢的保护

(1) 避免残肢碰伤:残肢碰伤后无法正常穿戴假肢,使截肢者的行动受到很大的限制,因此,一定要注意避免碰伤残肢。如果碰伤后要立即停止使用假肢,注意治疗,不要使伤口扩大。

(2) 注意接受腔的适配:对小腿接受腔的髌韧带支撑部位,要注意观察皮肤颜色和有无疼痛感。如果发现疼痛并伴有皮肤异常发红,则应立即修整接受腔。闭合式接受腔的底部间隙会使残肢末端的皮肤变硬、颜色变红,甚至变成棕褐色。只有使残肢与接受腔全面接触才能改变皮肤的这一状况。

(3) 注意残肢皮肤瘢痕:如果瘢痕与骨发生粘连,极易损伤瘢痕,且很难愈合,应注意接受腔的适配和软衬套的材料,尽量避免瘢痕部位的受压和摩擦。

(4) 注意残肢套的材质、厚度和设计:残肢套最好采用棉制品,且有一定的光滑度,当残肢皮肤条件不佳时,可应用硅橡胶制作的残肢套。

(5) 防止残肢肌肉萎缩:进行残肢肌肉训练,防止残肢肌肉萎缩至关重要,但是残肢残留部分肌肉的训练常被忽略。其方法是对残肢远端已被截除的关节进行用力背伸和屈曲运动。例如小腿截肢患者,可以让其进行假想的踝关节背伸和跖屈锻炼,这样可以使小腿残留肌肉不继续萎缩,否则对假肢接受腔的适配与功能都是十分不利的。

(6) 防止残肢肿胀及脂肪沉积:截肢者在不穿戴假肢时一定要缠绕弹力绷带,尤其是在夜间或一段时间不能穿戴假肢时。这是防止残肢肿胀及脂肪沉积的好方法。如果没有坚持使用弹力绷带包扎,就可能造成残肢脂肪沉积,使残肢体积发生变化,使其不能与原来的假肢接受腔相适配。

(7) 保持残肢皮肤清洁与健康:每天应定时清洗残肢,以防止残肢皮肤发生红肿、炎症、溃疡、过敏等。当残肢皮肤出现问题应及时治疗,否则将影响假肢的穿戴;残肢袜套要经常清洗,保持清洁,因为假肢接受腔的通风不佳,在行走时残肢皮肤会分泌大量汗液,如果不及时清洗,就会滋生大量细菌,散发臭味并损害残肢皮肤健康。

(8) 早期不应长时间乘坐轮椅,避免发生髋关节屈曲外展畸形。

3. 假肢的保护

(1) 接受腔的维护:每天可以用毛巾浸沾水或中性洗涤剂擦拭接受腔,最好是再用酒精或其他消毒液擦拭 1 遍;要保持残肢套的清洁;要注意接受腔有无裂缝并及时修理。

(2) 连接部件的维护:定期检查假肢的组件之间有无松动,注意关节及结合部有无异常响声,外部装饰套是否破损,如有需及时修理。

(3) 注意鞋后跟的高度:下肢假肢的对线与截肢者穿用的鞋后跟高度直接相关,不适合的鞋后跟高度会造成对线的不良。

(四) 影响假肢穿戴的非理想残肢的康复

1. 理想残肢和非理想残肢的概念　残肢要有一定的长度;残肢无畸形;关节活动正常;皮肤及软组织条件良好;皮肤感觉正常;肌力正常;血运良好;无幻肢痛和残肢痛。符合以上条件的残肢称为理想残肢。

非理想残肢是相对理想残肢而言的,不完全满足理想残肢的条件,使假肢穿戴困难。一部分非理想残肢穿戴假肢后代偿功能发挥不佳,如短残肢、关节挛缩畸形及其他残肢并发症等;一部分非理想残肢影响假肢的穿戴,甚至无法穿戴假肢。对这些非理想残肢就需要应用多种康复处理手段,以利于假肢的穿戴,使之变为相对理想的残肢。

2. 康复处理方法

(1) 理疗的应用:通过物理疗法可以使挛缩畸形的关节周围组织软化,为挛缩关节的被动牵拉矫正创造了条件;在理疗基础上进行运动疗法,可以加快矫正挛缩畸形关节的速度。

(2) 运动疗法的应用:主要目的是矫正关节挛缩畸形,增加关节活动度及肌力,防止肌肉萎缩。

(3) 管型石膏楔形矫正的方法:对小腿中下段截肢合并膝关节屈曲畸形,经运动疗法矫正困难时,可采用此方法。

(4) 应用外固定架在膝关节屈曲侧逐渐撑开矫正的方法:当用其他非手术方法均不能达到目的时,可利用此法获得膝关节屈曲畸形的矫正。

(5) 药物、针灸和按摩的应用。

(赵凤仪　高凡)

参 考 文 献

1. Ziegler-Graham K. Estimating the prevalence of limb loss in the United States:2005 to 2050. Archives of physical medicine and rehabilitation,2008,89(3):422-429.

2. Yang S. H. Prevalence of diabetes among men and women in China. N Engl J Med,2010,362(25):2425-2426, author reply 2426.

3. 张艳,余学锋,纪立农等. 中国老年糖尿病足截肢患者临床特点及预后分析. 华中科技大学学报(医学版),2013,(05):555-559.

4. 布佐拉,夏木西丁. 维吾尔族 134 例糖尿病足患者治疗体会. 中国社区医师(医学专业),2012,(07):70.

5. Taylor S. M. Preoperative clinical factors predict postoperative functional outcomes after major lower limb amputation:an analysis of 553 consecutive patients. Journal of vascular surgery,2005,42(2):227-235.

6. Nawijn S. E. Stump management after trans-tibial amputation:a systematic review. Prosthetics and orthotics international,2005,29(1):13-26.

7. Jorgensen H. R. Selection of amputation level in ischemia. Skin blood flow and perfusion pressure equally predictive. Acta orthopaedica Scandinavica,1990,61(1):62-65.

8. Apelqvist J. What is the most effective way to reduce incidence of amputation in the diabetic foot? Diabetes/metabolism research and reviews,2000,16 Suppl 1:S75-83.

9. Poredos P. Determination of amputation level in ischaemic limbs using tcPO2 measurement. VASA. Zeitschrift fur Gefasskrankheiten,2005,34(2):108-112.

10. Wutschert R. Determination of amputation level in ischemic limbs. Reappraisal of the measurement of TcPo2. Diabetes care,1997,20(8):1315-1318.

11. Baur G. M. Blood flow in the common femoral artery. Evaluation in a vascular laboratory. American journal of surgery,1983,145(5):585-588.

12. Steffens J. C. Bolus-chasing contrast-enhanced 3D MRA of the lower extremity. Comparison with intraarterial DSA. Acta radiologica(Stockholm,Sweden:1987),2003,44(2):185-192.

13. Martin M. L. Multidetector CT angiography of the aortoiliac system and lower extremities:a prospective comparison with digital subtraction angiography. AJR. American journal of roentgenology,2003,180(4):1085-1091.

14. 胡静远. 29 例老年糖尿病足截肢术后的康复护理. 浙江创伤外科,2005,06:506-507.

15. 市冈滋等. 糖尿病足创伤治疗策略. 北京:人民军医出版社,2013.

16. 卢中道,王义生. 创伤性截肢术后并发症及处理. 医学与哲学(临床决策论坛版),2008,06:26-28.

17. 梁赟. 老年性糖尿病足患者截肢术的康复护理. 齐齐哈尔医学院学报,2013,20:3094-3095.

18. 吴春霞. 糖尿病足截肢术患者围手术期的护理. 现代中西医结合杂志,2010,27:3527-3528.

19. 崔寿昌. 现代截肢观念及现代截肢术后康复. 中国临床康复,2002,24:3627-3634,3637.

20. 托马斯·泽格尼斯. 糖尿病足和踝的外科重建手术. 天津:天津科技翻译出版社,2012.

21. 罗冬红. 糖尿病肢趾坏死截肢的护理. 广东微量元素科学,2000,11:66-68.

22. 李文红. 糖尿病足坏疽截肢患者的围手术期护理. 中国实用医药,2012,17:223-224.

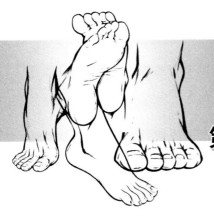

第十一章　糖尿病足的跟踪护理

第一节　资料库的建立

糖尿病是一种慢性综合性疾病,近年来随着糖尿病在全球发病率的增高,糖尿病足已成为糖尿病的主要并发症。据估计,糖尿病足的终身复发率可达 15% ~20%,病程超过 20 年的患者其发生率近 50%。尽管在全球范围内正在对糖尿病患者进行积极的治疗,但是由于糖尿病足导致的截肢率仍然很高,对患者的身心健康造成了极大的影响,社会功能及经济能力也因此受到损害,严重影响患者的生活质量。想要遏制糖尿病足对患者身体和心理上造成的伤害,就应该要做到:及早地对糖尿病足危险因素进行评估,及早进行糖尿病周围血管病变、神经病变的筛查,及时地发现并诊断糖尿病足,同时对糖尿病足病情进行评估和分级,仔细地评估在患病期间感染的可能,确定糖尿病的诊治和护理方法以及是否需要进行截肢,以做到早发现、早诊断、早治疗,降低截肢率,提高其患者的生活质量。要想尽快地掌握这些资料,建立糖尿病足资料库势在必行,大量流行病学资料和临床实践丰富的第一手资料和数据则成为不可或缺的基本的线索和条件。就目前对糖尿病足的综合性临床治疗和研究来看,其需要观察项目众多,数据量大,涉及的专业非常广泛,如何将信息量巨大,项目繁琐的糖尿病足数据信息以组织形式进行安全储存,统一管理和精确分析是问题的关键。

随着世界科技发展的进步和计算机时代的到来,信息覆盖面广,储存能力强大,操作简单快捷且具有保密措施的管理方式——数据库(database)出现了。数据库的出现为科学研究和临床研究提供了很好的平台,也为我们建立糖尿病足资料库,提供了依据。

一、概述

数据库是按照数据结构来组织,储存和管理数据的仓库,在 20 世纪 60 年代已经产生,当时的数据库仅仅是用来存储和管理数据的,随着信息技术的发展,它转变成用户所需要的各种数据管理方式,从简单的数据表格到海量数据存储的大型库系统都有广泛应用。小到家庭,大到公司或者大型企业,政府部门,国防军工领域等都在使用数据库来管理资料。随着计算机的普及,在医学领域数据库也得到了发展,现阶段研究比较深入的医学数据库主要有生物信息学数据库,医学文摘数据库,医学检索数据库等,随着临床研究的需求,各类疾病的数据库也逐渐出现,国外的发展尤为明显,如美国国立癌症研究所 SEER(Surveillance,Epidemiology,and EndResults,SEER)医疗保险数据库(Medicare detabase),美国的心脏病数据库(National Cardiac Database,NCD),其对数据库中的数据进行分析、比较、总结,研究其相关的危险因素,极大地减少了各种疾病的患病率和死亡率。但其所有的数据库中资料并无其他国家的患者资料,也并不适用于中国的疾病库。中国唯有建立起适合于自己的疾病资料库,才能在医疗行业中有所突破。

中国的医疗行业在20世纪90年代初建立了医院管理信息系统(hospital information system,HIS),和相关影像和实验结果的信息系统,但是其只是简单地实现了数据的获得和收集,并没有实现真正意义上的数据库,以供医者对疾病的病因、诊断标准、治疗手段、预后进行准确地分析,以此来提高患者的治疗效果。随着我国卫生科研事业的发展,我国也逐渐建立了自己的一些疾病数据库,例如中国肝移植数据库,属于世界第三大肝移植数据库,还有大量的数据库多为一个医院一个地区的数据,如偏头疼数据库,阻塞性睡眠呼吸综合征数据库,肾上腺疾病数据库等,其在全中国并不具有代表性。就目前情况来看,我国在糖尿病足方面的数据库尚未见报道,然而,我国人口密度大,糖尿病的患病率高,糖尿病足的并发率也随之增高,建立糖尿病足的数据库十分容易。

就目前糖尿病足患病率和致残率的现状,建立糖尿病足的数据库系统,将有助于我们更加直观地认识糖尿病足,更加了解糖尿病足的发病原因,临床表现,以及与血糖控制的密切关系,在改善临床治疗,选择治疗方案,减低患者的致残率,评估患者的预后以及以后的科学研究上都有着重要的意义。

二、数据库建立的方法

(一) Excel 软件

Excel 是 Microsoft 为 windows 和 Apple Macintosh 操作系统的电脑而编写和运用的一款软件。它可以进行各种数据的处理、统计分析和辅助决策操作,广泛地应用于管理、金融、医学等众多领域,也可以当做数据库来管理数据。

主要的应用方法:直接进入 Excel 软件,直接录入医者需要观察的相关信息,包括患者入院的基本信息(姓名,年龄,性别,民族,籍贯,病例号,联系电话等),糖尿病足发病前的各种危险因素,糖尿病和糖尿病足的主要的临床症状体征,糖尿病足的分级分类,主要的治疗和护理经过(创面的处理手段;糖尿病足是否感染,感染的治疗;是否进行截肢,截肢后的护理情况),治疗预后跟踪的情况。

现如今的科研和临床工作中资料数据库的建立,仍在使用 Excel 软件进行数据的录入来建立 Excel 数据库,它简单易学,容易医者操作,既能分析又可以保存数据,并且与 SPSS 等统计软件无缝连接,便于对数据的统计分析。但随着数据信息越来越丰富多彩,数据的易变性的显现,再加之临床病例数据每年的不断的增加,数据之间的多元性联系越来越明显,Excel软件的缺点慢慢暴露出来。它录入界面过于单一,单表观察项目不大于256列,录入效率低下,出错的几率大,需要耗费大量的时间和精力,而且数据之间的只能呈现一对一的关系。数据数量大,关系繁琐的临床数据库的建立已摒弃了 Excel 软件。在糖尿病足的资料库的建立中,Excel 并不作为主要的方法使用,我们仅在糖尿病足和单因素分析、疑难病例单独数据录入以及进行数据统计,导出其他数据库中的数据时使用。

(二) Access 数据库

Access 数据库是由美国微软公司开发的图形用户界面和软件开发工具结合在一起的一

个新型关系型数据库面,简单易学,功能强大,可以与其他的数据库相连,实现数据的交换和共享,在我国临床医学和科研工作中此数据库已被大量应用,来建立底层关系型数据库。Access 数据库设计时包含了前台和后台数据库,后台数据库主要用于保存原始数据,前台数据库主要用于数据的录入,保存,修改等,建立糖尿病足 Access 数据库,主要利用 Microsoft Access 2010 数据库管理系统。

糖尿病足 Access 数据库建立的主要过程:

1. 根据糖尿病足的临床特点并结合 2014 年住院糖尿病足临床诊治指南,设计数据库字段主要包括:患者基本信息,糖尿病相关病史,糖尿病足的病史,糖尿病足感染,实验室的检查,辅助检查,治疗过程,随访情况。

（1）患者的基本信息:包括患者的 ID,住院号,姓名,性别,民族,籍贯出生年月,婚姻,文化程度,职业,联系方式,地址,主诉,诊断,入院日期,出院日期,住院次数。

（2）糖尿病相关的病史:糖尿病的病程,类型,多饮,多尿,多食,消瘦,糖尿病酮症酸中毒,糖尿病高血糖高渗状态,药物,胰岛素,三餐,皮肤感染,阴道炎,肺结核,其他感染,头晕,心悸,心前区疼痛,心律失常,视力模糊,失明,尿蛋白。

（3）糖尿病足病史:病程,皮肤,溃疡大小,溃疡的分级,感染,血管状态,动脉疾病,静脉病变,感觉状态,运动功能,夏科关节,爪或者锤状趾,蹬指囊肿,胼胝,骨髓炎。

（4）糖尿病足感染:可能发生感染的分级,伤口骨探查情况,溃疡>30 天,足溃疡的复发史,足部伤口创伤,患肢出现周围血管疾病,下肢既往截肢,肾衰竭,赤脚行走史,已发生感染的面积,深度,部位,发红,热感,肿胀,疼痛,脓性分泌物,难闻的气味,伤口边缘的破坏,全身感染,细菌的种类,淋巴结肿大。

（5）实验室检查:血糖,血脂,糖化血红蛋白,胰岛素释放实验,酮体,电解质,酸碱平衡,心肌标记物,24 小时微量尿蛋白定量,血肌酐,血尿素氮,脓性分泌物的培养,降钙素,C 反应蛋白,血沉。

（6）辅助检查:心电图,心脏 B 超,眼底造影,多普勒机测定踝肱指数,皮肤温度检查,压力测定,X 线骨片,MRI 骨扫描,放射性核素扫描,骨活检。

（7）治疗过程:清创方法,压力卸载,敷料,外用抗生素,口服抗生素,截肢方法,截肢后的护理,会诊情况。

（8）随访过程:血糖,电解质,皮肤,伤口,神经检查,X 线片。

2. 创建后台数据库表 在 Microsoft Access 2010 数据库管理系统中,创建新数据表,逐个添加字段名,更改其数据类型,并在字段属性栏中分别设置字段大小,索引,标题,默认值等项目。并根据每个独立的表与表之间的逻辑关系,建立表之间关系,通过表之间关系将所有数据表合理联成一体。

3. 创建前台数据库 在 Microsoft Access 2010 数据库管理系统中,连接糖尿病足后台数据库,建立含有查询,窗体,报表项目的糖尿病足前台数据库。查询主要用来检索含有特定字段的记录,建立窗体,即制造图形化的用户界面,附以各种命令按钮,从此处来登录系统。报表则是用于显示数据的。

4. 根据不同功能的应用,建立相对应的宏命令。

5. 数据的录入、导入、导出 在数据库模型基本建立后,准确地进行数据录入后,则可成为有实际意义的糖尿病足资料库。可以通过对门诊、住院患者的病历经医者整理后录入,也可以通过在 excel 文件中已分类录好的资料直接导入,通过电子邮箱定期导入随访信息。不断导入大量数据后所形成的完整的资料库,便可以根据相应字段的检索关键词快速地找出符合条件的病例资料,并将其导出形成其他格式的文件,以供科研研究的使用。

利用 Microsoft Access 2010 数据库管理系统创建糖尿病足 Access 数据库,主要因为它操作灵活,运行环境简单,从而便于数据的录入,输出,查询,整理和汇总,可以为今后糖尿病足的临床和科研,教学工作提供大量的客观数据。而且数据库可以提供多样的数据导出方式,导出的数据符合统计软件的要求,可直接通过 SPSS 等统计软件进行统计学分析,大大方便了临床研究工作。但是 Access 数据库不适用于并发处理,其数据的储存量较小,数据量过大时会严重地影响网站的访问速度,处理速度,而且其常存在安全隐患问题。因此,我们在建立糖尿病足的资料库时,Access 数据库只适用于一个单独医院的糖尿病足的数据库的建立,并不能适用于多个医院之间和全国范围内的数据库的建立。

(三) SQL server 数据表

SQL 是 structured query language(结构化查询语言)的缩写。它是一种数据查询和程序设计语言,用于存取数据以及查询、更新和管理关系数据库系统。它是专为数据库而建立的操作命令集,是一种功能齐全的数据库语言。

SQL server 数据表的建立的流程:

1. 首先运用计算机软件如(Microsoft Visual Studio 2008)进行软件设计,后台数据库应用 Microsoft SOL Server 进行创建糖尿病足的数据库。

2. 在创建的 Microsoft SOL Server 数据库中设计糖尿病足登记信息表格(和上述 Access 数据库中主要的字段相似)。

3. 根据门诊和住院部的糖尿病足的患者的基本资料,病史资料,治疗资料等依次录入数据。

SQL server 数据表是基于服务器终端的大型数据库,可以适合大容量数据的应用,在功能,管理方面也要比 Access 数据库强得多,在处理海量数据时,其后台数据的处理能力强大,可扩展性强。它的安全性较高,界面呈图形化,使系统管理和数据库管理更加直观,简单。但其操作数据不易进行,一般用户无法直接对 SQL Server 进行远程管理,空间租用的成本也较高。因此在建立糖尿病足的资料库时,SQL server 数据表我们应该主要用于多个医院之间的糖尿病足的资料数据的汇总,乃至全国的糖尿病足的资料数据的管理。

(四) 其他类型的数据库

现在常用于临床和科研工作的数据库主要还有各种数据库软件和非数据库软件的组合。如河北医科大学第四医院选用 C#2008 进行程序设计,后台数据库应用 Access2007,进行创建非小细胞肺癌患者数据库;北京大学肿瘤医院采用 SQL Servers 建立了底层关系型数据库,同时采用 Visual C++6.0 开发了简单、易操作的 Windows 窗口应用程序,建立了肺癌患者的数据库。第二军医大学开发了 PHP+Apache+MySQL 黄金组合来创建肺癌数据库,PHP 是解释服务器端的脚本语言,是一种超文本标记语言代码在浏览器显示,

Apache 是 Web 浏览器,支持多种编程语言,MySQL 是操作简便的数据库管理系统,三者组合后功能更强大。

组合形式的数据库的使用,可以实现数据管理的网络化,其不需要专门客户机和大型数据库服务器等硬件设备,在任何一台电脑上安装即可使用,可以发布于 Internet 网上,以供全球资源共享,使更多的科研和临床工作者得以借鉴。在各个医院之间共同收集糖尿病足资料,资源互享时,此种组合型的数据库形式会成为糖尿病足资料库建立的主要数据库。

总体来说,糖尿病足资料库的建立主要依靠的是各种数据库的建立,把糖尿病足患者的基本资料,糖尿病病史,糖尿病足病史,实验室检查和辅助检查,治疗和护理过程,预后跟踪等资料根据不同的情况依次再分类录入各种形式的数据库(excel 数据库,Access 数据库,SQL server 数据库,其他组合类型数据库)。以供临床医生和科研工作者方便提取信息,并对数据进行科学的统计分析,有助于对医学信息进行更深的挖掘,从而提高临床管理和科研水平,也有助于医者及时地反馈在临床工作中,更好地帮助患者,改善医疗水平,更好地造福患者。

第二节　定期强化教育

近几年来,随着糖尿病患者糖尿病足发病率的增加,糖尿病足患者的截肢率也明显上升,国际上对糖尿病足的预防和治疗的关注度也越来越高,而且特别强调糖尿病足重在预防,国外的经验证明,及时有效的预防,可以使糖尿病足患者的截肢率下降50%以上。健康教育的实质是干预,通过向患者提供改变行为和生活方式所必需的知识、技术与服务,使患者在患病后能减少影响健康的危险因素,自觉地采纳有利于健康的行为和生活方式,从而积极地预防疾病。健康教育在预防方面起着非常重要的作用,大量的研究发现健康教育不仅可以促使人们改变不健康的生活方式与行为,降低致病的危险因素,而且可以大大地降低医疗的费用。

一、糖尿病足定期强化教育的必要性

目前,许多糖尿病患者因为对糖尿病和糖尿病足的无知而为此付出了沉重的代价,特别是在我国,一些患者在发现糖尿病时,已出现大量的糖尿病并发症,甚至已严重影响到器官的功能,例如失明,肾衰,截肢等。一些已知道自己患有糖尿病的患者,因为对糖尿病没有正确的认识,血糖没有很好的控制,也没有定期对糖尿病足的高危因素进行筛查,更不知道如何保护足的技巧,从而导致了糖尿病足的患病率和致残率的增加。因此大量地普及糖尿病知识和定期地对糖尿病患者和糖尿病足患者进行教育,可以使得糖尿病患者懂得如何预防,如何检查,如何治疗糖尿病足,并使糖尿病足患者懂得如何防止糖尿病足的恶化,从而有效地控制病情。

在国外,大量的研究者通过临床试验证明:在及早地认识糖尿病足并发症,减少糖尿病患者患足病高危因素方面,健康教育非常必要。同样在我国,大量的文章应用临床,循证的思想证明了健康教育给糖尿病和糖尿病足患者带来的巨大福利和积极意义。

二、定期强化教育的目的

糖尿病足教育治疗的目的,是为了使糖尿病患者了解糖尿病足的基本知识,知道糖尿病足的高危因素,提高糖尿病患者自我意识,坚持良好的足部自护行为,减少糖尿病足的发生。对已经诊断为糖尿病足的患者来说,通过糖尿病足基本知识的了解,使患者知道糖尿病足的发生,发展,以及截肢的危险因素,使糖尿病足患者掌握治疗的有关知识,如避免足部的感染,预防下肢血管病变(控制血压,血脂,戒烟),控制血糖,定期的足部检查等,来降低患者的致残率和致死率,并缩短糖尿病足患者的住院时间,有效地节约医疗成本,提高医疗资源利用率。

三、糖尿病足专业教育团队的建立

糖尿病足治疗效果的好坏直接影响到患者整个人生和他们与家人的生活质量,因此,与既往的标准治疗或单一专科医生治疗不同,需要多学科协作的糖尿病足团队来共同治疗和教育糖尿病患者和糖尿病足患者。

(一) 糖尿病足健康教育团队的组成

糖尿病和糖尿病足的发生涉及多种因素,需要多个学科之间共同参与,故建立糖尿病足教育团队必不可少。其组成的成员主要应该包括糖尿病专科医师,糖尿病护士,皮肤科,血管外科医师,血管影像医师,骨科医师,矫形外科医师,普通外科医师,创面外科医师,足踝外科医师,烧伤科,感染科,康复科,营养师,心理学家,社会工作教育者,糖尿病足治疗鞋定做者等。糖尿病足团队中的所有成员应紧紧围绕患者这一中心,相互影响,又各自发挥独特作用,定期对糖尿病足患者进行耐心,仔细地糖尿病足相关知识、技能的教育和传授,并帮助患者解决心理上的问题。

在国外,全球 12 个国家都有糖尿病足病室,并配有足病的专业人员,但在我国只有洗浴行业的修脚师。而糖尿病患者的足部处理必须是专业的。最近几年我国的这种现状得到了改善,我们的糖尿病学会足病学组,现在改名为周围血管病学组,在各地不断地办各种培训班,培训糖尿病足专业处治人员,所以有些大城市的足病教育得到改善,但各地的专业的多学科协调的足病教育团队并未建立,只靠住院期间医者的教育,糖尿病足的教育管理并不能根本解决。只有在各县级医院分别建立专业的糖尿病足教育团队,才能使患者及早地发现问题,及早地进行预防和治疗。

(二) 糖尿病足教育团队成员的培训

糖尿病足团队中虽然已涵盖了多学科的成员,但大多专职方向并非糖尿病足方面,他们现在需要负责糖尿病足患者的教育工作,并要在各个成员之间相互协调,在这种情况下,往往会不知所措,无所适从。而且没有经过专门统一的培训,成员之间共同治疗目标不明确,对问题的看法不统一,会导致患者在对疾病的认识上产生差异。再者,医疗科学水平的日新月异,糖尿病足症状的变幻多端,糖尿病和糖尿病足的相关知识也在不断更新。所以,只有统一地进行糖尿病和糖尿病足相关知识的培训,不断地学习糖尿病足的新知识,才能更好地帮助患者进行糖尿病足的防治。

糖尿病足教育的培训内容主要包括糖尿病足的概述,发病机制,糖尿病足的高危因素,糖尿病足的诊断标准,糖尿病足治疗和护理方法,糖尿病足的教育的对象,方法,技巧,内容等针对性的课程。主要由糖尿病足团队中的各个相关医疗科室的主任医师在相互交流其专业的学科后,制订对应的课程,对各个科室的相关成员,护士和社会教育工作者等进行定期的培训,来提高每位教员的工作能力。

除了特定的糖尿病足相关培训教育知识和技巧外,还需培养糖尿病足教育团队中的每一位教员良好的心态。糖尿病足教育工作是一项复杂和困难的工作,往往需要反复地健康教育和关怀,再获得患者和家属信任后,才能使健康教育工作收到成效,故既需要教育有专业的知识还要做到对患者耐心细致,循序善诱地进行教育,同时密切关注患者的心理问题,及时地开展心理辅导。

（三）定期教育的对象

1. 糖尿病足的糖尿病高危因素者　有足溃疡的既往史,有周围神经病变,血管病变,糖尿病的其他并发症,神经和血管疾病引起的关节活动受限,足部畸形和足部压力异常,小的创伤,鞋袜不合适,社会经济条件差,拒绝治疗和护理等。

2. 糖尿病足患者　对糖尿病足患者的教育是糖尿病足治疗的必备条件。糖尿病足是慢性病,治疗比较困难,因此必须是糖尿病足患者懂得基本的知识,认识到只有依靠自我,做好基本的保护意识,自觉地按照医嘱执行,病情才能控制,生活质量才能提高。国内外有不少例子证明了糖尿病足患者在遵从糖尿病足治疗准则的情况下,取得很好的治疗效果。

（四）定期教育的主要内容

1. 普及糖尿病足的基本知识,培养患者重视糖尿病足的心理教育所要达到的目标即让患者关注自己的健康,自我管理,那么要先从思想上重视,重新认识糖尿病足,正视自己的疾病,把它作为一种挑战终身的疾病。要想改变患者的思想,就应该让患者充分了解糖尿病足的发病机制、病因、危险因素等主要的知识,从而使患者提高意识,把糖尿病足的预防当做生活的一部分,以更好地发挥糖尿病足的教育效果。

2. 定期监测血糖　有研究表明,长期的高血糖会导致周围神经营养障碍而变性,再加上血糖的高水平会引发各种并发症,如肾功能和皮肤的损害,以上两点都会促使糖尿病足的发生、发展,所以患者应该每天坚持自查血糖,在血糖稳定后,方可改为每周监测。

3. 监测血压、血脂,戒烟、戒酒血压和血脂是影响血管疾病重要的危险因素,周围血管疾病是糖尿病足的潜在的高危因素,所以定期地检查血脂、血压、控制吸烟和饮酒,可以减少糖尿病足的发生。

4. 饮食以及适当的运动　纠正日常生活中不良的饮食习惯,进餐需定时、定量,食物以谷类为主,辅以蔬菜、水果、奶类等,少食糖量高的糖类食品和高胆固醇食品,同时要注意控制总热量。餐后不要进行剧烈的运动,避免损伤,主要以慢跑、快走、原地踏步、太极拳等各类适宜的运动为主。合理调整饮食和适量运动有利于血糖的降低,从而有效地防止糖尿病足的发生。

5. 每天检查足,包括脚趾之间如果患者本人不能进行这种检查,应该请别人给予帮助。检查内容主要包括有无损伤、擦伤、水疱、皲裂、鸡眼和胼胝,注意观察皮肤的温度、颜色、趾甲异常、肿胀、感染、有无伤口等。

6. 每日用温水(低于37℃)和柔和的香皂洗脚　洗脚不要用力揉搓,以免造成皮肤损伤,洗脚后用柔软的吸水毛巾擦拭,注意患者要用手或者家属进行试水温,在洗足后,涂抹润肤霜,防止足部皮肤皲裂、干燥,但不能用于脚趾之间,并进行足部和下肢的按摩,促进血液通畅。

7. 修剪指甲的方式　洗脚后,可在趾甲较软时,水平式修剪趾甲,如果视力不行,患者不要自己处理,以免损伤甲床引起感染。患者在修剪角化的组织或者胼胝时,应该由专业的人员处理,不要自己用刀修剪角化的组织或者胼胝,更不要用化学物质或者膏药来去除角化组织和胼胝。

8. 避免赤足　避免赤足在室内外行走或者赤脚穿鞋。

9. 鞋袜的选择　穿合适鞋和袜,既不要太紧也不要太松,原则是厚底、圆头、宽松、软皮、鞋内的重力分布还要要均匀,尽量避免穿高跟鞋,穿鞋前要检查鞋内是否有异物,鞋内不能过于潮湿,易于细菌感染。袜子的上口不宜过紧,内部接缝不能太粗糙,不要穿有破损的袜子,每天要换袜子。对于有神经病变和缺血性病变的患者的鞋袜,特别是足畸形者,必须给予特别的关注,要使鞋袜更适合他们。

10. 若出现不适,及时就诊　如果足部出现水疱、开裂、割破、抓破或者疼痛,下肢出现麻木或者刺痛、变色、肿胀、囊泡、外伤、溃疡等,患者应立即向医者报告,并采取相关治疗措施。

11. 心理教育　向患者介绍糖尿病足知识,消除不必要的紧张和顾虑,使患者积极配合,主动参与。向患者介绍糖尿病足治疗成功的病例,同时介绍糖尿病足治疗的进展,让患者树立信心。同时做好患者家属和亲友的工作,帮助患者建立良好的社会支持。鼓励患者参加各种社交活动,广交朋友,并经常和其他的糖尿病足患者、医者交流,以消除紧张,培养良好的情绪。

12. 每年定期地进行足部检查、周围神经病变和血管病变的筛查,有研究表明及早地发现足部疾病、下肢神经和血管病变,对糖尿病足患者的预后有很好的改善。

(五) 糖尿病足教育的方法和方式

1. 媒体宣传教育　媒体宣传教育主要用于提高全民对糖尿病的认识,糖尿病足的健康教育宣传主要通过网络,广播电视,报刊杂志,指导手册和传单等形式进行。这种形式的教育方法,可以使糖尿病足和糖尿病患者在日常生活中了解糖尿病足,并潜移默化地运用于糖尿病足自我管理中。

2. 大组教育　大组教育是目前国内采用的比较多的教育形式,主要包括大型讲座,大班授课,可参与的人数十到数百不等。在大型的讲座,课堂式讲座后,可设置医患互动的环节,相互交流在糖尿病足中的疑问,以此来激发患者在糖尿病足教育中的主体性。

3. 小组教育　小组教育是糖尿病足教育形式的另一个重要形式,即根据患者自身不同的特点将其分成不同的小班或小组进行上课及讨论。小组教育的人数较少,可以使每一位患者充分表达自己的需求,并有机会和医者单独接触,可以及时地暴露并解决在糖尿病足的管理中的错误和问题。

4. 网络教育　随着计算机的普及,各大医院可以制作糖尿病足教育软件,软件主要由大量生动的文字和图画构成,内容涉及糖尿病足的一般基础知识,足部的观察,保健等。除此之外,还包括一些帮助患者理解和记忆的小问题,以此来帮助患者复习和巩固所学知识,还可以通过网络与专家交流,来解决在糖尿病足自我管理中遇到的难题。

5. 娱乐教育　糖尿病足娱乐教育是近几年来糖尿病足教育的一种先进的方式。以患者为中心,建立以解决问题为中心的糖尿病足健康教育俱乐部,为患者提供切实可行的健康教育内容,并配以活动娱乐形式,具有系统性与人性化的特色。一方面在娱乐中获得了相关糖尿病足的知识,另一方面使患者在休闲中身心放松,压力得到极大的缓解。

6. 实地、实模教育　实地教育即带领糖尿病患者和糖尿病足患者参观糖尿病足患者的医疗情况,以引起患者对糖尿病足的高度重视。实模教育是用模具来教育患者,例如下肢,足溃疡的模具,保护性鞋子和袜子的实物等,给予相关知识的具体化,形象化的教育,以增强教育效果。此种教育模式是上述教育方式的具体化,可应用于所有教育中。

7. 个体化的教育　因为每位糖尿病足患者的患病情况和家庭情况,理解能力都不同,根据患者的自身需求,制订适宜的教育方案,包括家属在内的教育计划。在教育中遇到具体的问题,可以动态地调整教育方案,来适应患者的病情改变。糖尿病个体化教育除了能适应患者对疾病在各个阶段的不同需求外,还对培养患者自我监测,自我保健技能十分有效。

(六)　糖尿病足教育结果的评估

随着糖尿病足病情的不断演进,定时地进行评估教育结果,及时地改变教育计划十分必要。教育结果主要从两个方面进行评估:

糖尿病和糖尿病足的治疗情况是否好转。

患者本身在经过教育后对糖尿病足的认识,相关足部保护知识和生活方式转变的情况评价的主要方式包括糖尿病足团队的教员定期地对糖尿病足患者的各种检查指标进行评估,确定疾病是否改善;定期通过问卷形式了解患者在教育过程中的自我管理,自我监控能力。通过定时的教育效果评价,以及时有效地重新设计教育计划,也以此来促进我们教育方式的改变。

第三节　糖尿病足社区宣教和筛查

一、糖尿病足社区教育宣传

我国人口众多,糖尿病和糖尿病足的患病率也不断增加,而就我国现有医院的医疗条件状况而言,让更多的糖尿病和糖尿病足患者了解、认识糖尿病和糖尿病足,完全依赖医院里医者的教育是不现实的。并且患者更多的时间是在自己的生活圈,在社会上、社区中生活,在医院接受疾病知识的教育和治疗的时间并不多,所以只有加大社区医院的教育力度,把教育宣传融于社区中,才能更好地帮助糖尿病和糖尿病足患者,建立良好的遵医行为,取得最佳的治疗效果,来提高他们的生活质量。随着我国医疗卫生体制改革和社区医疗服务改革的不断深入,不久的将来全国的城镇居民70%的医疗服务将由社区医务人员承担,各种慢性病的教育管理将成为社区医疗的主要职责,糖尿病和糖尿病足社区管理也将会逐渐形成一种全新的糖尿病和糖尿病足医学管理模式。

相比较于医院,社会上的糖尿病足健康教育,糖尿病足社区教育宣传的方法更加多样化,细致化,更加贴近生活,更易于患者接受和实施,更有助于糖尿病和糖尿病足患者对相关知识的掌握以及提高足部的保护意识。社区宣教方法主要包括:

首先对社区内的糖尿病和糖尿病患者进行统计,并建立患者的健康档案表,并根据每位患者的文化背景,家庭情况进行分类,制订每个人专属的健康教育计划书;其次根据健康档案,定期电话随访或者上门访视进行检查,发现问题,及时地针对性地强化教育,纠正对糖尿病足的错误认识,改变患者足部的不良习惯。

每周在社区内的宣传栏,板报上运用简单易懂的图画形式进行糖尿病和糖尿病足知识的宣传,并留出读者专栏,在此处可供患者和家属进行知识的补充和提问,以此来调动患者的积极性;每周在社区的各个区域内举行糖尿病健康知识讲座,糖尿病足座谈会,糖尿病足沙龙等活动,并免费发送各种资料。在活动中,让社区中糖尿病足得到改善的患者讲述自己的足部保护经验,以此作为榜样,来使更多的糖尿病足患者提高自我保护意识,同时提高其他患者康复的自信心。

定期在社区内组织糖尿病足患者和家属举行关于保护糖尿病足的小型演讲比赛,谈谈自己对糖尿病和糖尿病足知识的了解和平常针对糖尿病足的生活习惯以及更好的保护建议,以此来激发患者之间更多的交流,更多地去了解相关知识,更好地来帮助自己和他人疾病的恢复。还可以根据糖尿病和糖尿病足的知识和保护原则编写儿歌和歌曲,组织糖尿病足患者家庭中的小朋友来学习,进行歌唱比赛,来帮助记忆糖尿病足的注意事项。

定期在社区内组织患者进行各种娱乐活动,在娱乐中学习糖尿病足知识,例如:组织糖尿病和糖尿病足患者早晨做相关足部保健的活动,提脚跟,抬脚尖,弯腰,座椅运动等,来鼓励患者建立良好的运动习惯,以减轻体重,促进侧支血液循环和下肢供血的改善;组织患者定期进行郊游,以此来缓解慢性病带来的压力,同时可以相互交流糖尿病足的保护经验。

糖尿病足社区的教育宣传内容和定时健康教育的内容基本一致,因其所要管理的患者较少,距离近,其教育宣传的力度大,实用可行,患者更易接受和理解。社区医者可以每周不定期地用各种方法进行糖尿病足知识的普及并不时地强化教育;患者可以每天在社区医疗中心进行血糖的监测,血压的测量,足部的检查;在饮食方面,社区医者可以根据各个家庭的饮食习惯,为每个患者制订相关的食谱,食料的合理搭配,节假日的饮食控制;在运动方面,社区医者可以根据患者下肢和足部的具体情况定制运动处方,并在社区内定期带领患者学做各种相关动作。同时社区可以定期地进行糖尿病足患者的筛查,以筛检出糖尿病足患者和糖尿病足高危因素者,并给予适当的建议。还可以根据患者足部的基本情况,联系相关专业制鞋厂,定做适宜的鞋子。最主要的是社区内医者可以定期地上门家访,监督患者的日常保护措施是否得当,并根据家庭的具体情况,适当地制订并调整每个阶段的教育计划。

在慢性病的治疗中,尤其是糖尿病和糖尿病足,社区宣教已成为必不可少的一部分。它以具体的,系统的健康教育理念为中心,兼以咨询,监测,群体化教育和个体化教育相结合,大大地提高了患者的依从性,有效地控制了糖尿病和糖尿病足患者的病情,降低了截肢率,提高了他们的生活质量。社区宣教的个性化和针对性极强,使患者能从根本上重视自己的病情,改变自己的行为,提高自己对糖尿病足的主观能动性,防止糖尿病足的进展,同时降低了耗费和负担,使自身和国家都受到益处。

二、糖尿病足筛查

(一) 糖尿病足筛查的目的

在了解了糖尿病足的发病机制、危险因素、临床症状、临床诊断、临床治疗后,糖尿病足的严重性和对患者的危害性已显而易见,想要遏制糖尿病足的发生,减少截肢率,除了医院、社会、社区的健康教育外,还需要及时地进行糖尿病足患者的筛查,及早地筛查出有糖尿病足危险因素的患者和糖尿病足患者,从而便于有效阻止和预防糖尿病足进一步发展成足坏疽,而导致截肢。

开展糖尿病足筛查的主要目的是早期发现具有糖尿病足高危因素的患者,以及无症状的糖尿病足患者,然后进一步明确诊断,并进行综合性治疗。

(二) 糖尿病足筛查的范围

对所有的已明确诊断的糖尿病患者进行筛查。针对住院糖尿病患者和门诊糖尿病患者,作为常规的复查项目进行筛查。其主要的优点是其覆盖面积广,筛查人数多,可以及早地发现糖尿病足患者,但其增加了患者的经济负担。

对糖尿病足的高危人群进行筛查。主要是针对糖尿病>10 年的患者,血糖控制不好并持续高值的患者,大量吸烟的糖尿病患者,有足溃疡既往史的患者,有神经病症状和体征的患者,有缺血性血管病变的患者,有严重肾病或者视网膜病变的患者,出现足病畸形患者,缺乏糖尿病足相关知识的患者,不能定期复查的糖尿病患者,独立生活的糖尿病患者,Semmes-Weinstein 单尼龙丝(SWM)测定结果阳性者等。该方法无法发现无症状,体征表现的轻型糖尿病患者。

(三) 筛查医者的培训

对于要参与筛查糖尿病足的相关医者,需要根据糖尿病足的临床指南,进行具体糖尿病足知识和实际操作的培训,统一规定筛查的标准,培训完后进行考试,合格的才能进行糖尿病足的筛查工作。

(四) 糖尿病足筛查的方法

首先定制糖尿病足的筛查表格,主要包括患者的一般情况,包括姓名,性别,工作,民族,家族史等,患者糖尿病的病程,日常的平均血糖,血压,还有一些足部的症状选项,例如:皮肤龟裂,足部异常感觉,运动无力,感染等。然后再通过医者的观察和检查项目来进行糖尿病足的筛查。

1. 皮肤　通过望诊观察皮肤的颜色,是否有干燥,开裂,感染;触诊来感受足部的温度,动脉的搏动。

2. 足部形态,畸形先观察足部是否有畸形,再根据足部的 X 线片来判断是否有畸形、跖骨头的突起、Charcot 畸形、胼胝等,最后用足部压力测定来了解足部压力的变化。

3. 感觉功能　利用针刺足部皮肤,来了解皮肤的针刺觉,用定性测定方法或者温度阈值测定方法来测定皮肤的温度觉,利用 10g 尼龙丝检查法,音叉或者生物震感阈测量器(Biothesiometerr 来测定皮肤的振动觉。

4. 运动功能　通过神经系统检查和电生理检查来观察患者的下肢是否出现肌萎缩,肌无力,踝反射是否减弱或消失。

5. 周围血管检查 先用手感觉足背的温度,搏动度,指压足背观察是否水肿,再通过彩色多普勒超声,跨皮氧分压,CT 血管造影,磁共振血管造影和测定踝动脉-肱动脉血压比值来评价血管的功能。

6. 自主功能 观察足部的出汗是否减少,足背的静脉是否膨胀,温暖,并利用定量发汗试验和皮温图来评价患者的自主功能。

7. 其他危险因素的测定 患者是否视力下降,是否夜尿增多,还主要包括眼底的检查,尿蛋白的定量检测等。

(五) 糖尿病足筛查的主要方法

1. 足部压力的测定 国外研制出各种方法测定足部不同部位的压力,如 MatScan 系统,FootScan 系统等。主要的原理是利用受试者站在多点压力的敏感器上,通过扫描,传输到电脑上,根据颜色的不同来区分足部的不同受力区域,以此来了解患者的足部压力的情况。

2. 10g 尼龙丝检查法 即使用一根特制的 10g 尼龙丝,一头接触大足距,足跟和前足底外侧,另一头用手轻轻按压,使其弯曲,患者能感觉到尼龙丝的存在,则表明患者还存在保护性感觉。

3. 感觉功能的定性检测方法 放一杯温热水,将音叉或者一根细不锈钢小棍置于水中,取出后让患者不同部位感觉,同时与测试者的感觉作比较即可。

4. 音叉或者 biothesiometer 两者的功能相似,其探头接触于皮肤,通过调整电流的大小控制振动的强弱,来定量地测定患者的振动感觉。

5. 发汗试验 常用碘淀粉法,即碘 1.5g,蓖麻油 10ml,与 95% 酒精 100ml 混合成淡碘酊涂布于皮肤,干后再敷以淀粉,皮下注射毛果芸香碱 10mg,作用于交感神经节后纤维而引起出汗,出汗出淀粉变蓝色,以此来协助判断交感神经功能障碍的范围。

6. 经皮氧分压监测 运用经皮氧分压监测仪进行皮氧分压的监测。直接反映血管的组织供氧情况,评价组织的存活率。

(六) 糖尿病足筛查的质量控制

参与筛查工作的医者的工作质量的控制。对相关的医务人员在进入筛查工作前,进行培训和考核,并定期强化教育,减少其对糖尿病足的主观的差异。

糖尿病和糖尿病足患者要配合医者进行定期检查,避免患者因为自身原因出现漏检。

影像学检查和结果,各种试验的操作过程以及检查结果多会因为医者的主观判断不同而出现偏倚。为确保检查结果的精确,相关的参与糖尿病足筛查的辅助检查人员要经过严格的技术培训和考核,其结果必须由上级医生进一步确定,才能出检查结果。

定期地组织糖尿病患者和糖尿病足高危因素者进行筛查检查,是成功处理糖尿病足的关键和首要的目标。建立一种能够实际操作,适合各个区域卫生医疗条件的,让每一个糖尿病患者登记并参加筛查的医疗模式是目前我国所需要实施的。

面对我国糖尿病足高患病率、低知晓率、低治疗率和更低的规范治疗率和控制率的现状,单纯传统的卫生医疗保健模式已不能提供科学、适宜的保健服务。在卫生体制的改革下,糖尿病足的预防和管理进入社区已成为一种不可阻挡的潮流。通过各种形式在社区内宣传糖尿病和糖尿病足的有关知识,保护足部的生活方式,心理活动的干预等,并定期在对社区医者进行培训后,进行糖尿病足的筛查活动,建立一种社区内所有的糖尿病患者登记并定期地参加筛查,同时积极地参与社区内各种宣讲活动,减少糖尿病足发病率和致残率的医疗景象。

第四节 糖尿病足诊室建立与足病治疗师的培训

一、糖尿病足诊室的建立

(一)糖尿病足诊室建立的重要性

糖尿病和糖尿病足患者多会出现干燥,鸡眼,胼胝,趾甲变厚等足部不适情况,患者在遇到这种情况时,由于对糖尿病足的认识不足,一般都会自行处理或在街边的修脚屋让修脚师进行处理,但因为自己和修脚师都并未进行专业的糖尿病足知识的培训和处理糖尿病足基本原则的学习,很可能会导致糖尿病患者足部伤口不愈、感染,甚至会有截肢的风险。随着中国人口的老龄化和糖尿病患病率的上升,这种由于不专业的修脚师所造成的截肢悲剧也在不断地增加,同时也严重地影响了患者的生活质量,增加了社会的经济负担。糖尿病足诊疗室是为糖尿病足患者专门设立的医院部门,是专门对糖尿病足进行筛查和足病治疗的场所。作为糖尿病大国,建立医学专业的糖尿病足诊室是我国糖尿病足治疗过程中必不可少的一部分。

建立糖尿病足足病诊室不仅可以减少糖尿病足的足病发病率,降低截肢率,还可以减轻糖尿病和糖尿病足患者的生活负担。美国在2011年曾统计调查发现,足病医生在2年内不间断地对糖尿病患者进行家访,不仅可以减少1%的糖尿病足部溃疡的发生,而且可以使每个人用在医疗计划上的费用减少约1万美金,大大地减少了每年在疾病上的花费。

(二)国内和国外足病诊室的发展

1975年,美国公共卫生协会(APHA)制订了一份官方声明,表明了足部医师在医疗过程中的角色和在公共卫生领域的责任,这一声明并以文档形式发表在当时9月份出版的《美国公共卫生杂志》上。在1996—1997年,AHPA又拨出一部分资金成立了足部医师委员会,进一步巩固了足病医生在社会中的地位。以此可见美国对足病医生的重视性和社会的认可性。相比国内的修脚师,国外的足病医生会完成一个流线型的教育过程,首先国外建立有专门的足病学校,必须经过相应的年限的在校学习,才能毕业并获得证书,在正式参加工作前,必须通过一定的足病医师资格考试才可上岗,在工作后,还需要定期地参加培训和考试。其基本的过程已类似于中国一个正式医生所需要完成的所有阶段。这进一步充分表现出国外足部工作者团队在公共卫生体系的重要性。日本近年来在不同的地区分别开展了足病创伤诊治中心,以使足部创伤者能及时地接受治疗,避免形成不良恶果。国外同时已把足病师用在了糖尿病足上,1983年德国建立了第一个特别的糖尿病足诊室,诊室内的成员主要包括经过特殊训练的修脚师,普通护士,矫形鞋业师傅。

我国并没有足病师这个职业,更无从谈及专业的足病学校和足部诊治室。但在近几年因我国被称为糖尿病第一大国,各专家组已经认识到糖尿病足预防保护的重要性和建立糖尿病足诊室的必要性。通过培训专职糖尿病足医生,糖尿病足教育护士,糖尿病足专科检查人员,并完善糖尿病足相关检查、治疗的设备,来逐步建立糖尿病足诊室,以此优化糖尿病足的诊治过程,提高了糖尿病足早期病变的检出率和愈合率,并强化了糖尿病足的早期预防。在我国湖南地区已经出现了足病师这种新职业,其他各地也分别对相关医务工作者进行糖尿病足病师培训班。在中国人民解放军第 306 医院内分泌科还举办了糖尿病足病师培训班,以便于培养糖尿病足病师专业人才。其他地方的糖尿病足病室的建立和足病医师的培训也在不断地进行。

（三）糖尿病足足病诊治室的人员构成

一般的糖尿病足足病诊治室的成员主要包括足病医生和足部护理师,其中足病医生可以是内分泌科医生,血管外科医生,骨科医生或者是经过一系列专业培训的专业足病师等与糖尿病足有关的医生,足部护理师应该主要是相关科室的护士,而且必须是经过专业培训的。足病医生主要是用来筛查和确诊糖尿病足,并针对性地进行各种相关实验室的检查,及时发现其他糖尿病并发症。足部护理师主要依据医嘱,对糖尿病足患者足部鸡眼,胼胝,溃疡等伤口进行处理,对给患者定制专业的足部护理,足部护具,还需要定期和足病师一起对患者进行健康教育。

（四）糖尿病足足病诊疗室的基本建设

一般较为理想的足病室主要包括足病诊室,足病检查室,足病治疗室,足病准备室,足病教育室。足病诊室内主要是足病医师对患者进行问诊,跟一般的诊疗室无差别;足病检查室可以按照检查项目不同的性质划分为不同的小检查室,检查的项目即为前面章节中所提到的相关糖尿病足的检查;足病治疗室主要是对糖尿病足溃疡等伤口进行处理的场所,其必须按照治疗室的清理消毒准则按时进行消毒处理;足部教育室主要供患者之间进行相互交流,对患者进行各类足部健康宣传教育的场所。

（五）建立防治联动模式的糖尿病足诊室

由于中国人口基数大,城镇分布不均匀的情况,建立糖尿病足诊室时,应该考虑到适合中国的模式。建立防治联动模式的糖尿病足诊室是满足国人需要的一种形式,即先在基层医院(农村乡镇卫生院,社区医院,城市一、二级医院)设立糖尿病足诊疗室,主要由下属的基层医院来实施糖尿病足诊治,农村乡镇卫生院和社区医院的糖尿病足诊室主要由糖尿病足护士担当,城市一、二级医院的糖尿病足诊室主要由糖尿病足专科医师、糖尿病足部护理师共同负责。城市三级综合性医院主要负责培训下级医院的糖尿病足专科医师、糖尿病足护理师,及时纠正和更新下级医院的糖尿病足知识,并建立下属医院到大医院的糖尿病足转诊绿色通道,从而形成以基础医院为糖尿病足诊治基地,综合性医院为指导的专科防治模式,从而提高糖尿病足的防治水平。

二、足病治疗师的培训

国外的足病治疗师一般都是由专门的足病学校全面系统地培训、学习、考核后才能从事糖尿病足护理,而我国近几年逐渐形成的糖尿病足医师,一般都是从糖尿病相关科室协调过来的医师,并没有经过统一专业的培训,非专业的知识和手法,一般会造成一些误诊,这也是导致我国糖尿病足患者患病率和截肢率水平一直居高不下的一个原因。因此,对专职糖尿病足治疗师的定期培训势在必行。面对这种现况,有些地区已开展了一些相关足病治疗师的培训。2008 年华中科技大学同济医学院附属医院,与国外的理疗护理专家合作引进了德国的足部护理技术,并建立了湖北省首家糖尿病足诊疗室,配备了糖尿病足医师和足部护理师。并通过定期的继续教育项目培训足病医师和足部护理师,制订了 3~5 年的培训目标,培训内容,培训的相关参考书等,所有的糖尿病足部护理师和足病医师必须通过培训,获取相应证书并通过考核,才有资格继续担任糖尿病足足病师。

（一）培训的对象

有意向成为糖尿病足师的内分泌、血管外科、骨科等糖尿病相关科室的医生和护士,还需要具有卫生和教育行政部门认定的医学专科及以上学历。

（二）培训团队的建立

糖尿病足师的培训团队主要是聘请国外知名糖尿病足治疗和护理专家,国内的糖尿病专家、血管外科专家、骨科和足科等相关专家,具有丰富理论知识和临床经验及创面处理能力的糖尿病专科护士,制作糖尿病足鞋、护具的专家等。

（三）培训的基本内容

糖尿病足的基本知识主要包括糖尿病和糖尿病足的发病原因、危险因素、发病机制、病理变化、临床表现、治疗方法、预防保健常识等糖尿病基本教育知识,其主要的培训内容类似于第二节中对患者的健康教育内容。

糖尿病足的一些检查方法的理论知识和实践技能如 10g 尼龙丝法,压力测定法,biothe-siometer 法等。掌握这些检查方法的一些适应证、禁忌证、操作方法、注意事项、应用管理等。

糖尿病足创面诊治和慢性创面修复的理论知识包括创面诊断与评估;糖尿病足诊治的临床路径;伤口的清洗,伤口的换药方法,换药的药物敷料的选择,伤口愈合的标准;伤口感染后的用药原则;慢性创面的敷料治疗,皮瓣修复治疗,负压封闭引流法治疗;疼痛管理法;各种相关诊疗器械和设施的消毒方法;不同足部护具的选择方法等。

国外的新型糖尿病足的治疗思想和治疗方法适时地掌握一些国外的新型糖尿病足的治疗思想和治疗方法,根据国内的国情和患者本身的身体状况的不同来从中选择一些适宜方法。

（四）培训的方法

1. 一些常规的培训手段　理论课知识,按照老师讲学生听这种课堂式的教授方法,比如大小型讲座;实践知识,则在临床实践基地进行实操训练。

2. 互动性的教学方法　在课堂上主讲各种案例,从中分析所要掌握的知识;分学员小组讨论,以此互补;培训中以学员的问题为中心,开展知识的讲述;每隔一段时间,组织学员进行近阶段的糖尿病足演讲比赛,以此来激发学员的学习积极性,调动培训课堂的气氛,从而更好地提升教学质量。实践教学方面,实现学员和患者互动,学员在临床实践和临床基地之间互动。学员和患者互动即学员定期负责管理糖尿病足患者,在着重了解患者的文化背景、个性化需求和一些基本的病史病况后,给予自己对创面及疾病状况的简单评估和处理意见,在上级医生的批准和监督下完成创面的处理,并及时和患者沟通,纠正其日常的不良生活习惯,并指导患者足部护理的技巧。学员在临床实践和临床基地的互动,即学员在需要练习一些糖尿病足处理的新方法时,在临床训练基地进行系统规范化的培训,然后回到临床中进行实践;在临床实践中遇到一些需要探索的难题时,可以回到临床基地进行研究后,再回到临床提供新方法,以此来提高糖尿病足医师的诊疗水平,并不断地激发糖尿病足医师开发新的治疗方法。

面对国内糖尿病足患病率和因糖尿病足而致截肢几率的不断上升,我国各地区的糖尿病足诊室不断涌现新生,足病医师也渐渐成为医疗行业中一种不可缺失的职业,一种必然趋势。足病医师通过糖尿病足诊室这个平台,更好地发挥了自己的专业水平,更好地提高了足病的治疗效果,增加了患者的治愈率,减轻了患者的经济负担,改善了患者的生活质量。为了更好地帮助糖尿病足患者,足病医师还会不定期地进行培训,来及时更新自己的知识,以此来为糖尿病足患者制订更为周详的治疗方案和计划,为患者带来更多福音。我国现阶段的糖尿病足诊室,糖尿病足医师还未普及,基本的模式还未形成,仍需要我们在临床中不断地摸索,积累经验,吸取国外的各种先例,来为未来糖尿病足医师的发展奠定基础。

(杨飞　贺海蓉)

参 考 文 献

1. Islam S. Secondary Prevention of Diabetic Foot Infections in a Caribbean Nation:A Call for Improved Patient Education. The International Journal of Lower Extremity Wounds. 2013,234-238.

2. Torenholt R. Simplicity,flexibility,and respect:preferences related to patient education in hardly reached people with type 2 diabetes. Patient Prefer Adherence. 2015,1581-1586.

3. Toth C . A. The role of education in the management of type 1 diabetes mellitus in England. Value Health. 2015,A618.

4. Mori M. Current status and perspective of national clinical database in Japan . Nihon Geka Gakkai Zasshi. 2015,290.

5. Lin G. Nebraska cancer Registry:Using a Linked cancer Registry-Hospital Discharge Database for Treatment-Related Research. J Registry Manag,2015,28.

6. Dorresteijn J. A. Patient education for preventing diabetic foot ulceration. Cochrane Database Syst Rev,2014,1488.

7. Torreguitart M. V. Diabetic foot care. importance of education. Rev Enferm,2011,25-30.

8. Arnold-Worner N. The importance of specialist treatment,treatment satisfaction and diabetes education for the compliance of subjects with type 2 diabetes-results from a population-based survey. Exp Clin Endocrinol Diabetes,2008,123-128.

9. Prezio E. A. The Community Diabetes Education(CoDE)program:cost-effectiveness and health outcomes. Am J Prev Med,2014,771-779.

10. Solorio R. Impact of a chronic care coordinator intervention on diabetes quality of care in　a community health center. Health Serv Res,2015,730-749.

11. Sherifali D. Diabetes Management and Education in Older Adults:The Development of a National Consensus of Key Research Priorities. Can J Diabetes,2015,31-34.

12. 曾希等.病理学教学资料库的建立与完善.山西医科大学学报(基础医学教育版),2009,11(03):356-357.

13. 顾颖萍.强化行为教育干预在糖尿病足患者预防中的应用价值.吉林医学,2014,35(08):1731-1733.

14. 夏胜超.强化护理教育干预预防糖尿病足的临床分析.现代养生,2015,9(14):246.

15. 郑玉仁,陈良英.强化教育对新诊断的Ⅱ型糖尿病门诊患者生存质量的影响.井冈山大学学报(自然科学版),2012,33(05):89-92.

16. 冉兴无,赵纪春.加强多学科协作团队建设,提高糖尿病周围血管病变与足病的诊治水平.四川大学学报(医学版),2012,43(05):728-733.

17. 杨焕民.浅谈糖尿病足的社区健康教育.光明中医,2014.29(11):2417-2418.

18. 李孟娇.喉癌相关基因和 mRNA 综合数据库的构建.中华耳鼻咽喉头颈外科杂志,2015,50(9):765-768.

19. 杨玲凤.糖尿病多学科教育团队的建立与培训.护理学杂志,2014,29(9):54-56.

20. Helfand,A. E.,Podiatric medicine and public health. Concepts and perspectives. Special Commission of the Podiatric Health Section of the American Public Health Association. J Am Podiatr Med Assoc,1998,353-359.

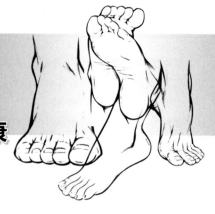

第十二章 糖尿病患者的健康教育

第一节 糖尿病患者的基础健康教育

现今对糖尿病的治疗提倡"五驾马车"的治疗方式,其中健康教育是重要的基础治疗措施之一,也是糖尿病治疗成败的关键。在越来越多的糖尿病研究中均表明,糖尿病教育不仅为减少糖尿病相关的医疗费用作出贡献,同时也在控制糖尿病患者血糖和并发症的发生、发展方面起到了十分有意义的作用。但目前我国糖尿病患者的数量庞大,知识水平参差不齐,家庭成员对糖尿病不能全面地认识,而作为教育者的医护人员在临床中也存在各种问题,因此应当积极大力地全面开展糖尿病的健康教育工作,对糖尿病做到早发现、早诊断、早治疗,减少致残率,降低其危害,减轻社会和人民的经济、心理负担,为创造和谐文明的社会做出贡献。

一、糖尿病教育的目的

1. 提高受教育者的保健意识和自我保健能力 改善个体的不良行为和生活方式,使患者正确认识糖尿病,了解糖尿病的基本知识和治疗目标,学会自我检测血糖、尿糖、血压,掌握医学营养治疗的具体措施和运动治疗的具体要求及做法,使用降糖药的注意事项,学会自我注射胰岛素,在医务人员的指导下适时作出治疗调整,并养成良好的生活习惯。

2. 对糖尿病患者、家属及糖尿病高危人群进行宣传教育 普及糖尿病知识、预防糖尿病及并发症的发生,做到早发现、早治疗、早诊断,提高生活质量。

3. 减少糖尿病治疗费用开支使社会、家庭、个人的经济情况得以改善。

二、糖尿病教育的方式

糖尿病健康教育的方式是多种多样的,如:门诊健康教育,住院患者健康教育,社区健康教育,新闻媒体健康教育等。也可以采用邀请糖尿病专家组织患者参加知识讲座,进行糖尿病知识竞赛,给患者定期播放光盘,与患者一起表演情景剧等方式加深患者对糖尿病相关知识的掌握,提高健康教育的效果。

三、糖尿病教育的内容

1. 糖尿病的基础知识 糖尿病的定义、流行病学、分型、病因、诊断、临床表现、检查项目等。

2. 饮食治疗　饮食控制的重要性,基本原则,食物选择及个人食谱的制订等。

3. 运动治疗　了解运动的意义,运动疗法禁忌及适宜的人群,帮助患者选择个人的运动项目、运动强度、运动时间,并教给患者各项运动注意事项等。

4. 心理治疗　学习调节情绪的方法,提高生活质量。

5. 口服降糖药　降糖药的种类、作用原理、适应证和禁忌证、不良反应及个人选择的原则。

6. 胰岛素　胰岛素的种类、作用特点、保存方式、副作用及正确使用方法等。

7. 日常生活的自我管理　包括自我管理的重要性,体重、尿糖、血糖、尿酮体的测定,定期体格检查等。

8. 并发症的防治及护理　包括血糖过高、过低的防治,心血管病变、眼部病变、肾脏病变、神经病变、糖尿病足的防治等。

9. 改变生活方式　如戒烟戒酒等。

10. 卫生保健知识　对口腔、皮肤、下肢、足的护理等。

11. 生存知识　如何发现严重的可能危及生命健康的情况及如何尽快进行处理或治疗的方法等。

四、糖尿病教育的对象

1. 糖尿病患者　糖尿病患者是教育中的主体,是糖尿病保健和治疗的执行者。

2. 糖尿病患者的家属　糖尿病患者家属是糖尿病健康教育的重要对象。患者的饮食控制、运动锻炼、检测常常需要家属的理解、鼓励、参加及督促,同时他们也是糖尿病的高危人群,因此也需要掌握一定的糖尿病知识。

3. 相关医务人员　包括广大的基层医生、护士、防治人员及营养师等。

4. 普通人员　有条件对全员进行普及教育,尤其是糖尿病高危人群(图 12-1)。

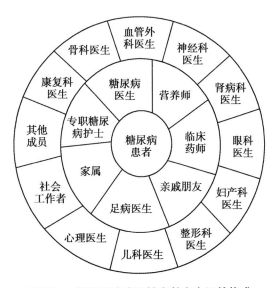

图 12-1　糖尿病治疗和健康教育小组的构成

第二节　糖尿病患者饮食指导

在唐代神医孙思邈所著的《备急千金要方》中有云："消渴病患者,所慎者三:一饮酒,二房室,三咸食及面。能慎此者,虽不服药而自可无他。不知此者,纵有金丹亦不可救,深思慎之"。因此对于糖尿病的患者来说,在被诊断患有糖尿病后,意味着接下来要做的事情就是改善饮食习惯。糖尿病患者的健康饮食与非糖尿病患者的健康饮食没有差异,主要是保证食物的种类多样化以及碳水化合物、蛋白质和脂肪的均衡。

一、饮食治疗目的

1. 减轻胰岛负担　使血糖、尿糖、血脂达到或接近正常,以延缓或防止各种并发症的发生和发展,改善整体健康水平。当摄入热量过高时,胰岛工作负担加重。

2. 维持健康　维持机体的正常生命活动,摄入的热量要保证儿童能够正常地生长发育,成人能够从事各种正常的活动。

3. 维持正常体重　消瘦者提高热量摄入,使体重增加,以增强机体的免疫力;肥胖者减少热量摄入,使体重下降,以改善胰岛素的敏感性。

4. 纠正已发生的代谢紊乱　通过平衡饮食使血糖处于正常水平,可获得最佳的血糖水平补充蛋白缺乏。

二、饮食治疗原则

1. 维持标准体重表 12-1　标准体重(kg)= 身高(cm)−105

表 12-1　体重体型对照表

实际体重	体型
超过标准体重20%	肥胖
超过标准体重10%	超重
标准体重±10%	健康体重
低于标准体重10%	体重不足

2. 适时调整　医生最初为患者所开的热量只是大略估计,应随日后体重增减与血糖高低,加以调整。

3. 合理安排餐饮　为减轻胰岛 β 细胞的负担,糖尿病患者 1 日至少进餐 3 次,按早、中、晚各占 1/3 的主食或 1/5、2/5、2/5 的主食分配。在活动稳定的情况下,要求定时定量。注射胰岛素或易出现低血糖者要在三餐之间加餐 2 或 3 次,临睡前的加餐更为重要,即从正餐中匀出一小部分主食留作加餐之用,这是防止低血糖行之有效的方法。

三餐内容最好主副食搭配,每餐要有含碳水化合物、蛋白质和脂肪的食物,这有利于减缓葡萄糖的吸收,促进胰岛素的分泌,且符合营养配餐的要求。

4. 糖尿病患者所需之基本营养素应与常人一样。

5. 营养素需要量

（1）合理控制总热量:糖尿病患者总热量的摄入以能维持标准体重[（身高－105）±10%]为宜。消瘦者应当提高热能摄入,使之体重增加至接近标准体重;肥胖患者体内脂肪细胞增大增多,胰岛素敏感性降低,应先减轻体重,减少热能的摄入,以利于治疗;妊娠妇女、哺乳期、儿童、青少年发育成长期,应增加热能的摄入,以维持生长发育和特殊生理需要,一般可增加10%~20%;60岁以上老年人由于体力活动减少,日需总热量可减少20%~30%;长期进行运动锻炼的糖尿病患者,可根据体育锻炼的强度及方法适当增减每日的总热量表12-2。

表 12-2　不同体型糖尿病成人患者日需总热量(kJ/kg 体重)

体型	休息	轻体力劳动	中等体力劳动	重体力劳动
消瘦	126	146	167	188~209
正常体重	83.6~104.5	126	146	167
肥胖	62.7~83.6	83.6~104.5	126	146

（2）蛋白质的摄入量近似正常人的标准:占总热量的12%~20%为宜,其中至少应有1/3来自优质蛋白质食品如瘦肉、蛋、乳、豆等。成年患者每日每千克体重摄入1g。病情控制不满意者,易出现负氮平衡,可按每千克体重1.2~1.5g供给;妊娠妇女、哺乳期每日每千克体重1.5g;儿童为2~3g。

（3）碳水化合物不宜控制过严:约占总热量的50%~60%,每日进量约为200~300g,折合主食250~400g。对使用胰岛素或口服降糖药者可适当放宽,对单纯饮食治疗而血糖控制不满意者应适当减少。在控制主食的同时进行主食改良,使其在一定程度上具有降糖作用。糖尿病主食可采用豆类、大米、面粉按1∶2∶1的比例搭配食用。混合米、面中也可配入茯苓粉、山药粉食用,比例以5∶1或5∶2为宜。这种混合米、面,不仅能达到营养互补,大大提高食物蛋白质的生物价值,而且纤维素也很丰富,且有助于降低血糖,是较为理想的糖尿病主食配方。用粉丝代替同量的米、面作主食,配以黄豆制品为副食,对糖尿病的饮食治疗效果也很理想。

（4）减少脂肪摄入:占总热量的30%以下,富含饱和脂肪酸及胆固醇的食物应限制。一般每千克体重不宜超过1g,胆固醇进量低于300mg。

（5）食物膳食纤维要充足:每日摄取40g有利于控制病情。100g标准面粉含膳食纤维2.5g,维生素 E 1.84mg;100g富强粉含膳食纤维仅仅0.3mg,维生素 E 0.8mg。粗米、粗面中除有较多的纤维素外,还富含维生素 B_1、B_2、B_6等,这些食物对人体糖代谢和脂代谢均有作用。糖尿病患者宜多吃粗粮。

（6）无机盐、维生素应满足需要:当病情控制不好易并发酮症酸中毒或感染时,要注意补充无机盐和维生素。补充钠、钾、镁是为了纠正酸中毒时出现的电解质紊乱;补充 B 族维生素,包括 B_{12}可改善神经症状;补充维生素 C,可预防微血管病变。微量元素硒能明显促进细胞摄取糖的能力,具有与胰腺分泌的胰岛素相同作用;铬,尤其是三价铬具有高度的活性,它与烟酸、氨基酸构成"葡萄糖耐量因子",可增强胰岛素的作用,降低血糖,改善糖耐量;锌也能够促进胰岛素原转变为胰岛素,并延长胰岛素的降糖作用。

（7）多喝水,少饮酒,不吸烟。

（8）人工甜味剂:适量摄取。

6. 随时依并发症或其他疾病而调整饮食。

三、糖尿病患者食物选择

1. **应忌食的食物** 含糖量高的食物:如巧克力、奶油、糕点、可乐、雪碧、果汁、奶茶、冰淇淋等;油炸食物:如麻花、油条及其他油煎食物;油料作物:瓜子、花生、杏仁、腰果、核桃等;一切垃圾食品:如方便面、烧烤、蜜饯、薯片、牛肉干、碳酸饮料;过分熬煮或糊状化程度高的食物:如稀饭、油茶、胡辣汤、芝麻糊、奶粉、速溶麦片、面汤、骨头汤、蛋白粉、粉丝汤等。

2. **可不食或少食的食物** 含碳水化合物较多的食物:如水果、蚕豆、鲜豌豆、胡萝卜、藕、蒜苗、芋头等。这些食物尽量少食,最好不要食用。

3. **宜食食品**

（1）主食:以粗杂粮、标准面粉、标准米、荞麦面、二合面（黄豆面和玉米面）、三合面（黄豆面、玉米面和白面）为主,可以作为糖尿病患者的主食长期食用。苦荞麦有降血糖和降血脂的作用,含有人体必需的 8 种氨基酸以及维生素 B_1、B_2、E 等,还含有丰富的镁、锌、硒等多种微量元素,是糖尿病患者的优良主食。

（2）副食类:如黄豆及豆制品、豆腐脑、豆腐干、豆腐丝、豆筋、南豆腐、北豆腐、豆浆、豆奶及 1% ~3% 蔬菜（每100g 蔬菜含糖 1 ~3g）均适宜糖尿病患者日常选用。但如果已发生糖尿病肾病,则不宜再食用豆制品。还可食用一些猪、牛、羊、鸭、鸡、鱼的瘦肉及一些含脂肪少的食物如虾、甲鱼、海参等。烹调用油最好选用植物油或芝麻油等。调味料可任意选用,但不宜过量,以清淡为宜。

（3）甜味剂:可选用木糖醇、山梨醇、甜叶菊苷及含果糖多的食物代替。木糖醇每日用量不宜超过 50g,以免引起腹泻。甜叶菊苷中的甜叶素不仅甜度高,热量低,而且具有降血压,促进代谢的作用,是一种良好的糖替代品。

四、各类糖尿病患者每日食用的膳食处方

1. 身高大于 175cm,正常体型或者偏瘦的男性每日所需的食物量谷类 300g,豆类 50g,蔬菜类 450g,水果 100g,肉类 100g,蛋类 50g,奶类 100g,鱼类 50g,油脂类 25g。

2. 身高小于 175cm,正常体型或者身高大于 175cm 的肥胖男性每日所需的食物量谷类 50g,豆类 50g,蔬菜类 400g,水果 80g,肉类 75g,蛋类 40g,奶类 100g,鱼类 50g,油脂类 25g。

3. 身高小于 175cm 的肥胖男性或正常体型的女性每日所需的食物量谷类 230g,豆类 50g,蔬菜类 350g,水果 60g,肉类 50g,蛋类 38g,奶类 100g,鱼类 50g,油脂类 25g。

4. 肥胖女性每日所需的食物量谷类 190g,豆类 50g,蔬菜类 300g,水果 50g,肉类 50g,蛋类 25g,奶类 100g,鱼类 50g,油脂类 25g。

如果运动,要根据运动量的大小适量增加食物量,以保证身体的需要。为了使患者了解膳食中的热量及三大营养素的含量,将各类食物每日参考量摄入列表如下,患者可根据自身所需随时调整。

表 12-3　各类食物的参考摄入量（g/d）

食物类别	5020 千焦（1200 千卡）	6276 千焦（1500 千卡）	7531 千焦（1800 千卡）	8790 千焦（2100 千卡）	10041 千焦（2400 千卡）
谷类	200	250	300	350	400
蔬菜	350	400	400	450	450
水果	50	100	100	100	150
肉禽	25	50	50	50	75
蛋类	25	25	25	40	40
鱼虾	25	25	50	40	40
豆及豆制品	25	50	50	50	50
奶及奶制品	100	100	100	100	100
油脂	15	20	25	25	25

注:7351kJ(1800kcal)约等于碳水化合物250g(55%)、蛋白质65g(15%)、脂肪60g(30%)

第三节　糖尿病患者运动指导

运动疗法作为糖尿病的基础疗法,疗效明确,目前已经为医学界所公认。我国隋朝太医博士巢元方在《诸病源候论》中就有提到:糖尿病患者"应先行一百二十步,多者千步,然后食之"。美国糖尿病协会(ADA)也指出"运动对于 2 型糖尿病的益处十分明显"。而事实上,运动作为糖尿病的治疗方法确实是便利而且有效的。运动能促进糖代谢及提高胰岛素在周围组织中的敏感性,能降低血糖、血脂和血液的黏稠度,能减轻体重,增强体质,能在一定程度上防止和延缓糖尿病慢性并发症的发生和发展,也能改善个人对生活的态度,健康感觉以及生活质量。糖尿病患者可根据年龄、性别、体重、病情及有无并发症等不同条件,遵循安全有效的运动原则,循序渐进并长期坚持。

一般来说,大多数 2 型糖尿病患者,特别是血糖在 16.7mmol/L 以下的以及肥胖的 2 型糖尿病都适宜进行运动治疗。在稳定期的 1 型糖尿病患者,空腹血糖在 11.1mmol/L 以下,并在接受胰岛素治疗,也适宜运动治疗。但是,糖尿病患者如果不依病情状况盲目运动,也会给病情带来不良影响。

一、运动疗法的禁忌人群

①有急性并发症的糖尿病患者,如酮症酸中毒、急性感染、活动性肺结核者不宜参加运动;②伴有严重高血压和缺血性心脏病的糖尿病患者,不宜参加运动治疗,平时活动也应当注意,不要过量;③心、肝、肾、肺功能衰竭的糖尿病患者;④伴有较严重肾病的糖尿病患者,运动时会增加蛋白质的代谢,加重肾病的发展,不宜参加运动;⑤伴有增生性视网膜疾病的糖尿病患者,过大的运动量会加重眼底病变,增加眼底出血的机会,不宜参加运动;⑥严重的 2 型糖尿病患者和血糖波动明显的患者,运动会使血糖升高及脂肪分解增加,易使病情恶化,因此也不宜参加运动;⑦妊娠、呕吐、腹泻、不能进食、有低血糖危险以及血糖太高、胰岛素用量太大者,慎用或不用运动疗法。

二、运动治疗原则

1. 运动方式要因人而异 体育锻炼的方式多种多样,必须根据患者的性别、年龄、体重、糖尿病的类型与程度、血糖控制水平、药物治疗情况、有无并发症及患者以往的运动习惯等具体情况而定。比如老年、妊娠糖尿病患者可选择散步、下楼梯、平地自行车、太极拳、体操、轻微家务劳动等运动方式;肥胖型糖尿病患者可通过平地快走、慢跑、上楼梯、登山、各类球类训练、坡道自行车、擦地板来锻炼;而轻度无并发症的糖尿病患者可做一些像举重、拳击、游泳、体育比赛、重体力劳动之类的运动。在众多运动锻炼中以步行最为简便安全,是最可能持久的一种运动。步行可分为三种:漫步步行(散步)、中速步行、快速步行。一般是先慢后快、先少量后大量。

2. 运动时间要适宜 糖尿病患者的运动持续时间至少在 15 分钟以上,每天 30 分钟到 2 小时,且每周训练不少于 3~4 日,不能连续超过 2 天不运动,长期坚持不懈。应选择在晚饭后半小时开始锻炼,这正是血糖较高的时候,此时锻炼有利消耗糖分,而且锻炼完睡觉,有利睡眠,可防止肥胖;也可选择在早饭后半小时或 1 小时开始锻炼,但需注意重型糖尿病患者,清晨空腹时(未注射胰岛素之前)血浆胰岛素水平很低或缺乏,此时应避免体育活动,否则会出现酮症的危险。

3. 运动量和强度要合适 糖尿病患者一般体质比较弱,因此在开始进行运动治疗时,应从短时间的轻微活动(即小运动量)开始,随着体质的增强,逐渐增加运动量,并延长运动时间,这样对糖尿病患者较为有利。运动量不能用运动时间来衡量,因为运动项目不同,达到运动量的时间也不相同。运动量用心率计算是比较简单而且实用的。在运动结束后立即数每分钟的脉率代替心率,运动心率保持在(220−年龄)×60%~(220−年龄)×85%的范围内,可认为运动量比较合适,符合有氧运动的要求。也可以用更简单的方法,直接用(170−年龄)作为运动中适宜的平均心率。如 60 岁的平均心率应在 110 次/分上下。

4. 适时判断疗效 一般以 1~2 个月作为一个评价阶段,可根据患者的自觉症状、客观检查及实验室检查进行综合判断。自觉症状方面,以运动后的充实感、爽快感和疲劳感为指标。客观检查包括体重减轻、体脂减少、肌肉量增加和同等强度的运动负荷时心率减少等。实验室检查方面包括血糖控制良好,末梢组织胰岛素敏感性增加,血胆固醇和甘油三酯浓度降低,高密度脂蛋白增加等。

三、运动护理

1. 运动前评估 制订运动方案前患者要对自身的情况进行详实的评估,尤其是对某些并发症更不可忽视。安全评价的目的是清楚自己是否可以进行运动锻炼,进行何种运动锻炼最合适以及该怎样进行运动锻炼。因此运动前进行系统而完整的医学检查是必要的,包括以下几个方面:

(1) 代谢控制情况:如血糖、血脂、糖化血红蛋白、尿酮体等。

(2) 心肝肾功能的检查:必须对心功能做一些粗浅评价,如安静时血压、心率、心电图、足背动脉运动负荷实验,必要时也需做心动超声或核医学检查;肝功能严重受损者易发生低血糖;肾功能检查应同时包括血尿素氮、肌酐和尿微量蛋白等检查。

(3) 肺功能检查:听诊、胸片、肺活量检查等。

（4）眼部检查：有无眼底出血、玻璃体积血、增殖性视网膜病变等。

（5）下肢检查：应特别注意下肢是否有外周血管病变、神经病变及足部畸形与损伤等。

（6）生活方式检查：个人状况、日常饮食、运动情况、生活行为方式等。

2. 运动时的安全保护

（1）热身运动和放松运动：糖尿病患者在进行运动前应进行适当的热身运动，这样可以预防结缔组织牵拉或损伤，从而防止关节损伤。热身运动包括5~10分钟的低、中等强度有氧运动（如步行、慢跑、游泳、跳绳等），为之后增加运动强度做好准备。在运动后也需进行5~10分钟的慢走、自我按摩等，可促进血液回流，防止因突然停止运动造成的下肢淤血和回心血量不足引起的心律失常或晕厥。

（2）防止低血糖：患者在运动时应配备少量的糖果、巧克力或饼干，以便发生低血糖时作应急食品。若准备进行较长时间的运动时，应进食吸收缓慢的食物；进行高强度运动，应调整降糖药物或胰岛素的用量；正选用胰岛素治疗的患者应采取腹壁注射，否则因四肢活动多，会加速胰岛素的吸收，容易导致低血糖。除此之外，糖尿病患者无论血糖高低，在运动前要适当饮水以防止脱水，尤其是在夏季或出汗较多时。

（3）足部保护：糖尿病患者平日应当做好足部护理，在运动时应选择硅胶或气垫底的平底鞋，穿混纺袜，这样有助于保持足部干燥，防止水疱和鸡眼，特别需注意的是在运动时一定要预防足部损伤，一旦发生损伤，应当及时就诊。

（4）其他运动安全：①尽量避免恶劣天气，不要在严冬凛冽的寒风中或酷暑炎热的阳光下运动，以免感冒或中暑；②运动时要自制并佩戴保健卡，保健卡上应写明"我有糖尿病"等字样，并准确写上自己的姓名、住址、联系人及联系电话、每日所用药物等信息，便于发生意外时别人能帮助处理；③外出活动时要告诉家人活动地点和时间，避免单独在偏远地方运动；高龄糖尿病患者参加运动时，最好有家人陪伴进行；④运动时要注意自我感觉，如是否胸闷、心慌、头晕、四肢无力、呼吸困难、大汗淋漓等，如出现上述情况应立即停止运动，到适当地方平卧休息，下次就诊时向主治医师反映；⑤定期评价运动效果，测体重、体脂量、肌力，检测血糖和血脂代谢指标。

第四节　糖尿病患者口服降糖药物教育

近年来，2型糖尿病的患病率不断增高，其发病主要与胰岛素抵抗伴有不同程度的胰岛素分泌不足有关，这就为新型降糖药的开发与研制提供了明确的途径。一般建议，新诊断的糖尿病患者在经过4~6周的饮食和运动治疗后，血糖仍得不到控制，可使用口服降糖药物治疗。口服降糖药物包括五大类：磺酰脲类降糖药物、格列奈类促胰岛素分泌剂、双胍类降糖药物、胰岛素增敏剂、α-葡萄糖苷酶抑制剂等。

一、磺酰脲类降糖药物

磺酰脲类降糖药主要刺激已合成的胰岛素从 β 细胞释放出来，因而使血糖降低，同时还可减少肝脏对胰岛素的清除率，增加外周组织中胰岛素的浓度，改善外周组织对胰岛素的敏感性，加强胰岛素介导的外周组织对葡萄糖的摄取和利用。

（一）适应证

①新诊断的非肥胖的 2 型糖尿病,胰岛 β 细胞有良好的储备功能;②40 岁以后发病者;③无高胰岛素血症患者经饮食、运动等基本治疗后,空腹及餐后 2 小时血糖、糖化血红蛋白水平尚未达标者;④空腹血糖≥11.1mmol/L,且糖尿病病史短,无糖尿病并发症,肝肾功能及血脂正常的 2 型糖尿病患者;⑤未用过胰岛素或每日低于 40U 的胰岛素即可良好控制血糖者(若低于 20U 更有效)。

（二）禁忌证

①1 型糖尿病或胰性糖尿病者;②2 型糖尿病伴酮症酸中毒或高渗昏迷者;③严重心、肝、肾、脑等慢性并发症者;④严重感染、外科手术、妊娠分娩及创伤者;⑤对磺脲类药物过敏者或既往对磺脲类降糖药有严重不良反应者;⑥有黄疸、造血系统受抑制、白细胞缺乏症者;⑦严重的垂体功能、甲状腺功能、肾上腺皮质功能不全者。

（三）不良反应

磺脲类药物常见的不良反应主要为低血糖,主要与剂量不当、饮食不规则、肾小球滤过率降低和合用某些增强降血糖作用的药物等有关。其次为胃肠道不良反应,如腹部不适、厌食、恶心、上腹部烧灼感。

（四）常用的磺脲类降糖药(表 12-4)

表 12-4 几种常用磺酰脲类降糖药物作用特点

药物名	格列本脲	格列吡嗪	格列齐特	格列喹酮	格列美脲
商品名	优降糖	美吡达	达美康	糖适平	亚莫利
mg/片	2.5	5	80	30	1
达峰时间(h)	3~4	1~3	3~7	1.5~4.5	3~4
半衰期(h)	5~10	2.5~4	10~12	1.3~1.5	5~9
作用持续时间(h)	中等 16~24	短 6	中等 10~24	中等 24	长 24h 以上
日剂量(mg)	2.5~20	2.5~20	40~320	15~180	1~8
日服药次数	1~3	1~3	1~2	2~3	1
代谢排出途径	50% 肾脏 50% 粪便	90% 肾脏 10% 粪便	70% 肾脏 30% 粪便	5% 肾脏 95% 粪便	60% 肾脏 40% 粪便

1. 格列本脲　降糖效果很强,服用后迅速吸收并发生降血糖作用。肾小球滤过率低于 60ml/min 者禁用。使用应从小剂量开始,时刻注意低血糖反应。格列本脲可引起严重的低血糖,尤其是老年糖尿病患者,必须慎用。

2. 格列吡嗪　较其他降糖药物更能控制餐后血糖,较少引起高胰岛素血症,有一定的降血脂和预防动脉硬化作用。

3. 格列齐特　降糖效果作用低于格列本脲,有抑制血小板聚集、黏附,增强纤维蛋白溶解而防止血栓形成的作用,对防治动脉粥样硬化有效,可用以治疗肾脏病变、视网膜病变的糖尿病患者,肾小球滤过率低于60ml/min者慎用。偶可见恶心、头痛、胃肠不适及皮疹等不良反应。

4. 格列喹酮 降糖作用较弱,由于其几乎不经肾脏排泄,故在肾小球滤过率低于60ml/min也可使用,但肾小球滤过率低于30ml/min时不宜使用。较适用于老年糖尿病患者。

5. 格列美脲 低血糖发生率低,对心血管系统影响小,对调节血脂也有一定的效果。

二、格列奈类促胰岛素分泌剂

格列奈类为非磺酰脲的口服促胰岛素分泌药,目前用于临床的有瑞格列奈和那格列奈。

(一) 瑞格列奈(商品名诺和龙)

这是一种模拟正常生理性胰岛素释放的制剂,只在一定浓度的葡萄糖介导下,才能发挥其刺激胰岛素释放的作用,因而能降低餐后高血糖,且作用迅速短暂,不引起低血糖。

1. 适应证 特别适用于进食不规则的2型糖尿病伴餐后高血糖症患者,肾功能轻、中度不全者。进餐时服用,不进餐不服用,故称"餐时血糖调节剂"。不宜与磺脲类降糖药合用,因作用方式相同,不能提高疗效。

2. 禁忌证 ①1型糖尿病患者;②有糖尿病急性并发症者;③重度肝肾功能不全者;④妊娠或哺乳妇女,过敏者慎用。

3. 用法及用量 每餐前初始剂量0.5mg,最大剂量4mg,每日总剂量不超过16mg,一般餐前15分钟或餐时即时服用。

(二) 那格列奈

作用机制、适应证、禁忌证同瑞格列奈。

用法及用量:起始剂量每次30~60mg,一日3次,每次最大剂量120mg,餐前即刻服用。

三、双胍类降糖药物

双胍类药物能够增加外周组织对胰岛素的敏感性,促进外周组织对葡萄糖的摄取和利用;可直接抑制肝脏糖原的异生,抑制肝糖生成和输出;也可抑制肠道对葡萄糖等营养物质的吸收,对肥胖患者有一定的减肥作用。临床上常用的药物有苯乙双胍(国外已禁用)和二甲双胍。

(一) 适应证

①2型糖尿病患者,特别是伴肥胖、高胰岛素血症、高脂血症,单用饮食控制和运动治疗不能控制血糖者首选;②糖耐量减退(IGT)或空腹血糖受损(IFG)者,为防止和延缓其发展为糖尿病;③单用磺酰脲类降糖药治疗血糖控制不理想或无效者,可与二甲双胍联合用药;④接受胰岛素治疗的糖尿病患者,血糖波动大或胰岛素用量大,有胰岛素抵抗者,可合用二甲双胍。

(二) 禁忌证

①严重肝肾功能减退者;②合并糖尿病急性或严重慢性并发症者;③妊娠期、哺乳期妇女,酗酒者,老年人,尤其是年龄大于80岁的老人;④使用碘造影剂(可抑制二甲双胍经肾排泄)前后48小时和外科手术之前应暂停用双胍类药物;⑤处于低氧状态者,如慢性阻塞性肺疾病,慢性心功能不全,心力衰竭,周围血管病变等,均可引起乳酸性酸中毒;⑥有血液系统

疾病,慢性严重胃肠道疾病,及近期有上消化道出血的糖尿病患者;⑦严重的维生素 B_{12} 和叶酸缺乏者;⑧对双胍类药物过敏者禁用。

（三）不良反应

①胃肠道反应,如恶心、呕吐、腹胀、腹泻,甚至腹痛,与剂量有关。应从小剂量并进餐时服用,缓慢增加剂量;②低血糖,二甲双胍单用不发生低血糖症,但与磺酰脲类药物或胰岛素联用因增加降血糖作用而诱发低血糖发生;③乳酸酸中毒,这是双胍类药物最严重的不良反应,多见于苯乙双胍,而二甲双胍少见。

（四）用法及用量

二甲双胍:小剂量开始服用,每次 250mg,每日 2 次,餐前或餐后服用;若服用 1 周效果不佳,可增加至每日 3 次,每日总剂量一般不超过 2000mg。

四、胰岛素增敏剂

除了胰岛素具有一定的增强胰岛素敏感性的作用外,尚有噻唑烷二酮类胰岛素增敏剂,目前常用于临床的制剂有吡格列酮和罗格列酮。

（一）适应证

①用于尚有一定胰岛素分泌能力的 2 型糖尿病患者;②可与磺脲类联合应用增加疗效;③可与双胍类联合应用,通过不同的作用机制减低胰岛素抵抗或增强胰岛素的敏感性;④与胰岛素联合治疗 1 或 2 型糖尿病,在改善血糖控制的同时可减少胰岛素的用量,但须注意的是,两者合用可能会因钠水潴留、增加血容量而导致心衰发生的危险性增加。

（二）禁忌证

①心、肝功能不全者;②水肿,高血压患者慎用;③妊娠妇女,哺乳期妇女,18 岁以下者;④糖尿病酮症酸中毒等急性并发症者;⑤对噻唑烷二酮类药物过敏者。

（三）不良反应

①引起钠水潴留,加重心衰,进一步引起血细胞的降低;②对肝功能的影响;③引起体重增加,皮下脂肪增厚;④低血糖,单独应用时甚少发生,但与其他降血糖药物联合应用时,则可能出现低血糖;⑤可能会引起女性患者排卵,不宜或不愿受孕患者应做好避孕措施。

（四）用法及用量

1. 吡格列酮　15～45mg/d,空腹或随食物服用,每日一次,起始剂量 15mg/d。

2. 罗格列酮　4～12mg/d,空腹或随食物服用,每日一次,起始剂量 4mg/d。

五、α-葡萄糖苷酶抑制剂

α-葡萄糖苷酶抑制剂是一种生物合成假性四糖,在肠道不但能竞争性地抑制小肠黏膜刷状缘上的 α-葡萄糖苷酶活性,并能竞争性地与 α-葡萄糖苷酶受体结合,且结合后不被 α-葡萄糖苷酶分解,从而延缓蔗糖的葡萄糖和果糖的转化,降低餐后血糖水平,服用时与第一口饭同时服下。临床上常用的 α-葡萄糖苷酶抑制剂主要有阿卡波糖和伏格列波糖。

（一）适应证

①主要适用于餐后血糖升高为主的 2 型糖尿病患者,尤其是肥胖及老年的糖尿病患者;

②可与磺脲类、双胍类或胰岛素联合应用于各种类型餐后高血糖的糖尿病患者,但应密切观察发生低血糖的危险,必要时减少上述降糖药的剂量;③结合饮食、运动治疗可使 IGT 者转化为 2 型糖尿病的发生率下降。

（二）禁忌证

①糖尿病酮症酸中毒等急性并发症者;②有明显消化或吸收障碍的慢性胃肠功能紊乱者;③由于各种原因引起胃肠胀气而使疾病恶化者;④有腹部或腹股沟活动性疝者;⑤妊娠妇女、哺乳期妇女,18 岁以下者;⑥肝功能异常者;⑦肾功能损害者,血肌酐超过 176.8μmol/L或肌酐清除率低于 25ml/min 者禁用;⑧有严重造血系统功能异常者;⑨有恶性肿瘤者,酗酒者;⑩对本药过敏者。

（三）不良反应

①常见胃肠道不良反应,如腹痛、腹胀、腹泻、便秘、肠鸣音亢进、排气增多等,多数症状可随服药时间延长而减轻或消失;②皮肤皮疹、瘙痒等皮肤过敏反应;③与其他药联合服用时可能会发生低血糖。

（四）用法及用量

1. 阿卡波糖（商品名拜糖平）　每片 50mg,开始剂量为 50mg,每日 3 次,最大剂量 300mg/d,与第一口饭同时服用。

2. 伏格列波糖（商品名倍欣）　每片 0.2mg,成人每日 3 次,每次 0.2mg,饭前服用,效果不明显时可加大剂量至 0.3mg,每日 3 次。

第五节　糖尿病患者胰岛素治疗教育

胰岛素的发现是糖尿病治疗史上的一个里程碑,挽救了无数患者的生命。目前全球应用胰岛素的人数已达到 3000 多万人,仍无药物可以替代它的作用。

一、胰岛素治疗的适应证

1. 1 型糖尿病　患者包括"蜜月期",一旦确诊必须接受胰岛素治疗,而且需终生注射胰岛素以控制高血糖状态,以维持身体正常的生理功能及预防急、慢性并发症或合并症的发生。

2. 2 型糖尿病　患者有以下情况时需使用胰岛素治疗:①对磺脲类口服降糖药过敏而又不宜使用双胍类或 α-葡萄糖苷酶抑制剂的患者;②口服降糖药原发性或继发性失效患者可改用或加用胰岛素治疗;③伴急性并发症如酮症酸中毒、乳酸酸中毒和高渗非酮症昏迷者;④伴慢性并发症如糖尿病视网膜病变、神经病变、心脏病变、肾病、下肢坏疽及肝功能不全者;⑤合并有严重感染、外伤、大手术、急性心肌梗死、脑血管意外等应激状态者;⑥合并有慢性肝肾功能不全及结核病者;⑦初发严重空腹高血糖(如 FBG≥16.7mmol/L)并伴有明显消瘦者;⑧合并蛋白质热量营养不良者。

3. 糖尿病　合并妊娠或妊娠期糖尿病患者。

4. 继发性糖尿病　患者如垂体性糖尿病和胰源性糖尿病。

5. 临床上难以明确分型的消瘦型糖尿病。

二、胰岛素的分类

根据胰岛素的作用时间长短不同可分为超短效作用胰岛素、短效作用胰岛素、中效作用胰岛素、长效作用胰岛素和预混胰岛素(表 12-5)。

表 12-5 临床上常用胰岛素的种类及其制剂

种类	制剂名称	来源	注射途径	作用时间(h)		
				起效	高峰	持续
超短效	赖脯胰岛素(lispro)	基因合成	皮下	10 ~ 15min	1 ~ 1.5	4 ~ 5
短效	普通胰岛素(RI)	动物	静脉	即刻	0.5	2
			皮下	0.5 ~ 4	2 ~ 4	6 ~ 8
中效	低晶蛋白锌胰岛素(NPH)	动物	皮下	1 ~ 3	8 ~ 12	18 ~ 24
长效	鱼精蛋白锌胰岛素(PZI)	动物	皮下	6 ~ 14	14 ~ 20	24 ~ 48

(一) 餐时作用胰岛素

餐时作用胰岛素就是在餐前注射胰岛素以控制餐后升高的血糖。

1. 超短效胰岛素类似物 此类胰岛素在体液中形成的六聚体少且可迅速从六聚体变成单体或二体胰岛素,因此注射后在体内具有更快的吸收速度和更短的起效时间。目前临床上使用的超短效胰岛素类似物有赖脯胰岛素(lispro)、门冬胰岛素(aspart)和赖谷胰岛素(glulisine)三种。

该类胰岛素尤其适用于以下患者:①对餐后高血糖更有效;②对不大遵守医嘱或不按时服药者更有利;③对易在餐间或餐前出现低血糖者有利;④更适宜用于胰岛素泵控制血糖。

2. 短效(或速效)作用胰岛素 短效作用胰岛素可经皮下、肌肉或静脉注射。皮下注射主要控制餐后高血糖;静脉注射或点滴主要适用于急诊抢救糖尿病酮症酸中毒、乳酸酸中毒、糖尿病非酮症高渗综合征、严重感染治疗过程或急诊手术等。目前临床上常用的短效作用胰岛素制剂有动物短效胰岛素(胰岛素)、半慢胰岛素(semilente)和人短效胰岛素(诺和灵 R、优泌林 R)。

(二) 基础作用胰岛素

基础作用胰岛素是一天注射 1 ~ 2 次中效、长效或长效胰岛素类似物,以控制非禁食状态下或夜间的血糖水平。

1. 中效作用胰岛素 中效作用胰岛素仅能皮下注射,适用于控制空腹或餐前的基础血糖,降低餐后血糖的作用不明显,与短效作用胰岛素联合使用,可控制全天血糖。目前临床上常用的中效胰岛素制剂有中性低晶蛋白锌胰岛素(NPH)、人胰岛素(N)和慢胰岛素(lente)等。

2. 长效作用胰岛素 长效作用胰岛素也仅可皮下注射,可提供基础需要量的胰岛素以控制平日的血糖,也可与短效作用胰岛素联合治疗全天的高血糖状态。临床上常用的长效胰岛素制剂有鱼精蛋白锌胰岛素(PZI),特慢胰岛素(ultralente)。

3. 长效胰岛素类似物 长效胰岛素类似物是由基因合成,目前临床上应用的有甘精胰岛素(glargine)和地特胰岛素(determir)两种。临床研究证实应用甘精胰岛素控制血糖可使夜间症状性低血糖的发生率明显降低,适合基础胰岛素分泌较低患者的血糖控制。地特胰岛素与 NPH 胰岛素相比,控制基础血糖更平稳,出现低血糖的几率更低。

(三) 预混型人胰岛素

预混型人胰岛素根据需要将短效胰岛素与中效胰岛素按比例混合,使其兼有短效和中效胰岛素的作用,使用前先摇匀。目前我国临床上常用的中性预混型人胰岛素是 30% 人短效胰岛素与 70% 中效人胰岛素混合悬液的混合制剂(如诺和灵 30R 或优泌林 70/30)和两者各半的混合制剂(如诺和灵 50R 或优泌林 50/50)。该型胰岛素也仅能皮下注射。

三、胰岛素的临床应用

(一) 胰岛素的使用原则

①若无糖尿病急性并发症,一般建议个体化治疗,从小剂量开始;②临床上一般常习惯开始应用超短效或短效胰岛素,此时调整剂量比较方便;③三餐前短效作用的胰岛素剂量分配原则一般是:早餐前>晚餐前>午餐前;④全日胰岛素的剂量超过 40U 者一般不宜一次性注射,应分次注射;⑤如需调整胰岛素用量一般至少观察 2~3 天,应参考临床症状、空腹血糖、三餐前血糖、餐后 2 小时血糖、睡前血糖等,若出现难以解释的低血糖时,要及时减少剂量;⑥调整胰岛素的剂量不要三餐前的剂量同时进行,应选择餐后血糖最高的一段先调整,再逐渐调整其他时段的胰岛素,若三餐都高,应首先增加早餐前的胰岛素量;⑦尽量避免低血糖的发生。

(二) 胰岛素的注射工具及注射注意事项

1. 注射工具的选择

(1) 普通注射器:价格便宜,剂量换算比较复杂,一般不推荐患者自己注射使用。

(2) 胰岛素专用注射器:剂量标注清楚,操作仍较复杂,是目前医院普遍采用的胰岛素注射工具。

(3) 执笔式胰岛素专用注射器:剂量标注清楚,操作简便,但价格较昂贵。

(4) 无针胰岛素注射仪:剂量标注清楚,操作简便,且没有针头,可消除患者的恐惧感,但价格昂贵,目前国内临床应用较少。

(5) 胰岛素泵(持续皮下胰岛素输注法 CSII):是目前最理想的胰岛素注射工具,但价格昂贵,操作相对复杂。

2. 胰岛素注射的注意事项 ①注射部位一般选在腹部、臀部、双上臂外侧、双大腿外侧。为防止出现局部反应,应轮流在上述部位进行注射,两次注射点的距离最好是 2cm,患者注射的部位应选择自己能操作且方便又安全的部位为佳;②人在安静情况下,注射的胰岛素的吸收速率由快及慢依次是:腹部>双上臂外侧>双大腿外侧>臀部,运动时腿部对胰岛素的吸收速率最快,因此运动时应将胰岛素注射部位改为腹部注射,以防止胰岛素吸收过快而发生低血糖;③查看胰岛素瓶上的有效日期,不用过期的胰岛素;④为防止皮肤感染,最好使用一次性的注射器,并注意皮肤的严格消毒;⑤注射胰岛素时,针头与皮肤成 45°~75° 的夹角,进针 2/3 的长度为宜;⑥注射后不要用力揉搓注射部位,以免胰岛素吸收过快而引起低血糖;⑦胰岛素须保存在 10℃ 以下的冷藏箱,最好放在 2~8℃ 的冰箱里。

（三）胰岛素临床应用方案

1. 胰岛素补充治疗　本方案适用于口服降糖药血糖控制不满意者,可在口服药物的基础上在晚10点后加用基础胰岛素治疗。使用基础胰岛素的初始剂量为0.1～0.2U/kg,监测血糖,一般3～5天后调整一次剂量,直至空腹血糖控制在4～6mmol/L。这种方案依从性好,操作简单、快捷,低血糖发生的风险也低。

2. 胰岛素的替代治疗　外源胰岛素的用量接近生理剂量时停用口服降糖药,改为替代治疗。若替代后胰岛素的用量大或出现胰岛素抵抗,再联合口服降糖药治疗(表12-6)。

表12-6　胰岛素的替代治疗方案

注射次数/天	早餐前	8AM左右	午餐前	晚餐前	睡前
2次	RI+NPH(2/3)			RI+NPH(1/3)	
3次	RI		RI	RI+NPH	
4次	RI		RI	RI	NPH
5次	RI	NPH	RI	RI	NPH

（1）每日2次注射:操作比较简便,但需注意:早餐后2小时血糖满意者,11AM可能发生低血糖,午后血糖控制可能不理想,需考虑加用口服降糖药;晚餐前NPH用量不足,可能导致FPG控制不满意,用量过大,可能导致前半夜低血糖。

（2）每日3次注射:接近胰岛素生理分泌状态,但需注意晚餐前NPH用量不足,可能导致FPG控制不满意;用量过大,可能导致前半夜低血糖。

（3）每日4次注射:临床上常用的胰岛素注射方案,调整灵活。

（4）每日5次注射:最符合生理分泌模式的给药方式。其中两次NPH占30%～50%。

（5）胰岛素泵(持续皮下胰岛素输注法CSII):是胰岛素强化治疗的一种形式,更接近生理性胰岛素分泌模式,在控制血糖方面优于多次皮下注射。严格的无菌技术,密切的自我监测血糖和正确、及时的程序调整是保持良好血糖控制的必备条件。

3. 胰岛素的强化治疗

（1）适应证:①1型糖尿病;②用相对简单的胰岛素治疗方案不能达到目的的2型糖尿病;③妊娠期糖尿病;④妊娠合并糖尿病。

（2）糖尿病强化治疗初始剂量的确定:1型糖尿病按0.5～0.8U/kg,不超过1.0U/kg体重计算;2型糖尿病按0.5～0.8U/kg体重计算,多数患者可以从每日18～24U开始。全胰切除患者日需要40～50U。胰岛素一日量的分配基本如下:早餐前RI 30%～45%,午餐前RI 20%～25%,晚餐前RI 25%～30%,睡前NPH 20%～25%。

（3）强化治疗常用方案:①每日餐前使用餐时胰岛素及1～2次基础胰岛素的多次胰岛素治疗方案;②直接给予每日2次预混胰岛素治疗方案;③在每日口服药物基础上加用每日1次基础胰岛素治疗方案;④持续皮下胰岛素输注法(CSII)。

第六节　糖尿病患者自我监测和自我保健教育

糖尿病治疗的目的就是全面控制病情,将血糖控制在正常或接近正常的范围内,并尽可能地减少或延缓各种并发症的发生和发展。为此,经常监测患者病情变化的各项指标,对早期控制慢性并发症的危险因素及发现慢性病得以及时治疗是非常重要的。同时对糖尿病进行自我监测也有益于糖尿病知识的传授及自我保健工作的开展。

一、糖尿病相关指标监测

(一) 血糖监测

1. 血糖监测方法　常采用的血糖监测方法有四点法:三餐前+睡前;五点法:空腹+三餐后 2 小时+睡前;七点法:三餐前+三餐后 2 小时+睡前,必要时尚需加测清晨 3 点血糖,以防止夜间低血糖。

2. 血糖监测的频率　应根据具体情况而定,初始治疗(尤其是应用胰岛素或磺脲类药物者)、血糖控制差或不稳定者应该每日进行监测;血糖控制好而稳定者可 1~2 周监测一天,血糖一贯控制好者可进一步减少监测的频率,病重、剧烈活动前后及同时患病时应增加监测频率。

使用血糖仪监测的结果有时与实际结果不符,必要时需重复测几次或抽取静脉血采用生化法测血糖。近年来动态血糖监测仪被用于临床,其结果与静脉血检测结果相吻合,可 24 小时动态监测血糖,并能及时发出警告声提醒患者低血糖的发生。

3. 血糖控制目标(表 12-7)

表 12-7　血糖目标及控制状态分类

项目		良好	一般	差
血糖(mmol/L)	空腹	4.4~6.1	≤7.0	>7.0
	非空腹	4.4~8.0	≤10.0	>10.0
HbA1c		<6.5	6.5~7.5	>7.5

(二) 尿糖测定

虽然自我血糖监测是最理想的血糖监测手段,但有时受条件限制无法测定时,也可测定尿糖来进行自我监测。尿糖测定简便易行、费用低且无创伤性。

尿标本的留取一般采用四段留尿法,分别测定,以反映某一时间段血糖的大致水平:将 24 小时分为四段,早餐后-午餐前(7~11 点)为第一段;午餐后-晚餐前(11~17 点)为第二段;晚餐后-睡前(17~23 点)为第三段;睡觉后-次日早餐前(23~次日 7 点)为第四段。尿糖测定的一般目标是保持尿糖阴性。

应用尿糖测定时需注意:①尿糖测定只能定性反映尿中的葡萄糖浓度,要结合尿量才能真实反映尿糖的丢失量及大致的血糖水平;②尿糖测定不能反映确切的血糖水平及其精确变化,不能预告将要发生的低血糖;③在一些特殊情况下,如肾糖阈增高(如在老年人)或降低(如妊娠)时,尿糖监测没有意义。

(三) 糖化血红蛋白(GHb)监测

GHb 的测定的指标包括 HbA1c 和 HbAl。其中与糖尿病关系最密切的是 HbA1c。HbA1c 的测定可判断 2~3 个月内血糖控制水平,既用作糖尿病的一个客观的长期参考控制,也可作为轻型糖尿病诊断的参考。理想的血糖控制要求 HbA1c<6.5%,6.5%~8% 为较好,>8% 提示血糖控制差,建议每半年检测一次 HbA1c。

二、慢性并发症监测

糖尿病慢性并发症和合并症是糖尿病致死和致残的主要原因,但因其发展隐匿,早期常缺乏明显的临床表现,因此加强监测和筛选,做到早期诊断是十分重要的。

(一)微血管并发症

主要包括糖尿病肾病(DN)和糖尿病视网膜病变(DR),可通过定期监测尿蛋白和眼底检查以达到早期诊断。

1. 尿蛋白监测 有无尿蛋白是了解糖尿病肾病的依据。最能发现早期肾功能损害的指标是尿中微量白蛋白的含量,常用尿白蛋白排泄率(UAER)表示,正常 UAER<20μg/min(30mg/24h 尿)。建议凡病程超过 3 年以上的 1 型糖尿病患者和所有 2 型糖尿病患者每年至少测一次 UAER,如果 6 个月内连续有 2 次 UAER 测定均在 20~200μg/min 范围内,并能排除其他引起 UAER 的原因,则提示早期糖尿病;若大于 200μg/min 则为临床糖尿病肾病。

2. 眼底监测 糖尿病视网膜病变是糖尿病最常见的微血管并发症,严重者可导致失明。对所有的糖尿病患者每年都应充分扩瞳后做检眼镜检查,可发现早期视网膜病变,对指导治疗具有重要价值。对于增殖性视网膜血管病变应尽早使用激光光凝治疗,减少视网膜出血,保护视力。

(二)大血管并发症

糖尿病大血管并发症主要累及脑血管、心血管及四肢大动脉。加强对大血管疾病危险因素如血脂、血压、体重、吸烟等的监测并加以积极治疗和纠正是十分重要的。

1. 血脂监测 糖尿病患者常有脂代谢异常。血中总胆固醇(TC)、甘油三酯(TG)、低密度脂蛋白(LDL)增高及高密度脂蛋白(HDL)降低是糖尿病大血管病变(动脉粥样硬化)的危险因素。糖尿病患者一般 3~6 个月做一次血脂检查(表 12-8)。

表 12-8 血脂控制指标

项目	良好	一般	差
TC(mmol/L)	<4.5	4.5~6.0	>6.0
TG(mmol/L)	<1.5	<2.2	≥2.2
LDL-C(mmol/L)	<2.5	2.5~4.4	>4.5
HDL-C(mmol/L)	>1.1	1.1~0.9	<0.9

2. 血压和体重监测 糖尿病患者高血压的患病率是非糖尿病患者的 2~4 倍。因此早期发现高血压是至关重要的。糖尿病患者应每月定期测量一次血压,已诊断有高血压者应根据个人情况严密监测血压,并尽可能将血压控制在 130/80mmHg 以下。

糖尿病患者也应每月测量一次体重,标准体重(kg)=身高(cm)-105,成人体重最好控制在标准体重±10% 内。也可按照 BMI 标准:体重过低为<18.5,体重正常为 18.5~23.9,超重为 24.0~27.9,肥胖为≥28。

（三） 神经病变

糖尿病神经病变包括周围神经病变和自主神经病变,是糖尿病患者最常见的并发症之一。周围神经病变的临床表现多样,常以四肢对称性感觉障碍为主,应用音叉或生物振感阈测量器测定振动觉是监测糖尿病感觉减退的简单方法。自主神经病变的检查如心脏、胃肠道自主神经检查常比较复杂,可结合专科检查;对膀胱功能的监测可采用膀胱肾脏超声波检查,如尿量大于500ml仍无尿意可考虑有膀胱功能的异常。

（四） 糖尿病足

糖尿病足的血管、神经病变和感染是其发病的基础。足部触诊有助于判断血管搏动和温度改变,必要时可行超声多普勒检查。应定期对每一位患者足部进行检查,检查内容包括痛觉、温度觉、触觉、振动觉及对压力的感受程度,并观察足部有无畸形变化。对糖尿病足的护理见下一节。

三、糖尿病患者自我保健

糖尿病是一种终身性、复杂性疾病,不可能长期住院治疗,而患者在日常生活中出现低血糖、酮症酸中毒、感染等并发症也是常见的,因此加强患者的自我保健是非常重要及必要的。

（一） 低血糖的预防和护理

低血糖是糖尿病治疗过程中最常见,也是最重要的并发症。常由于胰岛素、口服降糖药物使用不当,剧烈运动,饮酒等原因引起的血糖降低至2.8mmol/L以下而出现紧急症状。低血糖发作时可出现一系列交感神经兴奋和中枢神经系统功能紊乱的症状,如出汗、心悸、饥饿、紧张、面色苍白、肢体震颤、血压轻度升高;视物模糊、复视、听力减退、嗜睡、意识模糊、行为怪异、运动失调、言语含糊、头痛、抽搐等,最严重时可出现昏迷、呼吸衰竭甚至死亡。

低血糖的预防和护理要点:

1. 加强糖尿病的健康教育　使患者和家属充分了解低血糖反应的症状,学会监测血糖和尿糖,并养成良好的生活习惯,戒烟戒酒,外出时需备些糖果、饼干及病情卡。

2. 少食多餐　低血糖患者应多进食低糖、高脂肪、高蛋白的食物,以减少对胰岛素分泌的刺激作用,避免低血糖的发生。

3. 治疗药物个体化　严格掌握降糖药物的适应证。胰岛素、口服降糖药均从小剂量开始,根据血糖水平逐步调整剂量。1型糖尿病行胰岛素强化治疗时,应将HbA1c维持在6%～7%。

4. 低血糖急救　患者一旦确认出现低血糖的症状应立即进食含20～30g糖类的食物或口服糖水,多数患者在服用糖类食物后可迅速缓解症状,若自救未能好转或低血糖有意识模糊、头痛、抽搐等症状,应及时送医院救治。重症或意识障碍送急救的患者应即刻注射50%葡萄糖40～60ml,多数患者在10～15分钟后可见血糖上升,患者清醒后为防止低血糖的再次发生,需观察12～24小时,甚至更长时间。

（二） 糖尿病酮症酸中毒的预防和护理

糖尿病酮症酸中毒(DKA)是糖尿病最危险的急性并发症之一,最常发生于1型糖尿病患者,2型糖尿病患者在某些情况下也可发生。感染、妊娠、外伤、麻醉、手术、急性心肌梗死、心力衰竭、脑血管意外、严重精神刺激、某些药物等都可能诱发DKA的发生。患者常表现为厌食、恶心、呕吐、皮肤黏膜干燥、弹性差、眼球下陷、脉搏细速、烦躁、嗜睡、神情淡漠、反射迟钝,重者可能发生昏迷和循环衰竭;呼吸深大,呼出气体中有丙酮,如烂苹果味;少数患者可有腹痛,却无明显的腹膜刺激征和定位体征。DKA 的诊断需具备三点:①糖尿病的诊断(血糖>13.9mmol/L);②酮症的诊断(血酮体阳性);③代谢性酸中毒的诊断(动脉血 pH<7.35)。

DKA 的预防和护理要点:

1. 定期进行全面体检　应注意监测血糖、血脂和尿酮体,发现异常应及时治疗。

2. 全程用药　无论 1 型还是 2 型糖尿病,不能因为各种原因引起进食少而停用或中断胰岛素治疗。

3. 避免各种诱因的发生　尤其是感染和应激,一旦出现应随时调整胰岛素的剂量,必要时到医院就诊。

4. 合理管理生活　注意劳逸结合,避免劳累。

5. DKA 急救　若出现厌食、皮肤黏膜干燥、呼吸深大、烦躁等症状,应及时到医院就诊,检查血糖和尿酮体,以便早诊断、早治疗。

(三) 糖尿病高渗非酮症昏迷的预防和护理

糖尿病高渗非酮症昏迷(NKH)是糖尿病急性代谢紊乱的另一临床类型,多见于老年 2 型糖尿病患者。常由于感染尤其是肺部感染、尿路感染、胃肠炎、脓肿、败血症,心肌梗死,脑血管意外,使用引起血糖增高的药物等引起。患者常表现为逐渐加重的多尿、多饮、脱水(如皮肤黏膜干燥、弹性差、眼球下陷、脉搏细速、低血容量休克)、神志淡漠、嗜睡、木僵、抽搐甚至昏迷。NKH 诊断的实验室检测:血糖 ≥ 33.3mmol/L,血钠 ≥ 145mmol/L,渗透压 ≥ 350mmol/L。

NKH 的预防和护理要点:

1. 早诊断、早治疗　早期发现和严格控制糖尿病,尤其是老年人。

2. 自我监测血糖　早期发现和治疗高血糖,避免明显的糖尿和渗透性利尿。

3. 避免各种诱因发生　防止各种感染、应激、高热、胃肠失水等情况,以免出现高渗状态。

4. 合理用药　慎用各种升高血糖的药物,如利尿剂、糖皮质激素、甲状腺激素、免疫抑制剂等。

5. NKH 急救　若出现逐渐加重的多饮、多尿、脱水等症状,应尽早到医院就诊。HKH 的病死率高,预防的效果重于治疗。

(四) 乳酸酸中毒的预防和护理

乳酸酸中毒(LA)是糖尿病患者一种较少但后果严重,病死率高的并发症。未控制的糖尿病、双胍类降糖药物、DKA、NKH 及糖尿病的慢性并发症均可诱发乳酸酸中毒的发生。乳酸酸中毒的表现常被原发病掩盖,当酸中毒严重时,有呼吸深快(呼出气体无酮味)、低血压、意识模糊、嗜睡、木僵及昏迷等症状,有时伴恶心、呕吐、腹痛、腹泻。LA 诊断的实验室检查:动脉全血乳酸≥5.0mmol/L,动脉血 pH≤7.35。

LA 的预防和护理要点:

1. 避免各种诱因发生　如积极治疗各种可能诱发乳酸酸中毒的疾病;糖尿病患者应戒酒,并尽量不用可导致乳酸酸中毒的药物,如水杨酸类、乙醇、苯乙双胍等药物;糖尿病伴心、肺、肝、肾功能不全者,亦应避免使用其他双胍类药物。

2. 早诊断、早治疗　早期识别高乳酸血症(动脉全血乳酸≥2.5mmol/L,动脉血 pH>7.35)患者,及时治疗潜在诱因,并密切随访观察。

3. LA 急救　若出现乳酸酸中毒的症状,应及时到医院就诊。

（五）糖尿病合并感染的预防和护理

糖尿病患者的抵抗力下降,极易并发各种感染,常见的有呼吸系统感染、泌尿系统感染、口腔及皮肤感染等。

糖尿病合并感染的预防和护理要点:

1. 严格控制血糖　积极治疗糖尿病,可改善机体的免疫系统,提高机体的免疫力,也可减少慢性并发症的发生和发展,降低感染的几率。

2. 注意生活卫生　重视和避免感染发生的潜在因素,如养成良好的生活习惯,保持个人和环境卫生;勤洗澡,勤换内衣,保持皮肤清洁;经常清洗指、趾甲,定期修剪,不可剪太短,以免发生甲沟炎;防止皮肤烫伤等。

3. 积极预防感染　尽量少去人多的地方,预防呼吸道感染。

4. 及时控制感染　尽早发现和治疗局部损伤及感染病灶(如擦伤、疖、痈),选用对病原微生物有效的抗生素,如感染严重或混合感染,应采用足量、足疗程、联合用药的原则并静脉给药,避免继发感染。

第七节　糖尿病足的健康教育

糖尿病足坏死是由于糖尿病血管病变使肢端缺血,且合并周围神经病变而失去知觉,继发感染而导致坏疽的病症,它是糖尿病后期血管、神经并发症之一。在糖尿病患者中,足坏疽的发生率比非糖尿病患者高 17 倍,造成的截肢要比非糖尿病者高 5~10 倍。在 Hertzel C. Gerstein 等研究者的关于糖尿病循证治疗学的证据中表明,足部护理教育是一种改善足部护理行为的有效手段,其不但降低了轻微足部问题的发病率,也降低了严重问题的发病率(如感染和截肢)。然而根据调查资料结果显示,半数以上的患者觉得医护健康教育的关键是血糖以及尿糖检测,并辅助以药物及饮食治疗,其并未对糖尿病足知识进行学习和掌握,没有认识到足部护理的关键性。因此在开展糖尿病足事先预防教育工作的过程中,要让患者了解血管病变和周围神经病变的严重后果,当危险因素出现时,要具有很好的鉴别以及判断能力,要想有效预防糖尿病足,早期阶段及早观察到病情变化是至关重要的。开展糖尿病足健康教育,其最终目的是为了帮助患者树立自我管理意识,提高管理能力,帮助其形成良好的生活习惯,改正不正确的足部护理方式。对足部开展正确护理有利于做到事先预防。

对糖尿病足的健康教育除前面章节所述内容之外还要包括以下几点:

1. 严格控制好糖尿病和高血压。

2. 戒烟　吸烟能使血管进一步收缩,是造成下肢坏死的重要原因。

3. 坚持运动　锻炼肥胖者应设法减肥,并限制胆固醇及脂肪含量高的食物。

4. 抗感染　一旦发现糖尿病足的诊断成立,应积极予以处理,应用活血通络药物及抗生素控制感染。

5. 加强小腿及足部运动　改善局部血液循环,也可用 75% 乙醇按摩,每周 1~2 次。按摩时始终应从趾尖开始向上按摩,这样有利于血液流动。若有静脉曲张,则只需轻轻按摩足部,不要按摩腿部。

6. 积极采取措施 加强足部保健,避免足部皮肤受到损伤如果糖尿病足部已经发生了病变,这时血管壁会受到严重的结构性损伤,这是不能挽救的,也不易于治疗。要想有效预防糖尿病足,则需要持续不断地对患者宣传足部护理知识,让患者养成良好的生活习惯,重视细节,只有这样才能实现事先预防。患者护足注意事项:

①每晚睡前用温水(水温不超过40℃)和中性香皂洗脚,禁止浸泡时间太长(不超过10分钟),否则会削弱皮肤功能,洗完脚后用吸水性强的毛巾轻轻擦干,特别是足趾缝间要避免擦破,以防止发生微小的皮肤损伤;②细心护理足部皮肤,防止干燥、皲裂,保持清洁,并坚持查看足部皮肤,最好每天做,这样足部即使出现了轻微的变化也能及时察觉;③关于鞋袜,要确保袜口的宽松,最好选择那些透气性较好的棉质面料;购鞋时间最好是下午,这主要是为了能够双足试穿,选购新鞋时,试穿时间应该一次比一次长,在穿鞋前要先检查鞋子,查看里面是否有杂物,鞋子是否有破损处;④关于鞋垫的选择,应该购买那些较为舒适且能发挥保护功能的鞋以及有压力缓解作用的鞋垫,这样做是为了降低体质量施加给脚部的压力,防止足部受到损伤;⑤禁止赤足走路,必须穿袜,袜子务必要干净,这就需要每天清洗,也应避免走路时间太长;⑥有脚气的患者要积极接受治疗;⑦修剪趾甲应该在洗脚后,最好选择平剪同时要注意将趾甲磨平,也要避免不要修剪过短,以免损伤皮肤;⑧足部患有胼胝或者是鸡眼且无法自己修剪的患者,应该主动寻求正规治疗;⑨脚汗多时可用少许滑石粉放在趾间、鞋里及袜子上;⑩禁用刺激性消毒药水如碘酊等,必要时可用甲紫外擦,预防足部霉菌感染。

此外,最好给予示教,给患者以正确指导。

7. 及时发现糖尿病下肢血管和神经病变 早期下肢血管病变的各种临床表现:脚发凉、怕冷,皮肤苍白或青紫、水肿等症状;小腿抽筋、疼痛,疼痛在行走时加重;出现伤口时,经久难愈等。患者平时可自行监测动脉血管的搏动,局部皮肤湿度、温度的变化,必要时到医院进行足部多普勒血管检查。

周围神经病变可使足部出现疼痛、麻木、灼热、针刺等异常的感觉。当神经受到损害时,它将不能正确地传导信号,此时足部对烧伤、碰伤、磨破、水疱等情况毫无感觉,大大提高了严重足病发生的风险。

8. 提高专科医护工作者对糖尿病足的重视,做好预防护理工作就目前的情况来看,要想有效预防周围神经病变或者是血管病变似乎还不太可能,但是众所周知,周围神经病变很容易引发糖尿病足。因此,患者每年都要对足部进行彻底检查,具体要求是每年1~2次,主要有皮肤一般情况、血管搏动状况以及感觉改变等。作为一名专科医护者,要认真检查每位患者的足部,发现问题要及时将"注意足部"这一标记标注在患者简历上,并对患者进行定期随访以及检查。现今我国还没有专业的足病诊疗师,也缺乏糖尿病足临床防治专业人员,目前随着患者数量的增加,相关预防知识的不足,引发了明显的临床供需矛盾。所以,让掌握该疾病预防护理知识的护士对糖尿病足患者事先预防教育实施干预是可行的。

(范雅娟 李蒙)

参 考 文 献

1. 吕仁和,赵进喜. 糖尿病及其并发症中西医诊断学. 第2版. 北京:人民卫生出版社,2009.

2. 许曼音,陆广华,陈名道. 糖尿病学. 第 2 版. 上海:上海科学技术出版社,2010.

3. 南征,高彦彬,钱秋海. 糖尿病中西医综合治疗. 北京:人民卫生出版社,2002.

4. Hertzel C. Gerstein,R. Brain Hayness 著,纪向虹,王欣译. 北京:人民卫生出版社,2010.

5. 梁勇才. 糖尿病的防治实效方. 第 2 版. 北京:化学工业出版社,2009.

6. 王丽茹,李兴春. 糖尿病患者的衣食住行. 北京:人民军医出版社,2004.

7. 美国糖尿病协会著,惠延雯,惠延峰译. 糖尿病预防和治疗完全指南. 天津:中国轻工业出版社,2004.

8. 李广云,王苏. 糖尿病治疗的五条途径. 天津:天津科技翻译出版公司,2004.

9. 方朝晖. 糖尿病饮食与运动疗法. 合肥:安徽科学技术出版社,2015.

10. 刘尊永. 糖尿病综合防治指南. 北京:人民卫生出版社,2004.

11. 郑守曾,杨晓辉,杨波. 糖尿病. 北京:中国医药科技出版社,2003.

12. 焦保华,王战建,周亚茹,等. 北京:军事医学科学出版社,2007.

13. DineshNagi 著,李文慧,李乃适等译. 糖尿病运动指南. 北京:化学工业出版社,2009.

14. 纪立农,马方等. 中国糖尿病医学营养治疗指南. 北京:人民军医出版社,2011.

15. 李广智,向红丁,刘志民. 糖尿病. 第 3 版. 北京:中国医药科技出版社,2013.

16. 张楚,章金娟,马丽珍. 糖尿病诊断与治疗. 浙江:浙江大学出版社,2014.

17. 胡绍文,郭瑞林,童光焕. 实用糖尿病学. 第 2 版. 北京:人民军医出版社,2003.

18. 叶山东,朱禧星. 临床糖尿病学. 合肥:安徽科学技术出版社,2005.

19. 迟家敏,汪耀,周迎生. 实用糖尿病学. 第 3 版. 北京:人民卫生出版社,2009.

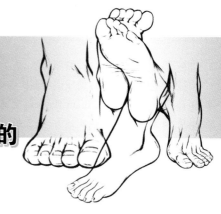

第十三章　糖尿病足患者的心理干预

第一节　概　　述

一、糖尿病足患者心理干预的意义

目前研究认为糖尿病足是多种因素共同作用的结果,主要包括血管病变、神经病变、感染三大因素。由于长期的生物医学模式思维影响,目前对糖尿病足的治疗,临床多从三大病因入手。主要通过药物治疗及介入治疗改善下肢血运,抗感染治疗控制感染,清创术及皮瓣移植术促进创面愈合,后期出现趾端坏死者,于足掌及足背不全坏死者,多行手术切除,进行截趾与截肢。糖尿病足患者在长期病程中心理反应如何,没有得到临床医生和护士的应有重视。实际上糖尿病患者因患病时间长、足部疼痛、伤口长期不愈合、截肢等,容易产生各种心理问题,国外报道,糖尿病患者抑郁症的发生率是正常人的 3 倍,抑郁与焦虑的共病发生率也高于普通人群。而心理问题可导致血糖控制不良,发生血管病的危险性增加 1.5～2.0 倍。抑郁可使糖尿病患者截肢的风险增加 33%,足溃疡的愈合时间延长 25%,合并抑郁患者的死亡风险是未合并抑郁患者的 2 倍,糖尿病足患者抑郁评分越高,溃疡不愈合(超过 6 个月)的风险越大。因此,临床工作者应该清楚地意识到,糖尿病足是一种心身疾病(图 13-1),心

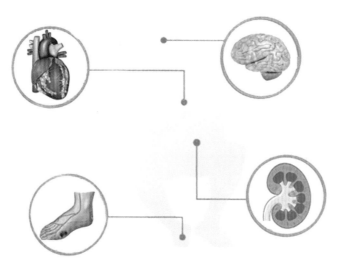

图 13-1　糖尿病足是一种身心疾病,涉及多个脏器

理因素和躯体疾病之间可产生交互影响,其预后与心理社会因素有关,除传统的药物治疗及外科清创模式外,还应重视患者心理康复治疗。通过临床医护人员指导及帮助,使患者认识所患疾病的性质及临床症状,从而了解疾病可能的病因以及患者的心理、生理、病理进程之间的关系,掌握科学消除疾病的相关措施,从而能够唤起患者的积极情绪,消除消极心理所造成的继发性心因症状,从而可以减轻躯体疾病所带来的痛苦感,纠正由疾病痛苦所带来的病态心理状态。因此糖尿病足的治疗模式应该从传统的生物医学模式转变为生物医学社会心理模式,对糖尿病患者开展心理治疗势在必行。

二、糖尿病足心理干预的生理机制

有文献显示,负性情绪会使糖尿病足患者处于应激状态,产生生理反应,即通过下丘脑-自主神经系统或垂体-内分泌的情绪通路,可引起体内生长激素、胰高血糖素、去甲肾上腺素等应激性激素的分泌增加,同时抑制胰岛素分泌。应激状态时,交感神经兴奋,直接作用于胰岛 β 细胞受体,抑制胰岛素的分泌。同时,交感神经还作用于肾上腺髓质,使肾上腺素的分泌增加,间接抑制胰岛素的分泌、释放。如果这种不良心理因素长期存在,可能最终导致胰岛 β 细胞的功能障碍,胰岛素的分泌缺乏,进一步引起血糖升高,从而加重病情,造成恶性循环。由此可以看到,情绪因素在糖尿病足治疗过程中起到重要作用,在严格控制血糖、改善下肢血运、积极控制感染的同时,还应重视糖尿病足患者的心理护理,根据患者不同的个性特点及心理状况,采取相应的心理干预是治疗成功的关键因素之一。临床工作者通过语言和利用患者对医师的信任,对患者所患疾病给予科学的解释,并进行指导或暗示,促使患者认识所患疾病的性质和表现规律,通过唤起积极情绪,消除消极心理所造成的继发性心因症状,从而减轻躯体疾病所带来的抑郁、焦虑、绝望的病态心理状态,最终降低因为负性情绪引起的生长激素、胰高血糖素、肾上腺皮质激素的大量分泌,有利于控制血糖,从而有助于糖尿病足的病程进展和预后。

三、糖尿病足患者的心路历程

当糖尿病足患者得知自己患有此病时,心理上可分为以下几个阶段(图 13-2)。

第一阶段——否认期:当得知自己患有糖尿病足时,一般人会感到震惊,否认出现此并发症的事实,常再找其他的医师重复检查,或自认为病情很轻,而置之不理,延误病情,也有些人更会四处寻找偏方。此时糖尿病足的亲友,应当陪伴患者身边,以乐观冷静的态度帮助患者建立信心和希望。

第二阶段——愤怒、焦虑期:当患者了解确实患有糖尿病足时,常常会懊恼自己为何会出现这样的并发症,是否自己做错什么? 担心控制不良导致截肢甚至是死亡,对需长期吃

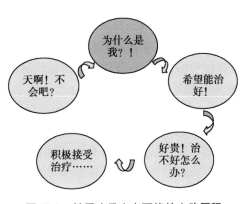

图 13-2　糖尿病足患者可能的心路历程

药、打针、疼痛及饮食控制治疗也会焦虑不安,甚至引发头痛、心悸等身心反应。此时亲友应以更宽容的心来包容家中的糖尿病足患者。

第三阶段——认知期:在经过否认及愤怒的阶段后,患者只好接受这一事实,此时才愿意尝试接受糖尿病足治疗。会盼望奇迹出现,所以会四处寻找名医、偏方,甚至会轻信广告,导致中断正规的治疗,而发生危急的状况。

第四阶段——忧郁期:患者虽然已逐渐接受此事实,但因对糖尿病足的预后过分担心及昂贵的治疗费用,而出现无助、无望的低落情绪。

第五阶段——适应期:患者认同糖尿病足的存在,能以积极正确的态度面对疾病及治疗,而且也会主动参与各种治疗。

以上五个阶段,患者不一定都能顺利到达适应期,有些状况可能反复发生或停滞不前而影响治疗效果。因此及时给予患者心理支持或干预对其进一步治疗是非常重要的,这不仅需要患者本人的努力,也需要其家属、朋友、周围人的配合。

第二节　糖尿病足患者心理干预方法

临床工作者需要针对性地心理评估和疏导,对患者的心理状况尤其是情绪进行评估,然后根据患者的不同心理特点,采取相应的疏导方法。研究证明对医患关系的满意程度、应激事件、家庭和社会环境,以及患者年龄是决定糖尿病足患者自护行为的重要因素。通过认知疗法,支持疗法,包括团体、家庭、社会支持,以及音乐放松疗法和电子生物反馈疗法等,帮助患者正确认识疾病,重新建立信心,积极接受治疗,战胜病痛。

一、认知疗法

(一) 概述

认知疗法:是采用艾利斯的合理情绪疗法,即 ABC 理论,帮助患者认识不合理信念与情绪困扰之间的关系,如对疾病不正确或者不全面的认知,直接导致患者丧失生活信心;对足部疼痛的不理解和难以忍受诱发恐惧,害怕截肢、害怕残疾,进而产生了逃避现实和逃避治疗的心理。通过具体分析,逐步建立合理的认知方式,引导患者首先要接受自己患上慢性病的客观现实,使自己的认识符合客观,保持稳定乐观的情绪,积极配合治疗。

(二) 干预措施

1. 小组教育　教育形式有播放幻灯片、看图对话、小游戏等,使患者通过活动轻松掌握糖尿病足的病因、发病机制、临床表现、并发症、进展过程及治疗方法等基础知识,了解到只要积极配合治疗,并不是所有的糖尿病足患者最终的结局都是截肢,从而科学地指导自己的行为,积极地配合治疗。

2. 一对一教育　指导责任护士可以利用糖尿病足食物模型,讲清糖尿病足饮食治疗的重要性,提高患者对糖尿病足饮食的认识,同时做好饮食指导。同时,向患者发放糖尿病并发症健康手册,让患者充分了解到创面换药护理、早期筛查知识、日常足部护理、合适鞋袜的选择及修剪趾甲等知识,提高患者对糖尿病足的认识,以纠正不良的行为习惯。

二、行为疗法

(一) 概述

行为疗法:通过及时纠正患者对糖尿病足的错误认识,引导患者正确面对糖尿病足的诊治过程,科学地指导患者的行为,饮食,运动,矫正患者不利于疾病治疗的有害行为(图13-3)。

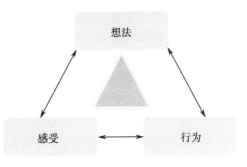

图 13-3　行为疗法核心理论示意图

（二）干预措施

1. 做好足部的清洁　每天温水泡脚10～15分钟,水温不宜过高,洗后轻柔擦干趾间隙处,并且检查足部皮肤健康状况,是否有水疱、伤口、划痕等。每周剪指甲1次,以防抓伤皮肤发生感染。切勿使用化学剂或切割方法去除鸡眼、结痂,不要赤脚在热的地面行走,不要盘腿或翘腿。

2. 做好足部运动　顺时针方向,从足尖开始向上至膝关节,按摩至该处皮肤发热,早晚各1次,每次15～30分钟。

3. 选择合适的鞋袜　避免质地粗糙的袜子和有条带或者不合脚的鞋子,并且注意足部保暖。

4. 矫正患者吸烟、饮酒、饮食　睡眠不规律合理规范的饮食生活习惯对改善病情是非常重要的。

5. 科学饮食调节　根据患者的病情拟定合理的食谱,每日热量按三餐或四餐分配,给高磷和高纤维素膳食,相对增加饮食中不饱和脂肪酸的含量。并指导患者及家属自觉遵守治疗饮食的要求,做好饮食记录。

6. 合理运动　广播体操、户外有氧运动、散步、打太极拳、瑜伽训练、爬楼梯、花草及庭院维护、琴棋书画等工娱活动。要求每天活动时间总计2～3小时,每晚写自我监督式的行为活动日记,总结当日活动是否完成。

三、支持疗法

（一）概述

该疗法主要是干预者以其权威性和专业知识,合理地采取劝导、启发、鼓励、支持、同情、说服、消除疑虑及提供保证等交谈方法,帮助患者适应目前所面对的现实,改善心境,提高自信心,进而促进心身健康的过程。最基本的治疗技巧包括:聆听倾诉、解释指导、支持鼓励、培养信心、积极适应。

糖尿病对人本身就是一种危害,不良的情绪往往会加重患者身体功能紊乱,阻碍疾病的康复,使自我感觉恶化,病痛加剧。当干预者用深入浅出的语言说明患者所产生的心理紧张状态的前因后果,或糖尿病足的来龙去脉、治疗方法等时,能平复患者的紧张心理,此时干预者再用语言支持患者内心所存在的正常要求、欲望、思想和方法,就能促进患者克服那些错误的、有害的心理与行为,树立正确的态度,增加治愈的信心,从而使支持性心理治疗达到治疗目的。

此外,糖尿病足患者的家属和亲友对患者不断地鼓励和劝导,可使其抛弃悲观的情绪和失落感,正确认识所面对的各种治疗问题,自觉地配合医生进行治疗。

（二）一对一治疗

听取患者的倾诉,耐心启发患者,使其充分认识到情绪的变化与病情的变化是密切相关的。在取得患者的充分信任和合作的基础上,鼓励、疏导患者,引导患者以积极的态度面对疾病,树立战胜疾病的信心。

（三）家庭支持治疗

1. 概述　美国临床心理学博士苏珊麦克丹尼尔博士是医学家庭治疗的创始人之一。医学家庭治疗是指一个跨学科团体治疗慢性疾病、创伤或功能缺失。帮助家庭更好地应对慢性疾病,更有效地与医师沟通,接受某种疾病不能治愈的事实,使他们在生活方式上有建设性的改变。鼓励患者和家属说出对糖尿病的感受,尽量让患者家属陪伴,多与之交谈,细心照顾,避免让其独处,帮助其提高自信,减缓压力,增强治疗信心。帮助患者及整个家庭摆脱恐惧和担忧,面对并积极应对。

对糖尿病足患者来说家庭支持最重要的方面是:①情感支持:家庭成员应该对糖尿病足患者适当地情感支持,关心、鼓励和陪护糖尿病患者,让患者感受到家人的温情和关心;②治疗指导和监督:指导和监督糖尿病足患者吃药、饮食以及运动等方面;③有效帮助:当糖尿病足患者的病情出现变化时,采取及时有效的措施。

2. 干预措施

（1）集中授课:要求患者和家属共同参加,通常保持每月1次的频率,每次的内容可以循序渐进,包括糖尿病足的常见症状,患者的膳食营养及合理饮食,口服降糖药和注射胰岛素时的注意事项,以及如何处理糖尿病足患者的紧急情况,讲解糖尿病足患者可能出现的不良心理反应,观察并且记录糖尿病足患者的心理反应,以便做好心理护理;

（2）发放指南手册:对于不能参加集中授课的患者及家属,可以发放科室编制的糖尿病足康复指南手册,包括糖尿病足疾病本身和因为疾病产生的不良心理反应,指导患者家属进行家庭护理。

（四）社会支持

1. 概述　由于人是群体动物,糖尿病足患者的康复,社会支持同样重要,医护人员、周围的同事朋友以及社会上更多的爱心人士,多给予患者精神上的鼓励、经济上的支持,自尊心的满足以及生活方面相应的照顾,可以帮助患者走出困境,以积极的心态面对疾病。

2. 干预措施

（1）定期回访:医护人员应建立患者通讯录和定期回访登记表,对本市患者电话回访,外地患者信函回访,本市少数行动不便的老年患者上门回访。定期回访可提高患者治疗依从性,糖尿病足患者病程长,花费大,生活注意事项多,导致很多患者对治疗工作产生麻痹,不及时用药,不坚持保持饮食和足部护理方面的注意事项,因而定期回访很有必要。通过电话随访可以了解患者对糖尿病及糖尿病足知识掌握情况并且及时给予补充讲解;了解患者遵医行为情况,及时地提醒和督促患者按时服药或注射胰岛素,了解患者对血糖的监测情况,鼓励患者坚持糖尿病足饮食治疗及足部护理治疗并给予正确指导,定期来医院复查。提高患者的治疗依从性,同时也大大地提高了患者及家属对医护人员的满意度,使优质护理服务延伸到社会,从而得到更好的社会效益。

（2）参加联谊活动:鼓励患者参加有益的组织活动,如糖尿病足俱乐部组织的健康大讲堂、糖友联谊会等活动,通过活动和糖友相互支持,相互学习,使患者增强对生活的信心和勇气,最终使患者能够做到:①正确认知糖尿病足的治疗和预后,树立信心,不逃避不恐惧;②掌握各种糖尿病足并发症的临床表现,学会简单自救及防治方法;③充分认识到合理膳食的重要性;④学会在日常生活如何自我监测血糖、尿糖的方法;⑤科学地选择日常运动及足部护理的种类、时间和方法;⑥准确应用药物,如各种口服药的服药时间、可能的不良反应、注射胰岛素的技巧及注意事项等;⑦学会应急情况发生时如何自救,如低血糖反应等。

(五) 团体疗法

1. 概述　团体治疗又称为团体心理治疗,最初由美国心理学家和精神科医师提出。被定义为一种建立于特殊关系的谈话治疗,是一种为了某些共同目的将成员集中起来进行心理治疗的方法。著名团体治疗师欧文亚隆认为:团体心理治疗的形式非常多样,参与者可以有特定精神科诊断,也可以没有;治疗师可以参与其中,也可以作为观察者;团体可以是开放式的,也可以是封闭式的。

有文献表明,团体治疗作为心理学治疗的一种手段,逐渐被糖尿病足教育所借鉴,因其同质性、目标明确和明显的教育功能被引入糖尿病足教育;不同于单纯的心理学治疗,糖尿病足教育中的团体治疗不但试图通过患者之间同病相怜的理解与互动缓解对疾病的恐惧和担忧,更试图通过团体成员间对抗疾病的心得和方法交流促进生活方式的改变和自我血糖管理。

2. 干预措施

(1) 分成固定小组:结合患者的文化程度、疾病严重程度及适应行为水平,选择5~8个病情相同,年龄、学历相近的患者组成一个固定小组。

(2) 学习交流:首先小组成员自我介绍,使组员互相熟悉,彼此接受,然后播放有针对性的多媒体宣教片,学习模仿其他组员的适应行为,从多个角度洞察自己。最后就共同关心的问题进行讨论,相互交流,使每个成员都谈论自己或别人的心理问题,争取别人的理解、支持、指导,共同探讨,探寻解决问题的办法;

(3) 建立积极效应:通过团体内的人际互动效应,发现自己对糖尿病足认识治疗和预后的误区以及日常生活中康复过程中,对于服药饮食运动以及足护理的不足,分析和了解自己和他人的心理行为反应,增强心理适应能力,从而反映到日常生活中,对负性思维及情绪的改变起到积极作用。

四、音乐放松疗法

(一) 概述

音乐治疗认为音乐可以通过对中枢神经系统的影响,达到调节机体的目的,治疗疾病的目的,现代音乐治疗是在第二次世界大战后发展起来的。自从1950年美国成立了国际音乐治疗协会后,音乐治疗逐渐成为一种专门疗法。我国于20世纪80年代初期始,开展音乐治疗,并将现代音乐治疗方法与电疗及中国传统医学结合,创立了有中国特色的音乐治疗。

(二) 音乐治疗可能的学说

1. 大脑边缘系统学说　大脑边缘系统是与非特殊投射功能类似的第三调节系统。它与周围有着广泛的联系,接受来自各种感觉(躯体、内脏)邻近新皮质及边缘系统内部的传入纤维,同时又可以向视丘下部、纹状体、脑干网状结构发出纤维,调节以及抑制大脑皮质的功能。研究发现边缘系统与身心健康有关。与情绪有关的身体反应、精神纠纷、欲望得不到满足等都是新皮质与边缘系统发生脱节或不协调所致。音乐可以通过大脑边缘系统调节躯体运动、自主神经及大脑皮质功能,从而促进身心健康(图13-4)。

2. 脑干网状结构学说　脑干网状结构,接受视觉、听觉、嗅觉、味觉系统传入冲动,以及躯体和内脏的各种传入冲动,并且通过丘脑的非特异性投射系统,到达大脑皮层。脑干网状结构,可以整合复杂的非条件反射和血管运动反应,同时也调节脑血管的张力及脑组织营养等,可以将刺激聚合起来,对一切刺激都有引起反应的能力,而与刺激的特异性无关。音乐刺激可以通过网状结构提高或降低中枢神经系统的活动水平,通过网状结构对特殊投射系统、非特殊投射系统、心理过程、内脏和内分泌功能、醒觉和注意力等产生影响,从而协调脑干网状结构和大脑皮质各部分功能间的关系,对人体产生良好的影响。

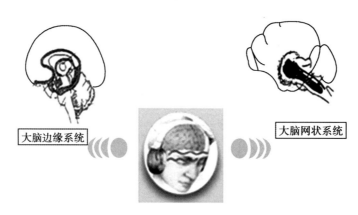

图 13-4　音乐疗法可能学说

(三)音乐的心理、生理效应

音乐放松疗法是系统地应用音乐的特殊性,通过音乐刺激对人体的影响,协助个人在躯体疾病的治疗过程中达到生理、心理、情绪的整合。人的情绪与大脑皮层、下丘脑有密切联系,音乐疗法能通过大脑边缘、脑干网状结构调节躯体运动、自主神经以及大脑皮层的生理功能。通过协调、节奏、旋律、力度的音响振动信息,作用于人体的各部位,引起人体五脏六腑、肌肉、脑电波的和谐共振,而改善各器官功能紊乱状态,也可缓解疼痛,转移注意力,使人忘却烦恼,心情舒畅。

(四)音乐治疗的分类

1. 主动性音乐治疗　主动性音乐治疗在国外是精神病院和康复医疗机构的主要治疗方法之一。通过让患者唱歌、跳舞和演奏来调节情绪,逐步建立积极情绪反应以及适应外界环境的能力。

2. 被动性音乐治疗　为患者播放能缓解焦虑的音乐和催眠曲,利用了音乐干预的理论,使身体与音乐发生同步共振,人体与音乐达到协调的生态平衡,从而使患者产生心理的快感和放松,达到治疗作用。在进行被动性音乐治疗时,要注意乐曲的选择。国外心理学家曾进行过研究,发现古典音乐、浪漫音乐及一些民歌对人有益,而一些嘈杂的所谓的现代音乐则对人有不良作用,所以我们在音乐的选择上应用内容健康、节奏明朗、旋律优美、声音和谐的音乐。其次是要根据患者的具体情况对症应用音乐,不但要考虑患者的个性、职业、修养等因素,还应考虑患者的情绪状态,所选择的曲子应适应患者的情绪。

五、松弛疗法

（一）概述

松弛疗法，又称放松训练。糖尿病患者常处于精神紧张，情绪波动的压力状态下而表现出肌肉紧张、心悸、呼吸加快等自主神经兴奋和焦虑、惊恐不安等情绪障碍，及血压升高、睡眠障碍的症状，通过放松训练可降低交感神经系统的活动水平、降低骨骼肌的紧张及减轻焦虑与紧张的主观状态。

（二）干预措施

1. 姿势放松技术操作要领

（1）头部保持在正中位置不动，由靠椅支撑后脑，面部表情平静，轻轻合上双眼，眼球在眼睑下保持不动，上下嘴唇自然微微张开，注意颈部不要摇摆，尽量少做吞咽动作，双肩保持在同一水平上。

（2）躯干、四肢对称靠在座椅上，双手放在双膝上或椅子的扶手上，手掌朝下自然弯曲，双腿自然分开，保持舒适的角度。

（3）保持平静、缓慢、均匀的呼吸。

2. 瑜伽屏气训练法操作要领

第一阶段：找一个安静的环境，采取舒适放松的姿势。然后开始轻而长地吸气，直到吸不了为止，然后慢慢地呼气，直到呼不出为止。吸气时想"吸"，呼气时想"呼"，同时感到身体向下沉。这一阶段是训练的基础阶段，每天 1~2 个周期，每个周期呼吸 10~20 次，按标准达到一个周期完成 20 次呼吸、反复练习 15 天后，开始进入第二阶段的练习。

第二阶段：复习完第一阶段的 20 次练习后，吸气由浅及深、由轻至重，同时绷紧全身肌肉，到极点后开始呼气，并彻底放松全身肌肉，呼气时同样想"呼"。这样每天训练 1~2 个周期，每个周期"吸、呼"20 次，20 天后进入第三个阶段。

第三阶段：复习完第一阶段的 20 次练习后，慢慢地吸气，然后屏气，直到憋不住为止，以最慢的速度呼气，直到呼不出为止，再重新吸气、屏气、呼气。这样每天训练 1~2 个周期，每个周期"吸、呼"20 次。当能达到第三阶段要求时就可以随时随地放松身体，保持情绪稳定。

3. 想象放松疗法　患者运用自己丰富的想象力，主动地想象最能使自己感到轻松愉快的生活情境，用以转换或对抗不良的情绪状态。平时在想象放松训练时，可以为自己选择一个喜欢的、舒服惬意的自然场景，如在公园空气清新的优美环境中感受鸟语花香带来的乐趣，在海边聆听海浪的拍打声、孩子们天真的嬉笑声，躺在草原上欣赏蔚蓝的天空或变幻莫测的云朵等。

六、绘画疗法

绘画疗法是以绘画作为情感表达的工具，是将潜意识的内容视觉化的过程。有些患者有时候不愿开口说话，不愿面对病情，拒绝与人沟通，可通过绘画把自己内心深层次的动机、情绪、焦虑、压抑的内容更快地释放出来，这样也可以为干预者提供足够多的真实的信息来引导患者通过自己的作品认识和反思自己的情绪和问题。

绘画疗法的操作实施较为灵活，主要是干预者以患者创作的绘画为中介，对患者进行分析和治疗。在绘画治疗的过程中,干预者应为患者提供一个温暖、保护的空间,给予支持、信任的态度,建立良好的治疗关系。对创作的成果,根据结构化治疗原则,使患者通过绘画发泄能量、降低驱力,从而摆脱心理困扰。

七、读书疗法

读书疗法是通过阅读一些有益的书籍来调整人的心理、治疗身心疾病的方法。古语有云:"诗书悦心,山林逸兴,可以延年"。糖尿病患者平日可以阅读一些修身养性的书或关于糖尿病保健与治疗的书,可提高自身素质,通情达理,心胸宽广,增强对自我意识的调控能力。

八、自我控制疗法

当患者出现负面情绪时,应锻炼自己的自控能力,运用自我指令告诉自己正确的做法,以暗示适宜行为,当适宜行为出现后,患者可立即复诵自我鼓励语,从而为自己的行为提供正性的评价。如此坚持下去一定会大有裨益。

九、宣泄法

宣泄疗法就是让患者把压抑的情绪发泄出来,以减轻和消除心理压力,从而达到治疗目的的一种心理疗法。常用的情绪宣泄方法主要有:发怒宣泄、哭泣宣泄、叹息宣泄、旅游宣泄、运动宣泄等。还可通过写诗作词抒发感情、发牢骚、写倾诉信、向家属或亲友倾诉苦闷等方式适度释放不良情绪。

十、心理转移法

心理转移法是指通过改变患者心理活动的指向性,使其注意焦点从疾病转移到其他方面,以消除或减弱疾病的劣行刺激作用,达到"投其所好而移之,则病自愈"的目的。安排充实的生活,培养良好的兴趣爱好是转移不良精神刺激的好方法。

十一、生物反馈疗法

生物反馈疗法是在行为疗法的基础上发展起来的一种新的心理治疗技术,是利用生物反馈仪将体内正常情况下意识不到的与心理生理过程有关的某些生物信息通过声音或灯光的形式显示出来,使受试者根据反馈信号有意识地控制自身心理生理活动,以达到调整机体功能,防治疾病的目的。生物反馈的治疗效果来自于学习,因此患者主动参加、勤奋学习是治疗成功的关键。

进行生物反馈疗法除需要生物反馈仪外,还需保证治疗环境安静、无干扰、光线适中、温度适宜(18~25℃)、坐卧设施舒适。仪器应放在患者易于看到或听到的部位,避免周围强电磁场的干扰。

此种疗法是在指导语引导下进行,故指导语的速度,声调和音量都要适当,通常采取播放录音带的方式。治疗时采用被动集中注意力的态度,在检验指导语所暗示身体感觉的同时维持反馈信号向指定的方向改变,逐渐使身体各部位放松,最后达到全身全面的放松。一个疗程一般需要 4 周,每周治疗 6 次,每次患者与仪器连接约 30 分钟。

第三节　糖尿病足截肢患者心理干预

（一）概述

糖尿病足坏死是糖尿病患者致残的主要原因之一,大面积坏疽和严重感染时常有致命危险,截肢是挽救患者生命的重要措施。据文献报道,大约有15%～20%糖尿病患者因并发足部溃疡久治不愈,继发感染,发生坏疽,最终导致下肢截肢。截肢术后给患者带来不同程度的躯体残疾和缺陷,对患者的生活、工作都会带来巨大的变化和影响,患者的心理经受剧烈的冲击,研究发现遭受重大精神创伤后,70%～80%个体会发生创伤性应激障碍而导致患者长期的精神痛苦,相继会出现悲哀、焦虑、自我评价降低及行为异常等一系列的心理状态(图13-5),心理变化对患者的危害有时可能比躯体上的残缺还要严重和持久。如果不及时予以疏导,不仅会影响病情的康复,甚至会导致自杀倾向。因此,医护人员在积极采取治疗措施及常规护理同时,我们应针对不同患者的不同心理,细心评估患者的心理需求,采取不同的护理手段,及时有效地对患者进行心理干预,帮助患者顺利度过这一痛苦的阶段,让其接受现实,配合医生,积极治疗,做好康复治疗准备。

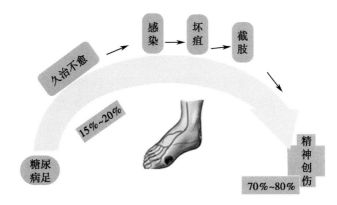

图 13-5　糖尿病足截肢患者与精神创伤

（二）对截肢患者的心理分析

1. 自我概念的转变

（1）自我形象紊乱:患者截肢后必然带来不同程度的躯体残疾和缺陷,截肢术后患者在一段时间内生活及社会交往都受到不同程度的影响,尤其是手术后1个月内更为明显。截肢患者术后活动不便,对于辅助行动及功能的丧失有一段适应过程,影响形象,术后恢复期往往会更加关注自己的外表,尤其比较年轻的患者,他们最难适应失去肢体所带来一系列的变化。自我效能感降低,产生无价值感。因此,患者易触景生情,不自主地出现再体验症状(图13-6)。

（2）自尊下降:截肢术后患者不能进行正常的社会交往,患者的一些需求也被延迟满足,甚至被忽略。患者家属在长期的照护过程中容易产生倦怠情绪,在言语和行动中可能会表现出对患者的不关心,导致患者社会交际能力下降、社会环境适应能力不良。患者的日常生活和工作就会因此受到影响,女性患者比较注重家庭成员对自己的态度。男性患者则更

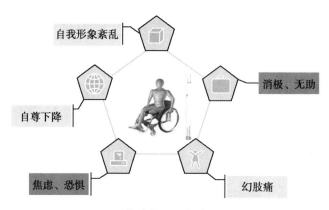

图 13-6　截肢术后患者的心理状态

加注重病后的社会角色,如:社会地位下降,工作能力及劳动力下降,与别人相比没有任何优势可言。

2. 不确定感

(1) 焦虑、恐惧的心理:几乎所有患者都担心失去肢体对今后生活和工作的影响,而出现患病性焦虑。患者术后与其熟悉或所依赖的人和物所引起分离性焦虑,对陌生的环境和人以及病情的认识产生焦虑、恐惧。

(2) 强迫的敏感性增高:截肢患者经历了痛苦的病程,往往更加关注自己的身体。大部分患者对自己的身体敏感性有所增高,在截肢术后相当一段时间内对已经切除的部分肢体仍存在一种虚幻的疼痛感觉,大多为持续性疼痛,并且以夜间为甚,有时夜间忘记自己已截肢,常出现受伤的情况。

3. 社会适应力改变

(1) 害怕与人交往:截肢术后,日常生活习惯会有所改变,以前喜欢热闹的人,术后沉默寡言,受不了亲戚朋友们那种怜悯而怪异的眼光,不想出去活动,不想见任何人,逃避现实。

(2) 无助感:截肢后患者内心感到无助,这种无助来自于个人、家庭和社会。担心医疗费用高,经济上和生活上拖累家人而产生罪恶感;给自己的工作和生活带来种种的不便,患者常表现为忧心忡忡、痛苦、消极及绝望,甚至出现轻生念头。感到前途一片漆黑,整天沉浸在悲伤中不能自拔,有时表现为易激惹,情绪波动较大,脾气暴躁,自控能力降低;害怕得不到家人和社会的支持和理解,拒绝治疗和护理,破坏物品。

(3) 消极的应对方式:患者外形及生理功能均发生改变,自卑心理严重,不愿寻求他人帮助或拒绝他人帮助。患者感到身心疲惫,对外来的关怀有抵触情绪等,最终产生自我隔绝、自暴自弃等回避性症状。

(三) 实施心理护理措施

1. 术前心理干预

(1) 心理特点:此期患者表现一系列的心理变化:①焦虑、忧郁、恐惧等,一方面由于角色的转换及周围环境的变化,病情的进展,还有截肢的可能,一方面由于经济压力等引起患者焦虑不安、沉默少语、情绪烦躁、易怒等表现;②抵触绝望心理,部分患者认为截肢后从此变成一个残缺不全的人,应激反应升高,充满恐惧与绝望,甚至拒绝接受手术,不肯配合治疗;③消极自杀心理,患者已经认识到手术是必然的选择,但是对术后恢复没有信心,对治疗及预后持怀疑态度。

（2）干预措施

1）人文关怀与亲情互助:患者入院后,由于来到陌生的环境,面对陌生的人群,再加上疾病的折磨以及即将要面临躯体上的残疾,对未来充满恐惧与绝望,容易出现抑郁、焦虑等心理。医护人员此时应鼓励患者家属或朋友经常来探视、陪伴患者,对患者的处境给予同情及安慰,并鼓励患者保持乐观的情绪,让患者感受到家人的支持及关爱。

2）建立良好的医患关系:每天经常性地查看和询问患者情况,与患者建立良好的医患关系,鼓励患者表达自己的感受和痛苦,耐心与其进行交谈,认真听取患者的意见和合理要求,对患者提出的问题积极解答并给予安慰,指导患者解除恐惧忧虑情绪,以亲切的态度、娴熟的技术操作和优质的服务质量取得患者的信任,让患者可以尽情地表达自己的意愿和想法,耐心指导患者正确认识疾病,提供能支持患者的一切力量。尽量满足患者需要的同时评估患者的心理反应,并制订出针对性的干预计划和时机。

3）帮助患者建立手术信心:部分患者难以接受截肢手术后带来的生活不便,故对手术治疗缺乏信心,此时,以和蔼的态度与他们交流,应向其讲明手术的目的及手术对解除痛苦、保全生命的重要性,向患者介绍一些手术成功的病例,帮助他们树立战胜疾病的信心,介绍现代假肢业的成就,鼓励患者面对现实,树立生活信心,增强生活勇气,并动员家属参与,保证手术的顺利进行。

2. 截肢术后心理护理

（1）心理特点:此期患者主要表现:①悲伤情绪,当患者第一次看到自己残缺的肢体时心理发生巨大的变化,会悲伤流泪,甚至会厌恶自己,有时会脾气暴躁;②自卑情绪,这是截肢术后最容易出现的情绪波动;③幻肢痛,关于幻觉痛的发病机制目前尚无定论,有研究表明幻觉痛与患者的心理状态有一定的关系,幻肢痛不仅截除的身体某部位感觉到疼痛,而且持续时间长,严重影响患者的情绪、睡眠及肢体功能的康复,甚至会造成病残或死亡。

（2）干预措施

1）告知实情,坚定信心:首先应让患者接受截肢是既成的事实,肢体丧失不是世界末日,不要一味地沉浸在失去肢体的感伤中,可以适当地和患者探讨其今后的生活和工作规划,鼓励患者发掘潜在的特长,增强对未来生活的信心。

2）正确评估患者的心理:首先要对患者表示高度的同情心,关心体贴、安慰患者,取得患者的信任,建立良好的护患关系,通过面对面交谈法积极与患者交流,了解患者对于截肢的真实心理感受。

3）及时疏导患者的负面情绪:为患者创造一个安全、舒适、轻松的环境。采取各种沟通技巧和患者进行沟通,了解其心理变化,表现出对患者的理解和同情。对其提出的疑问,耐心倾听,鼓励患者释放负性情绪,将其内心的苦闷忧虑和对外界的需求倾诉出来,通过"发泄"或"公开讨论"把心中的不满、委屈等讲出来,并帮助分析,给予安慰和疏导,使焦虑情绪得以缓解或消除。还可以应用松弛、暗示等心理疗法,如通过看书、看电视、听音乐、和患者交谈等方法分散注意力,调节患者的情绪,缓解紧张和压抑,给予患者积极有效的指导,建立良好的治疗性联系,调动患者的主观能动性,用积极的情绪感染患者,用真挚的情感化解患者的痛苦,赶走负性情感之阴霾,使其消除各种顾虑,以最好的心态进入到躯体-心理康复的良性循环中,积极配合治疗。

4)发挥病友现身说法的作用:同病种的患者有共同的遭遇,相似的治疗和心理感受,最容易进行心灵沟通。让病友们相互交流,介绍其克服病魔的经验,从生病、治疗,谈到现今的状况,从以往的工作,社交范围谈到未来生活的方向,交流中提高对自己疾病及躯体现状的科学认知。引导患者勇敢面对躯体上的缺陷和痛苦,通过请安装假肢的患者来与其交流,让患者看到可以通过安装假肢代替缺失的肢体,从而树立康复的信心以及面对生活的勇气和对未来重回社会的信心,增强自我生存的价值,实现人生价值的向往。

5)发挥家庭的良性作用:当患者痛苦无助的时候,家属对患者的心理和精神上的支持非常重要。截肢患者最希望得到亲人的安慰、关心与照顾,害怕亲人嫌弃。医护人员与家属沟通,取得家属的积极配合,不要在患者面前流泪,埋怨,要理解患者,让家属多予陪伴、劝解和鼓励患者,并从各方面尽量满足患者的需要,使患者感到亲情的温暖,帮助患者战胜病痛,控制不良情绪,稳定病情,与患者共同度过艰难时期,发挥社会家庭的良性作用。

6)医护人员的优质服务:医护人员应经常巡视病房,主动询问患者,了解患者所需,护士尽量协助他们洗漱、进食、排泄及保持个人卫生,尽量将用物放于患者方便取用的地方,提高其独立生活的能力,根据需要开关灯、空调等,将便器、手纸放在患者触手可及的地方,并及时倾倒,随时帮其换衣被,以保持全身及床单的整洁舒适。

7)康复指导及院外关怀:病程后期,鼓励患者进行康复锻炼,以提高患者的生活自理能力,建立康复信心。一般情况下,下肢截肢患者术后3~4天可练习床上起坐,全身情况良好者,可在术后7~8天,开始扶拐离床活动,医护人员可以鼓励、指导患者正确使用拐杖或按摩截肢部位进行力所能及的日常生活活动,提高生活自理能力。患者出院后回归社会,失去了医师护士的照料与关怀,孤独感明显,除了社会和家属的精心照料与关怀之外,出院后来自医院的心理干预,对患者的康复也有重要的意义。出院后医护人员定期以电话咨询、家访的方式进行综合干预。同时可以到患者所在的有条件的社区开展康复讲座,定期为截肢患者解答身心康复过程中出现的问题。

(四)幻肢痛的心理干预

1. 概述 幻肢痛是主观感觉已被截除之肢体依然存在,并有剧烈疼痛的幻觉现象,根据报道,截肢术后90%~95%的患者出现这种症状。其感觉性质是多种多样的,有压迫感或不舒服的强直感等。幻肢痛所引起的疼痛既是躯体疾患的症状,又是心理疾病的反映。截肢后并发的幻觉痛是较典型的精神障碍,会造成患者情绪失控,甚至加重病情的不稳定性,如不及时治疗可能造成严重不良后果。因此,及时有效的心理干预非常有必要,主要包括意念想象法、渐进性神经肌肉放松疗法、积极的暗示法。

2. 意念想象法 当患者感到幻肢痛时,医护人员与亲属一起与患者讲述一些有趣、幽默的故事,诱导患者想象自己在温暖的蓝天下,天上飘着白云……使患者进入比较愉快的心境,逐渐地淡化疼痛感觉。此外,视病情鼓励患者从事有趣的活动或完成一项力所能及的工作,使其注意力集中于疼痛以外的有意义活动。

3. 渐进性神经肌肉放松疗法 医护人员将患者安置舒适的体位,指导患者闭目和驱逐杂念,按医护人员或录音带的指令,平静呼吸、紧张和放松全身肌肉,在紧张中感受自己的力量,在放松中体会舒适,从而缓解疼痛,达到消除心理恐惧和精神紧张的目的。

(1)准备工作:首先向患者解释放松训练的好处、方法,选择安静、光线柔和的训练环境,选择患者最舒适的体位,如半坐或平躺,使注意力集中在训练者所引导的部位。

（2）呼吸准备:嘱患者闭上眼睛,深呼吸数次,慢慢吸入后再慢慢地呼出,保持呼吸节奏的自然平稳,使患者进入平静状态。

1）放松方法:嘱患者吸气时紧张肌肉,呼气时放松肌肉,交替进行。放松部位顺序如下:头部面→前额→眼睛→鼻子→颈部→右肩部→右臂→右前臂→右腕→右手掌、指→背部→左肩→左上臂→左前臂→左手掌、指→胸部→腹部→右大腿→右小腿→右足→左大腿→左小腿→左足。依次每个部位放松 10 ~ 15 秒,训练 20 ~ 30 分钟/次,嘱患者注意体会放松后的感觉。

2）积极的暗示:医护人员发挥积极性的语言和非语言的暗示作用,使心理治疗得到良好的效果。如患者疼痛时,我们用肯定的语气说:"×××,我帮你按摩一下,……你是否感到好些了?""你的意志很坚强",经积极暗示后患者疼痛减轻。

（五）康复期的干预措施

1. 概述　恢复期患者最担心功能恢复效果,如能否像以前那样工作、学习、生活,周围同事家庭能否接受他等。医护人员应该从患者的心理需要制订护理措施,争取家属、单位的配合,使患者知道在家中和社会上的重要性。并引导患者忘掉残疾,恢复自我,培养患者的适应能力,解决患者的实际问题,改变不良心理状态,解除患者心理上的困扰和精神上的苦恼,使患者在心理和生活上得到满足,帮助他们树立重新站起来的信心。

2. 积极动员社会支持　系统研究表明,患者的社会支持系统,尤其配偶和亲属,是患者重要的精神支柱。强大的社会支持系统可帮助患者缓冲疾病所致压力,树立战胜疾病的信心,抵御疾病造成的损害。积极争取家属及社会关系群体提供尽可能的帮助和支持,更多的关心和鼓励,让患者倍感温暖,以树立战胜疾病的信心。可以适当地和亲人进行电话通话以满足患者的依赖感或者床边放置几张家人的照片,尤其是孩子的照片,在患者出现精神障碍时,结合照片给患者进行心理疏导,也能达到意想不到的效果。

3. 加强患者自理能力　训练医护人员应注意锻炼患者的自理能力,指导患者掌握自我护理技巧。使患者达到最大限度地自理,恢复患者自尊、自信心、自我控制感及价值感。例如,鼓励和指导患者及早最大范围地恢复功能锻炼,对残肢进行自我按摩及由简单到复杂的肢体功能锻炼,以便尽快恢复患肢功能,为配戴假肢做准备。并且在执行自理活动过程中,对患者的进步及时加以肯定和鼓励,使其充满信心,但是不能期望患者做超过其能力的活动。

4. 加强患者意志训练　截肢术后患者意志力减退,表现为依赖、软弱,意志力薄弱的患者,表现更严重,会出现忧虑、悲观痛苦、恐惧等消极心理,以消极的方式应对病痛。医护人员应该向患者介绍现代医学科学假肢技术非常先进,讲述身残志坚人物的故事,提高患者意志力,恢复患者战胜疾病的信心。让其敢于面对健康问题,学会在逆境中生存。

（冯俊琴　马现仓）

参 考 文 献

1. 马玉茹.63 例糖尿病病人焦虑抑郁症状分析.护理研究,2001,15（2）:103-104.

2. 冯莺,骆宏,孙津津等.团体教育干预辅助中医治疗慢性盆腔炎的效果.中华护理杂志,2008,43（8）:740-742.

3. 张宏. 国内外社区糖尿病病人健康干预的现状分析. 护理研究, 2011, 25(3): 753-755.

4. 李守春, 李梅, 宋思佳等. 心理干预对伴有负性情绪糖尿病患者的治疗作用. 山东精神医学, 2003, 16(3): 147-148.

5. Lustman PJ, Clouse RE. Treatment of major depression in adults, with diabetes primary: A primary care perspective. Clinical Diabetes, 1997, 122: 126.

6. 郑晓明. 截肢病人创伤后应激障碍相关因素分析及心理干预的研究. 哈尔滨医药, 2010, 30(4): 78-79.

7. 栾树荣, 王庆华, 王姣婷等. 心理干预对截肢患者情绪障碍及生活质量的影响. 解放军护理杂志, 2008, 25(11A): 33-35.

8. 周晨, 于丽娜, 宋玲等. 创伤性截肢患者的心理干预. 西南国防医药, 2011, 21(11): 1211-1213.

9. 程莹莹, 郑文妹. 如何应用心理干预对糖尿病足病人产生影响. 中国伤残医学, 2009, 17(6): 162.

10. 孙雷. 截肢患者的心理特点及护理. 中国民康医学, 2008, 20(13): 1487-1489.

11. 周文华, 张云丛. 浅谈外伤截肢病人的心理护理. 中外医疗, 2009, 28(31): 136-136.

12. 黄雪萍, 刘洁珍, 谢青梅等. 家居护理对糖尿病足截肢患者生活质量的影响. 现代医院, 2013, 11(13): 110-112.

13. 徐若男, 卞春露. 综合心理干预在截肢患者并发幻觉痛的应用. 东南国防医药, 2015, 17(1): 92-93.

14. Trento M, Gamba S, Gentile L, et al. Rethink Organization to improve Education and Outcomes (ROMEO): a multicenter randomized trial of life style intervention by group care to manage type 2 diabetes. Diabetes Care, 2010, 745: 747.

15. 冯莺, 骆宏, 孙津津等. 团体教育干预辅助中医治疗慢性盆腔炎的效果. 中华护理杂志, 2008, 43(8): 740-742.

16. 李喜文, 王鹏华, 褚月颉等. 心理干预基础上同伴教育对糖尿病足患者抑郁情绪的影响. 临床荟萃, 2014, 29(6): 679-680.

17. 毕金秀, 于主花, 郭燕妮等. 外伤性截肢术24例心身护理. 齐鲁护理杂志. 2008, 14(10): 66-68.

18. 陈彩英. 18例截肢后幻肢痛病人的心理护理及效果分析. 护理与康复, 2004, 3(1): 65-66.

19. 陈艳, 李春玲, 王冰等. 截肢患者的心理康复与护理. 吉林医学, 2009, 30(2): 156-157.

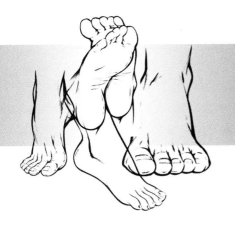

索引